Palliativmedizin – Lehrbuch für Ärzte, Psychosoziale Berufe und Pflegepersonen

UNI-MED

UNI-MED Verlag AG
Bremen - London - Boston

Likar, Rudolf:
Palliativmedizin – Lehrbuch für Ärzte, Psychosoziale Berufe und Pflegepersonen/Rudolf Likar, Michaela Werni-Kourik, Georg Pinter, Imke Strohscheer, Günther Bernatzky, Herbert Watzke und Franz Zdrahal
3. aktualisierte Auflage - Bremen: UNI-MED, 2023
(UNI-MED SCIENCE)
ISBN 978-3-8374-1660-2

Printed in Europe

Die Erkenntnisse der Medizin unterliegen einem ständigen Wandel durch Forschung und klinische Erfahrungen. Die Autoren dieses Werkes haben große Sorgfalt darauf verwendet, dass die gemachten Angaben dem derzeitigen Wissensstand entsprechen. Das entbindet den Benutzer aber nicht von der Verpflichtung, seine Diagnostik und Therapie in eigener Verantwortung zu bestimmen.

Geschützte Warennamen (Warenzeichen) werden nicht besonders kenntlich gemacht. Aus dem Fehlen eines solchen Hinweises kann also nicht geschlossen werden, dass es sich um einen freien Warennamen handele.

UNI-MED. Die beste Medizin.

In der Reihe UNI-MED SCIENCE werden aktuelle Forschungsergebnisse zur Diagnostik und Therapie wichtiger Erkrankungen "state of the art" dargestellt. Die Publikationen zeichnen sich durch höchste wissenschaftliche Kompetenz und anspruchsvolle Präsentation aus. Die Autoren sind Meinungsbildner auf ihren Fachgebieten.

Der Verlag dankt den Firmen Almirall GmbH und Trigal Pharma GmbH, ohne deren Unterstützung die hochwertige Ausstattung dieser 3. Auflage nicht zu diesem günstigen Preis möglich gewesen wäre. Wir verweisen auf die entsprechenden Seiten des Buches. Der Verlag versichert, dass die Firmen keinerlei Einfluss auf den Inhalt des Buches nehmen konnten.

Vorwort zur 3. Auflage

Liebe Leserin, lieber Leser,
während der letzten Jahre verbesserte sich hierzulande das Betreuungsangebot für unheilbar kranke und sterbende Menschen. Seit dem Erscheinen der 2. Auflage vor acht Jahren stieg die Zahl der ambulanten und stationären Hospiz- und Palliativeirichtungen in Österreich um ein Drittel auf insgesamt etwa 350; eine bundesweit einheitliche Finanzierung ist – mit Ausnahme der Palliativstationen – derzeit allerdings noch nicht gegeben. *Palliative Care* findet mittlerweile auch zunehmend Eingang in den allgemeinen Gesundheits- und Pflegebereich, vor allem in die Geriatrie. Erfreulicherweise haben sich außerdem vermehrt Fort- und Weiterbildungsangebote für alle Berufsgruppen, die mit der Betreuung Schwerkranker und Sterbender befasst sind, etabliert.

Um dieser positiven Entwicklung Rechnung zu tragen und auf Grund der vermehrten Nachfrage nach diesem Lehrbuch haben sich die Herausgeber entschlossen, eine 3. überarbeitete und aktualisierte Auflage zu publizieren. Durch die weltweite Covid-Pandemie ist ein dramatischer Anstieg der Sterbefälle in fast allen Ländern festzustellen, wodurch die Betreuung von Menschen in der letzten Lebensphase zusätzlich in den Fokus gerückt ist. Die zentralen Inhalte dieses Lehrbuchs, das sich an alle im Hospiz- oder Palliativbereich tätigen Berufsgruppen wendet, umfassen zum einen eine praxisbezogene Schmerz- und Symptomkontrolle, zum anderen pflegerische, psychosoziale und spirituelle Aspekte sowie ethische und rechtliche Fragestellungen. Die persönlichen Gedanken zum Thema "Sterben und Tod" der bereits verstorbenen Autoren Sr. Hildegard Teuschl, die maßgeblich für die Entwicklung der Hospizbewegung in Österreich verantwortlich war, und des Kabarettisten und Schlauspielers Werner Schneyder, der sich als Angehöriger intensiv mit dem Krebstod seiner Frau auseinandersetzte, finden sich auch in dieser Auflage wieder. Zusätzlich wird auf das außergewöhnliche Leben und das bahnbrechende Wirken von Cicely Saunders, der Begründerin der modernen Hospizbewegung und Wegbereiterin der Palliativmedizin, eingegangen.

Mit diesem Lehrbuch möchten wir anhand der Beiträge von praxiserfahrenen Autoren aus den unterschiedlichen Gesundheitsberufen verdeutlichen, dass die Palliativmedizin wesentlich zur Verbesserung der Lebensqualität von Menschen in der letzten Phase einer schweren Erkrankung beiträgt, mitunter kann auch eine Verlängerung des Lebens erzielt werden. Sowohl in Deutschland als auch in Österreich wurde mittlerweile das Verbot der Beihilfe zum Suizid aufgehoben. Erfahrungen in Hospiz- und Palliativeinrichtungen zeigen anschaulich, dass Betroffene nicht nach einer Verkürzung ihres Lebens verlangen, wenn sie unter Einbeziehung ihrer Angehörigen umfassend betreut und begleitet, ihre körperlich belastenden Symptome effizient behandelt und ihre seelischen und spirituellen Nöte gelindert werden. Für die Zukunft ist es daher wünschenswert, dass der Zugang zu einer palliativen Betreuung für alle unheilbar kranke Patienten ermöglicht wird, entweder in spezialisierten Einrichtungen oder in all den anderen verschiedenen Bereichen der Gesundheitsversorgung.

Mit diesem Lehrbuch wollen wir diejenigen, die in der Hospiz- und Palliativbetreuung tätig sind, in ihrer so herausfordernden Arbeit unterstützen und ihnen Mut machen, sich weiter zu engagieren. Jene Leserinnen und Leser, die bisher nicht mit *Palliative Care* befasst waren, wollen wir über die vielfältigen Möglichkeiten der Betreuungs- und Behandlungsmöglichkeiten von Menschen in der letzten Lebensphase informieren und sie für die Themen der Palliativmedizin sensibilisieren.

Unser Dank gilt den Autorinnen und Autoren für ihre fundierten Beiträge in diesem Lehrbuch.

Klagenfurt, Wien, Hamburg, Salzburg im November 2021

Rudolf Likar
Michaela Werni-Kourik
Georg Pinter
Imke Strohscheer
Günther Bernatzky
Herbert Watzke
Franz Zdrahal

Die Meinung der Herausgeber deckt sich nicht in allen Fällen mit jenen der Autoren.
Die evidenzbasierten Beiträge sind mit Literaturangaben gekennzeichnet.

Hinweis: *In diesem Buch stehen die geschlechtsneutralen Begriffe für Personen wie "Patient(en)", "Betroffene(r/n)" und andere (außer bei eindeutiger Geschlechtsdifferenzierung) bei ihrer Verwendung stets gleichbedeutend für alle Patienten, Betroffene und andere (m/w/d)*

Für unsere Kinder

Paul
Katharina und Florian
David und Klemens
Miriam und Georg
Christian und Katharina
Julia und Bernhard

Die bleibenden Fragen danach

Wenn man den Krebstod des nächsten Angehörigen begleitet hat, im Sinne des Weiterlebens überwunden, in meinem Fall literarisch verarbeitet hat [1], dann bleiben nur mehr Fragen. Ich möchte und kann sie nach vier Jahren schon ruhig und unpolemisch stellen.

Wie übermittelt der Arzt die gesicherte Diagnose?

Dieser Frage steht eine vor: Wem?

Ist der Kranke, die Kranke dem Arzt vertraut, gar privat oder auch freundschaftlich verbunden, wird es am wenigsten schwer sein, die "richtigen" Worte zu finden. Ist der Kontakt Arzt – Patient/in eher anonym, scheint mir eine Recherche geboten.

Lebt der Mensch allein oder in einem Familienverband, in einer Beziehung verankert? Ist er in der Lage, intellektuell die Information, die ihm bevorsteht, einzuordnen und zu verarbeiten, oder kann er nur affektiv, panisch reagieren? Kurz, ich meine, der Überbringer der schlechten Botschaft hat sich, so schwer das auch sein mag, ein Bild des Adressaten zu machen. Die Möglichkeit der Fehleinschätzung soll kein Alibi für das Garnichtversuchen sein. Man sagt diese Diagnose nämlich einem Mitmenschen.

Ähnliches sollte für die Prognose gelten. Wir gesunden Laien erfahren zwangsläufig immer wieder, welche Krebsarten, Krebstypen oder überhaupt irrtümlich unter dem Sammelnamen "Krebs" existierenden unterschiedlichen Erkrankungen mit Sicherheit, hoher Wahrscheinlichkeit, letal oder aber – zumindest für eine relevante Zeit – heilbar sind. Es gibt in unseren Breiten wohl nur mehr wenige Menschen, die nicht den Unterschied zwischen Bauchspeicheldrüsenkrebs und Hodenkrebs oder Gebärmutterhalskrebs und Brustkrebs erahnen. Also sollte im Moment der Mitteilung klargestellt werden, es handelt sich um eine mit maximaler Wahrscheinlichkeit finale Situation oder nicht.

Es mag – siehe oben – Fälle geben, in denen aus psychologischen Gründen Unaufrichtigkeit geboten ist. Sie sollten die Ausnahme sein. Ein Gespräch über den möglicherweise bevorstehenden Abschied vom unter gesunden Umständen noch nicht zu Ende gelebten Leben mit Unaufrichtigkeit zu belasten, ist würdelos. Für beide Seiten.

Besonders schlimm scheint mir das Benützen von Prozentzahlen zu sein, um die Katastrophe zu relativieren. Statistische Wahrscheinlichkeiten exakt zu benennen ist idiotisch. Meiner Schwester wurde nach einer entscheidenden Untersuchung ihres an Lungenkrebs erkrankten Mannes, eines Arztes in Ruhe, gesagt, die Chance nach diesem Befund läge bei 40 Prozent. Ist man sich der Unseriosität einer derartigen Äußerung nicht bewusst?

Ich habe erlebt, dass meine Frau nach der ersten Operation mit dem Satz: "Wir haben eine Chance!" aus dem Krankenhaus entlassen wurde. Natürlich hat diese Formulierung Hoffnung bedeutet. Nach der Publikation meines Buches über den Hergang und die Reflexionen wurde ich von einer Zeitung zu einer Diskussion mit medizinischen Kapazitäten eingeladen.

Da berichtete ein führender Urologe, er hätte sich für dieses Gespräch aus dem Krankenhaus der Erstoperation den Einlieferungsbefund beschafft. Und er sagte wörtlich: "Sie war von der ersten Sekunde an chancenlos". Also schon vor der Operation, die angeblich eine Chance eröffnet hatte. Ich muss nicht ausführen, welche Bewertung die Erinnerung an den Satz "Wir haben eine Chance!" seither bei mir auslöst.

Nach den Fragen zur Prognose schließt sich die nach der Therapie an. In welcher Relation stehen Therapie und Prognose? Wo liegen die sicherlich nie exakt zu ziehenden Grenzen zwischen Sinnhaftigkeit und Sinnlosigkeit? Ab wann wird lege artis zur Farce? Ich meine, sofort und bleibend, wenn Ärzte nicht konsequent Fragen an sich selbst stellen:

Kann man mit **dieser** Therapie in **diesem** Fall eine Heilung, also eine Rückbildung der Krankheitssymptome nachweisen? Sich selbst, wohlgemerkt.

Ist eine Stabilisierung des Status quo gerechtfertigt, wenn neben der zu behandelnden Krankheit Zustände auftreten, die ihrerseits Therapie erfordern? Wenn also innerhalb der Ärzteschaft die Meinungen bereits total differieren, wenn gefragt wird, ob Qualen von der Primärerkrankung oder der Therapie verursacht werden.

In dem von mir beschriebenen Krankheitsverlauf sah das so aus: Die Patientin wurde ermutigt bzw. überredet, die von ihr aufgrund vorangegangener Beobachtungen abgelehnte Chemotherapie zuzulassen. Das Argument war – ich zitiere wörtlich – "Wir wollen uns später nicht einmal sagen müssen, nicht alles versucht zu haben."

Dieses "alles" ist ein Totalitätsanspruch, der offenbar für den Arzt ausschließt, den Zustand des oder der Kranken auf seine Lebbarkeit zu untersuchen. In dem von mir geschilderten Fall war es so, dass Chemotherapie und/oder Antibiotika über Monate, Tag und Nacht, zu Darmkrämpfen führten. In zehn- bis dreißigminütigem Abstand musste die Patientin pausenlos, Tag und Nacht, auf die Toilette rennen, um schmerzverzerrt und ohne Erleichterung zurückzukommen. Angesichts dieses Leidens wurde mir die Stabilität des Tumormarkers, dessen absteigende oder nur leicht ansteigende Kurve, gänzlich unwesentlich.

Was also einzufordern ist, ist die Diagnose auf einer zweiten Ebene: die Frage nach der Lebbarkeit der Therapie. Die Frage nach der Therapie der therapeutischen Nebenwirkungen. In dem Maße, in dem diese unbeantwortbar wird, wird die Therapie, meiner laienhaften, mitmenschlichen Meinung nach, nicht mehr verantwortbar, wird die medizinische Konsequenz zum Mindesten verdächtig.

Es geht also um das Eingeständnis der Vergeblichkeit, um den Zeitpunkt des Abbruches und der Formulierung der Begründung. Wir sind wieder bei Erfordernissen wie bei der Mitteilung der Diagnose. Wieder muss das vom Arzt mittlerweile gewonnene Bild des kranken Menschen entscheidend für die Wortwahl und die Offenheit sein. Selbstverständlich muss in diesem Fall der Versuch gemacht werden, einen Zeitrahmen zu vermuten. Dies mit der Zusicherung der medizinischen Sorge um die totale Schmerzfreiheit. Und sollte die nur über (eine Art von) Dauer- oder Tiefschlaf möglich sein, dann müsste dessen Anwendung die logische Indikation sein.

Noch einmal und immer wieder: Ich bin ein Laie. Aber als der muss ich fragen dürfen, warum künstliches Koma in so vielen Krankheitssituationen angewandt wird und warum es bei einer letalen Erkrankung, in Todesnähe, nicht mehr infrage kommt. Ich kenne selbstverständlich die Antwort, kann aber deren Logik nicht nachvollziehen.

Es gibt so etwas wie letzte Rettungsversuche, Notoperationen u.ä. Es gibt unter Ausnützung technischer Möglichkeiten und manueller Virtuosität die unglaublichsten Ergebnisse. Wird aber vorher hinlänglich definiert, in welcher Nichtmehrlebensqualität der notoperierte Mensch erwachen wird? Meine von Karzinose zerfressene Frau wurde mit Darmverschlingung (es müsste richtigerweise heißen: Darmresteverschlingung) operiert. Mein publiziertes Eingeständnis, ich halte diese letzte Operation für nicht mehr sinnvoll, wurde danach in Ärztekreisen diskutiert. Ein mir gut bekannter Diskussionsteilnehmer übermittelte mir das Argument gegen meine Meinung: "Ja, hätte man sie Kot speien lassen sollen?" (Der Genauigkeit halber sage ich dazu, der Arzt hat das Wort Kot durch ein volkstümlicheres ersetzt). Die Antwort des Angehörigen kann nur lauten: "Nein. Das auch nicht". Wenn Medizin zu Kotspeien und chirurgischer Resteflickerei keine dritte Option anzubieten weiß, verliert sie für mich ihre Kompetenz.

Erfahrungen wie die von mir gemachte führen unausweichlich zur Überlegung, was man für sich selbst beschließt, falls. Selbstverständlich bittet man den Arzt seines Vertrauens um das Formular einer Patientenverfügung. Wie radikal man dieses auch ausfüllt, es bleibt die Sorge, ob sich die Medizin gegebenenfalls meinem Willen beugt. Man gibt das Papier seinem Nächsten und kann sich nicht sicher sein, dass der es der Medizin gegenüber mit der nötigen Autorität vertritt oder vertreten darf. Das ist ein schreckliches Gefühl, sich seiner Verfügung über das Dahindämmern hinaus nicht sicher sein zu können. Ich lasse mir gerne sagen, dass im Rahmen der Palliativmedizin diese Sicherheit neben allen anderen von mir geforderten Offenheiten und Zuwendungen gegeben sein würde. Das würde mich, einem – soweit man das selbst wissen kann – ganz und gar nicht Suizidalen, der Frage entheben, warum es mir verwehrt ist, in meinem Safe ein Fläschchen dieses Barbiturats zu haben. Denn die diskutierte Möglichkeit, Sterbeökonomen Geld hinlegen zu müssen, bedeutet für mich den ultimativen Würdeverlust. Ich hoffe auf einen dritten Weg.

Werner Schneyder †

Der Autor verfasste dieses Kapitel 2009, nachdem seine langjährige Ehefrau an Krebs verstorben war.

[1] "Krebs – eine Nacherzählung", Verlag Langen Müller

Schmerztherapie und persönlicher Glaube

“Wie kannst du an einen liebenden Gott glauben, der dir einen Krebs schickt?” Diese und ähnliche Fragen wurden mir im letzten Jahr häufig gestellt. Für mich gibt es darauf keine Antwort, aber eines weiß ich mit Sicherheit: Gott “schickt” keinen Krebs – er mutet mir bisher Unbekanntes zu! Ein lieber Freund hat das so ausgedrückt: “Mit deiner Krebserkrankung und dem Umgang mit deinen Schmerzen hast du eine neue Aufgabe bekommen, mit der du dich in deinem bisherigen Leben nicht auseinanderzusetzen hattest.” Und so empfinde ich das auch! Für mich gibt es auch keine Erklärung, warum es keine Antwort gibt. Das macht mich sprachlos, und sprachlos bin ich nicht gerne. Ich versuche daher zu schweigen und nachzuspüren, wie ich es schaffe, mit Fragen weiterzuleben.

Es hilft mir, in Dankbarkeit nachzudenken, woher ich in meinem Leben bisher die Kraft geschenkt bekam, mit Schwierigkeiten und Krisen umzugehen und daraus das Vertrauen zu schöpfen, dass ich diese Kraft auch jetzt von Gott bekomme.

Abschiednehmen von Beziehungen und Loslassen von vielem, was mir wichtig und bedeutungsvoll war, fällt mir nicht leicht. Der Krebs traf mich mitten im vollen Berufsleben; eine Operation war nicht mehr möglich und schnell war klar: Nun ist Palliativmedizin angesagt, um die Schmerzen einzudämmen. Die Knochenmetastasen waren weit fortgeschritten. Über Nacht sah ich mich mit einem plötzlichen Rollenwechsel konfrontiert: Hatte ich bisher mit sterbenden Menschen und ihren Angehörigen geredet und für sie ganzheitliche Schmerztherapie gefordert, musste ich nun lernen, als betroffene Patientin mit einem unheilbaren Krebsleiden selbst zu leben.

In den letzten 20 Jahren hatte ich alles drangesetzt, die Hospizidee in weiten Kreisen zu verbreiten und die multiprofessionelle Palliativbildungsarbeit zu fördern. Jetzt musste ich erleben, dass eigene Erfahrungen noch einmal ganz anders sind.

Nachspüren bei mir selbst?

Ich fühle mich jetzt näher dran. Ich reflektiere und kontrolliere, was ich in meinen Vorträgen zum Auf- und Ausbau der Hospizarbeit gesagt und geschrieben habe. Ich merke, vieles stimmt und trägt, wie z.B., dass die Palliativmedizin heute einen Großteil der Schmerzen lindern oder beseitigen kann oder dass es für Schwerkranke schlimm ist, wenn sie belogen werden, wenn ihnen die Wahrheit nicht zugemutet wird. Ich erfahre, wie segensreich die Einrichtung der mobilen Ärzte in Hospiz- und Palliativteams ist, die mir ermöglichen, viele Behandlungen zuhause im eigenen Bett zu erhalten und nicht ins Krankenhaus zu müssen.

Eine starke Bestätigung ist es mir auch, zu spüren, wie wichtig mitfühlende Freunde sind, die mir die Autonomie lassen und mich weder “bemuttern”, noch mich mit guten Ratschlägen zudecken oder sich regelmäßig Bulletins zur Lage der Gesundheit erwarten.

Aus dem dankbaren Rückblick auf ein erfülltes Leben versuche ich die Quellen zu finden, die mich bisher gestärkt haben und die mir jetzt und in Zukunft Kraft geben können.

Ich halte mich nicht dabei auf, nachzudenken, was alles für mich jetzt *nicht* mehr möglich ist, sondern ich danke Gott, dass mein Leben so reich war und dass es nach Tiefpunkten immer wieder Hochs gegeben hat. Ich bin froh, festzustellen, dass meine persönliche Gottesbeziehung trägt, dass ich bisher nicht in Depressionen gerutscht bin. Ich habe das tiefe Vertrauen, dass Gott mich gerade in der letzten Lebensphase nicht allein lassen wird.

Gleichzeitig habe ich zwischendurch aber auch Angst vor den letzten Wochen oder Tagen meines Lebens. Die Schmerzen werden die Ärzte schon unter Kontrolle bringen, aber die vielen unangenehmen Begleitsymptome? Wie wird es mir gehen, wenn ich nicht mehr autonom denken und handeln kann? Werde ich mich einem liebenden Gott wirklich ausliefern können? Es entlastet mich, dass ich nicht etwas leisten muss, sondern dass ich alles von Gott erwarten darf.

Unsere Leistungsgesellschaft will Erfolge sehen

Die Frage nach der Selbstbestimmung des Anfangs und des Endes unseres Lebens ist in unserer Leistungsgesellschaft ein natürliches Signal. Wissenschaft und Forschung helfen uns heute viele Probleme zu lösen. Gerade auch Medizin und Medizintechnik liefern uns ständig neue Beweise dafür, was alles machbar geworden ist. Irgendwo ist bei nicht wenigen Menschen im tiefsten Inneren die Hoffnung: "Wir werden auch das Leid noch besiegen und das Sterben noch in den Griff bekommen!" Gerade auch bei Krebs beweisen uns die vielen Erfolge, dass unmöglich Scheinendes wahr werden kann. Ich komme mit vielen MitpatientInnen in Kontakt, die ihr Schicksal recht unterschiedlich tragen. Manche suchen nach immer neuen Mitteln der Heilung, andere bewältigen in Gelassenheit das Abschiednehmen und ordnen ihr Leben. Einen besonderen Stellenwert hat für die meisten Menschen der Kampf um die Erhaltung der Autonomie. Die philosophische Diskussion um Selbstbestimmung lässt aber oft die gesellschaftspolitische Dimension und den sozialen Aspekt außer Acht. Was philosophisch möglich ist, kann gesellschaftspolitisch zum Missbrauch der Freiheit führen. Der Mensch darf nicht von seiner Umwelt isoliert gesehen werden. Freiheit ist nicht etwas völlig Individualistisches.

In Würde und Schmerzlinderung sterben zu können ist eine Herausforderung an die Gesellschaft, ist nicht zuerst ein medizinisches Anliegen, auch nicht zuerst ein Anliegen der Kirchen. Die Kirchen und die Medizin haben hier Dienstfunktion. Das Tötungsverbot braucht das Zusammenspiel aller Kräfte einer humanen Gesellschaft. Die Bemühungen von Hospizbewegung und *Palliative Care* bieten eine Antwort auf die Defizite in unseren Familien und auf die Defizite unseres Gesundheitswesens.

"Das wird schon wieder!" ist ein Satz, den ich in letzter Zeit sehr oft gehört habe. Als ich vor einem halben Jahr alle Haare verloren habe, war der hauptsächlichste Trostsatz meiner Umgebung: "Die Haare kommen ganz sicher wieder – und übrigens steht dir die Perücke ausgezeichnet!" Man wollte mir möglichst schnell vermitteln: "Da kann man ja was machen..."

Sehr einfühlsam empfand ich aber z.B. meine Friseurin, die mir nach dem Rasieren der letzten Haarsträhne, die die Chemotherapie übrig gelassen hatte, sagte: "Dafür nehme ich kein Geld – für meinen Beitrag zu ihrem Verlust will ich nichts kassieren." Dieses solidarische Mitfühlen von Frau zu Frau habe ich als Kostbarkeit erlebt – und nicht, weil ich mir dadurch 10 Euro erspart habe!

Ohnmacht aushalten

Für den Kranken selbst und für die Angehörigen und Begleitenden geht es darum, zu sehen, was ist – und das dann solidarisch miteinander zu tragen, anstatt mit aller Kraft etwas ändern oder "machen" zu wollen.

Ich versuche, diesem solidarischen Gott auf der Spur zu bleiben. Und ich entdecke ihn in der Beziehung zu konkreten Menschen, die den Weg des Krankseins und Leidens mit mir gehen, ohne ständig zu fragen: Was kann ich gegen deine Krankheit tun?

Verdrängung oder Nichtwahrhabenwollen ist keine Bewältigungsstrategie. Es hilft nichts, der Auseinandersetzung mit dem Leid davonzulaufen. Und es hilft ebenso wenig, um die Frage WARUM zu kreisen. Jeder Mensch lebt sein Leben – auch in der letzten Phase – individuell und verschieden. Manche haben Angst vor dem Alleinsein. Andere – und zu denen gehöre ich, – brauchen gerade auch das Alleinsein und die Stille.

Tragfähige Beziehungen

Was mir hilft, sind tragfähige Beziehungen. Meine 70 Lebensjahre haben mir viele tiefe Beziehungen gebracht – keine romantischen "Liebesgeschichten", aber viel Freundschaft und Nähe zu Menschen, die mich spüren lassen: Der Austausch von Freud und Leid ist bereichernd, Zuhören und Hinterfragen ist lebenswichtig, Bestätigung ist aufbauend. Und besonders notwendig ist es auch, gebraucht zu werden.

Ich habe viel Liebe auch in meinen beruflichen Beziehungen geben und nehmen können – zuerst in meiner sozialen Bildungsaufgabe. Über 30 Jahre war ich Direktorin des Caritas-Ausbildungs-Zentrums für Sozialberufe in Wien/Seegasse, in den letzten 20 Jahren im Auf- und Ausbau der Hospizarbeit.

Ich wünsche mir, dass vielen Sterbenden und ihren Angehörigen erfahrbar wird, dass in der letzten Lebensphase Menschen DA SIND und als Wegbegleiter vermitteln: Du bist nicht allein und sollst LEBEN dürfen bis zuletzt. Jeder Sterbende ist ja ein Lebender!

Ich bin froh und dankbar, dass ich auch jetzt viele Freundinnen und Freunde habe, die mittragen, die für mich beten. Ich fühle mich nicht allein.

Persönliche Erfahrungen mit sterbenden Menschen

Eine wichtige und sehr konkrete Erfahrung machte ich beim Tod meines Bruders. Wolfgang starb 1999 mit 57 Jahren an Leberkrebs und hat sich bis zuletzt gegen seine Krankheit sehr gewehrt und um sein Leben gekämpft. Ins Krankenhaus wollte er nicht mehr und Hospizhilfe zuhause lehnte er, so lange es irgendwie alleine ging, ab. Meine Schwester und ich haben ihn in den letzten Wochen abwechselnd zuhause begleitet. Er war immer sehr verschlossen und bezeichnete sich selbst als ungläubig. Und doch hatte er 1971 das komplette Markus-Evangelium in die Wiener Unterweltsprache übersetzt. Sein Buch "Da Jesus und seine Hawara" hat viel Staub aufgewirbelt. Unseren Fragen, warum er als Ungläubiger einen Zugang zur Bibel fand, ist er immer ausgewichen. In seiner letzten Lebensphase wollte ich noch einmal versuchen, den Schrifttext in seiner Sprache zu Hilfe zu nehmen. Als er schon großteils im Leberkoma war, saß ich an seinem Bett und nahm seine eigene Bibelübertragung zur Hand. Ich suchte nach einer Stelle, die ihm trostvoll sein könnte. Schließlich entschied ich mich für die Erzählung über die Heilung eines Gelähmten, den seine vier Freunde durch das Dach eines Hauses vor Jesus hinunterließen, damit er ihn gesund mache. Wolfgang hat das so betitelt: *"A Haadschada wiad wida bumpalxund"*. Zum Gelähmten lässt er Jesus sagen: *"Red ma nimma fo deine Linkn, Freind, sogn ma, es woa nix!"*

Immer wieder wiederholte ich diesen Satz an Wolfgangs Ohr – ich weiß nicht, ob er noch in sein Bewusstsein gedrungen ist…. Vermutlich hat mich das selbst mehr beruhigt als ihn.

Erst später bin ich auf den vorhergehenden Satz aufmerksam geworden, wo es heißt: *"Wia da Jesus eana Zuadraun xäng hod, hod a zua dem Haadschadn xogd: Red ma nimma fo deine Linkn, …"*

Damit wollte ich Wolfgang vermitteln, dass das Einstehen für den Freund und das Vertrauen in die Hilfe Jesu alles Frühere gut sein lassen kann.

Große Vorbilder

Seit 46 Jahren gehöre ich der von **Hildegard Burjan** 1919 gegründeten Schwesterngemeinschaft Caritas Socialis an. Meinen persönlichen Glauben verdanke ich dem Vorbild dieser großen Frau, die auf der Suche nach Gott den Menschen am Rande der Gesellschaft begegnete. Selbst durch schwere Krankheit gezeichnet, setzte sie sich gemeinsam mit haupt- und ehrenamtlichen MitarbeiterInnen für jene ein, an denen andere vorbeigingen wie der Priester oder der Levit im Gleichnis vom Barmherzigen Samariter. Sie handelte nach dem Grundsatz: Die Barmherzigkeit von heute muss die Gerechtigkeit von morgen werden. Ihr unerschütterlicher Mut als Frau in Kirche, Gesellschaft und Politik hat auch mich motiviert, Schmerzen ganzheitlich zu erfassen und nach den körperlichen, psychischen, sozialen und spirituellen Wurzeln der Not zu suchen.

Zu einem weiteren großen Vorbild wurde mir **Kardinal Dr. Franz König.** Besonders durch die parlamentarische Enquète 2001 "Solidarität mit unseren Sterbenden – Aspekte einer humanen Sterbebegleitung in Österreich" bin ich intensiver als zuvor mit ihm in Beziehung gekommen. Nicht nur, wie er dachte und sprach, wie er sich gegen die Euthanasie einsetzte und um Solidarität kämpfte, sondern vor allem wie er seinem eigenen Sterben entgegenging, berührte mich tief. Als ihn schon allmählich die Kräfte verließen, verfasste er im Jänner 2004 einen Brief an die Mitglieder des Österreich-Konvents gegen die Euthanasie und für das Recht eines jeden Menschen, *"an der Hand und nicht durch die Hand eines Menschen"* sterben zu können. Nach seinem sanften und friedlichen Heimgang hat er seine drei Fragen anlässlich seiner Aufbahrung im Stephansdom – mit einer ganz anderen Eindringlichkeit auch noch den Menschen gestellt, die eine ganze Nacht lang an seinem Sarg vorübergezogen sind: “*Woher kommen wir? Wohin geht unser Weg? Welchen Sinn hat unser Leben?*”

Wenn ich an ihn denke, dann tue ich es nicht mit Trauer, sondern in großer Dankbarkeit, wie an jemanden, den ich nicht unter den Toten suchen muss. Am Ende seines Lebens konnte er sich einfach fallen lassen in Gottes Hand. Dieses Geschenk erbitte ich auch mir von Gott.

Hildegard Teuschl †

Die Autorin verfasste dieses Kapitel wenige Wochen vor ihrem Ableben am 18.02.2009, ihre letzten Tage verbrachte sie an einer Wiener Palliativstation.

Cicely Saunders – eine inspirierende Persönlichkeit

Seit der 1967 erfolgten Gründung des St. Christopher´s Hospice gilt Cicely Saunders als Pionierin der modernen Hospizbewegung. Keine Definition des Begriffes "Hospice Care" oder "Palliative Care", keine Beschreibung einer Hospizeinrichtung, kein Einführungsvortrag über Palliativmedizin ohne einen Hinweis auf den Namen "Cicely Saunders". Mittlerweile gibt es weltweit schätzungsweise etwa 25.000 Hospiz- und Palliativeinrichtungen, die jährlich etwa sieben Millionen unheilbar kranke Menschen betreuen [1].

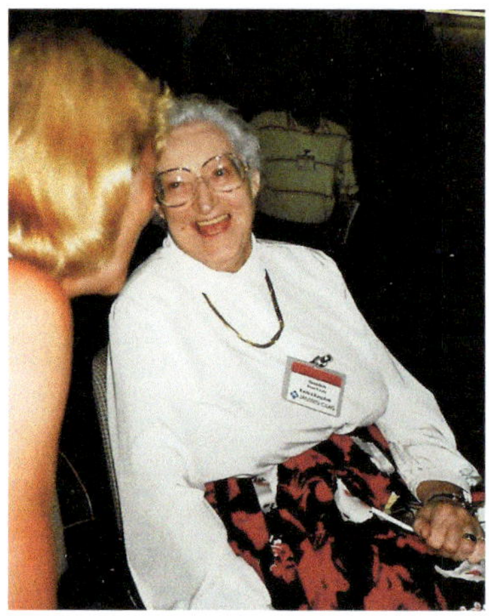

Leben und Wirken

Wer war diese Persönlichkeit, die die Entwicklung des Hospizwesens und der Palliativmedizin so nachhaltig geprägt hat? Cicely Saunders wurde 1918 in Barnet, einem Außenbezirk Londons, geboren, wo sie als Erstgeborene zusammen mit zwei Brüdern in materieller Sicherheit aufwuchs. Zunächst studierte sie Politikwissenschaft, Philosophie und Wirtschaft, brach jedoch ihre Studien ab, weil sie während des 2. Weltkrieges etwas Nützliches tun wollte. Sie absolvierte daher eine Ausbildung zur Krankenschwester. Da sie wegen Rückenproblemen den Beruf nicht ausüben konnte, machte sie in weiterer Folge ein Studium für Sozialarbeit. Ab 1944 betreute sie im St. Thomas- Hospital in London vornehmlich Krebspatienten. Dort veränderte die Begegnung mit David Tasma, einem aus Polen geflüchteten Juden und Überlebenden des Warschauer Ghettos, der auf Grund seiner fortgeschrittenen Krebserkrankung unter starken Schmerzen litt, das Leben von Cicely Saunders tiefgreifend. Sie begleitete ihn während seiner letzten Lebenswochen. Er starb 1948 mit gerade einmal 40 Jahren und hinterließ ihr 500 Pfund, die sie seinem Wunsch entsprechend für den Bau eines Heimes für Sterbende verwenden sollte ("I can be a window in your home.") [2].

Um mehr über die Bedürfnisse von unheilbar Kranken zu lernen, wurde sie ehrenamtliche Mitarbeiterin im St. Luke´s Hospice und entschied sich schließlich für ein Medizinstudium, das sie 1957 mit Auszeichnung abschloss. Cicely Saunders arbeitete danach als Ärztin im St. Joseph´s Hospice, einem Hospiz der Sisters of Charity (Barmherzige Schwestern) und gewann einflussreiche Personen aus Kirche, Wissenschaft und Politik für ihre Idee. 1967 wurde das St. Christopher´s Hospice in einem südlichen Stadtteil Londons eröffnet, eine eigenständige stationäre Einrichtung zur Betreuung für Menschen in der letzten Lebensphase einer unheilbaren Erkrankung, dessen ärztliche Leitung Cicely Saunders von der Gründung bis 1985 innehatte. Nach ihren Vorstellungen bedeutete Hospice Care sowohl eine qualifizierte Schmerztherapie als auch eine spirituelle sowie psychosoziale Begleitung der Betroffenen und ihrer Angehörigen. Bahnbrechend war ihre Erkenntnis, dass Schmerzmittel bei terminal erkrankten Karzinompatienten nicht nach Bedarf, sondern regelmäßig in fixen Intervallen verabreicht werden sollten. Ein besonderes

Anliegen war für sie, neben einer qualifizierten Patientenbetreuung, die Verbreitung des von ihr geschaffenen modernen Konzepts einer umfassenden Hospizbetreuung. Gemeinsam mit ihrem Team etablierte sie das St. Christopher´s Hospice auch als Schulungszentrum für Interessierte aus der ganzen Welt und als Forschungseinrichtung. Sie selbst unternahm zahlreiche Reisen, zunächst in die USA und nach Kanada, später auch nach Australien, Südafrika, Israel und in verschiedene europäische Länder, um ein Netzwerk mit Gleichgesinnten aus dem Gesundheitsbereich aufzubauen und ihre Idee einer ganzheitlichen Hospizbetreuung in die Welt zu tragen [2-4].

Cicely Saunders schrieb mehrere Bücher und publizierte unzählige wissenschaftliche Artikel. Für ihr Lebenswerk erhielt sie zahlreiche nationale und internationale Ehrungen und Auszeichnungen, unter anderem auch 2003 den Viktor-Frankl-Preis, der jährlich gemeinsam vom Viktor-Frankl-Institut und der Stadt Wien vergeben wird. Diese Ehrung konnte sie aber aus gesundheitlichen Gründen nicht selbst entgegennehmen [5]. Queen Elizabeth II verlieh ihr 1980 den Orden des Britischen Empire, wodurch sie in den persönlichen Adelsstand erhoben wurde. Saunders heiratete erst spät und hatte keine Kinder. Auch in ihrem Ruhestand engagierte sie sich für die Hospizbewegung. Sie starb im Juli 2005 im St. Christopher´s Hospice an einer Karzinomerkrankung [4].

Persönliche Begegnung

Als ich 1993 von der Stadt Wien beauftragt wurde, die erste Hospizstation des damaligen Wiener Krankenanstaltenverbundes (heute Wiener Gesundheitsverbund) zu implementieren, die dann zwei Jahre später eröffnet wurde, war ich stationsführende Oberärztin im damaligen Pflegeheim Lainz (später Geriatriezentrum am Wienerwald). Damals gab es in ganz Österreich eine einzige Hospizstation, jene im Krankenhaus Göttlichen Heiland in Wien, und ein Mobiles Hospiz der Caritas Wien. Wie geht man es an, wenn man quasi medizinisches Neuland betritt?

Zunächst tauschte ich mich mit Kolleginnen und Kollegen der bestehenden Hospizeinrichtungen aus. Es folgten intensive Gespräche mit den Vorgesetzten und politisch Verantwortlichen. Dann galt es, engagierte Mitarbeiter aus den verschiedenen Gesundheitsprofessionen zur Bildung einer Arbeitsgruppe für den Aufbau der Hospizstation zu finden. Um den ärztlichen Aufgaben gewachsen zu sein, besuchte ich möglichst viele Fortbildungen über Schmerztherapie und Symptomkontrolle, absolvierte Kurse für Sterbebegleitung und Ethik, las einschlägige, meist englischsprachige Hospiz-Literatur und nahm an onkologischen Fortbildungen teil. Ich absolvierte auch Kurse für Palliativmedizin an der Dr. Mildred-Scheel-Akademie an der Universitätsklinik in Köln. Um im Mutterland der Hospizbewegung praktische Einblicke zu erhalten, reiste ich nach London und besuchte das St. Christopher´s Hospice und das Royal Trintiy Hospice. Internationale Palliativkongresse fanden zu dieser Zeit nur vereinzelt statt. Die Themen "Hospiz und Palliativmedizin" wurden meist im Kontext von onkologischen Kongressen beleuchtet.

Vor etwa 25 Jahren hatte ich das große Glück, Cicely Saunders im Rahmen eines onkologischen Kongresses persönlich zu begegnen. Dies geschah im Mai 1997 während eines von der Zypriotischen Gesellschaft für Onkologie unter der Schirmherrschaft der Europäischen Palliativgesellschaft (EAPC) und der European Society for Medical Oncology (ESMO) veranstalteten Kongresses in Limassol auf Zypern. Schwerpunkt dieser "Comprehensive Cancer Care Conference" war das Thema Schmerztherapie bei Karzinompatienten [6].

Cicely Saunders war eine der Referentinnen bei der Eröffnung und hielt gemeinsam mit den damals führenden Europäischen Palliativmedizinern Jan Stjernsward, Stein Husebø und Xavier Gómez-Batiste eine Plenarsitzung zu ethischen Fragestellungen ("Ethical dilemmas and clinical decision making"). Wie bei größeren Kongressen üblich, fand auch an einem Abend ein geselliges Beisammensein der Veranstalter, der Teilnehmer und der Referenten statt, und zwar in einer landestypischen Taverne in einem kleinen Dorf im Troodos-Gebirge. Dort trafen meine Kollegin Anna Bauer und ich Stein Husebø, der meinte: "Ich muss euch Mrs. Saunders vorstellen, damit sie erfährt, dass es auch in Österreich Hospize gibt." Als "hospizliche Greenhorns" waren wir etwas verunsichert, doch Cicely Saunders begegnete uns sehr herzlich mit einem "Pleased to meet you", und bat uns, an ihrem Tisch Platz zu nehmen. Neben mir saß eine großgewachsene, etwas korpulente, ältere, freundliche, typisch britische Lady mit großer Brille und tadelloser Frisur, gekleidet in eine blütenweiße Bluse und einen bunten Sommerrock. Ich berichtete ihr von den Hospiz-Aktivitäten in Österreich und sie erzählte aus ihrem Leben. Trotz ihres fortgeschrittenen Alters vermittelte sie eine nahezu jugendliche Begeisterung, als sie mit uns über das St. Christopher´s Hospice und die weltweite Entwicklung der Hospizbewegung plauderte. In diesem Gespräch spürte man ihr ungebrochenes Engagement für die Hospizidee und ihre empathische Haltung gepaart mit dem typisch britischen Humor. Es war ein heißer Abend Ende Mai, und Cicely Saunders litt unter der Hitze. Sie meinte, dass für sie das Reisen in ihrem Alter und auf Grund ihrer etwas eingeschränkten körperlichen Beweglichkeit doch zunehmend beschwerlich wäre. Für die Zukunft wollte sie ihre Reiseaktivitäten ins Ausland stark einschränken. Zum Abschluss unseres Gesprächs gab sie uns noch gute Wünsche mit auf den Weg: "My best wishes to you and your colleagues in Austria for the future".

Für meinen beruflichen Werdegang war dieser Abend sehr inspirierend, um mich weiter im Bereich der Hospiz- und Palliativbetreuung zu engagieren. Zum damaligen Zeitpunkt befand sich die Hospizbewegung in Österreich noch in ihren Anfängen. Der Ausbau von ambulanten und stationären Hospiz- und Palliativeinrichtungen schritt nur zögerlich voran, was sich erfreulicherweise während der letzten Jahre durch Initiativen vieler engagierter Menschen zum Positiven verändert hat.

Dr. Michaela Werni-Kourik

Literatur

1. Connor SR et al. Estimating the number of patients receiving specialized pallliative care globally in 2017. J Pain Symptom Manage. 2020, verfügbar auf https://doi.org/10.1016/j.jpainsymman.2020.09.036 (20.03.21).

2. Twycross R. Tributes to Dame Cicely Saunders auf der Homepage von St. Christopher`s. https://www.stchristophers.org.uk/about/damecicelysaunders/tributes (24.03.21).

3. Dame Cicely Saunders Biography auf https://www.cicelysaundersinternational.org/dame-cicely-saunders/ (23.03.21).

4. Richmond C. Dame Cicely Saunders. BMJ. 2005:331(7510):238.

5. Laut Telefonat mit Univ. Prof. Dr. Franz Vesely, Viktor Frankl-Institut, Wien, am 22.03.21.

6. Original des Final Programme 1st International Conference Comprehensive Cancer Care, "Focus on Cancer Pain", May 28-31, 1997.

Autoren

Prim. Ao. Univ.-Prof. Dr. Augustin Herbert, MBA, F.E.B.U., Abteilungsvorstand Urologie – Klinikum Klagenfurt, Feschnigstraße 11, A-9020 Klagenfurt

Kap. 3.16.

Mag. Pharm. Baumgartner Bettina, Zentralapotheke – Klinikum Klagenfurt, Feschnigstraße 11, A-9020 Klagenfurt

Kap. 2.6.

Univ.-Prof. Dr. Bernatzky Günther, guenther.bernatzky@sbg.ac.at, Fachbereich für Biowissenschaften, Naturwissenschaftliche Fakultät, Universität Salzburg, Hellbrunnerstraße 34, A-5020 Salzburg

Kap. 1.5., 2.1., 2.2., 3.25.

Univ.-Prof. i.R. Mag. pharm. Dr. Beubler Eckhard, eckhard. beubler@medunigraz.at, Universitätsplatz 41, A-8010 Graz

Kap. 2.6.

Dr. Brinda-Raitmayr Karin, M.Sc., Karin.brinda-raitmayr@gesundheitsverbund.at, Klinik Favoriten, Kundratstraße 3, A-1100 Wien

Kap. 3.11.

Burgstaller Caroline, MSc, BSc, Leitende Diätologin, Organisatorische Leitung Ernährungsteam, Bariatrische Chirurgie Diätologie – Klinikum Klagenfurt, Feschnigstraße 11, A-9020 Klagenfurt

Kap. 5.1.9.

Dr. Dinges Stefan, Zentrum für Ethikberatung und Patientensicherheit am Institut für Ethik und Recht in der Medizin, Universität Wien, Spitalgasse 2-4, Hof 2.8, A-1090 Wien

Kap. 4.4.

MMag. Eisl Christof S., info@hospiz-sbg.at, Geschäftsführer der Hospiz-Bewegung Salzburg, Morzger Straße 27, A-5020 Salzburg

Kap. 1.4.

Prim. Univ. Prof. Dr. Eisterer Wolfgang, Abteilungsvorstand Hämatologie u. internistische Onkologie - Klinikum Klagenfurt, Feschnigstraße 11, A-9020 Klagenfurt

Kap. 3.10.

DGKP Forstik Felizitas, i.R.

Kap. 3.17.

Prof. Dr. Frühwald Thomas, Österreichische Gesellschaft für Geriatrie und Gerontologie, Laudongasse 21, A-1080 Wien

Kap. 4.1.

OA Dr. Gehmacher Otto, otto.gehmacher@lkhh.at, Palliativstation am Landeskrankenhaus Hohenems, Bahnhofstraße 31, A-6845 Hohenems

Kap. 3.18.

Prof. Dr. Grisold Wolfgang, FAAN, ordination-grisold@gmx.at, Ludwig Boltzmann Institute for Experimental und Clinical Traumatology, Donaueschingenstraße 13, A-1200 Wien. Ordination: Reindorfgasse 29/12, A-1150 Wien

Kap. 3.4.

Dr. Groh Ines, ines.groh@yahoo.com, Palliativdienst im KH Agatharied, Norbert-Kerkel-Platz, D-83734 Hausham

Kap. 5.3.1.

Dr. Harrer Michael E., michael.harrer@chello.at, Facharzt für Psychiatrie und Psychotherapeutische Medizin, Psychotherapeut (Katathym-Imaginative Psychotherapie, Hypnosepsychotherapie, Hakomi), Supervisor (ÖVS), Jahnstrasse 18, A-6020 Innsbruck

Kap. 4.2.

Dr. Hoffmann Barbara, Zentrum für Altersmedizin – Klinikum Klagenfurt, Feschnigstraße 11, A-9020 Klagenfurt

Kap. 3.8.

OA Dr. Horvath Manfred, manfred.horvath@wienkav.at, Chirurgische Abteilung, Klinik Favoriten, Kundratstraße 3, A-1100 Wien

Kap. 3.13.

Jahn Monika, Stationsleitung Pflege Zentrum für interdisziplinäre Schmerztherapie, Onkologie und Palliativmedizin (ZISOP) – Klinikum Klagenfurt, Feschnigstraße 11, A-9020 Klagenfurt

Kap. 3.21., 5.7.

Dr. Korak-Leiter Maria, maria.korak-leiter@gmx.at, Praktische Ärztin, Krumpendorferweg 6, A-9210 Pörtschach am Wörther See

Kap. 2.3.

Univ. Prof. Dr. Kornek Gabriele, Fachärztin für Onkologie, Ärztliche Direktorin AKH-Wien, Währinger Gürtel 18-20, A-1090 Wien

Kap. 3.10.

Dr. Köstenberger Markus, Abteilung für Anästhesie und Intensivmedizin, Klinikum Klagenfurt am Wörthersee, Feschnigstraße 11, A-9020 Klagenfurt

Kap. 2.4.4.3.2.

Mag. Kriegseisen-Peruzzi Melanie, BSc, MSc, melanie.kriegseisen-peruzzi@fhg-tirol.ac.at, Ergotherapeutin, Linguistin, Lehre und Forschung Studiengang Ergotherapie, fhg-Zentrum für Gesundheitsberufe Tirol GmbH, Innrain 98, A-6020 Innsbruck

Kap. 3.23.

OÄ Dr. Kronberger-Vollnhofer Martina, martina.kronberger@kinderhospizmomo.at, Fachärztin für Kinderheilkunde, Schulgasse 43, A-1180 Wien

Kap. 3.19.

Prim. Univ.-Prof. Dr. Likar Rudolf , EDPM, MSc, rudolf.likar@kabeg.at, Abteilung für Anästhesiologie, allgemeine Intensivmedizin, Notfallmedizin, interdisziplinäre Schmerztherapie und Palliativmedizin, Vorstand der Abteilung für Anästhesiologie und Intensivmedizin am LKH Wolfsberg + Lehrstuhl für Palliativmedizin an der SFU Wien, Klinikum Klagenfurt am Wörthersee, Feschnigstraße 11, A-9020 Klagenfurt

Kap. 2.1., 2.2., 2.3., 2.4., 2.4.4.3.2., 2.5., 3.1., 3.2., 3.8., 3.24., 5.9.

Loder-Fink Brigitte, MSc, Brigitte.Loder-Fink@fh-joanneum.at, Ergotherapeutin und Dozentin (FH)/Senior Lecturer (FH) l Institut Ergotherapie, FH JOANNEUM Gesellschaft mbH, Kaiser-Franz-Josef-Straße 24, A-8344 Bad Gleichenberg

Kap. 3.23.

Masel Eva Katharina, MD, PhD, MSc, Medizinische Universität Wien, Department of Medicine I (Division of Palliative Medicine), Spitalgasse 23, A-1090 Wien

Kap. 3.6., 5.2.

Univ.-Prof. Dr. Mathis Gebhard, gebhard.mathis@cable.vol.at, Bahnhofstrasse 16, A-6830 Rankweil

Kap. 3.18.

Prim. Univ.- Prof. Dr. Mikosch Peter, peter.mikosch@yahoo.com, 2. Medizinische Abteilung, Landesklinikum Mistelbach, Liechtensteinstraße 67, 2310 Mistelbach

Kap. 3.12.

OA Dr. Molnar Mario, Zentrum für interdisziplinäre Schmerztherapie, Onkologie und Palliativmedizin (ZISOP), Klinikum Klagenfurt am Wörthersee, Feschnigstraße 11, A-9020 Klagenfurt

Kap. 5.3.2.

Univ. Prof. Dr. Murko Gernot, Rechtsanwalt, Herrengasse 6, A-9020 Klagenfurt am Wörthersee

Kap. 4.6.

Dr. Nahler Gerhard, CIS Clinical Investigation Support GmbH, Wien, Kaiserstraße 43, A-1070 Wien

Kap. 2.4.4.3.2.

Mag. Nemeth Claudia, claudia.nemeth@hospiz.at, Dachverband Hospiz Österreich, Ungargasse 3/1/18, A-1030 Wien

Kap. 1.2., 6.

Nienhusmeier Birgit, MSc, birgit.nienhusmeier@fhg-tirol.ac.at, Ergotherapeutin, Lehre und Forschung Studiengang Ergotherapie, fhg - Zentrum für Gesundheitsberufe Tirol GmbH, Innrain 98, A-6020 Innsbruck

Kap. 3.23.

Dr. Pichler Erfried, Arzt für Allgemeinmedizin, Herbertstrasse 10, A-9020 Klagenfurt

Kap. 3.24.

Dr. Pipam Wolfgang, wolfgang.pipam@lkh-klu.at, Zentrum für Interdisziplinäre Schmerztherapie, Onkologie und Palliativmedizin, Klinikum Klagenfurt am Wörthersee, Feschnigstraße 11, A-9020 Klagenfurt

Kap. 2.2.

Prim. Dr. Pinter Georg, georg.pinter@kabeg.at, Abteilungsvorstand Zentrum für Altersmedizin – Klinikum Klagenfurt, Feschnigstraße 11, A-9020 Klagenfurt

Kap. 2.2., 3.20.

Prasch Cornelia, Physiotherapeutin Institut für physikalische Medizin und allgemeine Rehabilitation – Klinikum Klagenfurt, Feschnigstraße 11, A-9020 Klagenfurt

Kap. 3.22.

Prim. Dr. Raunik Wolfgang, Abteilungsvorstand Institut für Strahlentherapie/Radioonkologie – Klinikum Klagenfurt, Feschnigstraße 11, A-9020 Klagenfurt

Kap. 3.11.

Dr. Retschitzegger Harald, MSc., harald.retschitzegger@gmail.com, Palliativmediziner, Geriater und zertifizierter Kommunikationstrainer; Wiener Gesundheitsverbund - Pflege Meidling, Stüber-Gunther-Gasse 2, A-1120 Wien

Kap. 5.8.

OA Dr. Rogatsch Ulrike, Hals-, Nasen- und Ohrenabteilung – Klinikum Klagenfurt, Feschnigstraße 11, A-9020 Klagenfurt

Kap. 3.14.

Pfarrer Mag. Van Scharrel Friedrich, Evangelische Seelsorge – Klinikum Klagenfurt, Feschnigstraße 11, A-9020 Klagenfurt

Kap. 5.4.

Dr. Schneyder Werner †, Autor, Regisseur und Kabarettist, c/o Langen Müller Buchverlag, Thomas-Wimmer-Ring 11, D-80539 München

Vorwort

Univ. Prof. Dr. Sevelda Paul, Facharzt für Gynäkologie und Geburtshilfe, sevelda@aon.at, Leo-Slezak-Gasse 14/12, A-1180 Wien

Kap. 3.15.

PT Simader Rainer, rainer.simader@hospiz.at, Physiotherapeut, Leiter Bildungswesen Dachverband Hospiz Österreich. Mitglied des Leitungsteams Universitätslehrgang Palliative Care, Ungargasse 3/1/18, A-1030 Wien

Kap. 3.22.

Dr. Stöberl Christiane, Fachärztin für Haut- und Geschlechtskrankheiten, Pfarrgasse 14, A-2340 Mödling

Kap. 3.6.

Dr. med. Strohscheer Imke, Msc, Ärztliche Direktorin und Chefärztin, Fachärztin für Innere Medizin und Fachärztin für Hämatologie und Onkologie, Zusatzbezeichnungen Sozialmedizin und Palliativmedizin, VAMED Rehaklinik Lehmrade, Gudower Straße 10, D-23883 Lehmrade

Kap. 3.3., 3.5., 4.5.

OÄ. Dr. Stromer Waltraud, Landesklinikum Horn, FÄ f. Anästhesiologie u. allg. Intensivmedizin, Spitalgasse 10, A-3580 Horn

Kap. 2.4.

Univ.-Prof. Dr. Swoboda Herwig, HNO-Facharzt, herwig.swoboda@univie.ac.at, Mollardgasse 70a/4, A-1060 Wien

Kap. 3.14.

Mag. Sr. CS Teuschl Hildegard †, Ehrenpräsidentin und ehemalige Vorsitzende von Hospiz Österreich

Vorwort

MMag. Traar Barbara, barbara.traar@kabeg.at, ZISOP – Zentrum für Interdisziplinäre Schmerztherapie, Onkologie und Palliativmedizin, Klinikum Klagenfurt am Wörthersee, Feschnigstraße 11, A-9020 Klagenfurt

Kap. 4.3.

Prim. Dr. Ure Christian, Vorstand Lymphklinik – LKH Wolfsberg, Paul-Hackhofer-Straße 9, A-9400 Wolfsberg

Kap. 3.7.

Priv.-Doz. Dr. Wallner Jürgen, MBA, HEC-C, Leiter des Ethikprogramms der Barmherzigen Brüder Österreich; Dozent für Rechtsethik der Rechtswissenschaftlichen Fakultät der Universität Wien, c/o Krankenhaus der Barmherzigen Brüder Wien, Johannes-von-Gott Platz 1, A-1020 Wien

Kap. 4.7.

Rektor KR OStR. P.Mag. Wanner Anton, OFMCap, Leiter Katholische Seelsorge – Klinikum Klagenfurt, Feschnigstraße 11, A-9020 Klagenfurt

Kap. 5.5.

Univ.-Prof. Dr. Watzke Herbert, herbert.watzke@meduniwien.ac.at, Professur für Palliativmedizin, Universitätsklinik für Innere Medizin I, Allgemeines Krankenhaus Wien, Währinger Gürtel 18-20, A-1090 Wien

Kap. 3.9.

Weinberger Karl, Pfarrer der Evangelischen Kirche A.B. im Ruhestand. Vormals Krankenhausseelsorger im Geriatriezentrum am Wienerwald und KH-Hietzing

Kap. 5.6.

OA Dr. Weixler Dietmar, dietmar.weixler@horn.lknoe.at, Präsident der Österreichischen Palliativgesellschaft, Abteilung für Anästhesie und Intensivmedizin, Landeskrankenhaus Horn, Spitalgasse 10, A-3580 Horn

Kap. 3.26., 5.2.

Dr. Werni-Kourik Michaela MAS, Vorm. Ärztliche Leiterin der Hospizstation im Geriatriezentrum am Wienerwald, der Palliativstation im Krankenhaus Wien-Hietzing und des Palliativkonsiliardienstes im Wilhelminenspital, Wien, Cumberlandstraße 51A/31, A-1140 Wien, Mail: m.werni@gmx.at

Vorwort, Kap. 1.1., 2.3., 3.11., 5.1.1.-5.1.8., 5.3.1., 5.9.

Dr. Zdrahal Franz, franz.zdrahal@chello.at, Facharzt für Anästhesie und Intensivmedizin, ehem. Ärztl. Leiter der Caritas der Erzdiözese Wien mit Hospiz, Florianigasse 42, A-1080 Wien

Kap. 3.2.

Prim. Priv.-Doz. Dr. Zink Michael, D.E.A.A., Abteilungsvorstand Abteilung für Anästhesiologie und Intensivmedizin, Spitalgasse 26, A-9300 St. Veit/Glan

Kap. 3.26.

OA Dr. Zoidl Johann, johann.zoidl@ordensklinikum.at, Palliativstation Hospiz St. Louise, Krankenhaus der Barmherzigen Schwerstern, Seilerstätte 4, A-4010 Linz

Kap. 1.3.

Autoren früherer Auflagen

OA Dr. Böhm Reinhard
Kap. 3.16.

DGKS Dachs Regina
Kap. 5.7.

Forst Doris
Kap. 3.22.

Dr. Gschiel Bernadette
Kap. 3.8.

Univ.-Prof. Hesse Horst-Peter †
Kap. 3.25.

Univ.-Prof. Dr. Hohenberg Gerda
Kap. 3.11.

DDr. Kojer Marina
Kap. 3.20.

Univ.-Prof. DDr. Kress Hans Georg
Kap. 2.5.

DI Dr. Lahrmann Heinz
Kap. 3.4.

Dr. Lientscher Michaela
Kap. 3.7.

Dr. Medicus Elisabeth
Kap. 4.1.

Ao.Univ.-Prof. Dr. Memmer Michael
Kap. 4.6.

Univ.-Prof. Dr. Müller-Busch Christoph H.
Vorwort

Univ.-Prof. Dr. Paarhammer Johann
Kap. 5.5.

Prasch Cornelia
Kap. 3.23.

Univ.-Prof. Dr. Radbruch Lukas
Vorwort

OA Dr. Rupacher Ernst †
Kap. 2.3., 3.8.

Dechant Mag. Schwarzenauer Richard
Kap. 5.4.

Dr. Seemann Heidemarie
Kap. 3.3.

DGKP Sorge Martin
Kap. 3.21.

Strickner Simon Bakk. biol. MA rer. nat.
Kap. 3.24.

Dr. Topf Reinhard J.
Kap. 3.19.

Trabe Hubert
Kap. 3.23.

Dr. jur. Willinger Helga
Kap. 4.6.

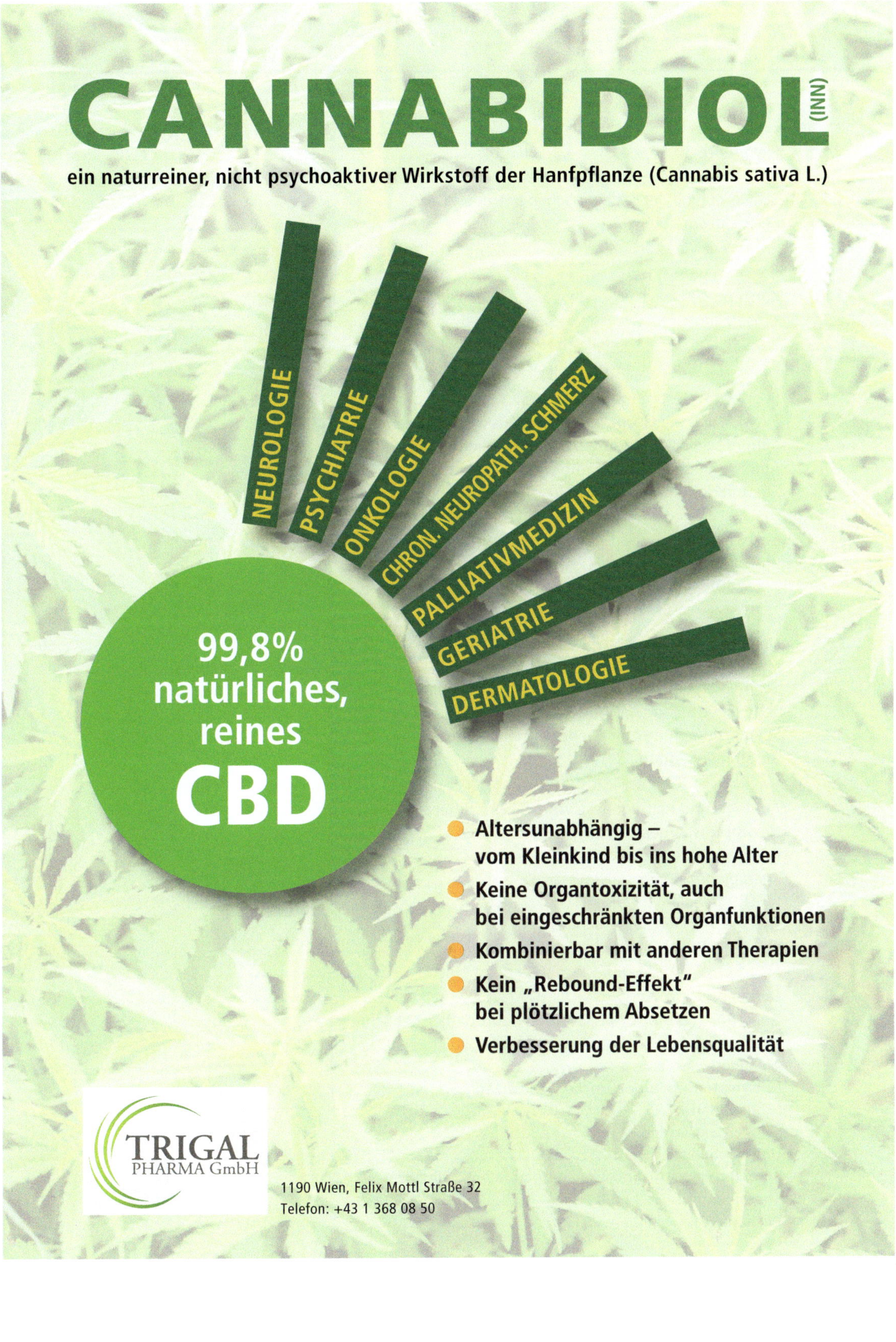
CANNABIDIOL (INN)
ein naturreiner, nicht psychoaktiver Wirkstoff der Hanfpflanze (Cannabis sativa L.)
NEUROLOGIE
PSYCHIATRIE
ONKOLOGIE
CHRON. NEUROPATH. SCHMERZ
PALLIATIVMEDIZIN
GERIATRIE
DERMATOLOGIE
99,8% natürliches, reines CBD
Altersunabhängig – vom Kleinkind bis ins hohe Alter
Keine Organtoxizität, auch bei eingeschränkten Organfunktionen
Kombinierbar mit anderen Therapien
Kein „Rebound-Effekt" bei plötzlichem Absetzen
Verbesserung der Lebensqualität
TRIGAL PHARMA GmbH
1190 Wien, Felix Mottl Straße 32
Telefon: +43 1 368 08 50

Inhaltsverzeichnis

1. Einführung und Allgemeines

1.1. Grundsätze der Palliativmedizin

1.1.1. Einleitung

Die Palliativmedizin (von lat.: *palliare* = umhüllen, mit einem Mantel bedecken) ist keine neue medizinische Disziplin, sondern wahrscheinlich die älteste ärztliche Fachrichtung, da es in früheren Zeiten bei schweren Erkrankungen kaum Chancen auf Heilung gab. Neu sind hingegen sowohl die Fortschritte in der Schmerztherapie und in der Behandlung von Symptomen als auch die Erkenntnisse über die Bedürfnisse von unheilbar Kranken und Sterbenden sowie den betroffenen Angehörigen.

Die Hospizbewegung war der zentrale Ausgangspunkt für die Entwicklung der heutigen Palliativmedizin. Bereits im Mittelalter gab es Hospize (von lat.: *hospitium* = Gastfreundschaft, Herberge). Es handelte sich um christliche Einrichtungen zur Betreuung von Pilgern, Kranken und Sterbenden. Als Wegbereiterin für die weltweite Verbreitung der Hospizidee gilt Cicely Saunders seit der 1967 erfolgten Gründung des *St. Christopher`s Hospice* in Sydenham, einem südlichen Stadtteil Londons. Saunders hatte als Krankenschwester, Sozialarbeiterin und Ärztin große Defizite in der Behandlung von Sterbenden im Krankenhaus festgestellt. Ihre Idee war es daher, eine eigenständige Einrichtung zur Betreuung von Menschen in der letzten Lebensphase zu gründen, um den Betroffenen ein würdiges Leben bis zuletzt zu ermöglichen. Sie entwickelte das Konzept einer ganzheitlichen Schmerzbehandlung unter Einbeziehung der körperlichen, seelischen, sozialen und spirituellen Aspekte und prägte den Begriff "*total pain*" [1]. Ein besonderes Anliegen von Cicely Saunders war die Aus-, Fort- und Weiterbildung in der Betreuung unheilbar Kranker. Unter ihrer Leitung wurde das *St. Christopher's Hospice* auch ein Schulungszentrum für Menschen aus aller Welt, die sich im Hospizbereich engagieren.

Einen wesentlichen Beitrag zum Verständnis der Bedürfnisse von Menschen am Lebesende leistete die amerikanische Psychiaterin Elisabeth Kübler-Ross. In ihrem Buch "*On Death and Dying*" veröffentlichte sie 1969 Interviews mit Sterbenden und definierte die fünf Phasen der Trauerverarbeitung (Leugnen, Zorn, Verhandeln, Depression, Zustimmung). Inspiriert von seinen Aufenthalten im St. Christopher's Hospice gründete der Onkologe Balfour Mount im *Royal Victoria Hospital* in Montreal die weltweit erste Palliativstation mit angeschlossenem Palliativkonsiliardienst und Mobilem Palliativteam zur Betreuung von Patienten zuhause. Er nannte diese Einrichtung "*Palliative Care Service*" auf Wunsch seiner französischsprachigen Kollegen, da sie mit dem Begriff "*Hospice*" eine minderwertige Versorgung in den Altenheimen Frankreichs assoziierten [2, 3].

1.1.2. Definition

Das primäre Ziel der Hospiz- und Palliativbetreuung ist die Erhaltung oder Verbesserung der Lebensqualität unheilbar kranker Menschen durch ein multiprofessionelles Team. Ursprünglich richtete sich das Betreuungsangebot vornehmlich an Patienten mit fortgeschrittenen Tumorerkrankungen, mittlerweile werden vermehrt auch Patienten mit internistischen oder neurologischen Krankheiten in der letzten Lebensphase palliativ betreut, ebenso wie Menschen in geriatrischen Einrichtungen.

> Die WHO definiert *Palliative Care* als "*the prevention and relief of suffering of adult and paediatric patients and their families facing the problems associated with life-threatening illness. These problems include physical, psychological, social and spiritual suffering of patients and psychological, social and spiritual suffering of family members*" [4].

Nach den Richtlinien der WHO lassen sich folgende Prinzipien für *Palliative Care* ableiten [5]:

- Frühzeitige Erfassung von physischen, psychischen, sozialen und spirituellen Bedürfnissen der Betroffenen
- Begleitung der Patienten und ihrer Angehörigen während der Erkrankung
- Stärkung der Würde des Betroffenen und Erhaltung der Lebensqualität, wodurch die Erkrankung möglicherweise positiv beeinflusst werden kann

- Diagnose und Therapie von belastenden Symptomen
- Zugang zu einer palliativen Betreuung in allen Stadien einer unheilbaren Krankheit, auch in Verbindung mit anderen Therapien, die eine Lebensverlängerung zum Ziel haben
- Stärkung der Patientenautonomie hinsichtlich der Therapieentscheidungen am Lebensende
- Keine beabsichtigte Beschleunigung des Todeseintritts und adäquate Behandlung in der letzten Lebensphase
- Auf Wunsch Begleitung der Angehörigen nach dem Ableben des Patienten
- Integration der Palliativbetreuung in alle Gesundheitsbereiche – von der Primärversorgung bis hin zu spezialisierten Einrichtungen
- Bewahrung der Patienten und deren Angehörigen vor finanziellen Problemen im Zusammenhang mit einer unheilbaren Erkrankung

1.1.3. Schwerpunkte der ganzheitlichen Betreuung

Etwa 75 % der von Hospiz- und Palliativeinrichtungen betreuten Menschen sind Patienten mit unheilbaren Karzinomerkrankungen [6]. Da Studien zufolge 66 % der Patienten mit fortgeschrittenen Tumorerkrankungen an Schmerzen leiden, hat die analgetische Therapie einen hohen Stellenwert [7]. *Palliative Care* definiert vier Dimensionen von Schmerzen: physisch, psychisch, sozial und spirituell. Die vier Schmerzkomponenten beeinflussen einander gegenseitig und sind meist untrennbar miteinander verknüpft. Darüber hinaus treten bei unheilbar kranken Krebspatienten oft weitere belastende Symptome wie Atemnot, Appetitlosigkeit, Übelkeit, Erbrechen oder Obstipation auf, die die Lebensqualität stark beeinträchtigen können.

Neben Karzinompatienten werden heutzutage zunehmend mehr Menschen mit nicht-malignen, weit fortgeschrittenen Krankheiten von Hospiz- und Palliativeinrichtungen betreut. Bei neurologischen Erkrankungen handelt es sich vor allem um Patienten mit ALS (Amyotrophe Lateralsklerose), aber auch um jene mit Multipler Sklerose oder anderen, seltenen neurodegenerativen Krankheiten. Gerade die Betreuung von ALS-Patienten in der letzten Lebensphase ist eine besondere Herausforderung. Neben der zunehmenden Immobilität leiden sie meist an Angst vor der Atemnot und vor dem Ersticken. Zur Linderung dieser quälenden Symptome sind sorgfältige Therapiekonzepte erforderlich. Dies gilt auch für Patienten mit einer COPD oder Patienten mit einer terminalen Herzinsuffizienz.

Außer den oft unerträglichen Schmerzen und anderen, belastenden körperlichen Beschwerden stehen bei unheilbar Kranken meist psychische Faktoren wie Angst, Verzweiflung, Hoffnungslosigkeit und die Frage nach dem Sinn des Lebens im Vordergrund. Da die seelische Befindlichkeit des Betroffenen durch seine familiäre Umgebung unmittelbar beeinflusst wird, sind die Unterstützung und Begleitung der Angehörigen, auch über den Tod hinaus, wesentliche Schwerpunkte in der Palliativbetreuung.

Die Autonomie des Patienten ist Grundlage des ärztlichen Handelns, vor allem in der Palliativmedizin. Voraussetzungen dafür sind eine offene Kommunikation und eine detaillierte Aufklärung des Patienten, wobei die Wahrheit nur angeboten, nicht aber aufgedrängt werden sollte. Nur der voll informierte Betroffene kann seine Rechte in Anspruch nehmen und selbstbestimmt über Diagnostik, Therapie und die Gestaltung der letzten Lebensphase entscheiden.

Die Palliativmedizin steht für ein würdevolles Lebensende ohne Verlängerung des Sterbeprozesses durch sinnlose Untersuchungen und Behandlungen, lehnt aber die Tötung auf Verlangen und die Beihilfe zum Suizid ab. Jahrzehntelange Erfahrungen von Hospiz- und Palliativeinrichtungen zeigen, dass Menschen am Lebensende, die nicht an Schmerzen leiden und sich begleitet fühlen, bis zuletzt leben wollen. In einigen Studien gibt es Hinweise darauf, dass eine qualifizierte Palliativbetreuung nicht nur die Lebensqualität der unheilbar Kranken verbessert, sondern auch zu einer Lebensverlängerung führen kann [8, 9].

Im Rahmen einer inkurablen Erkrankung wird der frühzeitige Einsatz einer palliativen Betreuung in Kombination mit anderen lebensverlängernden Maßnahmen wie Chemo- oder Strahlentherapien empfohlen [10].

Grundsätze der PALLIATIV-Betreuung
- Psychosoziale Begleitung
- Analgetische Therapie
- Leidenslinderung
- Lebensqualität
- Interprofessionalität
- Angehörigenbetreuung
- Trauerbegleitung
- Informiertes Einverständnis
- Verlust

Die komplexen Aufgabenstellungen in der ambulanten und stationären Palliativbetreuung erfordern ein gut ausgebildetes, multidisziplinäres Team bestehend aus Ärzten, Pflegepersonen, Psychologen, Physio-und Ergotherapeuten und Seelsorgern, das in seiner Tätigkeit von ehrenamtlichen Mitarbeitern unterstützt wird. Vor allem in der ambulanten Hospizarbeit wird die Hauptlast der Betreuung von freiwilligen Helfern getragen [6].

1.1.4. Perspektiven

Etwa ein Viertel der Bevölkerung verstirbt in der häuslichen Umgebung, hingegen verbringen fast 70 % der Menschen hierzulande ihre letzte Lebensphase in einem Krankenhaus oder Pflegeheim [11]. Für die Zukunft ist es wünschenswert, dass eine palliative Betreuung für alle unheilbar Kranken in allen stationären und ambulanten Einrichtungen gewährleistet werden kann. Zur adäquaten Umsetzung bedarf es neben einer konsequenten Weiterentwicklung der palliativen Versorgungsstrukturen einer qualifizierten Aus- und Weiterbildung aller Berufsgruppen im Gesundheitswesen.

Literatur

1. Saunders C. A personal therapeutic journey. BMJ. 1996;313(7072):1599-1601.

2. Mount BM. The problem of caring for the dying in a general hospital; the palliative care unit as a possible solution. Can Med Assoc J. 1976;115(2):119-121.

3. Interview mit Balfour Mount, Phillips D, auf der Website der McGill-University, Kanada unter https://www.mcgill.ca/palliativecare/portraits-0/balfour-mount (Abruf am 27.02.2021)

4. WHO, Palliative Care, key facts, 2020, Website der WHO unter https://www.who.int/news-room/fact-sheets/detail/palliative-care (Abruf am 25.02.2021)

5. Integrating palliative care and symptom relief into primary health care: a WHO guide for planners, implementers and managers. Geneva: World Health Organization; 2018. Licence: CC BY-NC-SA 3.0 IGO.

6. Pelttari L et al. Hospiz- und Palliative Care in Österreich 2019, auf der Website Hospiz Österreich unter https://www.hospiz.at/ergebnisse-der-datenerhebung-hospiz-und-palliative-care-in-oesterreich-2019/ (Abruf am 23.02.2021)

7. WHO guidelines for the pharmacological and radiotherapeutic management of cancer pain in adults and adolescents. Geneva: World Health Organization; 2018. Licence: CC BY-NC-SA 3.0 IGO.

8. Nieder C et al. Impact of early palliative interventions on the outcomes of care for patients with non-small cell lung cancer. Support Care Cancer. 2016 Oct;24(10): 4385-91.

9. Hoerger M et al. Impact of interdisciplinary outpatient specialty Palliative Care on survival and quality of life in adults with advanced cancer: A meta-analysis of randomized controlled trials. Ann Behav Med. 2019 Jun 4; 53(7):674-685.

10. Sullivan DR, Chan B, Lapidus JA et al. Association of early Palliative Care use with survival and place of death among patients with advanced lung cancer receiving care in the veterans health administration. JAMA Oncol. 2019; 5(12):1702-1709.

11. Statistik Austria, Gestorbene nach ausgewählten Merkmalen, Lebenserwartung und Säuglingssterblichkeit von 2009-2019, erstellt am 06.07.2020 auf der Website von Statistik Austria unter https://www.statistik.at/web_de/statistiken/menschen_und_gesellschaft/bevoelkerung/gestorbene/022911.html (Abruf am 22.02. 2021).

1.2. Beginn der Implementierung einer abgestuften Hospiz- und Palliativversorgung in Österreich

Im Jahr 2004 entwickelte eine am ÖBIG angesiedelte Expertengruppe im Auftrag des damaligen Bundesministeriums für Gesundheit und Frauen das Konzept zur abgestuften Hospiz- und Palliativversorgung und definierte die einzelnen Versorgungsangebote inhaltlich.

1.2.1. Konzept

Zielgruppe der Hospiz- und Palliativversorgung sind unheilbar kranke und sterbende Menschen in einem fortgeschrittenen Erkrankungsstadium mit Schmerzen, psychischen Beschwerden und/oder anderen die Lebensqualität beeinträchtigenden Symptomen (= Palliativpatienten) wie auch ihre An- und Zugehörigen.

Eine adäquate Betreuung erhalten die Betroffenen idealerweise in einem System abgestufter Versorgung. Zusätzlich zu den etablierten, traditionellen Einrichtungen des Gesundheits- und Sozialwesens, die die palliative Grundversorgung übernehmen, werden für komplexe Situationen spezialisierte Versorgungsangebote benötigt. Ein derartiges auf die unterschiedlichen Bedürfnislagen abgestimmtes Versorgungssystem wird dem Anspruch gerecht, "die richtigen Patienten zur richtigen Zeit am richtigen Ort" zu versorgen.

Die die Grundversorgung ergänzenden Angebote übernehmen spezialisierte Aufgaben in den jeweils nötigen Zusammenhängen und schließen damit die Lücken, die die Regelversorgung aufwies:

Palliativstationen

Palliativstationen übernehmen die Versorgung in besonders komplexen Situationen, die andere Einrichtungen oder Dienste nicht bewältigen können und die besondere ärztliche Expertise einfordern.

Stationäre Hospize

Stationäre Hospize versorgen stationär, wenn die pflegerische und psychosoziale Betreuung stärker in den Vordergrund tritt.

Tageshospize

Tageshospize bieten jenen, die vorwiegend in ihrer gewohnten Umgebung versorgt werden, tageweise Betreuung und ihren An-/Zugehörigen Entlastung während des Tages.

Palliativkonsiliardienste

Palliativkonsiliardienste bieten der Ärzteschaft und den Pflegepersonen gezielte Unterstützung und fachliche Beratung bei der Betreuung von Palliativpatienten im Krankenhaus.

Mobile Palliativteams

Mobile Palliativteams bieten den anderen Dienstleistern (Hausärzteschaft, Pflegepersonen, mobilen Diensten) und den An-/Zugehörigen gezielte Unterstützung und fachliche Beratung bei der Betreuung von Palliativpatienten zuhause und in Heimen.

Hospizteams

Hospizteams begleiten mit ehrenamtlich tätigen Mitarbeitern Palliativpatienten und ihre An-/Zugehörigen in allen Versorgungskontexten bis hin zur Trauerbegleitung.

Diese sechs – auch "Bausteine" genannten – Angebote fügen sich wie in Tab. 1.1 dargestellt in das etablierte Versorgungssystem ein.

Ausführliche Beschreibungen und Abgrenzungen der einzelnen Bausteine der abgestuften Hospiz- und Palliativversorgung sowie dafür ausgearbeitete Qualitätskriterien finden sich im Anhang.

Die einzelnen Bausteine einer abgestuften Hospiz- und Palliativversorgung werden dabei anhand folgender Merkmale charakterisiert: Definition des Angebotes, Zielgruppe, Auftrag und Zielrichtung des Angebotes, Zugangskriterien.

Die Qualitätskriterien umfassen jeweils Empfehlungen zur Personalausstattung und -qualifikation, zur technischen und räumlichen Ausstattung

<table>
<tr><td rowspan="3"></td><td colspan="4">Hospiz- und Palliativbetreuung</td></tr>
<tr><td>Grundversorgung</td><td colspan="3">Spezialisierte Hospiz- und Palliativversorgung</td></tr>
<tr><td>Traditionelle Dienstleister</td><td colspan="2">Unterstützende Angebote</td><td>Betreuende Angebote</td></tr>
<tr><td>Akutbereich</td><td>Krankenhäuser</td><td rowspan="3">Hospizteams</td><td>Palliativkonsiliardienste</td><td>Palliativstationen</td></tr>
<tr><td>Langzeitbereich</td><td>Alten- und Pflegeheime</td><td rowspan="2">Mobile Palliativteams</td><td>Stationäre Hospize</td></tr>
<tr><td>Familienbereich, Zuhause</td><td>Niedergelassene (Fach-) Ärzteschaft, mobile Dienste, TTherapeuten…</td><td>Tageshospize</td></tr>
<tr><td></td><td>"Einfache" Situationen
80 bis 90 Prozent der Sterbefälle</td><td colspan="3">Komplexe Situationen, schwierige Fragestellungen
10 bis 20 Prozent der Sterbefälle</td></tr>
</table>

Tab. 1.1: Bausteine der abgestuften Hospiz- und Palliativversorgung. Quelle: HOSPIZ ÖSTERREICH, ÖBIG 2004.

sowie zum Leistungsangebot. Diese sind für die im Österreichischen Strukturplan Gesundheit (ÖSG) geregelten Palliativstationen verbindlich.

1.2.2. Umsetzung

Der im österreichischen Versorgungssystem noch immer relativ junge Bereich der Hospiz- und Palliativbetreuung ist seit dem Jahr 2005 in der zwischen dem Bund und den Ländern geschlossenen Vereinbarung gemäß Art. 15a B-VG über die Organisation und Finanzierung des Gesundheitswesens ("15a-Vereinbarung") verankert. In der aktuell geltenden Vereinbarung lautet der entsprechende Passus wie folgt: "Im Besonderen wird vereinbart, eine österreichweit gleichwertige, flächendeckende abgestufte Versorgung im Palliativ- und Hospizbereich prioritär umzusetzen. Im Rahmen der Umsetzung der integrierten Versorgung ist eine Abstimmung insbesondere zwischen Gesundheits- und Sozialbereich sowie der Sozialversicherung anzustreben." (Vgl. Vereinbarung gemäß Art. 15a B-VG über die Organisation und Finanzierung des Gesundheitswesens 2008 – 2013, Artikel 3, Abs. 2).

Im Jahr 2006 hat sich eine Arbeitsgruppe, der Vertreter von Bund und Ländern sowie der Sozialversicherung und der Ärztekammer angehörten, zu dem System der abgestuften Hospiz- und Palliativversorgung bekannt und sich auf einen Stufenplan zur flächendeckenden Umsetzung bis zum Jahr 2012 geeinigt.

Auf- und Ausbau der Hospiz- und Palliativversorgung nehmen die einzelnen Bundesländer vor. Eine flächendeckende und dem Bedarf entsprechende Umsetzung der abgestuften Hospiz- und Palliativversorgung wird aber dadurch erschwert, dass nach wie vor lediglich die Finanzierung der im Krankenhaus angesiedelten Palliativstationen bundesweit einheitlich geregelt ist. Für die anderen z.T. im Spannungsfeld zwischen Gesundheits- und Sozialbereich angesiedelten Bausteine fehlen derartige Regelungen noch.

Mit Ende 2011 haben sich in Österreich insgesamt 264 Hospiz- und Palliativeinrichtungen etabliert (vgl. Tab. 1.2).

Palliativstationen	29
Stationäre Hospize	8
Tageshospize	3
Palliativkonsiliardienste	38
Mobile Palliativteams	40
Hospizteams	146
Einrichtungen insgesamt	264

Tab. 1.2: Anzahl der Hospiz- und Palliativeinrichtungen in Österreich (Stand 31.12.2011). Quelle: HOSPIZ ÖSTERREICH, Datenerhebung 2011.

Daten über die Hospiz- und Palliativeinrichtungen werden vom Dachverband Hospiz Österreich jährlich erhoben und können auf dessen Homepage (www.hospiz.at) abgefragt werden.

Literatur

Bundesministerium für Gesundheit (Herausgeber): Österreichischer Strukturplan Gesundheit 2010. Gesundheit Österreich GmbH. Wien

Gesundheit Österreich GmbH/Geschäftsbereich ÖBIG: Broschüre "Abgestufte Hospiz- und Palliativversorgung". Wien, o.J.

ÖBIG (Österreichisches Bundesinstitut für Gesundheitswesen): Arbeitsgruppe Hospiz- und Palliativversorgung. Wien 2006.

Vereinbarung gemäß Art. 15a B-VG über die Organisation und Finanzierung des Gesundheitswesens 2008 – 2013, BGBl. I Nr. 105 – Ausgegeben am 14. Juli 2008

1.3. Das interdisziplinäre Palliativteam

Schwerkranke Menschen am Lebensende, ihre Familien, Angehörige und Freunde sehen sich mit einer Fülle von Problemen konfrontiert. Das Leid, das mit einer unheilbaren, fortschreitenden Erkrankung verbunden ist – das Lebensende vor Augen –, hat viele Wurzeln, Gesichter und Dimensionen. Hat sich die Medizin während der aktiven, kurativ orientierten Behandlungsphase stark auf somatische Aspekte konzentriert, werden in der fortgeschrittenen, terminalen Phase neben den somatischen Problemen verstärkt die psychosozialen und spirituellen Dimensionen des Leides sichtbar. Daraus resultiert oft eine hohe Komplexität der Problemstellungen am Lebensende, die von einer Profession nicht bewältigt werden kann. Das multidisziplinäre Team stellt hier seine gesammelten

Kompetenzen zur Verfügung und ist integraler Teil der Philosophie von *Palliative Care* [1].

Interdisziplinarität

Unter Interdisziplinarität versteht man die Nutzung von Ansätzen, Denkweisen oder zumindest Methoden verschiedener Fachrichtungen. Die Herausforderung besteht nicht in der Addition von Fachperspektiven, sondern in der Integration, Balancierung von Widersprüchen und Unterschieden zugunsten eines gemeinsamen Ziels, einer gemeinsamen Haltung zugunsten des Kranken [1].

Multidisziplinarität

Das Team, das diese Multiperspektivität trägt, kann nur ein multiprofessionelles Team sein. Es geht dabei nicht um ein Nebeneinander verschiedener Professionen, sondern um den kollegialen Bezug im Bewusstsein der eigenen professionellen Kompetenzen. Ein multiprofessionelles Team ist zielgerichtet, verfolgt eine gemeinsame Philosophie und schafft sich die Grundlagen einer geregelten Kommunikation, schafft Teamstrukturen, erarbeitet Vereinbarungen und Regeln [1]. Die gemeinsame Betreuungsphilosophie orientiert sich im Wesentlichen an der WHO-Definition von *Palliative Care*, am umfassenden und ganzheitlichen Zugang zum Leben des leidenden Menschen. Radikale Patientenorientierung wird zum zentralen Thema.

Was ist ein Team?

Ein Team ist eine Gruppe von Individuen, die an der Lösung einer bestimmten Aufgabe oder an einem gemeinsamen Ziel arbeitet [2].

- Die Mitglieder tragen zur Erreichung der Teamziele mit ihren jeweiligen Fähigkeiten und den gegenseitig entstehenden Abhängigkeiten bei.
- Das Team hat eine Teamidentität, die sich von den individuellen Identitäten der Mitglieder unterscheidet.
- Das Team entwickelt Kommunikationsstrukturen innerhalb des Teams und nach außen.
- Die Teamstruktur ist aufgaben- und zielorientiert beschrieben.
- Das Team überprüft periodisch seine Effektivität.

Teamzusammensetzung

Die Zusammensetzung eines *Palliative Care*-Teams variiert je nach Aufgabenstellung und organisationalem Kontext. Es kann sogar unter Umständen den Bedürfnissen des Betroffenen und seines Umfeldes jedes Mal wieder individuell zusammengestellt werden, was besonders in der ambulanten Betreuung öfter notwendig ist. Wichtig ist dabei für die Transparenz klarzustellen, wer zum Team gehört und wer nicht.

Ein Kernteam wird in der Regel gebildet aus Mitarbeitern der Pflege, Medizin, Psychologie und Seelsorge. Sozialarbeiter sind traditioneller Bestandteil eines *Palliative Care*-Teams, aber noch nicht überall durchgehend eingeführt.

Ehrenamtliche Mitarbeiter waren von Anbeginn der Hospizbewegung eine tragende Säule der Teams und der gesamten Entwicklung. Die erfolgreiche Umsetzung der Hospizidee ist untrennbar mit dem Ehrenamt verbunden.

Neben einem Kernteam darf ein erweitertes Team beschrieben werden. Dazu zählen wiederum je nach Verfügbarkeit Mitarbeiter der Physiotherapie, Ergotherapie, Musik- und Maltherapie, Diätberatung, Mitarbeiter verschiedener *Home Care Services*, Praktikanten und Schüler.

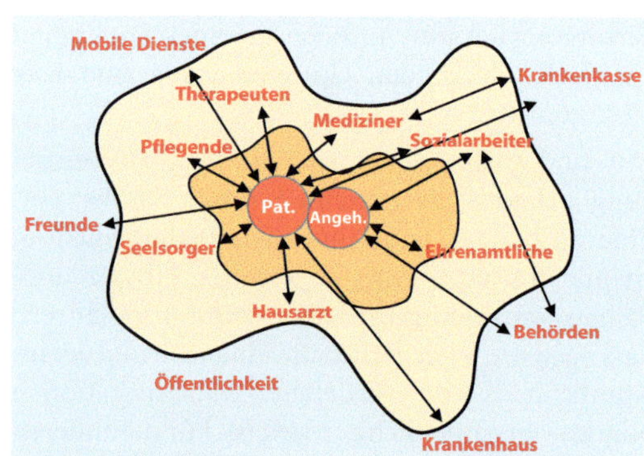

Abb. 1.1: Der Kontext von Teamarbeit in *Palliative Care* [3].

Im Zentrum des Teams steht der Patient mit seinen Bezugspersonen (☞ Abb. 1.1). Der innere Betreuungskreis wird gebildet von einem multiprofessionellen Kernteam, das nach innen wirkt und patientenorientiert arbeitet. Dieses Team steht jedoch auch in Bezug zu einem Außenkreis, der je nach Betreuungskontext relevante Umwelten darstellt. Von dort kann der Patient in die Palliativbetreuung übernommen oder auch entlassen werden. Diese Außenwirkung ist auch wichtig für die Öffentlichkeitsarbeit und Vernetzungsarbeit im weitesten Sinn, für Fragen der Weiterentwicklung und Sicherung der Finanzierung von Palliativbetreuung.

Kommunikation im Team

Damit sich ein Team zielgerichtet einer gemeinsamen Aufgabe widmen kann, braucht es die Schaffung von klaren Strukturen, Vereinbarungen und Regeln für gelingende Kommunikation. Folgende Elemente können dabei genannt werden:

- Gemeinsame multiprofessionelle Patientenbesprechung
- Teambesprechungen
- Supervision
- Teamfortbildungen
- Teamaktivitäten außerhalb des Arbeitskontextes

Leitsätze für Kommunikation im Team

Kommunikation als gelebter Ausdruck einer inneren Haltung. Alle Grundsätze, die in der Beziehung zum Patient und den Angehörigen gelten, müssen genauso im Team zum Tragen kommen.

Offenheit der Kommunikation fördert das Zusammenwachsen und die Einheit der Gruppe. Es erfordert aber eine reife Persönlichkeit, um frei und offen mit anderen zu kommunizieren und sich dabei nicht unterlegen und in der Autonomie beeinträchtigt zu fühlen.

Kommunikation mit anderen setzt Kommunikation mit sich selbst voraus. Jeder Einzelne muss sich offen mit der Wahrheit des eigenen Leidens, des eigenen Todes und mit seiner beruflichen Rolle auseinandersetzen.

Unter Teamkommunikation versteht man, dass es keine absolute Wirklichkeit gibt. Es braucht gemeinsame Spielregeln, um Kommunikation verständlich zu machen [3].

Literatur

1. Andreas Heller, Katharina Heimerl, Stein Huseboe (Hrsg.). Wenn nichts mehr zu machen ist, ist noch viel zu tun. Lambertus 3. Auflage 2007

2. http://de.wikipedia.org/wiki/Team

3. Aulbert, Nauck, Radbruch. Lehrbuch der Palliativmedizin, Schattauer 2.Auflage, 2007 Kapitel "Kommunikation im Team", M. Müller, M. Kern

1.4. Die Bedeutung des Ehrenamtes für die Hospiz- und Palliativversorgung

Das Ehrenamt stellt ein wichtiges Bindeglied unserer Gesellschaft dar: Wie in kaum einem anderen Bereich wird im Hospiz- und Palliativbereich der Stellenwert des Ehrenamtes hervorgehoben. Ehrenamtliche Begleiter tragen zum besonderen Geist dieser Bewegung bei und sind gewissermaßen zu deren Markenzeichen geworden. Betont wird der eigenständige Beitrag in der mitmenschlichen Begleitung schwerstkranker Menschen und der sich verabschiedenden Angehörigen. Ehrenamtliche stehen Betroffenen bei, indem sie aufmerksam an deren Ängsten und Sorgen Anteil nehmen und sich der schwierigen Situation stellen. Sie bringen gegenüber den in diesem Bereich angestellten Personen eine andere Kompetenz in das Begleitgeschehen ein. Ihr Eigenwert steht jeder Verwendung als Ersatzarbeitskräfte oder als kostenreduzierender Faktor innerhalb des Sozial- und Gesundheitssystems entgegen. Konsens besteht mittlerweile darin, dass Ehrenamtliche ein konstitutives Element aller Einrichtungen im Hospiz- und Palliativbereich sein müssen [9]. Die Umsetzung in der konkreten Organisationseinbindung findet auf sehr unterschiedliche Weise statt und braucht ständige Achtsamkeit, sowohl auf der konkreten Handlungsebene des Miteinanders von Haupt- und Ehrenamtlichen, als auch in der Integration in die Gesamtorganisation.

1.4.1. Begriffliche Bestimmung

Die Begriffe **Ehrenamtliche**, **Freiwillige**, **bürgerschaftlich bzw. zivilgesellschaftlich Engagierte**, oder **Volontäre** stehen für ein und dasselbe Phänomen: Im Folgenden wird durchgängig der Begriff Ehrenamt verwendet. Das ehrenamtliche Engagement als gelebte Solidarität steht im Kontrast zur wachsenden Individualisierung: Was früher – zumindest im Idealfall – in Form spontaner Verwandtschafts- und Nachbarschaftshilfe wie selbstverständlich funktionierte, muss heute aufgrund gesellschaftlicher Veränderungen, aber auch aus Gründen der Haftung etc. zunehmend organisiert werden.

Die Sonderform des "neuen Ehrenamtes" zeichnet sich durch speziell qualifizierte Personen aus, die bereit sind, sich

- freiwillig für bestimmte Dauer und Regelmäßigkeit,
- nicht auf Entgelt ausgerichtet und
- zum Wohle anderer – außerhalb des eigenen Haushalts bzw. der eigenen Familie
- im Rahmen von Organisationen (Vereine, Initiativen oder Institutionen) in die Gesellschaft einzubringen

Dieses Ehrenamt unterscheidet sich somit deutlich von Verwandtschafts- und Nachbarschaftshilfe, ohne deren bedeutenden Stellenwert in Frage zu stellen.

Die Entscheidung zu dieser Eingrenzung durch das Kriterium der Organisationseinbindung als konstitutives Kennzeichen für Ehrenamt ist strittig und hat strategische Konsequenzen, weil damit ein großer Teil unentgeltlicher Tätigkeit in der Nachbarschaftshilfe und in sozialen Diensten ausgeklammert wird. 46 Prozent der Bevölkerung ab 15 Jahren leisten in Österreich formelle oder informelle freiwillige Tätigkeiten. Insgesamt engagieren sich rund 3,4 Millionen Menschen, davon 2,3 Millionen in Organisationen.

Ist in der Hospizbegleitung auch die Grundhaltung ähnlich einer freundschaftlichen Anteilnahme, so hat das institutionalisierte Angebot einen verbindlicheren, vertragsähnlichen Charakter. Ehrenamt stellt dabei als Engagement ohne Entgelt keinen Gegensatz zu Professionalität dar, da hochqualifizierte Ehrenamtliche sehr wohl professionell handeln und viele Professionelle in ihrem eigenen Berufsfeld unbezahlte ehrenamtliche Beiträge leisten. Weil die Themen *Sterben*, *Tod* und *Trauer* in einem zunehmend technisierten und medikalisierten Gesundheitswesen den Charakter der akzeptierten Normalität verloren haben, steigen die Herausforderungen an die Hospizbegleitung, Sterben wieder in unsere Lebensvollzüge zu integrieren.

1.4.2. Entwicklung der Hospizbewegung aus dem Ehrenamt

Ein großer Teil unseres Sozial- und Gesundheitswesens entwickelte sich aus ehrenamtlichen Vorläufern heraus. Vielfach wurden die ehrenamtlichen Pionieren von angestellten und speziell ausgebildeten Mitarbeitern abgelöst, ehrenamtliche Strukturen durch professionelle Organisationsstrukturen ersetzt. Nicht von ungefähr entstand die Hospizidee in Großbritannien, einem Land, in dem ehrenamtliches Engagement eine tragende Rolle für die Sozial- und Gesundheitsversorgung spielt, verbunden mit hoher gesellschaftlicher Wertschätzung. Die Gründerin der modernen Hospizbewegung, die Dame Cicely Saunders (1918-2005), macht eine besondere Ausprägung des Ehrenamtes sichtbar: Sie selbst verband ihr eigenes ehrenamtliches Engagement mit hoher Professionalität. Die Entwicklung einer Hospiz- und Palliativversorgung verlief länderspezifisch unterschiedlich: Vorwiegend ist die Initiative für den Aufbau – in Form einer sozialen Bewegung – aus dem ehrenamtlichen Engagement von Gründerpersonen regionaler Hospizteams ausgegangen, oft ausgelöst durch eigene Betroffenheit und die damit verbundene Wahrnehmung von Mängeln im Gesundheitswesen. Nur in wenigen Ländern ging die treibende Kraft der Hospizentwicklung vom beruflichen Engagement der Pflegekräfte aus (z.B. Schweiz). Mittlerweile ist die Einbeziehung qualifizierter ehrenamtlicher Begleiter zum konstitutiven Element aller Versorgungsangebote in diesem Bereich erhoben. Dabei ist zu beachten, dass neben den operativ in der Begleitung tätigen Hospizmitarbeitern viele ehrenamtlich tätige Frauen und Männer in der Öffentlichkeitsarbeit, der organisatorischen Mitarbeit, der Vortragstätigkeit sowie der strategischen Organisationsentwicklung engagiert sind.

Die *European Association of Palliative Care* (EAPC) hat 2013 zur Stärkung des Ehrenamtes eine eigene *Task Force* "*on Volunteering in Hospice and Palliative Care*" mit intensiver österreichischer Beteiligung gegründet, um die sehr unterschiedliche Ausprägung des ehrenamtlichen Engagements in Hospiz und *Palliative Care* in unterschiedlichen Ländern Europas zu erforschen. 2016 wurde ein Grundsatzpapier ("*White Paper*") zu Ehrenamt in Hospiz und *Palliative Care* in Europa veröffentlicht: "*The concept of 'being there' used by volunteering organisations in several countries seems to offer a good base from which to research the theoretical framework of HPC volunteering, as well as develop training, supervision and self-reflection.*" [7].

In Madrid wurde 2017 die Charta "*Voice of Volunteering*" vorgestellt, durch diese Petition soll auf breiter Basis der Stellenwert des Ehrenamtes im Hospiz- und Palliativbereich gestärkt werden, indem deren eigenständige Rolle erkannt, die Begleittätigkeit gefördert, ein wirksames Management sichergestellt und deren Organisation auf nationaler und regionaler Ebene durch entsprechende Finanzierung, Forschung und Regelung unterstützt wird.

1.4.3. Mitmenschlichkeit ist unbezahlbar – Solidarität für Betroffene

Worin begründen sich aber der besondere Stellenwert und Beitrag, die dem Ehrenamt im Hospiz- und Palliativbereich zugemessen werden?

- Indem Ehrenamtliche keiner beruflichen Rolle und der dadurch verlangten Fachlichkeit verpflichtet sind, können sie unbefangener auf Betroffene zugehen und in einer schwierigen Situation und Lebensphase ein Stück Alltag und Normalität bieten. Nicht die Erkrankung steht im Mittelpunkt, sondern der Mensch als Gegenüber und dessen konkretes Wohlbefinden. Damit ist eine Kommunikation auf gleicher Augenhöhe möglich.
- Zeit ist zu einem wesentlichen Wirtschafts- und Rechtfertigungsfaktor geworden, demgegenüber stellen Ehrenamtliche ihre Zeit für den direkten – nicht leistungsbezogenen – mitmenschlichen Kontakt zu Schwerstkranken und deren Angehörigen ohne Entgelt zur Verfügung. Ehrenamtliche Begleiter können so auch besonders für Angehörige eine wertvolle Entlastung darstellen.
- Durch die zeitlich begrenzte und ressourcenbezogene Entscheidung für das ehrenamtliche Engagement ist eine andere Form der Nähe möglich, weil diese Tätigkeit nicht die berufliche Alltagspflicht der Ehrenamtlichen ist. Die Balance von Nähe und Distanz muss für Ehrenamtliche dennoch ein dauerndes Thema sein und bleiben.
- Ehrenamtliche können sehr unterschiedliche Qualitäten und Ressourcen, Humor, Lebendigkeit oder kreative Elemente in eine krisenhafte Lebenssituation einbringen. Es tut gut, zu spüren, dass sich Menschen, auch ohne jedes berufliche Interesse, durch ihr Verhalten solidarisch erklären und die schweren Phasen im Leben mit aushalten und gestalten.
- Ehrenamtliche kommen aus allen Berufs-, Gesellschafts- und Bildungsschichten. Diese unterschiedlichen lebensgeschichtlichen Erfahrungen Ehrenamtlicher bieten die Chance, neue Sichtweisen in das Betreuungsgeschehen und in den Austausch im Team einzubringen. Durch ihren Zugang und die Alltagskommunikation nehmen sie wahr und machen Beobachtungen, die für die medizinische, pflegerische und psychosoziale Versorgung relevant sind und den anderen Berufsgruppen verborgen bleiben.
- Ehrenamtliche können zum kritischen Korrektiv in einem Gesundheitswesen werden, in dem das Sterben zunehmend technisiert, medikalisiert und institutionalisiert stattfindet, indem sie allein durch ihr Dasein die mitmenschliche Dimension einbringen und stärker ins Bewusstsein rufen.

Viele Therapien gewinnen durch Zuwendung und Nächstenliebe an Therapieerfolg. Aus Studien ist bekannt, dass die Lebensqualität deutlich höher ist und z.B. Wundheilung deutlich besser erfolgt, wenn Zuwendung vorliegt. Dabei konnte gezeigt werden, dass soziale Kontakte das Immunsystem verbessern und dadurch eine Reduktion von Cortisol bewirkt. Oxytocin hingegen, das als Bindungshormon eine wesentliche Rolle spielt, wird erhöht. Menschen in sozialen Gruppen regenerieren nach Krankheit rascher und leben länger. Dennoch werden diese wichtigen Eigenschaften, wie Zuwendung und Nächstenliebe, die vor allem Menschen mit hoher Empathie aufweisen, im Gesundheitswesen noch zu wenig respektiert und gewürdigt. Auch sollte daran gedacht werden, eine entsprechende Musik den Betroffenen vorzuspielen.

1.4.4. Anforderungen an ehrenamtliche Hospizbegleitung

In der Hospiz- und Palliativversorgung steht und fällt der Erfolg mit der Qualität der direkt an der betroffenen oder beteiligten Person erbrachten Dienste, sodass der Interaktion zum Zeitpunkt der Leistungserbringung besondere Bedeutung zukommt.

Grundvoraussetzung für die Tätigkeit in der Begleitung ist eine ausgeglichene und stabile physische und psychische Befindlichkeit sowie ein achtsamer Umgang mit den eigenen Ressourcen. Begleiter sollten zu einer angemessenen Selbsteinschätzung in der Wahrnehmung der eigenen Fähigkeiten, Gefühle und Grenzen fähig sein bzw. durch die Weiterbildung befähigt werden.

Zu den geforderten **persönlichen Eignungen** gehören Verantwortungsbewusstsein, Beziehungs- und Kommunikationsfähigkeit, Teamfähigkeit, Entscheidungsfähigkeit, Bereitschaft und Fähigkeit zur Reflexion sowie konstruktive Kritik- und Konfliktfähigkeit. Der Bereitschaft, sich Zeit zu nehmen, Ruhe zu vermitteln und aktiv zuzuhören kommt dabei besondere Bedeutung zu.

Akquisition von Interessenten

Das Image der Organisation, vor allem auch über Mundpropaganda durch Personen, die bereits konkrete Erfahrungen mit der Organisation gemacht haben, bestimmt sehr stark das Interesse an einer Mitarbeit in diesem Bereich und die Erwartungen daran.

Motivation für ehrenamtliches Engagement

Im Hospizbereich ist wahrnehmbar, dass sich Mitarbeiter aus sehr hohem eigenem Antrieb heraus engagieren. Die konkreten Beweggründe für eine ehrenamtliche Tätigkeit sind – individuell verschieden – aus unterschiedlichen Faktoren zusammengesetzt:

- Ehrenamtliche engagieren sich, weil es ihnen um die gute Sache geht. Die **altruistische Komponente** betont als Ziel, den Nutzen für bzw. das Wohlbefinden von anderen Personen, Personenkreisen oder der Allgemeinheit durch die Tätigkeit zu erhöhen. Dafür ist eine gute Kenntnis von Bedarf und Bedürfnissen der Leistungsempfänger erforderlich. Häufig spielt dabei die eigene Betroffenheit eine Rolle. Sie motiviert, anderen in dieser Situation beizustehen oder diesen negative Erfahrungen zu ersparen
- Die Tätigkeit bietet Möglichkeiten der Persönlichkeits- und Kompetenzentwicklung. Die **Eigenwertkomponente** bezeichnet den Nutzen für die Ehrenamtliche selbst, der auch in sozialem Ansehen, Anerkennung, Kontakt zur Öffentlichkeit, Information, Zufriedenheit, sinnvoller Freizeitgestaltung, sozialer Relevanzerfahrung etc. bestehen kann. Eine mögliche Ausprägung dieser Eigenwertkomponente ist, dass das eigene Sterbekonzept durch die konkrete Auseinandersetzung positiv weiterentwickelt werden kann
- Ehrenamt kann auch den Charakter einer Investitionsleistung mit Erwartung auf Gegenleistungen durch den Leistungsempfänger bekommen. Diese **Tauschkomponente** kommt vor allem dann zum Tragen, wenn mit ehrenamtlichem Engagement die Erwartung auf Qualifikation und (Wieder-)Einstieg in die Erwerbsarbeit verbunden ist

Damit sind nicht nur hauptberuflich Tätige, sondern ebenso ehrenamtliche Begleiter gefordert, sich des eigenen **Motivationsgemengesbewusst** zu werden, welches die **Entscheidung zu dieser Tätigkeit** beeinflusst, um verantwortungsvoll handeln zu können.

Auswahl, Einführung und Befähigung Ehrenamtlicher

Ein klares Anforderungsprofil und Auswahlverfahren sind erforderlich. Wichtig ist vor allem, ein realistisches Bild der zu leistenden Arbeit zu vermitteln. Kompetenz für die Begleitung muss einerseits gespeist sein von Lebenserfahrung und persönlichen Fähigkeiten und Haltungen, die mitgebracht werden, sowie andererseits von fachlichem Wissen, welches durch einen Befähigungslehrgang, begleitende Supervisionen und Weiterbildung erworben wird. So können die Ehrenamtlichen in ihrer Rolle wachsen und sich entfalten, aber auch die Grenzen der Begleitung erfassen und respektieren. Damit soll sichergestellt werden, dass Schwerkranke und sterbende Menschen sowie deren Angehörige in einer schwierigen Lebensphase verantwortungsvoll begleitet werden und eine spürbare Hilfe und Entlastung erfahren. Um die Vertraulichkeit des Begleitgeschehens zu wahren, unterliegen Hospizbegleiter der **Schweigepflicht.** Im Reigen der **fachlichen Kompetenzen**, die in den Befähigungskursen vermittelt werden, kommt der **Selbsterfahrung** besondere Bedeutung zu. Ehrenamtliche sollen lernen, bewusst mit der eigenen Motivation, der Selbstbetroffenheit durch Leid und Abschiede im Leben, umgehen zu können. Weiters werden Grundregeln der **Gesprächsführung**, das Wissen über Hospiz- und Palliativangebote, über Sterbe-, Krisenphasen, Trauerprozess und Traueraufgaben, Tod und Sterben in anderen Kulturen und Religionen, **ethische und rechtliche**

(Patientenverfügung, Sterbehilfe etc.), **medizinische und pflegerische Grundfragen** und die Kenntnis von Angeboten außerhalb der Organisation (soziale Dienste, Hauskrankenpflege, ...) erwartet. Praktika und das Lernen in der konkreten Begleitarbeit mit offenem, differenziertem Feedback prägen wesentlich die Qualität der Dienstleistung. Bestmögliche Qualifizierung für die ehrenamtliche Tätigkeit und fortlaufende Begleitung der Ehrenamtlichen schützt den Einzelnen und die Organisation. Die Mindestanforderungen für die Einschulung von Hospizbegleitern sind in Österreich und Deutschland standardisiert. Für die wachsenden Anforderungen im Bereich der Kinderhospizbegleitung, wie auch in der Trauerbegleitung wurden eigene Standards und Curricula entwickelt [10].

Organisatorische Rahmenbedingungen für ehrenamtliche Hospizbegleitung

Durch die Persönlichkeit der BegleiterIn und die individuelle Begleitsituation ergeben sich auch unterschiedliche Anforderungen. Umso wichtiger ist es, eine gewisse Standardisierung durch klare Rahmenbedingungen zu erreichen, um die Qualität der Begleitung nicht dem Zufall zu überlassen. Diese Rahmenbedingungen betreffen den optimalen Einsatz der Ehrenamtlichen je nach Fähigkeiten, die begleitende Förderung und deren aktive Einbindung in die Organisationsentwicklung (Ziele, Strategien und Entwicklungsschritte). Auch für deren rechtliche Ab- und ausreichende Versicherung ist von Seiten der haftenden Trägerorganisation zu sorgen.

Um entsprechende Qualität zu gewährleisten und die besonderen Ressourcen Ehrenamtlicher adäquat einsetzen zu können, sind Organisationen der Hospiz- und Palliativversorgung gefordert, die Entwicklung der Ehrenamtlichen in der Organisation durchgehend von der Auswahl, der Vorbereitung, über die Einführung und Unterstützung während der Begleitungen bis hin zu einer Beendigung des Hospizdienstes zu unterstützen. Daraus wird ersichtlich, dass der wertschätzende Umgang mit Ehrenamtlichen ein integraler Bestandteil der gesamten Organisationsstrategie sein und – abgeleitet von der Hospizidee eines menschenwürdigen Lebens bis zuletzt – in allen Unternehmensebenen und -prozessen Eingang finden muss. Ziel während einer Begleitung ist die Stärkung der Selbstbestimmung, indem die Ressourcen der Betroffenen erkannt und gefördert werden. Von ehrenamtlichen Hospizbegleitern ist gefordert, für Neues in der subjektiven Lebensrealität des Gegenübers offen zu sein, sowie anderen gegenüber wertschätzende Akzeptanz und Neutralität entgegenzubringen, um sich nicht von bestimmten Interessen instrumentalisieren zu lassen, sondern unvoreingenommen und parteilos zu bleiben.

Aufgabenzuteilung

Genaue Aufgabenbeschreibungen müssen in wenigen Sätzen verdichtet die wichtigsten Ziele, die Hauptaufgaben (gegebenenfalls auch Nichtaufgaben) sowie messbare Kriterien für die Zielerreichung fixieren und zu den Arbeitsfeldern der Hauptberuflichen klare Abgrenzungen vornehmen. Zu den Handlungsfeldern gehören

- Psychosoziale und praktische Unterstützung der Schwerstkranken und Sterbenden
- Psychosoziale Unterstützung sowie praktische Entlastung der betreuenden und trauernden Angehörigen
- Schützendes sozialanwaltliches Handeln für die Anliegen Schwerstkranker
- Hilfe bei der Organisation der letzten Angelegenheiten für Schwerstkranke und deren Angehörige

Pflegerische und/oder medizinische Dienstleistungen sind bestimmten dafür ausgebildeten Berufsgruppen vorbehalten (Ärzten, dipl. Gesundheits- und Krankenpflegepersonal, Pflege(fach)assistenten) und dürfen nicht von Hospizbegleitern durchgeführt werden. Ebenso werden keine Dienste angeboten, welche die Haushaltsfortführung oder Sachwalterfunktionen betreffen.

Kompetenzabgrenzung

In einer Organisation, die auf das gedeihliche Zusammenarbeiten von Haupt- und Ehrenamtlichen zum Wohle der sich ihr anvertrauenden Menschen angewiesen ist, ist eine klare Abgrenzung der Kompetenzen und Zuständigkeiten nötig. Durch die relative Freiheit, z.B. keine Bindung an ein Arbeitsrecht und weniger Einschränkung durch formale Strukturen der Organisation und des Arbeitszeitgesetzes etc., werden Ehrenamtliche von Hauptberuflichen des Öfteren als Konkurrenten angesehen. Die Schaffung von Begegnungsräumen und das Installieren von Reflexionsmöglichkeiten zwischen Haupt- und Ehrenamtlichen sind daher unabdingbar. Das gegenseitige Bewusstmachen der ureigensten Möglichkeiten und Fähigkeiten der Arbeit von Ehrenamtlichen und der Aufgabenbereiche von Hauptberuflichen vermeidet Unstimmigkeiten in der Zusammenarbeit. Je früher Probleme im Miteinander von Haupt- und Ehrenamtlichen benannt und bearbeitet werden, umso weniger Aufwand ist zu deren Lösung erforderlich.

Self Care und Umgangskultur

Die empathische Nähe, welche in der Begleitarbeit entsteht, bedarf der regelmäßigen Reflexion sowie fallweise der schützenden Intervention. Regelmäßiger Erfahrungsaustausch in der Gruppe und in der Supervision, situationsbezogene Einzelgespräche und regelmäßige Mitarbeitergespräche müssen von der Organisation ermöglicht und auch eingefordert werden. Durch wertschätzenden Umgang werden Zufriedenheit, Loyalität und dauerhaftes Engagement gefördert.

Im Hospiz- und Palliativbereich steht ein abschiedliches Geschehen im Zentrum des Tuns. So kommt aus der hospizlichen Leitidee und den damit verbundenen Ansprüchen der Gestaltung von zeitlich befristetem Engagement oder auch der Beendigung der Tätigkeit besondere Bedeutung zu. Bei schwerwiegenden Verlustereignissen (z.B. Todesfall im engeren Familienkreis) wird empfohlen, von der Hospizbegleitung etwa ein Jahr zu pausieren, damit sich die eigenen Traueraufgaben nicht mit der Hospizbegleitung mischen. Sowohl bei freiwilliger wie nicht freiwilliger Beendigung der Tätigkeit – etwa bei schwerwiegenden Verstößen oder Nicht-mehr-Eignung – soll für die Möglichkeit eines respektvollen, transparenten und positiven Ausstieges aus dem Team gesorgt werden.

Rechtliche Rahmenbedingungen

Ehrenamtlich tätige Hospizbegleiter handeln als Erfüllungsgehilfen der Trägerorganisation. Daher haftet die Organisation auch für Schäden, die Ehrenamtliche im Rahmen ihrer Mitarbeit verursachen und hat für einen entsprechenden Versicherungsschutz der Ehrenamtlichen zu sorgen, insbesondere durch Haftpflichtversicherung, Unfall- und evt. KFZ-Gruppenkaskoversicherung.

1.4.5. Zukunft des Ehrenamtes im Hospizbereich

Das Ehrenamt steht im Sozial- und Gesundheitswesen in einem besonderen Spannungsfeld. Oft werden erst durch das ehrenamtliche Engagement und den solidarischen Enthusiasmus Defizite in der sozialen und gesundheitlichen Versorgung gesellschaftlich und politisch sichtbar. Die Einbeziehung von solidarisch handelnden Bürgern darf trotz allem nicht benutzt werden, um die Anforderungen der zu erwartenden und nötigen Ausweitung der Versorgungssysteme abzudecken.

Einerseits können Ehrenamtliche für die im Wandel begriffene Gesellschaft wichtige Aufbau- und Entwicklungsarbeit von notwendigen stützenden Systemen im Sozial- und Gesundheitswesen initiieren; andererseits läuft diese Form ehrenamtlicher Tätigkeit Gefahr, dass Freiwillige als Ersatzarbeitskräfte ausgenutzt werden. Sinnvollerweise können Leistungen als Vorleistungen so lange ehrenamtlich angeboten werden, bis Wege und Mittel gefunden werden, die nötigen Ressourcen zur Finanzierung sicherzustellen. Der zunehmend spürbare wirtschaftliche Druck auf das Sozial- und Gesundheitswesen darf aber nicht dazu führen, dass notwendige Strukturen einer Grundversorgung auf den Schultern von Ehrenamtlichen lasten und diese unbezahlt bestehende Defizite in der Personalausstattung kaschieren! Die Kehrseite dieser Medaille wiederum ist, dass Ehrenamtliche mit Bereitstellung entsprechender Ressourcen "überflüssig" oder hinausgedrängt werden können. Mit der zunehmenden Professionalisierung der Hospiz- und Palliativversorgung steht das Ehrenamt wieder in Gefahr, aus den Systemen zu fallen. Ob daher in Zukunft "eine Neudefinition und eine Neubewertung der Rolle des Ehrenamtes" erforderlich ist, oder eher eine Rückbesinnung eintritt, mag regional unterschiedlich sein. In jedem Fall dürfen auf die ehrenamtliche Arbeit im Hospiz- und Palliativbereich nicht Ansprüche und Qualitätskriterien hauptberuflicher Tätigkeit übertragen werden, tritt sie doch mit dem Anspruch auf, einen **Eigenwert mit Anders-Kompetenz** gegenüber bezahlter Erwerbsarbeit aufzuweisen. Aus demokratiepolitischer Perspektive besteht ein besonderes Merkmal des Ehrenamtes in ihrer existenziellen Unabhängigkeit, aus der heraus sie die Interessen, Rechte und speziellen Bedürfnisse besonders schutzbedürftiger Personengruppen einfordern können, ohne ständige Rücksichtnahme auf z.B. wirtschaftliche oder politische Interessen nehmen zu müssen. Insofern kommt auch der Vereinsstruktur besondere Bedeutung zu, in der sich Ehrenamtliche neben der Begleittätigkeit von Schwerkranken und Angehörigen je nach Fähigkeiten auch durch strategisches oder organisatorisches Engagement in Entscheidungsgremien oder durch Tätigkeiten in Bereichen von Administration, Fundraising, Bewusstseinsbildung und Öffentlichkeitsarbeit, durch Telefondienste, handwerkliche Tätigkeiten, Beratung etc. einbringen können.

Die Integration von Ehrenamtlichen mit dieser unverzichtbaren "Anders-Kompetenz" in Organisationen erfordert immer wieder den Mut, sich auf Neues einzulassen und entsprechende Flexibilität, um den Möglichkeiten und Grenzen der Ehrenamtlichen gerecht zu werden. Erfolgreiche Einbindung Ehrenamtlicher sollte in Zukunft zunehmend ein Qualitätsmerkmal von Einrichtungen der spezialisierten Hospiz- und Palliativversorgung sein. Über das Konzept von Hospiz und *Palliative Care* besteht die große Chance, diese wichtige mitmenschliche Komponente neben der spezialisierten Versorgung wieder in die Einrichtungen der Regelversorgung zu integrieren.

Literatur

Badelt C, More-Hollweger E. Ehrenamtliche Arbeit im Nonprofit Sektor, in: Badelt Ch, Meyer M, Simsa R: Handbuch der Non Profit-Organisation. Strukturen und Management, Stuttgart, 2007;503-531.

Bernatzky G und Hesse HP (verst.): Musik in der Palliativmedizin, S. 229-234; in Bernatzky G, Sittl R, Likar R (3. Auflage, Schmerzbehandlung in der Palliativmedizin, SpringerWienNewYork 2012), 320 Seiten.

Bundesarbeitsgemeinschaft Trauerbegleitung (Hrsg.), Voraussetzungen zur Trauerbegleitung, o.J. Abruf am 29.06.2021 (www.trauerbegleiten.at).

Bundesminister für Soziales, Gesundheit, Pflege und Konsumentenschutz (Hrsg.), 3. Bericht zum freiwilligen Engagement in Österreich, Wien 2019.

Burgheim W., Zur Rollenunsicherheit der Ehrenamtlichen im Palliative Care-Konzept, In: Burgheim W (Hrsg.), Qualifizierte Begleitung von Sterbenden und Trauernden, Handbuch 7.18; Forum Gesundheitsmedien: Merching 2008.

Courtney DeVries (University Ohio), Psychoneuroendocrinology, 2004.

European Association of Palliative Care (Hrsg.): Defining volunteering in hospiceand palliative care in Europe: an EAPC White Paper, European Journal of Palliative Care, 2016; 23(4). Abruf am 29.06.2021.

European Association of Palliative Care (Hrsg.): Voice of Volunteering EAPC Madrid Charta zum Ehrenamt in Hospiz und Palliative Care, übers., 2017. Abruf am 29.06.2021.

Gesundheit Österreich GmbH/ÖBIG, Abgestufte Hospiz- und Palliativversorgung für Erwachsene: Wien, 2014.

Gesundheit Österreich/ÖBIG, Hospiz- und Palliativversorgung für Kinder, Jugendliche und junge Erwachsene. Wien, 2013.

Hospiz Österreich. Dachverband von Palliativ- und Hospizeinrichtungen, Curriculum für die Befähigung ehrenamtlicher Hospizbegleiterinnen, Wien 2011. Abruf am 29.06.2021 (www.hospiz.at).

Hospiz Österreich. Dachverband von Palliativ- und Hospizeinrichtungen, Standards für ehrenamtliche Begleiterinnen, Wien 2008. Abruf am 29.06.2021 (www. hospiz.at).

Gronemeyer R. Sterben in Deutschland. Wie wir dem Tod wieder einen Platz in unserem Leben einräumen können, Frankfurt/M., 2007.

Mantovani G, Astara G, Lampis B et al: Impact of psychosocial intervention on the quality of life in elderly cancer patients. Psychol Oncol. 1996;15:127-135.

Müller M. "Ausbildung" für Ehrenamtliche. In: Aulbert E, Nauck F, Radbruch L (Hrsg.) Lehrbuch der Palliativmedizin. Schattauer, Stuttgart, 2007.

2. Schmerztherapie

2.1. Physiologie

Schmerzen stellen unangenehme Empfindungen und emotionale Erfahrungen, die mit tatsächlichen oder möglichen Gewebsschäden assoziiert sind oder durch solche beschrieben werden, dar. Im folgenden Kapitel soll in möglichst einfacher Weise die Komplexität der Schmerzentstehung erläutert werden.

Schmerzreizaufnahme in der Peripherie

Schmerzreize entstehen dann, wenn Nozizeptoren (freie baumförmig verzweigte Nervenendigungen von dünnen afferenten markhältigen schnellleitenden A-δ- oder langsam leitenden marklosen C-Nervenfasern) durch verschiedene Auslöser wie thermische (Hitze, Kälte), mechanische (Durchtrennung, starker Druck) oder chemische (Säuren) Reize erregt werden. Solche Nozizeptoren finden sich jeweils in Organen der Peripherie oder des Körperinneren, in der Haut, der Blase, der Skelettmuskulatur, in Sehnen und Gelenken. Diese Nozizeptoren "schlafen" zu einem großen Teil. Erst bei einer Entzündung werden sie aktiviert. Bei Erregung der Nozizeptoren in der Haut wird eine Erhöhung der Aktivität der Rezeptoren um 20 bis 40 % beschrieben, für die in der Muskulatur um 30 bis 40 %, für Nozizeptoren in den Gelenken um rund 50 % und in der Blase sogar bis 95 %. Neben der direkten Reizung der Nozizeptoren kommt es stets auch zu einer entzündlichen Reaktion des betroffenen Gewebes. Dabei bilden sich infolge der den Schmerz auslösenden Gewebsschädigung direkt im Gewebe verschiedene Moleküle, Säuren und Ionen (H^+-Ionen, Kaliumionen, Histamin, Acetylcholin und Serotonin). Histamin wird aus den Mastzellen freigesetzt. Durch pH-Absenkung und Ausschüttung von Substanzen wie Bradykinin und Histamin werden weitere Nozizeptoren gereizt. Bradykinin wird dabei auf Grund der Verletzung des Endothels aus den Kininen gebildet. Die aus der Arachidonsäure entstandenen Prostaglandine führen zur peripheren Sensibilisierung. Sie verstärken die Wirkung anderer Substanzen wie etwa Bradykinin. Durch dieses Geschehen entstehen Aktionspotentiale, die in Richtung Rückenmark Schmerzreize gewissermaßen als Botschaft weiterleiten. Der andauernde Reiz führt nicht zu einer Verminderung der Erregbarkeit, sondern im Gegenteil, die Erregbarkeit wird sogar verstärkt.

Schmerzreizleitung im Rückenmark

Diese nozizeptiven Nervenfasern enden im Hinterhorn des Rückenmarks. Hier finden unter anderem die Verschaltungen zu motorischen und vegetativen Efferenzen statt, was zu Fluchtreflexen und sympathischen Reflexen führt. Daneben führen Schmerzen über supraspinale Reflexe auch zur Erhöhung der Herzfrequenz, Atemfrequenz und zur Ausschüttung von Stresshormonen. Im dorsalen Anteil der Substantia gelatinosa werden auf Grund der einlangenden Aktionspotentiale verschiedene Neurotransmitter freigesetzt, so etwa Substanz P, Glutamat oder *Calcitonin Gene Related Peptide.* Diese Neurotransmitter binden an spezifische Rezeptoren der Hinterhornzellen: Substanz P bindet an der postsynaptischen Membran an die NK1 Rezeptoren. Auf Grund der Ausschüttung von Substanz P entstehen eine Vasodilatation und eine gesteigerte Gefäßpermeabilität (sog. neurogene Entzündung). Ebenso bindet Glutamat an der postsynaptischen Membran an den sogenannten AMPA-Rezeptor und an dem spezifischen Glutamatrezeptor-Subtyp NMDA (N-Methyl-D-Aspartat-Rezeptoren). Dieser Subtyp besitzt Kanäle, die für Calciumionen durchlässig sind. Calcium steuert verschiedene Zellfunktionen und ist auch für die zentrale Sensibilisierung verantwortlich. Durch das freigesetzte Glutamat kommt es zu einem ausgeprägten Calciumanstieg in den Hinterhornneuronen und zu einer Depolarisation der Zellmembran sowie zu einer Potenzierung der synaptischen Übertragungsstärke zwischen nozizeptiven A-δ- und C-Fasern. Eine starke Erhöhung der Calciumionenkonzentration kann zum Zelltod von Neuronen (auch hemmende Neuronen) führen. Calcium spielt dabei als zweiter Botenstoff ("*second messenger*") ebenso wie auch ein anderer Botenstoff namens cAMP eine weitere wichtige Rolle: Diese Botenstoffe lösen die Aktivierung von Transkriptionsfaktoren wie CREB (*cAMP responsive element binding protein*) aus. Dieses CREB wiederum steuert die Produktion verschiedener Transkriptionsfaktoren wie z.B. c-fos oder c-jun (*immediate early genes* = IEGs), die als Sofortreaktion bereits Minuten nach dem Schmerzreiz in

Neuronen des Hinterhorns nachweisbar sind. Weil auf diese Weise auch langfristige Veränderungen im Hippocampus ausgelöst werden können und man aus der Gedächtnisforschung ein ähnliches zelluläres Lernmodell kennt, wurden diese IEGs mit der Gedächtnisfunktion in Zusammenhang gebracht [2, 4]. Durch die Aktivierung von Enzymen, die eine Phosphatgruppe auf Proteine übertragen, kommt es zur so genannten synaptischen Langzeitpotenzierung (LTP), welche als zellulärer Mechanismus der zentralen Sensibilisierung für Schmerzreize gilt. Dabei können schon schwache Schmerzreize eine starke Erregung der nozizeptiven Hinterhornneurone auslösen. Eine solche Langzeitpotenzierung an Synapsen nozizeptiver C-Fasern kann durch Entzündungen, periphere Verletzungen oder akute periphere Nervenläsionen ausgelöst werden. An dieser zentralen Sensibilisierung sind hauptsächlich die NMDA-Rezeptoren beteiligt.

Insgesamt führen diese Vorgänge zu einer pathologisch gesteigerten Erregungsleitung im ersten afferenten Neuron. Die Erregungsschwelle in den Nozizeptoren wird für nachfolgende Schmerzen herabgesetzt. Die Anzahl aktivierbarer Rezeptoren (sogenannte schlafende Nozizeptoren) wird vermehrt, und infolge der netzartigen neuronalen Verschaltung rund um das geschädigte Feld kommt es zu einer deutlichen Vergrößerung der Neurone. Damit reagiert nun auch die Umgebung der Schmerzstelle empfindlicher auf äußere Reize. Die Depolarisierungsschwelle wird gesenkt, das Perzeptionsfeld wird vergrößert. Die Folge ist ein intensiviertes Schmerzerlebnis. Dieses wiederum führt zu einer verstärkten vegetativen Reaktion und zu einer ebenso verstärkten Reizweiterleitung zu den den Schmerz wahrnehmenden Zentren im Gehirn. Die Schmerzdauer wird damit verlängert und die Schmerzintensität verstärkt. In der Folge kann sich so etwas wie ein Schmerzgedächtnis ausbilden. Dies bedeutet, dass bereits schwache Schmerzreize ausreichen, eine starke Erregung hervorzurufen, was in der Klinik als Hyperalgesie bezeichnet wird. Die betroffenen Patienten sind plötzlich viel schmerzempfindlicher. Vor allem aber kann diese Überempfindlichkeit auch dann noch anhalten, wenn die primäre Schmerzursache bereits vollständig beseitigt bzw. ausgeheilt ist [1, 8].

Schmerz entsteht im Gehirn

Erst wenn die Schmerzreizsignale zum Gehirn gelangen und dort weiterverarbeitet werden, setzt das Schmerzempfinden ein. Die Fortsetzung der neuronalen Schmerzreizleitung erfolgt über den vorderen aufsteigenden Vorderseitenstrang (Tractus spinothalamicus) in verschiedene Hirnzentren, wie Stammhirn, Zwischenhirn und Großhirn. Im Thalamus erfolgt die Entscheidung, ob das Schmerzreizsignal überhaupt weitergeleitet wird oder unter einer gewissen Schwelle unterdrückt wird. Über Verschaltungen zum Hypothalamus wird das Kontrollzentrum für biologische Grundfunktionen aktiviert. Die Hypophyse steuert insbesondere die hormonelle Stressreaktion. Zu den wichtigsten Thalamus-Verbindungen gehört die Verbindung zum primären somatosensorischen Cortex, wo die Schmerzlokalisation erfolgt. Im Gyrus postcentralis gibt es für jedes Hautareal "repräsentative und zuständige" Areale. Die Verbindung zum Limbischen System ist wichtig für die Wahrnehmung der affektiv-emotionalen Komponente des Schmerzes. Diese Verbindung kann als Basis für die unmittelbare Wirkung von Schmerzen auf das allgemeine Befinden betrachtet werden. Das Limbische System kann die subjektive Wahrnehmung inhibieren oder verstärken. Zum Hippocampus verläuft eine weitere Verbindung. Dieser spielt eine zentrale Rolle für die Verarbeitung des Schmerzerlebnisses. Während die periphere Sensibilisierung meist auf die Dauer der peripheren Schädigung begrenzt ist, kann die zentrale Sensibilisierung die primären Schmerzursachen überdauern und dann zur Chronifizierung von Schmerzen beitragen [2].

Psychische Schmerzformen

Schwere Schicksalsschläge wie der Verlust eines nahe stehenden Menschen, Trauer und Einsamkeit oder auch "nur" das Zurückgewiesenwerden können zu deutlichen Veränderungen im Schmerzsystem führen: Dabei reagieren viele jener Hirnregionen, die auf physische Schmerzen aktiviert werden, ebenso mit einer erhöhten Aktivität bei stärkeren und intensiveren Trauererlebnissen. Die in diesen Ablauf involvierte Region des Anterioren Zingulären Kortex (ACC) ist für den Anstieg der Herzfrequenz verantwortlich, was zu einer zusätzlichen hohen Stressbelastung für den Körper führt. Dieselben Hirnregionen sind auch verantwortlich für die sozialen Bindungen, für das Verhalten bei Einsamkeit, Frustrationen oder Trauer. Wir wissen also, dass auf Grund von Trauererlebnissen dieselben chemischen Substanzen unseres Gehirns wie in der Regelung von physischen Schmerzen beeinflusst werden [3]. Daher haben auch stark wirksame Opioide bei den rein emotionellen Schmerzen eine Wirkung. Allein diese Tatsachen um die psychischen Aspekte von Schmerz sprechen dafür, dass die Zuwendung (Empathie) und soziale Unterstützung durch die Angehörigen und das betreuende Personal eine hohe Bedeutung in der Linderung von Schmerzen hat. Dies gilt in besonderem Maß für den Umgang mit alten Menschen [4].

Aus epidemiologischen Studien weiß man, dass Frauen den Schmerz um etwa 30 % intensiver empfinden als Männer, Frauen jedoch ein besseres Copingverhalten zeigen. Schmerzpatientinnen suchen eher medizinische Hilfe als Schmerzpatienten. Frauen nehmen auch Schmerzen anderer Menschen eher wahr als Männer, die seltener über Schmerzen reden [5]. Die Unterschiede sind auf psychologische, soziokulturelle und gewiss auch auf biologische Aspekte wie z.B. genetische, anatomische sowie pharmakokinetische und pharmakodynamische Faktoren zurückzuführen.

Zentrale und absteigende Schmerzmodulation

Der Ursprung der körpereigenen Schmerzhemmung liegt im Hirnstamm: Lange absteigende Neurone führen nach Aktivierung über psychische Auslöser (Hypnose, Entspannung, Musik) zu einer Ausschüttung leitungshemmender Transmitter: Dämpfende Wirkungen gehen auf Rückenmarksebene direkt von kurzen endorphinergen Neuronen aus. Über A-Beta Fasern z.B. induzierte Reize führen zu einer Ausschüttung von GABA, was ebenso eine Unterbindung der Schmerzreizleitung auslöst, wie wenn über efferente Bahnen, die aus den Raphe-Kernen des Stammhirns ins Rückenmark ziehen, die inhibitorischen Transmitter Serotonin und Noradrenalin ausgeschüttet werden. Wird durch die geschilderten Mechanismen die afferente Schmerzreizleitung unterbunden, spricht man von der Aktivierung des sogenannten Gate-Control-Systems, das Wall und Melzack bereits in den 1970er Jahren postulierten. Sogenannte Gegenirritationsverfahren, wie z.B. TENS oder Akupunktur, stimulieren diese körpereigenen Schmerzhemmwege.

Tagesrhythmische Schwankungen von Schmerzen

Nicht immer empfinden wir Schmerz gleich: Tagesrhythmische Schwankungen sind z.B. bekannt für Karzinomschmerzen, bei denen abends der stärkste Schmerz auftritt, bei der Rheumatoiden Arthritis jedoch wieder frühmorgens. Die sogenannten Deafferenzierungsschmerzen nehmen bei geistiger Tätigkeit im Laufe des Tages zu. Auch Schmerzen bei Arthrosen nehmen im Laufe des Tages zu und sind in den Abendstunden am höchsten, während der Nacht bessern sich die Beschwerden [6].

Was bedeuten diese Ergebnisse für die medizinische Praxis?

Ein wesentlicher Punkt ist, dass bei jeder Schmerzbehandlung nicht nur die Pharmakokinetik und Pharmakodynamik bzw. die pharmakonabhängige Toleranz berücksichtigt werden sollte, sondern dass auch die Erkenntnisse zur neuronalen Plastizität sowie zu den beim Schmerzgeschehen ablaufenden molekularen Vorgängen mit einbezogen werden müssen.

Die Entstehung des Schmerzgedächtnisses kann prophylaktisch verhindert werden durch Vermeidung von Schmerzreizen und die rechtzeitige Gabe von Analgetika [7]. Eine wirksame Vorbeugung gegen Schmerz und Leid sind nicht zuletzt Mitmenschlichkeit, Zuwendung, Humor und Glaube. Wesentlich ist auf jeden Fall, mit allen zur Verfügung stehenden Methoden Schmerzen zu reduzieren, um damit die Lebensqualität zu verbessern [9].

Literatur

1. Schmidt RF. Physiologie und Pathophysiologie der Schmerzentstehung und Schmerzverarbeitung im Bewegungssystem. In: Rheuma und Schmerz. Zimmermann M, Zeidler H, Ehlers H (Hrsg.) Schmerz 1991;5: Suppl. 1: 3-12.

2. Sandkühler J. Learning and memory in pain pathways, Pain. 2000;88:113-118.

3. Panksepp J. Feeling the Pain of Social Loss, Science. 2003;302:237-239.

4. Gioiella EC, Bevil CD. Nursing Care of the aging client. Appleton-Century-Crofts 1985:291-310.

5. Greenspan JD, Craft RM et al. Studying sex and gender differences in pain and analgesia: A Consensus report. Pain. 2007;132:S26-S45.

6. Junker U, Ludwig H. Chronobiologie: Einfluss zirkadianer Rhythmen auf Therapie starker Schmerzen. Z Palliativmed. 2007;8:116-122.

7. Negre I, Gueneron JP, Jamali S, Monin S, Ecofley C. Preemptive analgesia with epidural morphine. Br J Anaesth. 1993;70:Suppl. 1:105.

8. Holden EM. Primal pathophysiology. J Psychosom Res. 1977;21:341-350.

9. Likar R, Bernatzky G et al. Lebensqualität im Alter. Therapie und Prophylaxe von Altersleiden. XI, 355 Seiten, 61 Abbildungen mit 40 Tab., 2005. ISBN: 978-3-211-21197-97.

2.2. Schmerzmessung bei Palliativpatienten

Schmerz ist ein subjektives, komplexes und mehrdimensionales Phänomen, dessen Erfassung nicht wirklich objektiv erfolgen kann. Dabei ist es besonders wichtig, den Patienten anhand von Skalen seinen Schmerz subjektiv beurteilen zu lassen. Sowohl die Qualität als auch die Quantität des Schmerzes werden erfasst. Die qualitative Komponente ist wesentlich, um Auskunft über die Schmerzursache zu erhalten, die quantitative Komponente, um eine Grundlage für die medikamentöse Dosierung zu erlangen. Es gibt mehrere Untersuchungen, bei denen in der Schmerztherapie gleichzeitig erfahrenes Personal (Ärzte und Pfleger) und Tumorpatienten die Schmerzstärke klassifiziert und beurteilt haben. Meistens ist sie unzureichend und unterschätzt die tatsächlichen Schmerzen des betreffenden Menschen. Eine Fremdbeurteilung über Schmerzen ist schwierig und setzt sehr viel an Erfahrung voraus. Gerade durch diese Fehlermöglichkeit kommt der subjektiven Schmerzbeurteilung des Patienten selbst eine große Bedeutung zu. Schmerzempfinden und Schmerzäußerung unterliegen starken interindividuellen und intraindividuellen Schwankungen. Es gibt verschiedene Wege, um sich dem Problem der Schmerzmessung zu nähern. Eine Betrachtungsweise bezieht die Merkmale und die Konsequenzen des Schmerzes mit ein und erfasst:

- Qualität des Schmerzes
- Quantität (Intensität) des Schmerzes
- Lokalisation des Schmerzes
- Konsequenzen für verschiedene Lebensbereiche:
  - Psychische Belastungen durch Schmerzen (Ängste und Depressivität)
  - Symptome mit möglichem psychophysiologischem Hintergrund
  - Gesundheits- und krankheitsbezogene Einstellungen des Patienten
  - Bewältigungsstrategien bei Schmerz und Stress
  - Verhalten in Schmerzsituationen [1]

Für die Beurteilung des Schmerzgeschehens sind folgende Quellen heranzuziehen:

- Befragung des Patienten und seiner Angehörigen: Wie stark ist der Schmerz und welche Beeinträchtigungen lassen sich beobachten?
- Klinische Untersuchungen: Welcher Mechanismus liegt dem Schmerz zugrunde – nozizeptiv, nozizeptiv entzündlich, neuropathisch, *Mixed Pain*, dysfunktionaler bzw. noziplastischer Schmerz?
- Funktionelle Einschätzung
- Einschätzung des Verhaltens und der Beeinträchtigung der Lebensqualität

2.2.1. Messmethoden

Die Einteilung der klinischen Methoden erfolgt in zwei großen Blöcken, in eindimensionale und in mehrdimensionale Methoden. Im Schmerzfragebogen soll der Patient seine Schmerzen beschreiben, lokalisieren, auf dem Körperschema einzeichnen, und auch seine bisherigen Behandlungen und Therapieverfahren dokumentieren.

2.2.1.1. Eindimensionale Methoden

Messskalen werden dann als eindimensional bezeichnet, wenn sie nur einen Aspekt des Schmerzes erfassen, nämlich die vom Patienten angegebene Schmerzstärke. Solche Verfahren können sehr einfach in die tägliche Routinearbeit des Pflegepersonals integriert werden. Die am häufigsten im klinischen Alltag leicht zu verwendenden Methoden sind die Visuelle Analog Skala (VAS), die *Verbal Rating Scale* (VRS) sowie die Schmerzreduktionsskala (*Pain Relief Index*, PRI).

2.2.1.2. Mehrdimensionale Methoden

Diese Skalen zielen darauf ab, komplexere Verarbeitungsmuster auf der subjektiv-verbalen Ebene zu erheben und bestimmte Erwartungen, Überzeugungen und Einstellungen zum Schmerz zu erfassen. Diese Verfahren dauern länger und stellen Palliativpatienten oft vor Probleme:

- Schmerzempfindungs-Skala von E. Geissner (1996)
- Hamburger Schmerz-Adjektiv-Liste (HSAL) von F. Hoppe (1991)
- *Mc Gill Pain Questionnaire* (MPQ) von Melzack (1971)
- Brief Pain Inventory (BPI) [2]

2.2.2. Schmerztagebücher

Tagebücher als Mittel der Diagnostik setzen bei einer möglichst ereignis- und erlebnisnahen Schmerzerhebung an und sind sowohl diagnostisch als auch als Therapieevaluation interessant. Der Patient wird in die Handhabung des Tagebuches eingewiesen. Im Allgemeinen werden entweder stündlich, mehrmals am Tag oder beim Auftreten von Schmerzen die Schmerzquantität, die Schmerzqualität und die Schmerzdauer sowie Art und Umfang der Beeinträchtigung erhoben. Aktivitäten, Medikamenteneinnahme, Stimmung oder belastende Ereignisse können ebenfalls dokumentiert werden und liefern einen umfassenden Beitrag zur Erfassung des Schmerzgeschehens und seinen Konsequenzen. Dem Patienten muss verständlich erklärt werden, wie das Ausfüllen des Schmerztagebuches funktioniert und welche Vorteile das für die Verbesserung seiner Befindlichkeit bringen könnte. Aus der Praxis ergibt sich die Erkenntnis, dass ein Beobachtungszeitraum von bis zu zwei Wochen reicht, da ansonsten die Compliance der Patienten deutlich abnimmt [3]. Als Beispiel eines Schmerztagebuches wird jenes von G. Bernatzky und R. Likar (2007) [4] angeführt.

2.2.3. Schmerzerfassung bei Kindern

Bei Säuglingen und Kleinkindern werden Fremdbeobachtungsskalen verwendet. Die Beurteilung bei Kindern bis 5 Jahren kann man mit einem objektiven Pain-Score durchführen (z.B. KUSS = Kindliche Unbehagens- und Schmerz-Skala). Zwischen 5 und 7 Jahren können einfache Schätzskalen bzw. Gesichtsskalen (sogen. Smiley-Analog-Skalen) eingesetzt werden. Ab dem 6. bis 7. Lebensjahr können Kinder ihr Zahlenverständnis in der Beurteilung der Schmerzstärke einbringen. Ab diesem Alter kann man numerische Schätzskalen oder visuelle Analogskalen anwenden. Bei Problemen in der Schmerzmessung müssen vor allem die Erfahrungen der Eltern miteinbezogen werden.

2.2.4. Schmerzerfassung beim geriatrischen Patienten

Auch beim alten Menschen ist das Ziel der Schmerztherapie eine Verbesserung der Lebensqualität. Es stehen zahlreiche validierte Instrumente und Scores zur Schmerzerhebung zur Verfügung. Für alte Schmerzpatienten sind besonders VAS (= visuelle Analogskala) und die verbale Rating-Skala (VRS) geeignet. Für Menschen mit Hörproblemen kann die VAS, bei Sehproblemen die verbale Rating-Skala von Vorteil sein [5]. Die Schmerztherapie bei älteren und kognitiv beeinträchtigten Patienten stellt ein größeres Problem dar. Der Schmerz wird speziell bei Dementen oft erst spät erkannt. Das Problem bei ihnen ist das Fehlen der Warnsignale in Körpersprache und Mimik. Insgesamt liegt bei hochbetagten und dementen Menschen meist eine erschwerte Kommunikationsfähigkeit vor. Trotz Verwirrtheit und Hirnleistungsstörungen bleibt die Fähigkeit zu leiden aufrecht. Demente können nicht um Hilfe bitten; sie wissen oft nicht, was ihnen wehtut oder wo die Schmerzen lokalisiert sind. Daher ist es wichtig, auf auftretende Verhaltensänderungen zu achten, sowohl auf vegetative Zeichen wie Tachykardie, erhöhten Blutdruck, flache Atmung und schweißiges Gesicht als auch auf Schmerzäußerungen wie Schreie oder leises Jammern. Zu beobachten sind auch die Körperhaltung des Patienten (z.B. Embryonalstellung) oder ob der Betroffene die Hand auf die schmerzende Stelle legt sowie der Gesichtsausdruck (Stirnrunzeln, starre Mimik). Indirekte Schmerzzeichen sind ein angespannter Gesichtsausdruck, Verwirrtheit, Schlaflosigkeit und Verschlechterung des Allgemeinzustandes und sollten Beachtung finden. Die Anamnese muss mit viel Sorgfalt und Geduld geführt werden. Oftmals haben sich Angaben von Familienmitglieder als hilfreich gezeigt. Es liegt hier in der Erfahrung der klinisch tätigen Personen, den Schmerz richtig zu erkennen und zu behandeln. Ein weiteres Problem bei dementen Patienten ist die Erfassung von Nebenwirkungen, da eine verbale Kommunikation oft nicht möglich ist. Auch aus diesem Grund müssen Demenzpatienten sorgfältig beobachtet werden [6, 7]. Untersuchungen zeigen, dass – ähnlich wie bei Kleinkindern – auch einfache Gesichts-Skalen Verwendung finden können. Prinzipiell sollte auch bei diesen Patienten der Selbstbeurteilung gegenüber einer Fremdbeurteilung der Vorzug gegeben werden, wenngleich die verbale Kommunikationsfähigkeit aufgrund von Sprach- oder Sprechstörungen unterschiedlicher Ursachen eingeschränkt oder inadäquat sein kann und die üblichen Schmerzskalen ihre Aussagekraft verlieren. Bei milder Demenz kann die VRS gut zur Schmerzerfassung eingesetzt werden [8]. Wenn die verbale Kommunikation stärker eingeschränkt ist und die kognitiven Fähigkeiten beeinträchtigt sind, muss auf indirekte Zeichen vorhandener Schmerzen geachtet werden. Hier sind bei der strukturierten Schmerzerfassung Symptome, wie angespannter Gesichtsausdruck, Schonhaltung, verkrampfte Haltung, veränderter Atemrhythmus, Verhaltensänderungen, Appetitverlust, Schlafstörungen, Verwirrtheit, eine Verschlechterung des Allgemeinzustandes, Tachykardien, gequälte Lautäußerungen, ängstliche Abwehr von Berührung, Grimassieren, Stirnrunzeln oder eine starre Mimik [9]. Schweißneigung und Schwitzen kann bei alten Patienten oft fehlen. Eine besonders wichtige Rolle kommt gerade bei dieser Patientengruppe Pflegepersonen und Angehörigen zu, die aufgrund ihrer Beobachtung derartige Anzeichen oft früh erkennen können [10].

Für verbal und kognitiv eingeschränkte Patienten sind inzwischen Scores und Skalen entwickelt worden. In einer Analyse von den 28 verschiedenen Assessmenttools für die klinische Praxis der Schmerzerfassung von Menschen mit Demenz zeigte sich dabei keine eindeutige Überlegenheit eines einzelnen Instrumentes [11].

BESD-Skala

Die BESD (Beurteilung von Schmerz bei Demenz) [12], die deutsche Fassung der PAINAD-Scale (*Pain Assesement in Advanced Dementia*) beruht auf einem relativ kurzen, relativ einfach durchzuführenden Test und ist vor allem für mobilere Patienten gut geeignet, sowohl chronische als auch akute Schmerzen lassen sich damit gut erfassen.

Doloplus-2-Skala

Die **Doloplus-2-Skala** wurde in der deutschsprachigen Version im Rahmen einer Studie in Kärnten an drei verschiedenen Krankenanstalten evaluiert [13]. Sie erfasst somatische, psychomotorische und psychosoziale Auswirkungen von Schmerzen in einer 30-Punkte-Skala. Im Gegensatz zu anderen Erhebungen kam diese Evaluierung zum Ergebnis, dass sich die Skala als tauglich zur Schmerzerfassung erweist. Die Beurteilungen von Ärzten und Pflegepersonen stimmen weitgehend überein. Eine gute Schulung des Pflegepersonals ist Voraussetzung für die erfolgreiche Anwendung bei kognitiv beeinträchtigten Patienten. Der Score ist auch in der Verlaufsmessung reliabel, diese Messmethode zeigt eine gute Sensitivität. Bei zunehmender Erfahrung nimmt das Ausfüllen der Skala auch zunehmend weniger Zeit in Anspruch. Falls entsprechende Ressourcen zur Verfügung stehen, sollte vor Ort eine Referenzperson damit betraut werden.

Die Erfahrungen sprechen für eine gute und einfache klinische Anwendbarkeit der Doloplus-2-Skala. Die Skala sollte von Angehörigen verschiedener Disziplinen ausgefüllt werden, und zwar unabhängig davon, ob der Patient zuhause oder in einem stationären Setting betreut wird [14].

Die **Doloplus-2-Short-Skala** (☞ Tab. 2.1), die Kurzform der Doloplus-2-Skala, wurde auch in deutscher Sprache evaluiert und hat sich im klinischen Gebrauch als sehr nützliches und gut einsatzbares Instrument zur Erfassung und Verlaufsbeobachtung von Schmerz bei kognitiv beeinträchtigten Patienten erwiesen [15]. Bei mehr als 3 Punkten sollte eine Schmerztherapie eingeleitet werden.

Neuere Untersuchungen zur Schmerzerkennung durch die Beobachtung des Gesichtsausdruckes und der Vokalisierungscharakteristik von Schmerz weisen auf Möglichkeiten der Erweiterung des diagnostischen Repertoires hin [16, 17].

2.2.5. Zusammenfassung

Für die Palliativtherapie gilt es, aus der Fülle der Erfahrungen die für die Patienten wenig belastende, aber validierte und sensible Skalen auszuwählen. Bevor man eine Therapie beginnt, soll man sowohl die Schmerzqualität als auch die Schmerzquantität für die richtige Schmerztherapieeinstel-

Doloplus-2-Short-Skala		
Verbaler Schmerzausdruck	Keine Äußerungen	0
	Äußerungen nur bei Patientenkontakt	1
	Gelegentliche Äußerungen	2
	Dauernde spontane Äußerungen	3
Schonhaltung in Ruhe	Keine Schonhaltung	0
	Vermeidet gelegentlich gewisse Haltungen	1
	Ständige, wirksame Schonhaltung	2
	Ständige, ungenügend wirksame Schonhaltung	3
Schutz von schmerzhaften Körperzonen	Kein Schutz	0
	Bei Patientenkontakt, ohne Hinderung von Pflege und Untersuchung	1
	Bei Patientenkontakt, mit Hinderung jeglicher Handlungen	2
	Schutz auch in Ruhe, ohne direkten Kontakt	3
Soziale Aktivitäten	Teilnahme an gewohnten Aktivitäten (Essen, Ergotherapie, Anlässe)	0
	Gewohnte Aktivitäten nur auf Anregung oder Drängen	1
	Teilweise Ablehnung gewohnter Aktivitäten	2
	Ablehnung jeglicher sozialer Aktivität	3
Verhaltensstörungen	Gewohntes Verhalten	0
	Wiederholte Verhaltensstörungen bei Patientenkontakt	1
	Dauernde Verhaltensstörungen bei Patientenkontakt	2
	Dauernde Verhaltensstörungen ohne äußeren Anlass	3
	Summe	

Tab. 2.1: Doloplus-2-Short-Skala als Instrument zur Erfassung und Verlaufsbeobachtung von Schmerz bei kognitiv beeinträchtigten Patienten. Bei mehr als 3 Punkten sollte eine Schmerztherapie eingeleitet werden.

lung sowie den sozialen Hintergrund des Patienten erheben. Die Schmerzwerte sollten laufend dokumentiert werden, um Therapiemaßnahmen entsprechend anpassen zu können. Die hier angeführte Aufzählung sowohl eindimensionaler als auch mehrdimensionaler Verfahren zur Schmerzmessung erhebt keinen Anspruch auf Vollständigkeit, sie soll aber einen Überblick darüber geben, was derzeit in der Diagnostik des Schmerzes bei Palliativpatienten möglich ist. Regelmäßige Wiederholungen der Schmerzmessungen führen zu einer Erfolgskontrolle der eingeleiteten Therapie. Sie bestimmen auch den Zeitpunkt, an dem eine Änderung der Therapie notwendig ist. Jede schmerztherapeutische Einrichtung sollte eine mehrdimensionale Diagnostik verwenden, wodurch eine adäquate Schmerztherapie gewährleistet werden kann. Pflegepersonen sollen vermehrt in die Handhabung der verschiedenen Messmethoden eingebunden werden. Sie sind es, die meist einen intensiven Patientenkontakt haben und mit denen Betroffene über ihre Schmerzen kommunizieren.

Literatur

1. Flor H. Chronische Schmerzsyndrome. In: Ehlert U (Hrsg.): Verhaltensmedizin, Berlin: Springer, 2003.

2. Testkatalog 2006/2007 der Testzentrale Göttingen. Göttingen: Hogrefe Verlag.

3. Scholz OB. Was leisten Schmerztagebücher? Schmerz 1995;9:107-116.

4. Bernatzky G, Likar R. Schmerztagebuch, 2. Auflage 2007, 52 Seiten, Verlag Clara Lumina, Salzburg.

5. Booker SQ, Herr KA. Assessment and Measurement of Pain in Adults in Later Life. Clin Geriatr Med. 2016;32: 677-692.

6. Wilder-Smith OHG. Opioid use in the elderly. Eur J Pain 2004;9:137-140.

7. Hutchinson K et al. Exploring beliefs and practice of opioid prescribing for persistent non-cancer pain by general practitioners. Eur J Pain 2007;11:93-98.

8. Basler HD, Hesselbarth S, Schuler M. [Pain assessment in the geriatric patient. Part I: pain diagnostics]. Schmerz 2004;18:317-26.

9. Horgas AL, Elliott AF, Marsiske M. Pain assessment in person with dementia: relationship between self-report and behavioral observation. J Am Geriatr Soc. 2009;57: 126-32.

10. Davis MP, Srivastava M. Demographics, assessment and management of pain in the elderly. Drugs Aging. 2003;20:23-57.

11. Lichtner V, Dowding D, Esterhuizen P, Closs SJ, Long AF, Corbett A, Briggs M. Pain assessment for people with dementia: a systematic review of systematic reviews of pain assessment tools. BMC Geriatr. 2014; 14:138.

12. Basler HD, Hüger D, Kunz R, Luckmann J, Lukas A, Nikolaus T, Schuler MS. Beurteilung von Schmerz bei Demenz (BESD). Schmerz. 2006;20:519-526.

13. Gatternig, K., Hammerschlag, A., Kager, I., Likar, R., Pipam, W., Sittl, R., Stampfer-Lackner, W. & Pinter, G. 2013. Schmerzmessung bei kognitiv beeinträchtigten Patienten mit der Doloplus-2-Skala. Geriatrische Notfallversorgung. Springer.

14. Zwakhalen SM, Hamers JP, Abu-Saad HH, Berger MP. Pain in elderly people with severe dementia: a systematic review of behavioural pain assessment tools. BMC Geriatr. 2006;6:3.

15. Likar R, Pipam W, Pinter G, Stampfer-Lackner W, Gatternig C, Hammerschlag A, Kager I, Sittl R. Schmerzmessung bei kognitiv beeinträchtigten Patienten mit der Doloplus-2-Skala. 2009; Publikation 2015.

16. Lautenbacher S, Salinas-Ranneberg M, Niebuhr O, Kunz M. 2017. Phonetic characteristics of vocalizations during pain. Pain Rep. 2017;2(3):e597.

17. Lautenbacher S, Walz AL, Kunz M. Using observational facial descriptors to infer pain in person with and without dementia. BMC Geriatr. 2018;18:88.

2.3. Medikamentöse Tumorschmerztherapie

Im Jahr 2017 wurden in Österreich bei 41.389 Menschen Krebsneuerkrankungen dokumentiert, 22.442 bei Männern und 18.947 bei Frauen. Bei 10.933 Männern und 9.215 Frauen führte eine Krebserkrankung im Jahr 2017 zum Tod. Die Krebserkrankungen sind für ein Viertel der jährlichen Todesfälle verantwortlich. Das Risiko einer Neuerkrankung, auch das Sterblichkeitsrisiko geht tendenziell zurück. Die Krebsinzidenz als Maßzahl für eine Zunahme an Erkrankungen wird immer schwieriger interpretierbar. Verbesserte Diagnoseverfahren und Früherkennungsmaßnahmen erfassen zunehmend Prävalenzfälle, für die nicht unbedingt die Aussage gelten muss, dass alle diese Fälle auch zu einer Morbidität bzw. Mortalität geführt hätten.

> Bei den Männern ist das Prostatakarzinom die häufigste Krebserkrankung, vor dem Bronchus- und dem Kolonkarzinom, bei den Frauen sind die häufigsten Krebserkrankungen Mammakarzinome und mit Abstand Lungen- und Kolonkarzinome (☞ Tab. 2.2).

Krebsinzidenz in Österreich 2017	
Frauen (n=18.947)	Männer (n=22.442)
• Brust 28 %	• Prostata 25 %
• Lunge 10 %	• Lunge 12 %
• Kolon 10 %	• Kolon 11 %
• Blutbildendes System 7 %	• Blutbildendes System 8 %
• Gebärmutter 5 %	• Harnblase 5 %
• Bauchspeicheldrüse 5 %	• Bauchspeicheldrüse 4 %
• Melanom 4 %	• Melanom 4 %
• Eierstock 4 %	• Kopf und Hals 4 %
• Schilddrüse 3 %	• Niere 4 %
• Andere Tumore 24 %	• Andere Tumore 22 %

Tab. 2.2: Krebsinzidenz in Österreich 2017, Statistik Austria.

Bei den Krebserkrankungen nehmen die *Tumor Survivor* zu. Das heißt, dass hier auch ein anderer Zugang in der Schmerztherapie zu berücksichtigen ist [1].

In fortgeschrittenen Tumorstadien leiden 70-90 % der Patienten unter behandlungsbedürftigen Schmerzzuständen.

> Schmerzen sind das häufigste Symptom maligner Erkrankungen, deshalb ist eine frühzeitige interdisziplinäre Diagnostik und Therapie von Schmerzen bei Tumorpatienten notwendig.

Neben einer Kausaltherapie muss parallel mit einer symptomatischen medikamentösen Schmerzbehandlung begonnen werden. Nach wie vor existieren Vorurteile und Informationsdefizite über die Wirkung von Morphinen.

2.3.1. Ätiologie und Pathogenese von Tumorschmerzen

- 60-90 % der Schmerzzustände bei Tumorpatienten sind durch Infiltration, Kompression mit konsekutiver Durchblutungsstörung, Ödem, Ulzeration oder Perforation direkt tumorbedingt
- 10-25 % der Schmerzzustände sind therapiebedingt. Operationen, Chemotherapien oder Radiatio können schmerzhafte Folgezustände wie z.B. Polyneuropathien, postoperative Schmerzzustände, Fibrosen, Mukositiden oder Ödeme verursachen

Außerdem unterscheidet man zwischen

- tumorassoziierten Schmerzursachen wie z.B. Pneumonie, Pilzinfektion, Venenthrombose, Dekubitus (5-20 %) und
- tumorunabhängigen Schmerzursachen wie z.B. Migräne oder Arthritis (3-10 %)

Neben somatischen Ursachen beeinflussen kulturelle, psychosoziale und spirituelle Faktoren das Schmerzerleben. Pathophysiologisch unterteilt man den Karzinomschmerz in

- Nozizeptorschmerz und
- neuropathischen Schmerz bzw. gemischten Schmerz [2, 3]

2.3.2. Nozizeptorschmerz

Nozizeptorschmerz entsteht durch direkte Aktivierung freier Nervenendigungen von Nozizeptoren. Er wird weiter in einen

- somatischen und
- viszeralen Schmerz

unterteilt.

Somatische Schmerzen z.B. bei Knochenmetastasen entstehen vorrangig durch Sensibilisierung und Aktivierung von Nozizeptoren durch endogene algetische Mediatoren wie Bradykinin, Serotonin und Prostaglandin. Somatische Schmerzen sind meist gut lokalisierbar, stechend, bohrend und bewegungsunabhängig. Viszerale Schmerzen z.B. durch Kapseldehnung innerer Organe oder Schleimhautulzeration entstehen v.a. durch Druck auf Nozizeptoren. Sie sind häufig kolikartig, drückend und weisen eine diffuse Ausbreitung auf, die in die so genannten Head´schen Zonen an der Körperoberfläche übertragen werden kann. Viszerale Schmerzen sind in der Charakteristik oft ähnlich dem neuropathischen Schmerz.

2.3.3. Neuropathische Schmerzen

Sie entstehen durch Schädigung oder Erkrankung des peripheren bzw. zentralen Nervensystems und können durch Tumorkompression oder -infiltration von Nerven, Schädigung von Nerven bei Operationen oder strahlenbedingte Plexopathien verursacht werden. Diese werden oft als brennende Dauerschmerzen (kausalgiformer Schmerz) oder als blitzartig einschießende Schmerzattacken (neuralgiformer Schmerz) beschrieben. Neuropathische Schmerzen strahlen teilweise nach peripher in das Versorgungsgebiet betroffener Nerven aus (projizierter Schmerz) [4].

Bei Tumorschmerzen gibt es auch *Mixed Pain*, das heißt nozizeptiver Schmerz und neuropathischer Schmerz sind gemeinsam vorhanden.

2.3.4. Therapieprinzipien

Eine erfolgreiche Schmerztherapie setzt eine gründliche Schmerzanamnese und Dokumentation voraus. Der Charakter, die Lokalisation, die Dauer und Intensität des Schmerzes müssen festgehalten werden.

Zur Erfassung der Schmerzintensität eignen sich Mess-Skalen wie z. B. die Numerische Ratingskala (NRS; 0 = kein Schmerz, 10 = unerträglicher Schmerz) oder die Visuelle Analogskala (VAS) in Form von Schmerzlinealen. Die Schmerztherapie sollte nach ausführlicher Aufklärung individualisiert erfolgen. In jeder Phase der Erkrankung muss erneut die Möglichkeit einer kausalen Therapie erwogen werden. Eine transdermale oder orale Medikamentenverabreichung ist zu bevorzugen, während die parenterale Applikation einer besonderen Indikation bedarf. Die Medikamenteneinnahme soll regelmäßig und nach einem fixen Zeitschema und nicht erst beim Eintritt der Schmerzen erfolgen.

Zu bevorzugen sind langwirksame Retardpräparate, da diese die Compliance des Patienten steigern. Für Schmerzspitzen muss dem Patienten eine kurzwirksame, nicht-retardierte Bedarfsmedikation zur Verfügung stehen.

Begleitsymptome und Nebenwirkungen müssen konsequent, teilweise auch prophylaktisch, behandelt werden. Eine regelmäßige Kontrolle der medikamentösen Schmerztherapie ist notwendig, um eine effektive Dosisanpassung auch bei Veränderung der Schmerzsymptomatik zu ermöglichen. Die medikamentöse Schmerztherapie sollte so lange wie möglich oral mit retardierten Präparaten oder transdermal durchgeführt werden. Erst danach, wenn keine ausreichende Schmerzlinderung erzielt werden kann, sollten invasive Verfahren, d. h. eine subkutane, intravenöse, epidurale bzw. spinale Medikamentengabe bzw. Nervenblockaden zum Einsatz kommen. Begleitend müssen physikalische, ergotherapeutische und psychotherapeutische Maßnahmen eingesetzt werden. Für invasivere Therapiemaßnahmen sind Schmerz- und Palliativzentren notwendig (☞ Abb. 2.1) [5, 6].

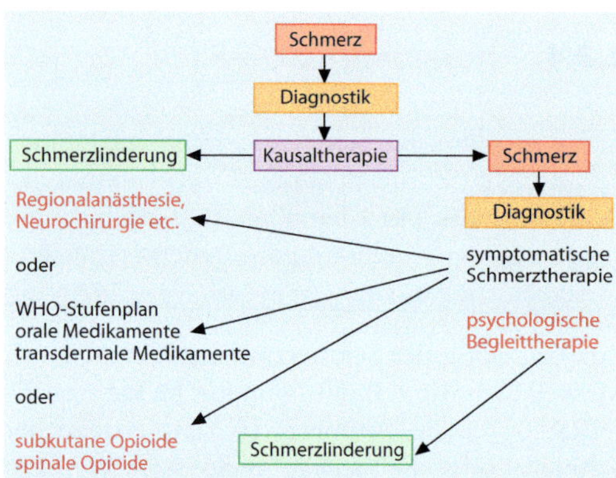

Abb. 2.1: Schmerz – Diagnostik – Therapie. Rot dargestellt sind Aufgaben in speziellen Schmerz- und Palliativzentren.

2.3.4.1. WHO-Stufenplan

Die WHO nennt für das von ihr vorgeschlagene Stufenschema zur medikamentösen Behandlung der Schmerzen Erfolgsraten von bis zu 90 %, wobei in drei Stufen eingeteilt wird (☞ Abb. 2.2). Die vierte Stufe sind invasive Verfahren in der Tumorschmerztherapie [7-9].

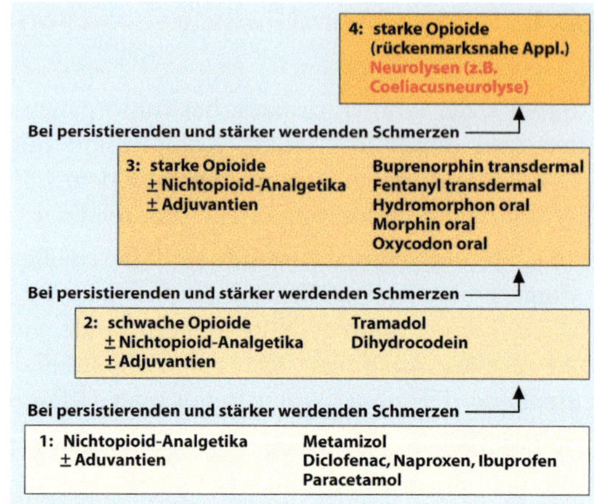

Abb. 2.2: WHO-Stufenschema zur Schmerztherapie bei chronischen Tumorschmerzen (inklusive Stufe 4). Rot dargestellt sind Aufgaben in speziellen Schmerz- und Palliativzentren.

Es soll heute jedoch nicht mehr nur nach dem WHO-Stufenplan therapiert werden, sondern viel mehr eine an den Pathomechanismen orientierte Schmerztherapie durchgeführt werden. Man überlegt dabei, welche Pathomechanismen den Schmerzen zugrunde liegen (☞ Tab. 2.2).

Ist der Schmerzcharakter z.B. belastungsabhängig, handelt es sich um eine lokale Druckschmerzhaftigkeit, wobei keine Entzündungszeichen im muskoskeletalen System vorhanden sind. Ein infiltratives Tumorwachstum ist ein reiner nozizeptiver Schmerz. Es kommt zur Nozizeptoraktivierung, die endogene Schmerzhemmung ist reduziert.

Welche Schmerzmedikamente kommen in Frage?

- Nicht-Opioide: Nichtsteroidale Antirheumatika (NSAR), Metamizol (Paracetamol nur in Ausnahmefällen) und
- Opioide

Knochenmetastasen verursachen gemischte Schmerzen, sowohl entzündlich als auch neuropathisch sowie nozizeptiv. Hier kommen nichtsteroidale Antirheumatika, Glukokortikoide, Opioide und Medikamente, die gegen neuropathischen Schmerz wirken wie z.B. Antidepressiva und Antikonvulsiva, zur Anwendung.

Stufe I: Nichtopioid-Analgetika

Zu den Nichtopioid-Analgetika gehören die nichtsteroidalen Antirheumatika (NSAR) wie Acetylsalicylsäure, Ibuprofen und Diclofenac, Anilinderivate wie Paracetamol und Pyrazolderivate wie Metamizol (☞ Tab. 2.3, 2.4, 2.6). Bei den meisten dieser Medikamente treten ab bestimmten Dosierungen verstärkt Nebenwirkungen ohne eine Steigerung des analgetischen Effektes auf (Ceiling-Effekt). Die unterschiedlichen Wirkungen der Nichtopioid-Analgetika sind in Tab. 2.3 dargestellt [10].

▶ NSAR

NSAR hemmen das Enzym Cyclooxygenase I und II (COX-I und II), wodurch es zentral und peripher zu einer verminderten Prostaglandinsynthese kommt. Die COX-I besitzt im Magen-Darm-Trakt eine wichtige zytoprotektive Funktion und ist für die Regulation der Durchblutung der Nierenglo-

Schmerzcharakter/ Symptome	Diagnosen	Mechanismen		Medikamentöse Schmerztherapie	
Muskel- und Skelettsystem betroffen, belastungsabhängig, lokal, druckschmerzhaft, keine Entzündungszeichen	Infiltratives Tumorwachstum	nozizeptiv	Nozizeptoraktivierung, reduzierte endogene Schmerzhemmung	Nicht-Opioide (Metamizol, Paracetamol, NSAR), Muskelrelaxantien	Opioide
Muskel- und Skelettsystem betroffen, belastungsabhängig, Entzündungszeichen, lokal, drückend-stechend-bohrend	Kochenmetastasen	nozizeptiv, entzündlich, neuropathisch	Nozizeptoraktivierung und -sensibilisierung, zentrale Sensibilisierung	NSAR, Glukokortikoide, Opioide	
Nervale Struktur betreffend, brennend, einschießend, neurologische Begleitsymptome	Post-Zoster-Neuralgie, Chemotherapie-induzierte Neuropathie, Nerveninfiltration	neuropathisch	Bildung neuer Kanäle und Rezeptoren, ektopische Reizbildung (Spontanaktivität)	Antikonvulsiva (Na- und Ca-Kanalblocker, Antidepressiva (vor allem TZA)	
			Zentrale Sensibilisierung	Noradrenerge und serotonerge Wiederaufnahmehemmung (Antidepressiva), Opioide	
			Reduzierte endogene Schmerzhemmung		
Multilokulär, keine pathologischen Laborbefunde/radiologischen Befunde, schmerzüberempfindlich, vegatative und/oder psychische Symptome	Somatoforme Schmerzstörung	dysfunktional, noziplastisch	Reduzierte endogene Schmerzhemmung und veränderte Scherzverarbeitung	Noradrenerge und serotonerge Wiederaufnahmehemmung (Antidepressiva)	

Tab. 2.3: An Pathomechanismen orientiertes Konzept der Schmerztherapie bei chronischen Tumorschmerzen. **NSAR** = nicht-steroidale Antirheumatika, **TZA** = trizyklische Antidepressiva.

Wirkung	Pyrazolone z.B. Metamizol	Analgetische Säuren (NSAR) z.B. Diclofenac, Ibuprofen	Anilinderivate z.B. Paracetamol
Analgetisch	+++	++	+
Antipyretisch	++	+	+
Antiinflammatorisch	(+)	++	0
Spasmolytisch	+	0	0

Tab. 2.4: Nichtopioid-Analgetika (Wirkung).

Wirkstoff	Handelsname	Einzeldosis mg/kg KG	Wirkdauer h	Dosierung mg/die	Tageshöchstdosis THD in mg
Ibuprofen	Brufen/ Avallone	10	8	3-4 x 400-600	2.400
Dexibuprofen	Seractil	5	8	3 x 400	1.200
Diclofenac	Voltaren	1	8	3-4 x 50	200
Naproxen	Miranax	5	12	2 x 550	1.100
Metamizol	Novalgin	10	4	4-6 x 500-1.000	6.000
Paracetamol	Mexalen	15	6	4-6 x 500-1.000	6.000 (THD über max. 3 Tage)
Celecoxib	Celebrex	1,5-3	12	1-2 x 100-200	400

Tab. 2.5: Nichtopioid-Analgetika (Dosierungsempfehlungen für Erwachsene).

meruli sowie für die Thrombozytenaggregation notwendig. Da die COX-I durch die NSAR ubiquitär gehemmt wird, können u.U. lebensbedrohliche Nebenwirkungen wie Magenulcera, Niereninsuffizienz und Blutungsneigungen erklärt werden. Neuere selektive COX-II-Hemmer wie Celecoxib zeigen betreffend Magenulcera und Blutungsneigungen eine geringere Nebenwirkungsrate. NSAR werden vor allem bei somatischen Nozizeptorschmerzen verwendet, evtl. ist eine Ulcusprophylaxe mit Protonenpumpenhemmern und Misoprostol ratsam (☞ Tab. 2.3).

▶ Paracetamol

Paracetamol ist ein schwaches Analgetikum ohne antiphlogistische Wirkung, das in der Tumorschmerztherapie als Ausweichpräparat gilt. Es hat nur eine geringe therapeutische Breite und führt bei Überschreitung der Tageshöchstdosierung (THD) von 100 mg/kg zu Leberzellschäden [13, 14].

▶ Metamizol

Metamizol ist ein Prodrug. Es bewirkt eine zentrale Hemmung der Prostaglandinsynthese. Aufgrund seiner zusätzlichen spasmolytischen Wirkung wird es vor allem bei viszeralen Schmerzen eingesetzt. Verglichen mit anderen Analgetika ist die Nebenwirkungsrate gering. Die gefürchtete Nebenwirkung einer Agranulozytose ist mit geschätzten 1:1 Mio. Anwendungen sehr selten. Eine Untersuchung konnte zeigen, dass die Inzidenz der aplastischen Anämie 0,25 pro Million Personen pro Behandlungstag ist. In einem Review von Lampl et al. [11] konnten wir statistisch folgende tödlich verlaufende Zwischenfälle pro 100 Millionen Anwender und eine Woche Anwendung (ohne Personen mit peptischem Ulcera in der Vorgeschichte) aufzeigen: Metamizol 5,4, Diclofenac 138; Acetylsalicylsäure 79 und Paracetamol 3,6. Das heißt, dass Metamizol eine relativ sichere Substanz mit einem geringen Risikoprofil ist.

Totz dieser geringen Inzidenz von Nebenwirkungen sollten wir bei Allergieanamnese kein Metamizol verabreichen [12].

■ Stufe II und III: schwache und starke Opioide

Kann mit den Nichtopioid-Analgetika keine akzeptable Schmerzreduktion erzielt werden, ist die zusätzliche Verschreibung eines Opioids erforderlich. In den meisten Fällen werden hier reine Agonisten verwendet. Eine Kombination von verschiedenen Opioiden ist nur in seltenen Ausnahmefällen ratsam.

▶ Stufe II

Zur Stufe II gehören Tramadol (THD 600 mg/d) und Dihydrocodein (DHC, THD 240 mg/d). Aufgrund der Metabolisierung und Elimination sollte bei Leberinsuffizienz Tramadol bevorzugt werden. DHC ist bei einer zusätzlich erwünschten antitussiven Wirkung indiziert. Allerdings verursacht dieses Medikament eine ausgeprägte Obstipation, sodass wie bei den starken Opioiden die prophylaktische Gabe eines Laxans notwendig ist. Bei unzureichender Wirkung sollte zügig auf ein starkes Opioid der Stufe III umgestellt werden. Hierbei sind die äquianalgetischen Umrechnungsregeln zu beachten (☞ Tab. 2.6 und Abb. 2.3). Es gilt z.B. 400 mg Tramadol i.v. ≡ 40 mg Morphin i.v. ≡ 120 mg retardiertem Morphin oral.

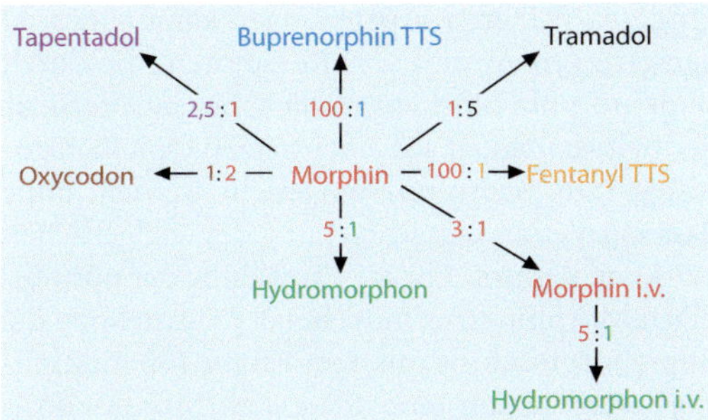

Abb. 2.3: Umrechnung zentral wirksamer Substanzen (oral, transdermal) nach [15]. **TTS** = transdermales therapeutisches System.

Aufgrund einer inkompletten Kreuztoleranz wird bei der Opioidrotation eine Dosisreduktion von bis zu 30 % empfohlen. Bei einer errechneten Dosis von 120 mg Morphin oral werden 3 x 30 mg retardiertes Morphin verabreicht. Zusätzlich wird als Bedarfsmedikation 1/6 der Tagesdosis in Form von schnell freisetzendem, nicht-retardiertem Morphin verordnet.

▶ Stufe III

Auf der Stufe III ist **Morphin** nach wie vor das Standardmedikament mit einer insgesamt guten Verträglichkeit. Opioide bewirken präsynaptisch eine Hemmung der Transmitterfreisetzung z. B. der Substanz P und postsynaptisch eine Anhebung der Schmerzschwelle. Außerdem werden die deszendierenden, hemmenden Schmerzbahnen aktiviert. Morphin ist ein reiner μ-Rezeptoragonist mit einer oralen Bioverfügbarkeit von 30 %. Eine Kombination aus retardiertem Morphin als Basismedikation und kurzwirksamen Morphin für Schmerzspitzen ermöglicht in den meisten Fällen eine gute Schmerzreduktion. Bei Niereninsuffizienz und bei älteren Patienten empfiehlt sich eine Dosisreduktion oder eine Opioidrotation, da es zu einer Kumulation der Morphinmetaboliten Morphin-3- und Morphin-6-Glucuronid kommen kann. Ein Alternativpräparat ist in diesem Fall das **Hydromorphon**. Es besitzt eine Bioverfügbarkeit von 40 % und weist im Vergleich zu Morphin bei einigen Patienten geringere Nebenwirkungen wie Übelkeit und Erbrechen auf. Hydromorphon gibt es oral in retardierter und nicht retardierter Form und als intravenöse sowie subkutane Verabreichung. Oxycodon steht als retardiertes und nichtretardiertes Opioid zur Verfügung. Oxycodon ist oral doppelt so potent als Morphin. Weiters gibt es auch die Kombination Oxycodon plus Naloxon. Die Verabreichung dieser Kombination empfiehlt sich bei Tumorpatienten mit positiver Obstipationsanamnese, da durch die Kombination Oxycodon und Naloxon die Obstipation um 50 % verringert werden kann.

Tapentadol ist ein μ-Opoid-Rezeptor-Agonist und ein Noradrenalin Reuptake-Hemmer (MOR-NRI). Tapentadol hat eine 50-fach schwächere μ-Rezeptor-Affinität als Morphin. Die Substanz hat keine aktiven Metaboliten, 97 % davon werden durch Inaktivierung über Glucuronidierung metabolisiert , 99 % werden über 72 Stunden mit dem Harn ausgeschieden. Tapentadol hat eine gut steuerbare Analgesie und ein geringes Interaktionspotential. Das Dosisverhältnis Tapentadol zu Oxyco-

Wirkstoff	Handelsname	Angabe im mg							
Tramadol oral	Tramadol® Adamon® NOAX®	150	300	450	600				
Tramadol s.c., i.v.	Tramal®	100	200	300	400				
Morphin oral/enteral	Mundidol®	30	60	90	120	150	180	210	240
Morphin s.c., i.v.	Vendal®	10	20	30	40	50	60	70	80
Oxydodon oral	Oxygerolan®		30		60		90		120
Hydromorphon oral	Hydal®	6	12	18	24	30	36	42	48
Hydromorphon s.c., i.v.	Hydal®	2	4	6	8	10	12	14	16
Fentanyl TTS (μg/h)	Durogesic®		25		50		75		100
Buprenorphin s.l.	Temgesic®	0,4	0,8		1,2		1,6		2,4
Buprenorphin s.c., i.v.	Temgesic®	0,3	0,6		0,9		1,2		1,8
Buprenorphin TTS (μg/h)	Transtec®		35		52,5		70		105

Tab. 2.6: Umrechnungstabelle für ausgewählte Opioide. **TTS** = transdermales therapeutisches System.

don ist 5:1 (100 mg Tapentadol entsprechen 20 mg Oxycodon). Tapentadol gibt es in retardierter und nicht-retardierter Applikationsform und ist bei nozizeptiven und neuropathischen Schmerzen wirksam. Durch die geringe μ-Aktivität sind die opioidtypischen Nebenwirkungen geringer [16].

Eine weitere Alternative stellt das **transdermale Fentanyl** dar. Die Akzeptanz der Patienten erhöht sich durch den nur jeden dritten Tag notwendigen Pflasterwechsel. Die Wirkung des Pflasters tritt durchschnittlich erst nach 12 Stunden ein. Die Abklingzeit beträgt etwa 16 Stunden nach Entfernung des Pflasters. Als Bedarfsmedikation für Schmerzspitzen kann schnellwirksames Morphin verwendet werden. Nebenwirkungen wie Übelkeit und Obstipation sind beim transdermalen Fentanyl geringer ausgeprägt als beim Morphin. Bei Morphin, Hydromorphon und bei transdermalem Fentanyl gibt es keine THD. Allerdings liegt unserer Erfahrung nach die Grenze bei der Verwendung des transdermalen Fentanyls bei 300-400 μg/h. Zu den starken Opioiden zählt auch der Partialagonist Buprenorphin. Es ist etwa 100-fach wirksamer und auch lipophiler als Morphin. An dem für die analgetische Wirkung wichtigsten Opioidrezeptor μ-Rezeptor ist Buprenorphin ein partieller Agonist. Im Vergleich zum Morphin werdendem Buprenorphin eine geringere Atemdepression, eine geringere Obstipation und eine geringere Tonisierung des Spincter Oddi zugesprochen. Buprenorphin gibt es sowohl sublingual als auch als transdermales System. Das transdermale System, in das Buprenorphin eingearbeitet wurde, ist ein Matrixpflastersystem. Diese Matrixtechnologie des Pflasters führt auch bei mechanischer Beschädigung des Systems zu keiner Überdosierung. Das Pflaster kann auch geteilt werden. Die Behandlung eines opioidnaiven Patienten sollte grundsätzlich mit der niedrigsten Pflasterstärke begonnen werden. Ist der Patient schon mit einem anderen Opioid vorbehandelt, erfolgt der Umstieg auf **transdermales Buprenorphin** entsprechend der Tab. 2.5. Von einer Tagesdosis von 60 mg Morphin steigt man dementsprechend auf das niedrigste Buprenorphinpflaster (35 μg/h) um. Erst ab Tagesdosen von 120 mg Morphin wird auf das zweitstärkste Buprenorphinpflaster (52,5 μg/h) und ab 160 mg Morphin auf das stärkste Buprenorphinpflaster mit 70 μg/h Freisetzungsrate umgestiegen.

Entgegen früheren Vorstellungen kann aufgrund der geringen Anzahl von Rezeptoren, die durch Buprenorphin blockiert werden, bei entsprechender Notwendigkeit auf einen reinen Opioidatagonisten (z.B. Morphin) umgestellt werden, ohne dass es zu einer Unterbrechung der analgetischen Wirkung kommt. Für die Ermittlung der notwendigen Morphindosis muss bei der Umstellung die Buprenorphindosis mit dem Faktor 100 multipliziert werden, um eine adäquaten Morphindosis pro Tag zu erzielen. Wie bei allen transdermalen Systemen dauert der Wirkeintritt zwischen 12 und 18 Stunden und die Wirkung hält je nach Präparat 72 bis 96 Stunden an [17]. Es gibt aber auch die Dosierungen von 5, 10, 20 μg pro Stunde Buprenorphin als 7-Tages-Pflaster. Neben der oralen und transdermalen Opioidanwendung ist bei entzündlichen Schleimhaut- und Hautschäden z.B. bei oraler Mukositis die lokale Anwendung von 0,1%igem Morphingel eine therapeutisch sinnvolle Option [18].

Für die Evaluierung einer Obstipation liegen mehrere Obstipations-Scores vor. Die Rom II-Kriterien finden diagnostisch die größte Akzeptanz. Laxantien stellen die primäre Therapie bei Opioid-induzierter Obstipation dar, weisen aber nur eine Erfolgsrate von ca. 50 % auf. Der periphere Opioidrezeptor-Antagonist Methylnaltrexon (Relistor®) ist für die subkutane Therapie der Opioid-induzierten Obstipation bei Palliativpatienten zugelassen.

Methadon ist ein synthetisches Opioid. Methadon wirkt auf μ- und κ-Rezeptoren und auch auf den NMDA-Rezeptor. Aktive Metaboliten sind nicht bekannt. Es besteht eine Diskrepanz zwischen der Wirkdauer zu Beginn der Therapie von 4-6 Stunden und der Eliminationshalbwertszeit im Plasma, die durchschnittlich 24 Stunden mit einem Minimum von 17 und einem Maximum von 100 Stunden beträgt. Methadon kumuliert unter der Dauertherapie, sodass es nicht häufiger als 8-stündlich verabreicht werden sollte, um Nebenwirkungen zu vermeiden. Wechselt man von einem anderen Opioid auf Methadon, so gibt es in der Literatur dafür spezielle Umrechnungsformeln, die man auch beachten sollte. Die Bestimmung der analgetischen Dosis ist schwierig; vor allem, wenn Tumorpatienten schon mit hohen Opioiddosen behandelt wurden. Levomethadon ist doppelt so stark analgetisch wirksam wie das Racemat. Da Methadon ein NMDA-Rezeptor-Antagonist ist, sind sowohl Methadon als auch Levomethadon sehr stark wirksam bei neuropathischen Schmerzen. Eine Nebenwirkung, die in höherer Dosis zu beachten ist, ist die Verlängerung der QT-Zeit [19-20].

Peripher wirkende Opioidrezeptorantagonisten (PAMORA) sind neben Methylnaltrexon auch das Naloxegol (Moventig). Die PEGylierung von Naloxegol verhindert die Passage durch die Blut-Hirn-Schranke. Der Wirkstoff führt zu einer Reduktion der passiven Permeabilität und zu einem erhöhten Efflux über den P-Glykoprotein-Transporter. Das bewirkt eine Linderung der Opioid-induzierten Obstipation, ohne dabei die analgetische Wirkung der Opioide im zentralen Nervensystem zu beeinträchtigen.

Studien belegen das rasche und reproduzierbare Ansprechen auf Methylnaltrexon bei Obstipation ohne Verlust der analgetischen Wirkung der Opioidtherapie und ohne Entzugssymptome [21].

Übelkeit, Erbrechen und Müdigkeit verschwinden aufgrund einer Toleranzentwicklung in der Regel nach etwa 14 Tagen. Übelkeit und Erbrechen sind hauptsächlich mit der Substanz Tramadol verbunden. Hier sollte unbedingt zu Beginn der ersten 14 Tage die Tramaldolverabreichung entweder mit Haloperidol oder Metoclopramid bzw. einem Antihistaminikum kombiniert werden. Bei den restlichen Nebenwirkungen kommt es zu keiner Toleranzentwicklung. Neben einer symptomatischen Therapie, ist eine Opioidrotation empfehlenswert, wodurch häufig Nebenwirkungen beseitigt werden können.

Auf der Stufe III ist Morphin nach wie vor das Standardmedikament. Bei Niereninsuffizienz und älteren Patienten empfiehlt sich eine Dosisreduktion oder eine Opioidrotation, da es zu einer Kumulation der Morphinmetaboliten Morphin-3- und Morphin-6-Glucuronid kommen kann. Alternativpräparate sind in diesem Fall das Hydromorphon und das transdermale Buprenorphin. Hydromorphon weist im Vergleich zu Morphin im Trend geringere Nebenwirkungen wie Übelkeit und Erbrechen auf. Eine weitere Alternative stellt das transdermale Fentanyl (Agonist) oder wie erwähnt das transdermale Buprenorphin (Partialagonist) dar. **Bei alten Patienten und niereninsuffizenten Patienten ist bei Hydromorphon und Buprenorphin keine Dosisanpassung notwendig.** Die Akzeptanz des Fentanylpflasters erhöht sich durch den nur jeden dritten Tag notwendigen Pflasterwechsel und einer Reduktion von Übelkeit sowie Erbrechen gegenüber Morphin. Bei kachektischen Patienten kann es notwendig sein, dass das transdermale Fentanyl alle 48 Stunden gewechselt werden muss. Die Wirkung der Pflaster tritt durchschnittlich erst nach 12 Stunden ein. Die Abklingzeit beträgt nach Entfernung des Pflasters ca. 16 Stunden. Das transdermale Buprenorphinpflaster muss nur alle 96 Stunden gewechselt werden [17].

Bei Morphin, Hydromorphon, transdermalem Fentanyl und transdermalem Buprenorphin gibt es keine THD. Allerdings liegt unserer Erfahrung nach die Grenze beim transdermalen Fentanyl bei 300-400 µg/h.

Als Bedarfsmedikation für Schmerzspitzen kann auch bei transdermalem Buprenorphin jedes schnellwirksame Opioid verwendet werden. Für die Therapie von Schmerzspitzen steht orales **transmukosales Fentanyl** zur Verfügung (Behandlungsbeginn mit 400 µg, nach 15 Minuten können bei unzureichender Wirksamkeit zusätzlich 200 bzw. 400 µg transmukosal appliziert werden) [14]. Bei opiodnaiven Patienten beginnt man mit 200 µg transmukosalem Fentanyl. Diese Substanz für die Therapie des Durchbruchschmerzes gibt es auch in buccaler Applikationsform und als Nasenspray.

Wie schon erwähnt, sollte die Behandlung eines opioidnaiven Patienten grundsätzlich mit der niedrigsten Pflasterstärke begonnen werden. Entgegen früherer Vorstellungen kann aufgrund der geringen Anzahl von Rezeptoren, die durch Buprenorphin besetzt werden, ohne Unterbrechung der analgetischen Versorgung bei Notwendigkeit auf einen reinen Opioidagonisten (z.B. Morphin) umgestellt werden [17].

Bei Patienten mit einer hohen Wahrscheinlichkeit, den Tumor zu überleben – die sogenannten *Tumor Survivors* –, ist ähnlich wie bei der Therapie von Nicht-Tumorschmerzen ein anderer Ansatz bei der Opioidtherapie zu beachten. Hier sollten die Opioide ausgeschleust werden, wenn eine ausreichende Schmerzlinderung erzielt wurde, auch bei niedriger Dosierung. Zu bedenken ist die Gefahr der Abhängigkeit. Die Patienten sind sorgfältig über die Opioid-Nebenwirkungen wie z.B. eine Beeinträchtigung der Sexualität und einen Libidoverlust aufzuklären, weil dies die Lebensqualität massiv beeinflussen kann.

2.3.4.2. Therapie von Durchbruchschmerzen

Durchbruchschmerzen ("*breakthrough pain*") treten bei chronischen Schmerzsyndromen und hier v.a. bei onkologischen bzw. palliativen Patienten auf. Sie können aber auch bei gutartigen Schmerzzuständen muskuloskeletaler oder neuropathischer Art auftreten.

Es handelt sich dabei um entweder spontan oder durch gewisse Reize auftretende Schmerzexazerbationen, die aufgrund ihrer Intensität den ansonsten suffizient behandelten Basisschmerz "durchbrechen". Die Schmerzstärke wird typischerweise als stark bis sehr stark beschrieben.

Der Basis- oder Hintergrundschmerz besteht unbehandelt definitionsgemäß länger als zwölf Stunden pro Tag und wird mit retardierten Medikamenten behandelt. Er gilt als ausreichend kontrolliert, wenn die Schmerzintensität über mindestens zwölf Stunden als "mild" angegeben wird.

Eine Durchbruchschmerzepisode beginnt in charakteristischer Weise schnell, d.h. die Dauer bis zum Schmerzmaximum beträgt drei bis fünf Minuten und dauert nur kurz, nämlich im Schnitt 30 Minuten. Die mediane Häufigkeit beträgt vier Episoden pro Tag, wobei bei Tumorprogression die Prävalenz zunehmen kann (☞ Abb. 2.4).

40-86 % aller Schmerzen sind mit Durchbruchschmerzen vergesellschaftet, wobei sich nur ca. 25 % der betroffenen Patienten ausreichend behandelt fühlen. Bei tumorbedingten chronischen Schmerzen liegt die Häufigkeit sogar bei bis zu 90 %.

Arten von Durchbruchschmerzen

- Belastungsschmerzen oder "vorhersehbare" Durchbruchschmerzen ("*incident pain*""): Darunter fallen Schmerzspitzen aufgrund bestimmter Aktivitäten oder Auslöser wie Husten, willkürliche Bewegung, aber auch durch Umbetten oder Miktion
- "Unvorhersehbare" Durchbruchschmerzen ("*spontaneous pain*"): spontan auftretende, unvorhersehbare Schmerzen ohne erkennbare Auslösefaktoren – die häufiger auftretende Form eines Durchbruchschmerzes

Wichtig ist es, den "*end of dose failure*" von den Formen der Durchbruchsschmerzen zu unterscheiden. Dieser ist auf eine unzureichende Basiseinstellung zurückzuführen. Das bedeutet Folgendes: Wenn ein Medikament zweimal täglich verabreicht wird, z.B. Hydromorphon retard, und es wirkt nicht 12 Stunden lang, sondern nur 8 Stunden, dann muss es dreimal verabreicht werden. In diesem Fall spürt der Patient bereits vor der 2. Verabreichung des Medikaments Schmerzen, was dann als *end of dose failure* bezeichnet wird.

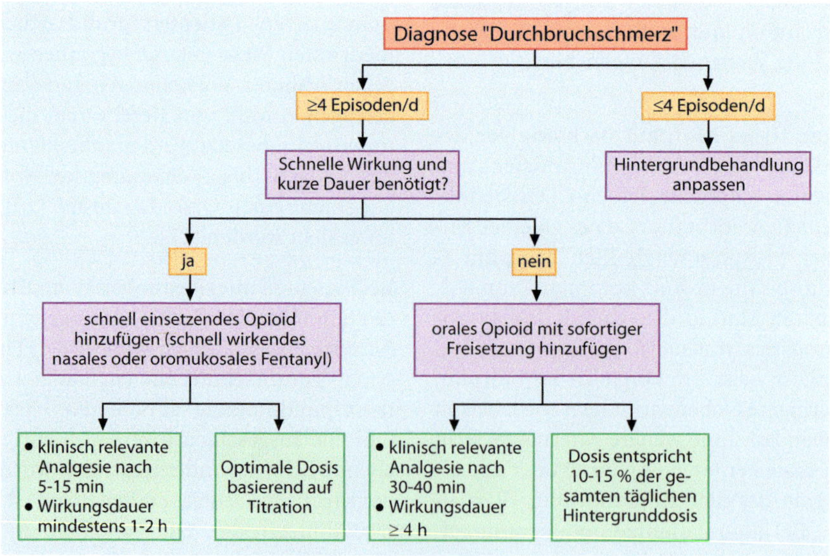

Abb. 2.4: Management von Durchbruchschmerz [22, 23].

Schmerzanamnese

Aufgrund der hohen Prävalenz von Durchbruchschmerzen und der verschiedenen Formen ist eine genaue Anamneseerhebung von entscheidender Bedeutung.

Um einen Durchbruchschmerz zu verhindern, ist die suffiziente Basistherapie unabdingbar. In diesem Zusammenhang ist die Ätiologie des Schmerzes zu erheben und entsprechende Maßnahmen zu ergreifen. Die Unterscheidung des Schmerztyps – ob Nozizeptor-, neuropathischer oder viszeraler Schmerz – spielt bei der Auswahl der wahrscheinlich wirksamsten Therapie eine wichtige Rolle. So wird zum Beispiel ein meist zusätzlich zu Opioiden verabreichtes NSAR bei entzündlichen Prozessen eine deutliche Verbesserung der Symptomatik erzielen. Auch die Wahl eines entsprechenden Co-Analgetikums wie zum Beispiel Antiepileptika oder Antidepressiva bei neuropathischen Schmerzen kann die Basiseinstellung deutlich verbessern und damit die Häufigkeit von Durchbruchschmerzepisoden verringern.

Der Patient muss speziell auch gezielt auf Durchbruchschmerzepisoden angesprochen werden, da sie von den Betroffenen nur selten thematisiert werden.

Bei der Anamneseerhebung kann auch ein Schmerztagebuch hilfreich sein, in dem der Betroffene sowohl die Intensität des Basisschmerzes als auch die Häufigkeit, Stärke, Art und eventuelle auslösende Faktoren der Exazerbationen festhält. Dabei kommen Schmerzskalen wie z.B. die numerische oder visuelle Analogskala zum Einsatz, wobei der Wert "Null" keinen Schmerz und der Wert "zehn" einen unerträglichen Schmerz beschreibt. Anhand dieser "Objektivierung" des Schmerzes für den Behandelnden ist auch der Therapieverlauf besser zu beurteilen. Das ausgefüllte Tagebuch ist im Arzt-Patient-Gespräch detailliert zu besprechen, ebenso ist eine gezielte klinische Untersuchung zur Bestimmung des Schmerztyps unbedingt erforderlich, um eine individuell angepasste Therapie beginnen zu können.

Eine möglichst zügige Schmerzeinstellung ist von großem Vorteil, um chronisch persistierende Schmerzen und damit eine zentralnervöse Sensibilisierung ("*wind up*") zu vermeiden. Diese kann neben Verstärkung des Basisschmerzes auch die Häufigkeit und Intensität des Durchbruchschmerzes erhöhen. Auch psycho-soziokulturelle Faktoren können bekanntermaßen die Schmerzintensität beeinflussen.

Bedeutung der Durchbruchschmerzen für den Betroffenen

Auch bei stabiler Einstellung des Basisschmerzes sind Schmerzexazerbationen für die Betroffenen sehr belastend. Sie führen zu Einschränkungen im alltäglichen Leben und betreffen auch Bereiche, die sonst "selbstverständlich" sind wie WC-Gang, Waschen oder Fortbewegung. Diese können als demoralisierend und verzweifelnd erlebt werden und schränken die Lebensqualität deutlich ein. Auch Depressionen sind in dieser Situation nicht selten und können aggraviert werden.

Unmittelbare Folgen der Attacken können auch eine Verschlechterung von anderen Symptomen der Tumorerkrankung wie Inappetenz, Übelkeit und Luftnot sein. Die Schmerzattacken sind daher oft ein Prädikator für einen ungünstigen Verlauf der Erkrankung.

Darüber hinaus ist die Belastung für die Angehörigen durch immer wiederkehrende Schmerzen nicht zu unterschätzen.

Häufig sind Durchbruchschmerzen ein Grund für stationäre Aufnahmen, die einerseits für die meisten Patienten sehr belastend sind, andererseits auch einen wichtigen gesundheitsökonomischen Faktor darstellen.

Kausale Behandlungsoptionen

Prinzipiell ist immer eine kausale Behandlung des Schmerzes anzustreben. Bei einem solitären soliden Tumor kann eine chirurgische Entfernung in Betracht gezogen werden. Bei manchen Tumorentitäten sollte eine Radatio zur Reduktion der Tumorausdehnung in Erwägung gezogen werden, um die Schmerzsituation, vor allem des Durchbruchschmerzes, zu verbessern. Besonders häufig erfolgt eine Bestrahlung bei Knochenmetastasen. Wirbelsäulenmetastasen können sogar zu einem akut bedrohlichen inkompletten oder kompletten Querschnitt mit teilweisen neuropathischen Beschwerden führen. Die durch die Rückenmarkskompression verursachten Symptome können durch eine rechtzeitige Bestrahlung gelindert oder sogar beseitigt werden. Bei disseminierten Knochenmetastasen ist eine Samariumtherapie zu überlegen. Diese kausalen Therapieoptionen bestehen jedoch nur bei gewissen Indikationen. Der zu erwartende Erfolg ist gegenüber der vermutlich zumutbaren Belastung für den Patienten abzuwägen (z.B. Entfernung zwischen Wohnort und Therapiestätte bei täglichen Bestrahlungen). Auch für eine kausale Therapie ist eine medikamentöse Schmerzbehandlung unabdingbar, damit der Patient die Behandlung (z.B. ruhiges Liegen) überhaupt tolerieren kann.

Medikamentöse Behandlungsoptionen [23]

Wie bereits oben geschildert, ist es wichtig, sowohl den Basisschmerz als auch den Durchbruchschmerz gezielt zu behandeln, wobei die individuelle Situation des Patienten berücksichtigt werden muss. Die Art des Durchbruchschmerzes ist dabei genauso zu beachten wie die für den Patienten mögliche Darreichungsform und seine Betreuungssituation. So wird man z.B. einem Patienten mit Schluckbeschwerden keine orale und dem zuhause versorgten Patienten keine intravenöse oder subkutane Rescuemedikation verordnen, wenn nicht eine entsprechende 24-Stunden-Betreuung gegeben ist.

Grundsätzlich erfolgt die Behandlung von chronischen Schmerzen durch eine regelmäßige und nach fixem Zeitschema festgelegte Gabe retardierter Analgetika, wobei die Dosis in der Einstellungsphase bis zu einer erträglichen bzw. mäßigen Schmerzintensität titriert wird. Hat der Patient mehr als vier Schmerzexazerbationen am Tag, sind eine Neuevaluierung der Schmerzeinstellung und eine Anpassung der Basismedikation durch Dosiserhöhung oder sogar durch einen Wirkstoffswitch durchzuführen (☞ Abb. 2.4).

> Eine alleinige Therapie des Durchbruchschmerzes durch Erhöhung der Basismedikation ist nicht sinnvoll, da diese nur zur Akkumulation des Wirkstoffes und damit zu unerwünschten Nebenwirkungen wie Sedierung, Übelkeit, Erbrechen etc. führt.

Von hoher Bedeutung für die Wahl des richtigen Analgetikums ist die Kenntnis der vorliegenden Schmerzform, wobei diese für Basis- und Durchbruchschmerz nicht unbedingt übereinstimmen muss. Eine Kombination von zwei verschiedenen Wirkstoffen kann daher durchaus sinnvoll sein.

Die "ideale Rescuemedikation"

Durch den raschen Beginn, die hohe Intensität und die kurze Dauer des Durchbruchschmerzes wird hinsichtlich des Wirkprofils eine hohe Anforderung an die Rescuemedikation gestellt. Das Medikament muss also schnell und kurz wirken, um effektiv zu sein und nicht zu akkumulieren. Wichtig ist auch der autonome Einsatz des Medikaments durch den Patienten oder, falls dies nicht möglich ist, durch die pflegende Person, um die sonst häufig längeren Wartezeiten bis zu Einnahme zu vermeiden. Leider hat sich in den Studien der letzten Jahre gezeigt, dass sich nur ein Viertel der Patienten mit Durchbruchschmerzen adäquat behandelt fühlt [27].

Opioide

Morphin, Hydromorphon und Oxycodon

Diese Opioide werden meist oral in einer Kombination einer retardierten und nicht retardierten Form zur Behandlung von chronischen Schmerzen mit Durchbruchschmerzen eingesetzt. Es hat sich jedoch gezeigt, dass bei oraler Gabe der Rescuemedikation meist eine unbefriedigende Coupierung der Schmerzspitze erzielt werden kann. Der Wirkungseintritt erfolgt dabei erst nach 30-90 Minuten, d.h. die Wirkung setzt erst dann ein, wenn die Schmerzattacke bereits wieder abgeklungen ist. Bei langer Wirkdauer von vier bis acht Stunden kann es zudem noch zu einer Wirkstoffakkumulation und damit zu vermehrten Nebenwirkungen kommen.

Lediglich bei vorhersehbaren Schmerzspitzen ("*incident pain*") kann die Rescuemedikation entsprechend frühzeitig eingenommen werden.

Weitere Einschränkung der oralen Form ergibt sich bei Patienten mit Schluckbeschwerden wie bei Tumoren im Kopf-Hals-Bereich, entzündlichen Veränderungen im Mund-Rachen-Raum oder auch Tumorkompressionen und Infiltrationen im Gastrointestinaltrakt.

Andere Applikationswege dieser Opioide sind die intravenöse oder subkutane Verabreichung. Morphin wirkt bei i.v.-Gabe nach circa zehn bis fünfzehn Minuten, bei s.c.-Gabe etwas langsamer. Aufgrund des relativ schnellen Wirkungseintritts ist die parenterale Form für die Behandlung des Durchbruchschmerzes besser geeignet als die orale Form. Neuerdings sind auch Hydromorphon und

Oxycodon in parenteraler Verabreichungsform in Österreich erhältlich. Diese Stoffe sind auch bei höhergradiger Niereninsuffizienz einsetzbar. Bei i.v.- oder s.c.-Gabe ist jedoch zu bedenken, dass bei beginnender Schmerzspitze das Rescuemedikament zügig verabreicht werden sollte, um der Charakteristik des Durchbruchschmerzes gerecht zu werden. Bei entsprechender Versorgung des Patienten zuhause (z.B. mobiles Palliativteam), kann eine parenterale, patientenkontrollierte Analgesie überlegt werden. In diesem Fall können, wenn der Patient selbst nicht in der Lage ist, die PCA zu bedienen, die Angehörigen bzw. die Pflegeperson die Schmerzmittelgabe bei Bedarf zügig durchführen.

Ein neues Kombinationspräparat von Oxycodon in Verbindung mit Naloxon (Targin®) soll das Risiko der opioid-typischen Nebenwirkung der Obstipation vermindern. Es liegt jedoch nur in retardierter Form vor und ist damit nur für die Behandlung des Basisschmerzes und nicht zur Therapie des Durchbruchschmerzes geeignet.

Buprenorphin

Buprenorphin ist zurzeit in Form eines transdermalen Systems und als Sublingualtablette erhältlich. Die Substanz ist durch seinen Lösungskoeffizienten besser resorbierbar als andere Morphinderivate.

Die transdermale Form ist aber ausschließlich zur Behandlung des Basisschmerzes geeignet. Der Wirkstoff flutet erst nach circa 12 bis 24 Stunden an, die Konzentration bleibt dann aber über die Dauer der Pflasterapplikation (96 Stunden) konstant. Bei einigen Patienten ist am Ende des Verabreichungsintervalls ein *end-of-dose-failure* zu beobachten. Dann muss da Intervall entsprechend verkürzt werden. Transdermale Systeme verbessern häufig die Patientencompliance, da diese nicht zwei Mal täglich eingenommen werden müssen wie andere Morphinderivate.

Die Sublingualtablette ist vor allem bei Schluckbeschwerden von großem Vorteil. Allerdings sind auch hier der verzögerte Wirkungseintritt von mindestens 30 Minuten und die lange Wirkdauer von 4 bis 6 Stunden zu berücksichtigen.

Fentanyl

Fentanyl erscheint aufgrund seiner pharmakokinetischen Eigenschaften zur Behandlung von Durchbruchschmerzen geeignet. Es hat einen schnellen Wirkeintritt und eine kurze Halbwertzeit, sodass es auch bei kurzfristig auftretenden Durchbruchschmerzen relativ schnell wirkt und bei häufigerer Einnahme nicht kumuliert. Hier spielt es eine wichtige Rolle, dass keine aktiven Metaboliten gebildet werden und keine Enzyminduktion in der Leber verursacht wird.

In der letzten Zeit haben sich verschiedene Applikationsformen etabliert, die sich für unterschiedliche Patientengruppen als gute Rescuemedikation erwiesen haben.

Die Dosierung des reinen μ-Agonisten ist unabhängig von Dosis der Basismedikation und muss individuell titriert werden. Es sind zurzeit vier verschiedene Applikationsformen verfügbar:

- Fentanylcitrat (OTFC)
- buccale Applikationsform
- intranasale Form und
- die sublinguale Form

Durch die Aufnahme über die Mundschleimhaut ist der *First-Pass*-Effekt fast vernachlässigbar, da der Wirkstoff Fentanyl als hoch lipophile Substanz direkt in die Blutbahn gelangt.

Oral transmukosales Fentanyl – OTFC

Das OTFC ist bereits seit einigen Jahren bewährt. Der Patient hat hier einen Fentanylstick, ähnlich einem "Lutscher", dessen Wirkstoff in einer Zuckermatrix eingebettet ist, sich durch Reiben im Mund auflöst und über die gut durchblutete Mundschleimhaut resorbiert wird. Fentanyl wird hierbei über circa 15 Minuten freigesetzt, die schmerzlindernde Wirkung setzt nach circa fünf Minuten ein.

Die Anwendung einschränkende Faktoren sind Mundtrockenheit, entzündliche Veränderungen im Mund-Rachen-Raum oder auch Übelkeit.

Es sind sechs Wirkstärken des OTFC-Applikators (Actiq®) von 200 bis 1.600 μg erhältlich.

Buccale Applikationsform

Einen schnelleren Wirkungseintritt und eine höhere Plasmakonzentration als beim OTFC erreicht man durch Anwendung der Buccaltablette (Effentora®). Eine merkliche Schmerzreduktion tritt nach circa zehn Minuten ein, die analgetische Wirkung hält bis zu zwei Stunden an. Die Buccaltablette wird bei eintretendem Durchbruchschmerz in die obere Wangentasche über einem der Backenzähne eingelegt (d.h. in der Nähe eines Backenzahns zwischen Wange und Zahnfleisch). Mit Hilfe einer speziellen Galenik (OraVescent-Technologie), bei der sich der pH-Wert in der Mikroumgebung der Tablette durch eine brauseähnliche Reaktion verändert, wird der Wirkstoff schnell freigesetzt und über die Mundschleimhaut resorbiert.

Die Buccaltablette (Effentora®) ist in fünf Stärken von 100 bis 800 µg erhältlich.

▶ Intranasale Applikationsform

So wie die Mundschleimhaut ist auch die Nasenschleimhaut aufgrund ihrer guten Durchblutung, der Durchlässigkeit und der Zugänglichkeit für die Applikation von Medikamenten besonders gut geeignet. Dies gilt vor allem für Patienten, die auf Grund von Mundtrockenheit oder Übelkeit keine Medikamente über die Mundschleimhaut aufnehmen können.

Die Nasenschleimhaut kann nur eine begrenzte Menge an Substanzen resorbieren, sodass ein potentes Opioid wie Fentanyl (Morphin : Fentanyl = 1 : 100) besonders für die intranasale Applikationsform geeignet ist. Das auf diese Weise verabreichte Fentanyl hat eine hohe Bioverfügbarkeit. Sie beträgt bei dem derzeit erhältlichen Nasenspray 90 % und war in einer Vergleichsstudie besser als bei OTFC.

Eine klinisch relevante Schmerzreduktion konnte nach fünf Minuten gezeigt werden, wobei der Schmerz um mindestens zwei Punkte auf einer zehnteiligen numerischen Schmerzskala vermindert wurde. Die Wirkung hält circa eine Stunde an.

Das zur Zeit erhältliche Fentanyl-Nasenspray (Instanyl®) gibt es in den Stärken 50, 100 und 200 µg.

Noch nicht in Österreich verfügbar ist ein zweites intranasales Applikationssystem, bei dem Fentanyl an Pektin (Nasalfent®) gekoppelt ist. Dieses unterstützt die Resorption von Fentanyl und vermindert damit das Verschlucken des verabreichten Wirkstoffes.

▶ Sublinguale Applikationsform

Eine weitere neue Applikationsform von Fentanyl ist die Sublingualtablette (Abstral® – derzeit in Österreich nicht verfügbar). Fentanyl liegt hier in Form von mikronisierten Wirkstoffpartikeln in Verbindung mit mukoadhäsiven Bindungskomponenten vor. Bei Kontakt mit Speichel wird der Wirkstoff freigesetzt, wobei sich dieser durch die mukoadhäsiven Komponenten an die Mundschleimhaut haftet. Dadurch wird, wie bei der intranasalen Applikation mit Pektin, die schnelle und vollständige Absorption gefördert. Wie bei der nasalen Applikationsform tritt eine klinisch relevante Wirkung nach circa zehn Minuten ein.

Abstral gibt es in den Dosierungen 100 bis 300, 400, 600 und 800 µg. Auch die Buccaltablette (Effentora®) kann sublingual appliziert werden. Die Bioäquivalenz zwischen der buccalen und sublingualen Anwendung wurde in klinischen Studien nachgewiesen.

2.3.4.3. Koanalgetika bei Tumorschmerz

Bei vielen Schmerzsyndromen ist eine Kombination von Opioiden und Nicht-Opioiden nicht ausreichend effektiv (☞ Abb. 2.2). Daher sollte zusätzlich zum WHO-Stufenschema zur Behandlung verschiedener Symptome der Tumorerkrankung immer die Gabe von adjuvanten Medikamenten und Koanalgetika erwogen werden (☞ Tab. 2.7). Vor allem bei Patienten mit neuropathischen Schmerzen ist der zusätzliche Einsatz von Koanalgetika in Kombination mit Opioiden zu empfehlen [24].

■ Trizyklische Antidepressiva

Trizyklische Antidepressiva wie Amitriptylin (25-75 mg/d) oder Clomipramin (1-2 x 10-25 mg/d) werden vor allem bei neuropathischen, brennenden Dauerschmerzen verwendet. Ihre Wirkung beruht auf einer Verstärkung der schmerzhemmenden serotonergen und noradrenergen Bahnen. Die wesentlichen Nebenwirkungen sind Mundtrockenheit, Sedierung, Schwindel und Tachykardie. Die analgetische Wirkung der Antidepressiva setzt erst nach 3-4 Tagen ein.

■ Antikonvulsiva

Antikonvulsiva wie Carbamazepin (600-1.200 mg/d), Gabapentin (Neurontin®, 1.200-2.700 mg/d) und Pregabalin (Lyrica®, 150-600 mg/d) kommen bei blitzartig einschießenden neuropathischen Schmerzattacken zum Einsatz. Antikonvulsiva können Müdigkeit und Schwindel verursachen. Bei brennenden Schmerzen kann eine Therapie auch mit Antikonvulsiva begonnen werden, bei einschießenden Schmerzen mit Antidepressiva. Sinnvoll ist ebenfalls eine Kombination von Antidepressiva und Antikonvulsiva [25, 26].

Medikamente	Dosierung mg/d	Anwendung
Amitriptylin (Saroten®)	25-100	Neuropathische Dauerschmerzen
Gabapentin (Neurontin®)	900-2.700	Neuropathische Dauerschmerzen
Pregabalin (Lyrica®)	150-600	Neuropathische Dauerschmerzen
Carbamazepin (Tegretol®)	600-1.200	Neuropathische Dauerschmerzen
Dexamethason (Fortecortin®)	Bolus 40-100 i.v., danach oral, über 2-3 Wochen	Nervenschmerzen oder Weichteilkompression, Hirnödem, Kapselschmerz, Knochenmetastasen, Übelkeit
Zoledronsäure (Zometa®)	4 i.v. alle 4 Wochen	Knochenschmerzen, z.B. osteolytische Knochenmetastasen
Pamidronsäure (Aredia®)	30-90 i.v. 2-4 Wochen	Alle Knochenschmerzen, z.B. osteolytische Knochenmetastasen
Denosumab (Xgeva®)	120 s.c. alle 4 Wochen	Prävention von skelettbezogenen Komplikationen bei Erwachsenen mit Knochenmetastasen aufgrund solider Tumoren
Butylscopolamin (Buscopan®)	Akut: 20 i.v., 3-5 x 10 oral	Kolikschmerzen, z.B. Spasmen glatter Muskulatur
Midazolam (Dormicum®)	10-25 mg	Unruhezustände, Angst, Übelkeit

Tab. 2.7: Koanalgetika (Auswahl nach Schmerzart).

Kortikosteroide

Kortikosteroide wie Dexamethason (Fortecortin®) kommen bei Nerven- und Weichteilkompressionen, Leberkapselspannung, Ödemen und Knochenmetastasen zur Anwendung und wirken antiphlogistisch. Gleichzeitig wirkt Dexamethason appetitsteigernd, euphorisierend und antiemetisch. Die Therapie sollte mit einer initialen i.v. Bolusgabe von 40-100 mg begonnen werden. Danach erfolgt eine orale Gabe von 16 bzw. 8 mg Dexamethason. Zur Appetitsteigerung und Hebung der Stimmung empfiehlt sich eine Dauertherapie mit 4 mg Dexamethason p.o.

Bisphosphonate

Bisphosphonate wie Pamidronsäure (alle vier Wochen mit 60-90 mg i.v. über 1-1,5 h), Zoledronat (Zometa® 4 mg i.v. alle vier Wochen) oder Ibandronat (Bondronat 2-6 mg i.v. im Abstand von vier Wochen; alternativ 50 mg p.o. 1 x 1/d) finden vor allem bei Schmerzen aufgrund von Knochenmetastasen Anwendung. Eine neuere Möglichkeit der Prävention von skelettbezogenen Komplikationen bei Erwachsenen mit Knochenmetastasen aufgrund solider Tumore ist der RANK-Ligand-Inhibitor Denosumab.

Cannabinoide

Cannabinoide wirken appetitanregend und antiemetisch (☞ auch Kap. 2.4.4.3.2.). Sie führen zu einer Reduktion von Krämpfen, muskulärer Verspannung und Schmerzen sowie zu einer Stimmungsaufhellung. Als Nebenwirkungen können Schwindel, Benommenheit, Panikattacken, psychotische Symptome, Tachykardien und orthostatischen Beschwerden auftreten. Aufgrund der geringen therapeutischen Breite sollten Cannabinoide erst als letzte Möglichkeit des Stufenschemas in Betracht gezogen werden.

Literatur

1. Geue K et al. Junge Erwachsene mit Krebs – Schmerzerleben und Lebenszufriedenheit, Schmerz, 2017.

2. Janig H, Pipam W, Lastin S, Sittl R, Bernatzky G, Likar R. Pain experience and pain therapy of tumor patients in the view of general practitioners. Schmerz 2005; 19(2): 97-108.

3. Valeberg BT, Rustøen T, Bjordal K, Hanestad BR, Paul S, Miaskowski C. Self-reported prevalence, etiology, and characteristics of pain in oncology outpatients. Eur J Pain. 2008; 12(5):582-90.

4. Stute P, Soukup J, Menzel M, Sabatowski R, Grond S. Analysis and treatment of different types of neuropathic cancer pain. J Pain Symtom Manage. 2006; 26(6): 1123-31

5. Rolke R, Radbruch L. Pain therapy in cancer and palliative medicine. Schmerz 2015 Oct; 29(5):557-61.

6. Laufenberg-Feldmann R, Schwab R, Rolke R, Weber M. Cancer pain in palliative medicine. Anaesthesist 2012 May;61(5).457-67.

7. Fallon M et al. Management of cancer pain in adult patients: ESMO Clinical Practice Guidelines. ESMO. Annals of Oncology 29 (Supplement 4): iv166-iv191, 2018.

8. Webb JA, LeBlanc TW. Evidence-based Management of Caner Pain. Semin Oncol Nurs. 2018 Aug;34(3):215-226.

9. Paice JA. Cancer pain management and the opioid crisis in America: How to preserve hard-earned gains in improving the quality of cancer pain management. Cancer 2018 Jun 15;124(12):2491-2497.

10. Castellsague J, Riera-Guardia N, Calingaert B et al; Individual NSAIDs and Upper Gastrointestinal Complications; Drug Saf 2012;35(12):1127-1146

11. Lampl Ch, Likar R. Metamizol: Wirkmechanismen, Interaktionen und Agranulozytoserisiko. Schmerz 2014, 28:584-590.

12. Maj S, Centkowski P. A prospective study of the incidence of agranulocytosis and aplastic anemia associated with the oral use of metamizole sodium in Poland. Med Sci Monit. 2004;10(9):PI93-5

13. Munir MA, Enany N, Zhang JM. Nonopioid analgesics. Med Clin North Am. 2007;91(1):97-111

14. Mercadante S, Fulfaro F, Casuccio A. A randomised controlled study on the use of anti-inflammatory drugs in patients with cancer pain on morphine therapy: effects on dose-escalation and a pharmacoeconomic analysis. Eur J Cancer 2002; 38(10):1358-63

15. Sittl R, Likar R, Poulsen Nautrup B: Equipotent does of transdermal fentanyl and buprenorphine in patients with cancer and noncancer pain: results of a retrospective cohort study. Clin Therapeutics 2005;27(2):225-237.

16. Mercadante S, Gianpiero P, Ferrera P, Federica A, Adile C, Ficorella C, Giarratano A, Casuccio A. Tapentadol in cancer pain management: a prospective open-label study. Curr Med Res Opin. 2012;28(11):1775-1779.

17. Sittl R, Nuijten M, Nautrup BP. Patterns of dosage changes with transdermal buprenorphine and transdermal fentanyl for the treatment of noncancer and cancer pain: a retrospective data analysis in Germany. Clin Ther 2006;28(8):1144-54.

18. Platzer M, Likar R, Stein C, Beubler E, Sittl R. Topical application of morphine gel in inflammatory mucosal and cutaneous lesions. Schmerz 2005;19(4):296-301.

19. Schuster M et al. Opioid Rotation in Cancer Pain Treatment. Deutsches Ärzteblatt International 2018;115: 135-42.

20. Plummer JL, Gourlay GK, Cherry DA, Cousins MJ. Estimation of methadone clearance: application in the management of cancer pain. Pain 1988;33(3):313-322.

21. Clemens K, Klaschik E. Managing opioid-induced constipation in advanced illness: focus on methylnaltrexone bromide; Therapeutics and Clinical Risk Management 2010;6:77-82.

22. Joist L, Roila F, on behalf of the ESMO Guidelines Working Group. Management of cancer pain: ESMO Clinical Practice Guidelines. Ann Oncol 21, v257-v260 (2010) Summary of Product Characteristics for Abstral®, Actiq®, Effentora®, Instanyl®, and PecFent

23. Bennett D et al. Consensus panel recommendations for the assessment and management of breakthrough pain. Part 2 Management. Pharm Ther 2005;30:354-361.

24. Cleary JF. Cancer pain management. Cancer Control 2000;7(2):120-31.

25. Finnerup NB, Otto M, McQuay HJ, Jensen TS, Sindrup SH. Algorithm for neuropathic pain treatment: an evidence based proposal. Pain 2005;118(3):289-305.

26. Dworkin RH, O'Connor AB, Audette J, Baron R, Gourlay GK, Haanpää M, Kent JL, Krane EJ, LeBel AA, Levy R M, Mackey SC, Mayer J, Miaskowski C, Raja SN, Rice ASC, Schmader KE, Stacey B, Stanos S, Treede R-D, Tur DC, Walco GA, Wells CD. Recommendations for the Pharmacological Management of Neuropathic Pain: An Overview and Literatur Update. Mayo Clin Proc. 2010;85(3_suppl):S3-S14.

2.4. Neuropathische Schmerzen

2.4.1. Definition

Neuropathische Schmerzen werden entsprechend der Definition der *International Association for the Study of Pain* (IASP) durch eine Läsion oder Dysfunktion des peripheren und/oder zentralen Nervensystems verursacht.

Eingeteilt werden neuropathische Schmerzen in der Regel in

- periphere lokale oder multifokale Schmerzen
- periphere generalisierte oder diffuse Schmerzen oder
- Schmerzen mit zentralen Ursachen

2.4.2. Anatomisch basierte Klassifikation neuropathischer Schmerzen

☞ Tab. 2.8

Neuropathische Schmerzen – anatomisch basierte Klassifikation	
Periphere fokale oder multifokale schmerzhafte Neuropathien	• akuter Herpes zoster, postzosterische Neuralgie • Post-Mastektomie-Schmerz, Post-Thorakotomie-Schmerz, Narbenschmerz • Phantomschmerz, Stumpfschmerz, Schmerzen nach Nervenverletzung (komplett/inkomplett) • Posttraumatische Neuropathie (territoriales neuropathisches Schmerzsyndrom) • Trigeminusneuralgie, Glossopharyngeusneuralgie, Okzipitalisneuralgie • Akute und chronische Radikulopathien, Postdisektomie-Syndrom, Ischialgie (Bandscheibenvorfall, degenerative Wirbelsäulenveränderungen) • Engpasssyndrome • Diabetische Mononeuropathie • Morton-Neuralgie • Ischämische Neuropathie • Bannwarth-Syndrom (Borrelien-Infektion) • Neuralgische Schulteramyotrophie, Plexusläsion nach Bestrahlung • Plexusinfiltration durch Tumor • Sonderstellung: Komplexes regionales Schmerzsyndrom (CRPS; ☞ Leitlinie "CRPS")
Periphere generalisierte, schmerzhafte Neuropathien (Polyneuropathien)	• Metabolisch/ernährungsbedingt - Diabetes mellitus, Hypothyreose, Vitaminmangel (insbesondere Vitamin B12) • Medikamente - antiretrovirale Substanzen, Chemotherapeutika (Cisplatin, Oxaliplatin, Taxane, Thiouracil, Vincristin), Disulfiram, Antibiotika (Ethambutol, Isoniazid, Nitrofurantoin, Chloramphenicol, Metronidazol), Thalidomid, Gold • Toxine - Alkohol, Acrylamid, Arsen, Clioquinol, Dinitrophenol, Ethylenoxid, Pentachlorphenol, Thallium • Hereditär - Amyloidose, Morbus Fabry, Morbus Charcot-Marie-Tooth Typ 2B und 5, hereditäre sensibel-autonome Neuropathien (HSAN) Typ 1 und 1B, primäre Erythromelalgie (u.a. Mutationen im Gen des spannungsabhängigen Natriumkanals NaV1.7) • *Critical illness*-Polyneuropathie • Malignome - paraneoplastisch (insbesondere Bronchialkarzinom), Multiples Myelom • Infektiös oder postinfektiös, autoimmunologisch - akute inflammatorische Polyradikuloneuropathie (Guillain-Barré-Syndrom), chronische inflammatorische demyelinisierende Polyneuritis (CIDP), vaskulitische Neuropathie, HIV-Neuropathie, Lepra • Polyneuropathien anderer Ätiologie - sekundäre Erythromelalgie u.a.
Zentrale Ursachen neuropathischer Schmerzen	• Vaskuläre Läsionen - Hirninfarkte (insbesondere Insula, Thalamus, Hirnstamm), Blutungen, vaskuläre Malformationen • Entzündliche Erkrankungen - Multiple Sklerose, Abszesse, Myelitis • Traumatisch - Rückenmarkverletzungen, Schädel-Hirn-Traumata • Tumore • Syringomyelie/Syringobulbie
Mixed Pain-Syndrome	• chronische Rückenschmerzen • Tumorschmerzen (bei Infiltration von neuronalen Strukturen)

Tab. 2.8: Anatomisch basierte Klassifikation neuropathischer Schmerzen nach [23].

2.4.3. Diagnose

Die Diagnose neuropathischer Schmerzen stützt sich auf die typischen Symptome und Befunde neuropathischer Schmerzen, insbesondere die Kombination von **Negativsymptomen** (sensible Defizite wie Hypästhesie, Hypalgesie) und **Positivsymptomen** (brennende Schmerzen, insbesondere in Ruhe, einschießende Schmerzattacken, Allodynie, Hyperalgesie).

2.4.3.1. Anamnese

Validierte Fragebögen können als Screening-Instrumente oder zur Einschätzung der Schwere der Neuropathie eingesetzt werden.

> Screening-Fragen (☞ Tab. 2.9) erlauben eine rasche Einschätzung der vorliegenden Schmerzentität.

Es existieren verschiedene Fragebögen, mit deren Hilfe Symptome von neuropathischen Schmerzen qualitativ und quantitativ erfasst werden können. Für das Screening neuropathischer Schmerzen werden häufig verwendet:

- der Pain-DETECT®-Fragebogen (☞ Abb. 2.5a+b)
- der DN4-Fragebogen oder
- der *General Pain Screener* (GPS)

2.4.3.2. Leitsymptome neuropathischer Schmerzen

Aufgrund der Läsion afferenter Fasersysteme beschreiben viele Patienten ein Taubheitsgefühl. Diese **"negativen" sensiblen Symptome** sind für den Patienten unangenehm und können auch zu Behinderungen führen, sind per se aber nicht schmerzhaft und können medikamentös nicht beeinflusst werden.

Charakteristische Beschwerden neuropathischer Schmerzen wie evozierte Schmerzen und eine Schmerzüberempfindlichkeit (Hyperalgesie, Allodynie) werden als **"positive" sensible Symptome** bezeichnet, bedürfen einer spezifischen Therapie und sind meist gut behandelbar.

Neuropathische Schmerzen werden in der Regel durch spontan (ohne äußeren Reiz) auftretende Schmerzen charakterisiert. Die Schmerzqualität ist meist brennend und die Schmerzen können dauerhaft vorhanden sein. Im Gegensatz zu nozizeptiven Schmerzen ist die Symptomatik typischerweise nicht von physischer Belastung oder Bewegung abhängig.

Spontan auftretende, einschießende, stechende, elektrisierende Schmerzattacken (neuralgiformer Schmerz) treten häufig auf und sind besonders typisch für einige neuropathische Schmerzsyndrome (z.B. Trigeminusneuralgie, postzosterische Neuralgie, Stumpfschmerzen). Bei Polyneuropathien können sich die Schmerzen auch als Druck- oder Engegefühl in der Extremität äußern. Kribbelparästhesien (Ameisenlaufen) und Dysästhesien (unangenehme Parästhesien) zählen zu den typischen Empfindungen bei Polyneuropathien. Einige Patienten beschreiben einen quälenden Juckreiz, Muskelkrämpfe oder eine Bewegungsunruhe im Sinne eines Restless-Legs-Syndroms. Zusätzlich bestehen (v.a. bei Polyneuropathien oder der postzosterischen Neuralgie) auch evozierte Schmerzen, die durch Applikation eines äußeren Reizes ausgelöst werden. Bei einer **Allodynie** wird im betroffenen Areal Schmerz durch einen Reiz evoziert, der normalerweise nicht schmerzhaft wahrgenommen wird (z.B. Berührung, Wärme- oder Kältereiz). Die mechanische Allodynie ist typisch für die postzosterische Neuralgie, die Kälte-

Neuropathische Schmerzentität – Screening-Fragen zur Einschätzung			
1	Finden sich in der Vorgeschichte des Patienten Hinweise auf eine relevante Nervenläsion oder Erkrankung?	❑ ja	❑ nein
2	Ist die Schmerzverteilung neuroanatomisch plausibel?	❑ ja	❑ nein
3	Hat die neurologische Untersuchung Hinweise auf negative oder positive sensorische Zeichen im Versorgungsgebiet des vermutlich geschädigten Nervs ergeben?	❑ ja	❑ nein
4	Ist der schmerzhafteste Bereich begrenzt und kleiner als ein DIN A4-Blatt?	❑ ja	❑ nein
3-mal „ja“: neuropathischer Schmerz zumindest wahrscheinlich 4-mal „ja“: lokalisierter neuropathischer Schmerz zumindest wahrscheinlich			

Tab. 2.9: Screening-Fragen zur Einschätzung einer neuropathischen Schmerzentität.

Datum: **Name:** **Vorname:** **Geb.-Datum:**

Aktueller Schmerzzustand

0	1	2	3	4	5	6	7	8	9	10

kein Schmerz … stärkster Schmerz

Stärkster Schmerzzustand der letzten 4 Wochen

0	1	2	3	4	5	6	7	8	9	10

kein Schmerz … stärkster Schmerz

Durchschnittlicher Schmerzzustand der letzten 4 Wochen

0	1	2	3	4	5	6	7	8	9	10

kein Schmerz … stärkster Schmerz

Einschätzung des Schmerzverlaufs (Einfachauswahl)

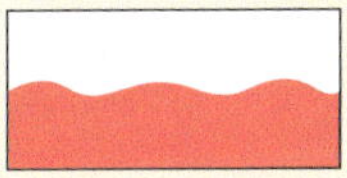
Dauerschmerz mit leichten Schwankungen ☐

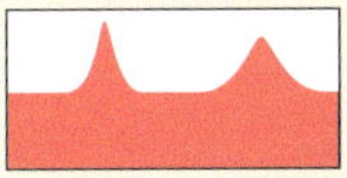
Dauerschmerz mit Schmerzattacken ☐

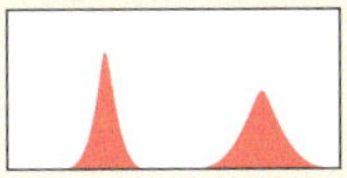
Schmerzattacken, dazwischen schmerzfrei ☐

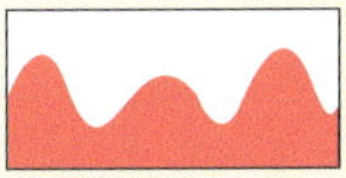
Schmerzattacken, dazwischen Schmerzen ☐

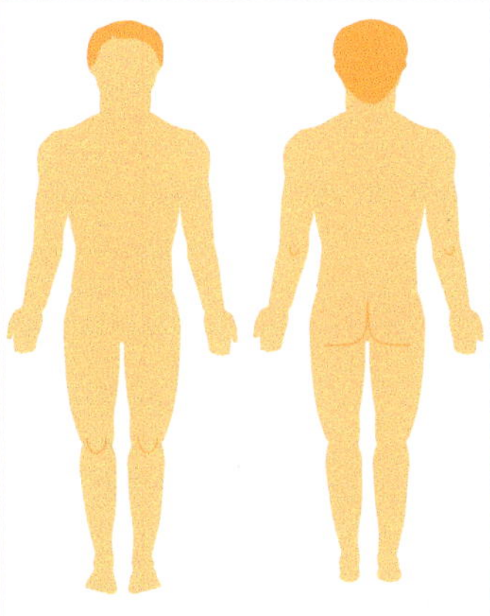

Hauptschmerzbereiche?

Schmerzausstrahlung in weitere Körperregionen?

ja ☐ nein ☐

Falls ja, bitte Richtung der Schmerzausstrahlung einzeichnen

	nie	kaum	gering	mittel	stark	sehr stark
Brenngefühl wie Brennnesseln in den Bereichen?	☐	☐	☐	☐	☐	☐
Prickel- oder Kribbelgefühl wie Ameisenlaufen oder Stromfluss in den Bereichen?	☐	☐	☐	☐	☐	☐
Schmerzen durch leichte Berührung (Bettdecke, Bekleidung) in den Bereichen?	☐	☐	☐	☐	☐	☐
Blitzartige elektrisierende Schmerzattacken in den Bereichen?	☐	☐	☐	☐	☐	☐
Schmerzen durch Kälte oder Wärme (z.B. Badewanne) in den Bereichen?	☐	☐	☐	☐	☐	☐
Taubheitsgefühl in den Bereichen?	☐	☐	☐	☐	☐	☐
Schmerzen durch leichten Druck (z.B. Finger) in den Bereichen?	☐	☐	☐	☐	☐	☐

nie	kaum	gering	mittel	stark	sehr stark
☐ x 0 = 0	☐ x 1 = ☐	☐ x 2 = ☐	☐ x 3 = ☐	☐ x 4 = ☐	☐ x 5 = ☐

Gesamtscore (Summe) = ☐ **von 35**

Abb. 2.5a: Pain-DETECT-Fragebogen Seite 1. Graphisch modif. nach Freynhagen et al. 2006 [7].

Datum: **Name:** **Vorname:** **Geb.-Datum:**

AUSWERTUNG

Übertragung der Gesamtscore (Summe) = ☐ von 35

Addition der folgenden Zahlen je nach angekreuzten Parametern

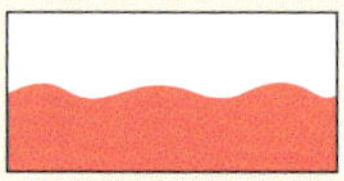

Dauerschmerz mit leichten Schwankungen | 0

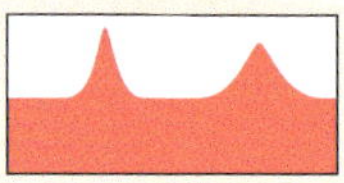

Dauerschmerz mit Schmerzattacken | -1 | **oder falls angekreuzt**

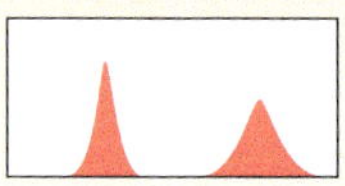

Schmerzattacken, dazwischen schmerzfrei | +1 | **oder falls angekreuzt**

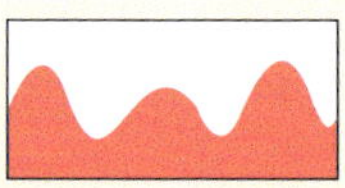

Schmerzattacken, dazwischen Schmerzen | +1 | **oder falls angekreuzt**

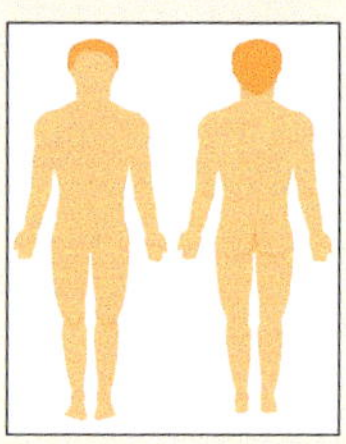

Schmerzausstrahlung angekreuzt? | +2 | **falls angekreuzt**

Score-Endsumme = ☐

SCREENINGERGEBNIS

Vorliegen einer neuropathischen Schmerzkomponente?

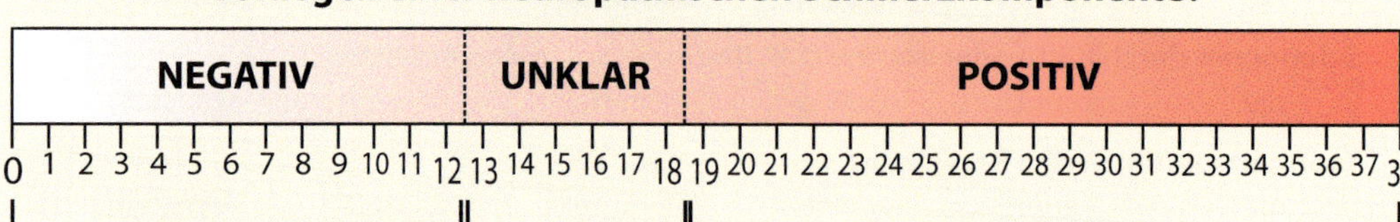

Neuropathische Schmerzkomponente unwahrscheinlich (<15 %)

Aussage nicht eindeutig, Neuropathische Schmerzkomponente kann aber vor handen sein

Neuropathische Schmerzkomponente wahrscheinlich (>90 %)

Abb. 2.5b: Pain-DETECT-Fragebogen Seite 2. Graphisch modif. nach Freynhagen et al. 2006 [7].

allodynie tritt häufig nach posttraumatischen Nervenläsionen, bei einigen Neuropathien und in der Akutphase einer Chemotherapie mit Oxaliplatin auf. Eine **Hyperalgesie** liegt vor, wenn durch einen primär leicht schmerzhaften Reiz ein reizinadäquater, intensiverer Schmerz als bei Gesunden ausgelöst wird.

Bei positiven Hinweisen in der Anamnese kann die Arbeitshypothese neuropathischer Schmerz erstellt werden.

2.4.3.3. Schmerzstärke

Als Basis einer adäquaten Schmerzbehandlung und Verlaufs- bzw. Therapiekontrolle, muss der Schmerz quantitativ erfasst und dokumentiert werden. Die Schmerzintensität wird differenziert erhoben für Ruhe- und Belastungsschmerz, des Weiteren die aktuellen Schmerzen während des Gesprächs und die durchschnittliche Schmerzintensität der letzten 24 Stunden. Außerdem sollte erfragt werden, welche Schmerzstärke für den Patienten als zufriedenstellende Schmerzlinderung empfunden wird.

Für die primäre Dokumentation sollten die aktuelle Schmerzstärke sowie die durchschnittliche und maximale Schmerzstärke erfragt werden. Dabei ist die Angabe eines Zeitraums wichtig, meist zwischen 2 und 4 Wochen. Bei episodisch auftretenden Schmerzen ist es sinnvoll, die Zahl der Tage mit Schmerzen sowie die Anzahl der Attacken pro Tag zu erheben.

2.4.3.4. Schmerzlokalisation

Die Schmerzlokalisation sollte erfragt und im Rahmen der klinischen Untersuchung auch herausgearbeitet werden. Dabei ist zu erwarten, dass entsprechend der Definition neuropathischer Schmerzen die Schmerzen in einem anatomisch plausiblen Areal lokalisiert sind (☞ Abb. 2.6), sodass die Lokalisation der Schmerzen und die sensorischen Befunde durch eine Nervenläsion begründbar sind.

2.4.3.5. Untersuchung

Eine komplette neurologische Untersuchung sollte immer erfolgen, um pathologische Befunde innerhalb des Schmerzareals nachzuweisen und ein mögliches Verteilungsmuster der Symptomatik herauszufinden, das auf eine Läsion durch Erkran-

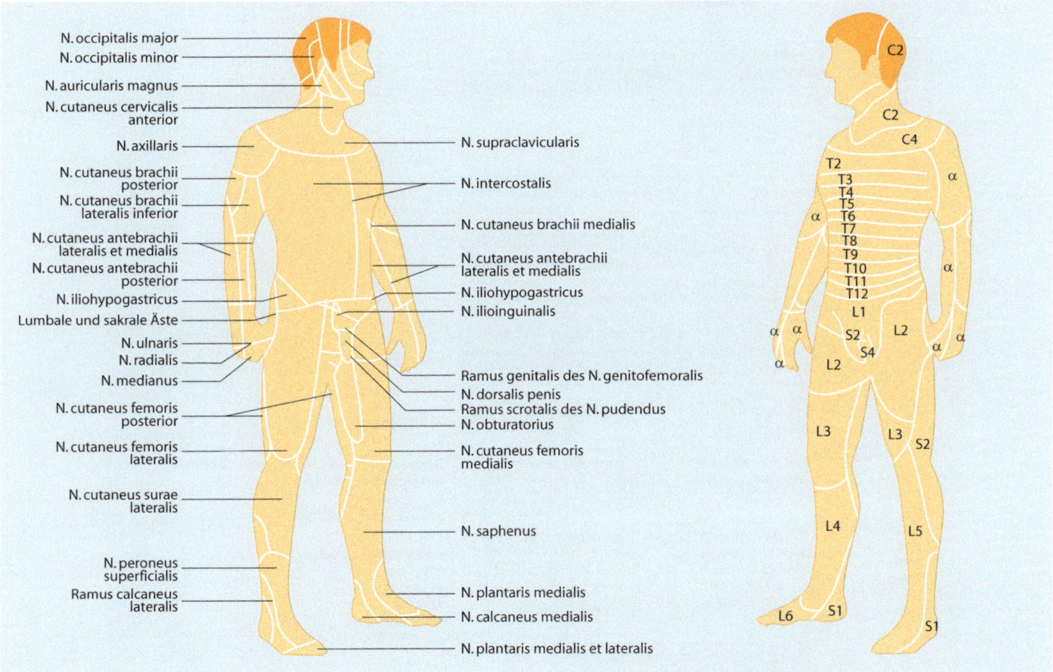

Abb. 2.6: Schmerzhafte Symptome und sensorische Störungen: Innervationsgebiete der peripheren Nerven (**links**) und Dermatome (**rechts**).

kung des somatosensorischen Nervensystems hinweisen könnte.

Wichtig ist dabei die Erfassung sensibler Symptome wie oberflächliche Berührung, Wahrnehmung von mechanischen Schmerzreizen, Temperaturempfindung, Propriozeption, Pallästhesie, aber auch die Kraftprüfung, Untersuchung der Muskeleigenreflexe zur klinischen Zuordnung dieser Symptome zu einem neuroanatomischen Areal.

Tipp: Die Untersuchung an einer Körperregion beginnen, die weit von den schmerzhaften Körperregionen entfernt liegt (z.B. bei der Hand im Fall von Schmerzen/Symptomen in den Füßen, an der kontralateralen Extremität bei unilateraler Läsion), um einen Ausgangswert zu erhalten. Die Reaktion wird als normal, erniedrigt oder verstärkt bewertet (quantitative Reaktion).

Den Patienten jeweils unmittelbar nach der letzten Stimulation bitten, die Schmerzintensität zu bewerten.

Frühere medizinische Behandlungen können als mögliche Faktoren des neuropathischen Schmerzes erwogen werden:

- Bestrahlung
- Chemotherapie
- Operation/Trauma
- Sonstiges (z. B. Antibiotika)

Individuelle Aspekte des Patienten sind zu berücksichtigen.

Übersicht über Laboruntersuchungen

- Blutzuckerspiegel (± HbA1c)
- Glukose-Toleranztest
- Kreatinin
- Schilddrüsenhormone
- HIV-Serologie
- Entzündungsparameter
- Leberenzyme
- Harnstoff
- Sonstiges

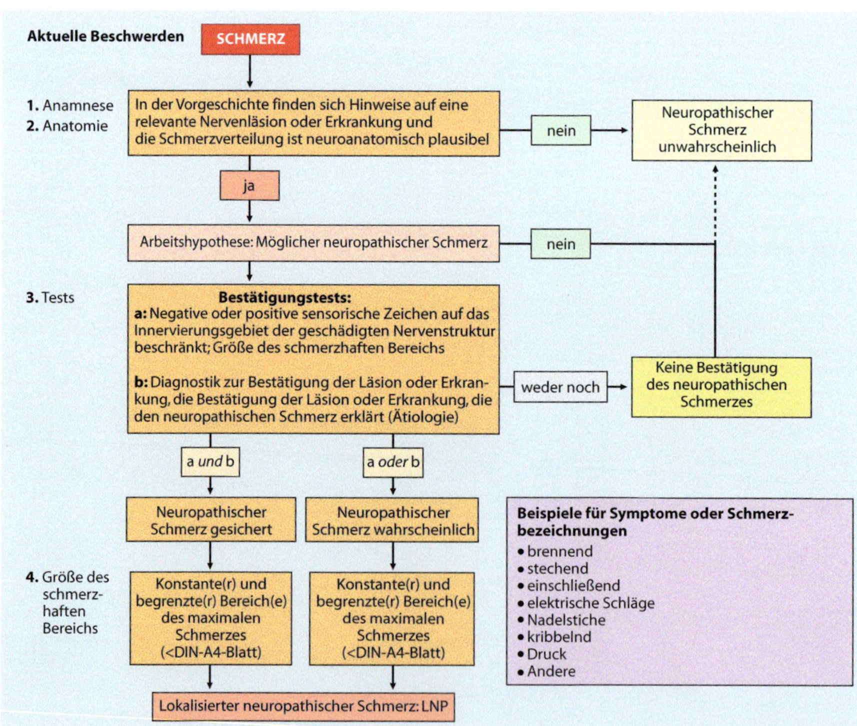

Abb. 2.7: Diagnose-Algorithmus neuropathischer Schmerzen. Modif. nach Gillhausen et al. 2019 [9].

		Symptom/ Befund	Definition	Untersuchung Bedside-Test	Erwartete Antwort
NEGATIVSYMPTOME		Hypästhesie	reduzierte Empfindung nicht schmerzhafter Reize	Bestreichen der Haut mit Pinsel oder Watteträger	reduzierte Empfindung, Taubheit
		Pallhypästhesie	reduzierte Empfindung eines Vibrationsreizes	Applikation der Stimmgabel über Knochen oder Gelenk	reduzierte Empfindung
		Hypalgesie	reduzierte Empfindung schmerzhafter Reize	Berühren der Haut mit spitzem Gegenstand (z.B. Zahnstocher oder steifem Von-Frey-Haar)	reduzierte Empfindung, Taubheit
		Thermhypästhesie	reduzierte Empfindung eines Warm- oder Kaltreizes	Berührung der Haut mit kalten Gegenständen (z.B. 10 °C, Metallrolle, Wasserglas, Acetonspray), Berührung der Haut mit warmen Gegenständen (z.B. 45 °C, Metallrolle, Wasserglas)	reduzierte Empfindung (erhöhte Temperaturschwellen), bei Schädigung der Kaltfasern auch paradoxe Hitzeempfindung
POSITIVSYMPTOME	spontane Empfindung, Spontanschmerz	Parästhesie	nicht schmerzhafte, anhaltende kribbelnde Empfindung (Ameisenlaufen)	Fragen nach Intensität (z.B. NRS)	–
		Dysästhesie	unangenehme Missempfindung	Fragen nach Intensität (z.B. NRS)	–
		Einschießende Schmerzattacke	elektrisierende Schocks von Sekundendauer	Fragen nach Anzahl pro Zeit und Intensität (z.B. NRS), Fragen nach auslösenden Faktoren	–
		Oberflächlicher Schmerz	schmerzhafte anhaltende Empfindung, oft brennend	Fragen nach Intensität (z.B. NRS)	–
	evozierter Schmerz	Mechanisch-dynamische Allodynie	Ein normalerweise nicht schmerzhafter, leichter Reiz auf der Haut löst Schmerz aus	Bestreichen der Haut mit Pinsel oder Watteträger, Größe der Fläche in cm²	brennender, stechender Schmerz in der primär betroffenen Zone und darüber hinaus
		Mechanisch-statische Allodynie	Ein normalerweise nicht schmerzhafter, leichter statischer Druck auf der Haut löst Schmerz aus	leichter Druck mit einem Watteträger auf der Haut, Größe der Fläche in cm²	dumpfer Schmerz in der primär betroffenen Zone
		Mechanische Pin-Prick-Allodynie (Hyperalgesie)	Ein normalerweise leicht stechender, nicht schmerzhafter (leicht schmerzhafter) Reiz auf der Haut löst einen (stärkeren) Schmerz aus	Berühren der Haut mit spitzem Gegenstand (z.B. Zahnstocher oder steifem Von-Frey-Haar), Größe der Fläche in cm²	stechender Schmerz in der primär betroffenen Zone und darüber hinaus (sekundäre Zone)

	Symptom/ Befund	Definition	Untersuchung Bedside-Test	Erwartete Antwort
evo-zier-ter Schmerz	Kälte-Allodynie (Hyper-algesie)	Ein normalerweise nicht schmerzhafter (leicht schmerzhafter) Kaltreiz auf der Haut löst einen (stärkeren) Schmerz aus	Berührung der Haut mit kalten Gegenständen (z.B. 10 °C, Metallrolle, Wasserglas, Acetonspray)	schmerzhaft-brennende Temperaturmiss-empfindungen in der primär betroffenen Zone, paradoxe Hitze-empfindung
	Hitze-Allodynie (Hyper-algesie)	Ein normalerweise nicht schmerzhafter (leicht schmerzhafter) Warmreiz auf der Haut löst einen (stärkeren) Schmerz aus	Berührung der Haut mit warmen Gegenständen (z.B. 40 °C, Metallrolle, Wasserglas)	schmerzhaft-brennende Temperaturmiss-empfindungen in der primär betroffenen Zone

Tab. 2.10: Definition und Untersuchung negativer und positiver sensibler Symptome bei neuropathischen Schmerzen nach [23].

Sonstige Tests

- Überweisung an Facharzt, bildgebende Verfahren und neurophysiologische Untersuchungen sind zu erwägen:
  - Ultraschall
  - Röntgen (Schmerzen im unteren Rücken)
  - MRT
- EMG und Nervenuntersuchungen
  - Nervenleitgeschwindigkeit (NLG)
  - Neurosonographie
  - Hautbiopsie
  - Quantitative Sensorische Testung (QST)
- Apparative Diagnostik, Labor- und Liquoruntersuchung

2.4.3.6. Algorithmus zur Diagnostik neuropathischer Schmerzen

Bei Hinweisen auf neuropathische Schmerzen überprüft man während der Anamnese und der Untersuchung des Patienten durch Abarbeiten eines Diagnose-Algorithmus (☞ Abb. 2.7) die Diagnose "neuropathischer Schmerz" und ob im Falle

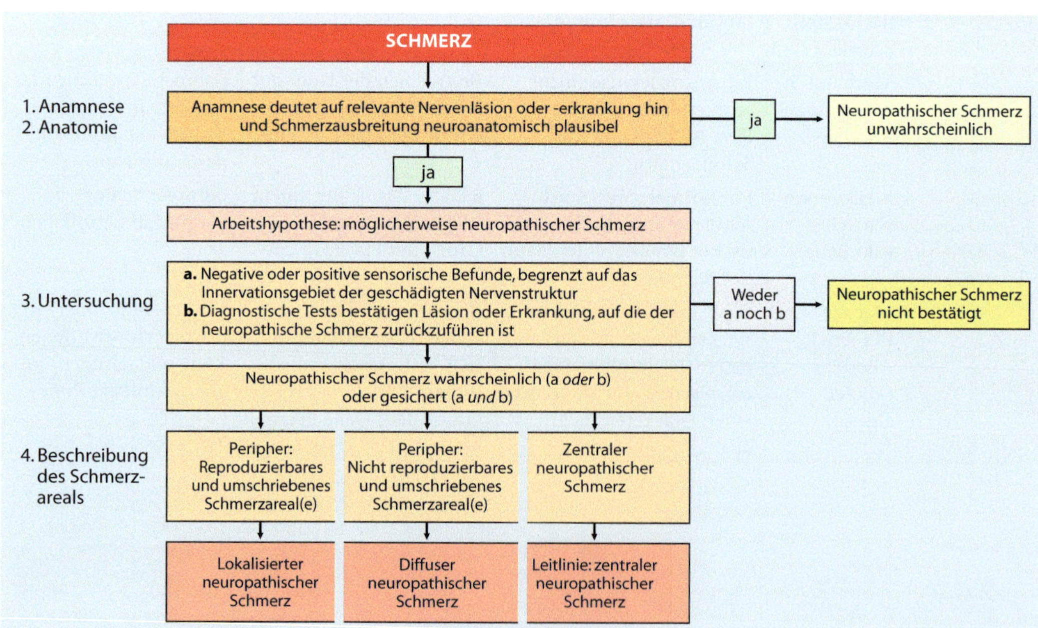

Abb. 2.8: Diagnose-Algorithmus zur Differenzierung peripherer neuropathischer Schmerzen. Modif. nach Gillhausen et al. 2019 [9].

peripherer neuropathischer Schmerzen diese als diffus oder lokalisiert einzustufen sind. Diese Differenzierung ist wichtig für die Therapieplanung.

Ist eine neuropathische Schmerzkomponente wahrscheinlich oder gesichert, erfolgt in Abhängigkeit der Lokalisation der geschädigten Nervenstruktur eine Einordnung in zentrale oder periphere neuropathische Schmerzen (☞ Abb. 2.8). In Hinblick auf die Therapieplanung klärt der Diagnose-Algorithmus außerdem anhand der Beschreibung des schmerzhaften Areals, ob ein eindeutig markierbares schmerzhaftes Areal, das heißt ein lokalisierter Schmerz vorliegt (z.B. bei Postzosterneuralgie, postoperativ, posttraumatisch, Mononeuropathie) oder ob es sich um ein nicht eindeutig eingrenzbares schmerzhaftes Areal und damit um diffus neuropathische Schmerzen handelt (z.B. bei weit fortgeschrittener Polyneuropathie mit Schmerzbefall von Füßen, sowie Unter- und Oberschenkel).

2.4.4. Therapie

2.4.4.1. Wichtige Empfehlungen

Auch die Therapieziele müssen mit den Patienten besprochen werden, um zu hoch gesteckte Erwartungen und damit Enttäuschungen zu vermeiden.

Als realistische Therapieziele bei neuropathischen Schmerzen sind in der Regel anzustreben:

- Schmerzreduktion um ≥30 %
- Verbesserung der Schlafqualität
- Verbesserung der Lebensqualität
- Erhaltung der sozialen Aktivität und des sozialen Beziehungsgefüges
- Erhaltung der Arbeitsfähigkeit
- Verbesserung der Funktionalität

Neuropathische Schmerzen sind eine therapeutische Herausforderung. Trotz einer medikamentösen Therapie kann oft keine Schmerzfreiheit erreicht werden. Bei allen medikamentösen Optionen spricht ein Teil der Patienten nur unzureichend auf die Therapie an oder leidet an nicht tolerierbaren Nebenwirkungen. Die Therapieziele müssen daher mit dem Patienten realistisch erörtert werden.

Praxistipps

- Die Möglichkeiten einer kurativen oder kausalen Therapie (z.B. Neurolyse bei Engpass-Syndromen, optimale Diabeteseinstellung) sind auszuschöpfen.
- Das wirksame Medikament muss für jeden Patienten durch Erprobung unter Berücksichtigung des individuellen Beschwerdebildes sowie der Nebenwirkungen und Kontraindikationen gefunden werden.
- Vor Therapiebeginn sollte zur Verbesserung der Compliance über potenzielle Nebenwirkungen aufgeklärt werden.
- Jeder Patient benötigt eine individuelle Dosierung in Abhängigkeit von Wirkung und Nebenwirkungen (sorgfältige Titration).
- Einzeldosen und Applikationsintervalle müssen je nach Pharmakokinetik und Interaktionsprofil bemessen werden.
- Des Weiteren sollten die Patienten darüber aufgeklärt werden, dass die Wirkung erst nach Eindosierung und Erreichen einer wirksamen Dosis und mit zeitlicher Verzögerung einsetzt, um das frühzeitige Absetzten von potenziell wirksamen Präparaten zu vermeiden.
- Es kann sinnvoll und effektiver sein, mehrere Medikamente zu kombinieren, da dadurch synergistisch schmerzhemmende Effekte erzielt werden und die Einzeldosen niedriger bleiben können.
- Die Auswahl der geeigneten Substanzen oder Kombinationen richtet sich nach bestehenden Co-Morbiditäten und Co-Medikationen.

2.4.4.2. Kontrolle des Therapieerfolges

Um die Wirkung der einzelnen Substanzen zu dokumentieren sowie eine eventuelle Toleranzentwicklung frühzeitig zu erfassen, ist eine langfristige Therapiekontrolle unverzichtbar. Diese sollte nicht nur die analgetische Effektivität der Therapie sicherstellen, beispielsweise durch standardisierte Schmerztagebücher, sondern mögliche Auswirkungen der Therapie auf alle Lebensbereiche dokumentieren wie zum Beispiel Stimmungslage und Schlaf.

Völlige Schmerzfreiheit kann fast nie erreicht werden. Bei allen medikamentösen Optionen sprechen etwa 20 bis 40 % der Patienten nur unzureichend auf die Therapie an, was einer Schmerzreduktion von weniger als 30 % entspricht (sogenannte "*Non-Responder*"), oder sie leiden an nicht tolerierbaren Nebenwirkungen. Auslassversuche einer Medikation sind in der Regel nach einem Jahr angeraten.

2.4.4.3. Medikamentöse Therapie neuropathischer Schmerzen

Die pharmakologische Therapie neuropathischer Schmerzsyndrome beinhaltet:

- Antikonvulsiva mit Wirkung auf neuronale Calciumkanäle (Gabapentin, Pregabalin; ☞ Tab. 2.11)
- Antikonvulsiva mit Wirkung auf neuronale Natriumkanäle (z.B. Carbamazepin, Lamotrigin; ☞ Tab. 2.11)
- Antidepressiva (Trizyklische Antidepressiva, selektive Serotonin-/Noradrenalin-Wiederaufnahme-Hemmer; ☞ Tab. 2.11)
- Bestimmte retardierte Opioide: Tramadol, Oxycodon, Buprenorphin, Tapentadol, Methadon
- Topische Therapeutika (Lidocain-Pflaster, Capsaicin-Hochdosis-Pflaster)
- Cannabinoide
- Alpha-Liponsäure
- nicht-medikamentöse Verfahren wie z.B. Transkutane elektrische Nervenstimulation (TENS), interventionelle lokale Techniken, Physio- und Ergotherapie sowie Psychotherapie

Bei lokalisierten neuropathischen Schmerzen kann der primäre Einsatz der topischen Therapieoptionen vorteilhaft sein. Aufgrund des geringen Risikos für systemische und zentrale Nebenwirkungen und Medikamentenwechselwirkungen sollte der primäre Einsatz vor allem bei älteren Patienten, multimorbiden Personen und Menschen unter Polymedikation oder mit eingeschränkter Organfunktion erfolgen.

- Für den Erfolg der topischen Therapie ist ein frühzeitiger Start der Anwendung von Vorteil
- Bei Verwendung des 5%igen Lidocain-Pflasters sollte bei nicht zufriedenstellender Schmerzlinderung direkt der Wechsel auf eine systemische Therapie erfolgen oder zunächst eine topische Therapie mit 8%igem Capsaicin in Erwägung gezogen werden
- Auch eine Kombination aus topischer und systemischer Therapie kann sinnvoll oder notwendig sein

Wirkstoff	Dosis	Dosisintervall
Amitriptylin	• Startdosis: 10-25 mg • Zieldosis: <75 mg	0-0-1 0-0-2
Duloxetin	• Startdosis: 30 mg • Zieldosis: 60-120 mg	1-0-0 1(2)-0-0
Venlafaxin	• Startdosis: 37,5-75 mg • Zieldosis: 150 mg	1-0-0 1-1-0
Milnacipran	• Startdosis: 25 mg • Zieldosis: 100 mg	1-0-0 1-1-0
Trazodon	• Startdosis: 150 mg retardiert • Zieldosis: 150 mg retardiert	0-0-1/3 0-0-1
Gabapentin	• Startdosis: 300 mg • Zieldosis: 1.800-3.600 mg/d	0-0-1 1-1-1
Pregabalin	• Startdosis: 25-50-75 mg • Zieldosis: bis 600 mg	0-0-1 1-0-1
Carbamazepin	• Startdosis: 200 mg/d • Zieldosis: 1.200 mg/d	0-0-1 1-0-1

Tab. 2.11: Dosierungsempfehlungen für Antidepressiva und Antiepileptika in der Schmerztherapie.

2.4.4.3.1. Botulinumtoxin

Botulinumtoxin kann zur Therapie neuropathischer Schmerzen in Betracht gezogen werden, allerdings nur als Drittlinientherapie bei lokal begrenzten Beschwerden.

Wirkmechanismus

Botulinumtoxin (BTX) wirkt an der neuromuskulären Endplatte und blockiert die Freisetzung von Acetylcholin aus seinen präsynaptischen Vesikeln, was zu einer Muskellähmung führt, weswegen BTX zur Therapie fokaler Dystonien und der Spastik etabliert ist. Allerdings scheint der Effekt auf neuropathische Schmerzen von der Wirkung auf die Muskulatur unabhängig zu sein, sondern ist wahrscheinlich durch die Reduktion der Freisetzung pro-inflammatorischer Mediatoren aus peripheren Nerven und Hinterwurzelganglien gegeben.

2.4.4.3.2. Cannabidiol

☞ auch Kap. 3.8.

In den nächsten Jahrzehnten ist weltweit ein starker Anstieg der Palliativfälle zu erwarten, insbesondere bei malignen Erkrankungen, chronisch-obstruktiven Lungenerkrankungen (COPD), kardiovaskulären Erkrankungen und neurodegenerativen Erkrankungen, aber auch bei chronischen Nierenerkrankungen und Folgeschäden von Diabetes.

> Cannabidiol (CBD) eignet sich gut für die Behandlung von Palliativpatienten, da es ein breites Einsatzspektrum hat, gut verträglich ist und im Gegensatz zu medizinischem Cannabis, Extrakten und anderen Cannabinoiden auch kein Suchtpotential hat. Die fehlende psychotomimetische Wirkung, große therapeutische Breite und Vielfalt von möglichen magistralen Formulierungen sind für einen therapeutischen Einsatz im Palliativbereich von Vorteil.

CBD hat gegenüber einer Reihe von Organen eine protektive Wirkung, ist angstlösend, schmerzlindernd und entzündungshemmend. CBD ist in der Regel gut mit anderen Medikamenten wie Chemotherapeutika, Korticosteroiden oder Analgetika kombinierbar, wobei deren Dosis häufig reduziert werden kann. Erfahrungsgemäß sind Dosierungen zwischen 200 bis 800 mg pro Tag, aufgeteilt auf zwei Verabreichungen, in vielen Fällen ausreichend.

Einleitung

Im Fokus der Palliativmedizin stehen die Linderung von Leiden und Optimierung der Lebensqualität des Patienten und der betreuenden Angehörigen, sowie das psychosoziale Umfeld. Im Folgenden wird der englische Terminus *Palliative Care* (PC) verwendet, da die deutschen Begriffe Behandlung und Pflege nicht deckungsgleich sind. Ähnliche Begriffe wie *Best Supportive Care*, Hospice Care, *Terminal/End Of Life Care* etc. [1] beinhalten grundsätzlich die gleiche Absicht, nämlich den Patienten nicht zu belasten und therapeutische Maßnahmen auf jenes Minimum zu reduzieren, das dem Patienten Erleichterung verschafft. Eine Lebenszeitverlängerung ist zwar willkommen, aber nicht das primäre Ziel. Ein rezenter Übersichtsartikel kam zu dem Schluss, dass bei malignen Tumoren eine auf die Erkrankung fokussierte aggressive Therapie gegenüber PC keine Verlängerung des Überlebens mit sich brachte, wohl aber eine erhöhte Toxizität [2].

Während bei begrenzter Lebenserwartung die allgemeinen Maßnahmen insbesondere betreffend einer psychosozialer Unterstützung bei *Palliative Care* gleich sind, sind das medizinische Umfeld, der Verlauf und zum Teil auch die therapeutischen Maßnahmen durch die Erkrankung und ihre Symptome vorgegeben. Der Übergang von einer Behandlung, die einen zeitweiligen Stillstand des schicksalhaften Verlaufs einer Erkrankung bringt, zu einer rein palliativen Behandlung ist fließend und nur selten zeitlich klar definiert: So empfiehlt beispielsweise das *Medicare System* der Vereinigten Staaten PC dann, wenn die Lebenserwartung unter 6 Monaten liegt [2]. Akkurate Prognosen sind jedoch in der Praxis oft schwierig.

▶ *Palliative Care* ist ein *"emerging field"*

Insgesamt wird weltweit ein Anstieg der Palliativfälle erwartet. Während 2016 noch 26 Millionen Personen mit schwerwiegenden, unheilbaren Leiden verstarben, werden es im Jahr 2060 prognostizierte 48 Millionen sein mit dem raschesten Anstieg in der Altersgruppe über 70 Jahre und mit den Hauptdiagnosen maligne Tumore, Demenz, kardiovaskuläre und Lungenerkrankungen [3]. Der Anteil von Krebspatienten dürfte sich dabei mehr als verdoppeln: von 7,8 Millionen im Jahr 2016 auf 16,3 im Jahr 2060 [4]. Nicht selten sind Patienten multimorbid wie z.B. Diabetes und chronische

Niereninsuffizienz, Hypertonie und Schlaganfall, etc.

Palliativpatienten sind in der Regel polysymptomatisch.

Die häufigsten Symptome, die eine palliativmedizinische Intervention seitens der Ärzte erfordern sind Schmerzen, Atemnot, Übelkeit/Erbrechen, Appetitlosigkeit/Kachexie, Obstipation, Abgeschlagenheit, Depression, Angst, Schlafprobleme, kognitive Einbußen, Delir, Unruhe und Agitation, aber auch Schluckbeschwerden, Husten und Mundtrockenheit [5]. Die Herausforderung, mehrere Symptome gleichzeitig behandeln zu müssen, führt vielfach zu einer Multimedikation bzw. zu einem poly-pharmakotherapeutischen Vorgehen. Es erfordert viel Fingerspitzengefühl, da es zu Interaktionen und damit zu Nebenwirkungen kommen kann, also just zu Effekten, die einer Verbesserung der Lebensqualität zuwider laufen.

Eine Multimedikation riskiert Wechselwirkungen sowie eine Blutspiegelerhöhung oder Erniedrigung der jeweiligen Substanzen.

Eine einheitliche, allgemein akzeptierte Definition für Multimedikation, Polypharmazie oder Polypharmakotherapie gibt es nicht. Meist wird darunter die parallele Anwendung von fünf oder mehr Arzneimitteln verstanden [6]. Etwa 70-80 % aller Arzneimittel werden von sechs der rund 57 bekannten Cytochrom P450-Enzyme metabolisiert. Dazu zählen CYP3A4 (60 % aller Arzneimittel), 2C19, 2C9, 2D6, 2C8 und 1A2 (Phase I-Metabolisierung). Arzneimittel können diese Enzyme inhibieren oder induzieren; bei gleichzeitiger Gabe mehrerer Arzneimittel kann es darüber hinaus zur Konkurrenz um die Bindungsstellen an diesen Enzymen und damit zu Interaktionen kommen. Weiters können Substanzen mit hoher Proteinbindung um die Bindung an Serumproteine konkurrieren, ebenso wie um metabolisierende Enzyme im Rahmen einer Phase II-Biotransformation, wenn Metabolite von Arzneimitteln zur besseren renalen Ausscheidung mit Glucuronid-, Acetyl- oder Sulfatgruppen konjugiert werden. Metabolite von Cannabidiol (CBD) werden praktisch ausschließlich als Glucuronide ausgeschieden.

CBD wird hauptsächlich von den P450-Enzymen CYP3A4, CYP2C19 und CYP2C9 metabolisiert; andere Enzyme wie CYP1A2, CYP2B6 und CYP2D6 spielen nur eine geringe Rolle [7]. CBD ist nicht nur Substrat sondern auch ein potenter Inhibitor von CYP3A4 und CYP2C19. Bei Arzneimitteln, die von diesen Enzymen metabolisiert werden, können daher die Blutspiegel bei gleichzeitiger Anwendung von CBD ansteigen. Das ist jedoch nicht in jedem Fall negativ zu bewerten, da diese häufig deutlich weniger gut verträglich sind als CBD und in der Folge deren Dosis reduziert werden kann. Bisher sind aber nur wenige Fälle klinisch relevanter Interaktionen berichtet worden, darunter erhöhte Blutspiegel von Ketamin (Metabolisierung durch CYP3A4, 2B6 [8], Clobazam (Metabolisierung hauptsächlich via CYP3A4) [9], Methadon (Metabolisierung durch CYP3A4, 2C19, 2B6) [10], Tacrolimus (Metabolisierung durch mehrere Enzyme der CYP3A Gruppe) [11], Tamoxifen (Metabolisierung über CYP3A4, 2D6) [12] und Warfarin (S-Warfarin 2C9, R-Warfarin 3A4) [13]. Mit den in der Palliativmedizin sehr häufig eingesetzten Opioiden wirkt CBD synergistisch [14-16] und hilft somit, diese einzusparen sowie einer Opioid-Abhängigkeit entgegenzuwirken. Vermutlich ist dafür nicht nur die Inhibierung von CYP3A4 durch CBD verantwortlich, sondern auch eine Interaktion auf dem Niveau der μ- und δ-Opioid-Rezeptoren. Auch kann CBD den Verbrauch von nicht-steroidalen Antirheumatika (NSAR) reduzieren [14, 17]. Dexamethason wird ebenfalls häufig und zusammen mit CBD eingesetzt. Da es durch CYP3A4 metabolisiert wird, kann CBD als Inhibitor theoretisch die Blutspiegel erhöhen. In der Praxis wurde das bislang aber nicht nachgewiesen.

Dosierung: *start low, go slow*

CBD wurde in einem breiten Dosisbereich eingesetzt: von weniger als 100 mg/d bis zu 1.500 mg/d. Für die meisten Indikationen ist eine Tagesdosis von 200 bis 800 mg ausreichend. Aufgrund der langen Halbwertszeit (2-3 Tage) genügt eine zweimalige Gabe. Wie üblich sollte mit einer niedrigen Dosis CBD (z.B. 2 x 100 mg/d) begonnen werden (am besten abends bzw. nach einer fettreichen Mahlzeit) und frühestens nach drei Tagen, wenn *steady-state*-Bedingungen erreicht sind, die Dosis gesteigert werden. Zu diesem Zeitpunkt kann auch eine eventuelle Anpassung der Dosis anderer Arzneimittel erwogen werden. Zumindest bei Clobazam, Stiripentol und Valproat wurde eine Interak-

INN	Handelsname (Beispiele)	Cytochrom P450 Enzym (CYP)
Acetylsalicylsäure	Aspirin	3A4 Substr., 2C19, 2C9, 2D6 Substr.
Amisulprid	Solian	3A4, 2D6 Substr.
Amiodaron	Sedacoron	2C9 Inhib., 2D6 Inhib., 3A4 Inhib.
Amlodipin	Norvasc	3A4 Substr.
Atorvastatin	Lipitor	3A4 Substr
Benzodiazepine, z.B. Diazepam	Valium	hauptsächlich 3A4 Substr.
Ciprofloxacin	Ciproxin	3A4 Inhib.
Clarithromycin	Biaxin	3A4 Substr., Inducer
Clindamycin	Dalacin	3A4 Substr., Inhib.
Clobazam	Frisium	3A4, geringer durch 2C19, 2B6
Clozapin	Clozapin	2C19, 2D6, 1A2 Substr.
Codein	Tylenol	2D6 Substr.
Cyclosporin	Sandimmun	3A4 Inhib., 2C19 Inhib. (mild)
Dexamethason	Fortecortin	2C19 Induc., 2D6 Induc.
Diazepam	Valium	2C19 Substr., Inhib.
Diclofenac	Deflamat, Voltaren	2C9, 2B6, 3A4 Substr.
Erythromycin	Erythrocin	3A4 Substr., Inducer
Finasterid	Proscar	3A4 Substr.
Fluconazol	Diflucan	2C19 Inhib., (3A4, 2C9 moderater Inhib.)
Fluoxetin	Fluctine	2C19 Inhib., 2D6 Inhib.
Grapefruitsaft		3A4 Inhib.
Ibuprofen	Brufen	2C9 Substr., (3A4), 2C19 Substr.
Imipramin	Tofranil	2C19 Inhib.
Indomethacin	Indometacin, Indocid	2C19 Substr., Inhib.
Ketoconazol	Nizoral	3A4 Inhib.
Lacosamid	Lacosamid	CYP3A4 Substr., 2C19 Substr., 2C9
Lamotrigin	Lamictal	Glukuronidierung
Losartan	Cozaar	2C19 Inhib.
Lovastatin	Mevacor	3A4 Substr.
Memantin-HCl	Memantin	2C19 Inhib.
Midazolam	Dormicum	3A4 Substr.
Morphin	Vendal	3A4, 2D6 Substr.
Omeprazol	Prilosec	2C19 Inhib., Substr., 3A4 Inhib.
Paroxetin	Paxil	2D6 Inhib.
Pioxicam	Feldene	2C9 Substr.
Prednisolon	Prednisolon	2C19 Induc., 3A4 Induc.
Progesteron	Endometrin	2C19 Inhib.
Simvastatin	Zocor	3A4 Substr.
Stiripentol	Diacomit	2C19 Inhib.
Tacrolimus	Prograf	3A4 Substr.
Tamoxifen	Novaldex	2D6 Substr.
Terbinafin	Myconormin	2D6 inhib.
Topiramat	Topiramat	3A4 Induc, 2C19 inhib.
Tramadol	Zaldiar, Ultram	2D6, 2B6 Substr, 3A4 Substr.
Trimethoprim	Motrim	2C9 Inhib.
Voriconazol	Voriconazol	3A4 Inhib.
S-Warfarin	Coumadin	2C9 Substr.
R-Warfarin	Coumadin	2C19 Substr.
Zonisamid	Zonegran	3A4 Substr. 2C19 Inhib, Substr.

Tab. 2.12: Interaktionsmöglichkeiten von Cannabidiol mit anderen Arzneimitteln (Beispiele). **Induc.** = Inducer, **Inhib.** = Inhibitor, **Substr.** = Substrat. Nach https://www.drugbank.ca/

tion systematisch untersucht, wobei sich nur geringe Erhöhungen der Blutspiegel zeigten, aber auch geringe Unterschiede; je nachdem, ob CBD einer laufenden Behandlung "aufgesetzt" wird oder umgekehrt [18]. Zudem sollte bei der Höhe der Dosis berücksichtigt werden, dass im Alter die Leber- und Nierenfunktion generell abnimmt. Bei stark eingeschränkter Leberfunktion empfiehlt es sich, die Dosierung von CBD zu reduzieren:

- Mild (Child-Pugh A): keine Anpassung erforderlich
- Mäßig-bis-schwer (Child-Pugh B oder C): Anpassung empfohlen, langsamere Steigerung (halbe Start- und Erhaltungsdosis sowie Dosis-Anpassungen nur in wöchentlichen Abständen)
- Schwere Leberinsuffizienz: mit etwa 1/5 der Normaldosis starten, dann Steigerung in größeren als wöchentlichen Abständen

Beispiele für Interaktionsmöglichkeiten sind in Tab. 2.12 zusammengefasst.

CBD ist eine Mutitarget-Substanz und kann eine Multimedikation reduzieren.

Gerade mit Cannabinoiden, insbesondere dem nicht-psychotropen CBD haben Ärzte die Möglichkeit, mit einer gut verträglichen Substanz gleich "mehrere Fliegen mit einem Schlag" zu treffen, denn Cannabinoide wie CBD sind aufgrund ihrer Wirkung auf das sogenannte Endocannabinoidsystem (ECS) multifunktionelle Substanzen, die bei den unterschiedlichsten Erkrankungen eingesetzt werden können. Das ECS ist phylogenetisch ein uraltes Steuerungssystem, das ubiquitär im Körper vorkommt und für die Aufrechterhaltung des Gleichgewichts physiologischer Vorgänge verantwortlich ist, im weitesten Sinn für das Gleichgewicht des Energiehaushalts. Beispiele sind die Regelung von Nahrungsaufnahme/Appetit, Schlaf, Angst/Stress, Unruhe, Agitation, aber auch Fieber, Entzündungen und Tumore. Bei zahlreichen dieser Erkrankungen konnte gezeigt werden, dass das ECS dysreguliert ist. Einige dieser Störungen sind anhand der bestuntersuchten Komponenten des ECS, den beiden Endocannabinoiden Anandamid (AEA) und 2-Arachidonoylglycerol (2-AG), sowie der Expression ihrer primären Rezeptoren CB1 und CB2 in Abb. 2.9 zusammengefasst.

Cannabidiol wurde bereits bei zahlreichen Erkrankungen eingesetzt.

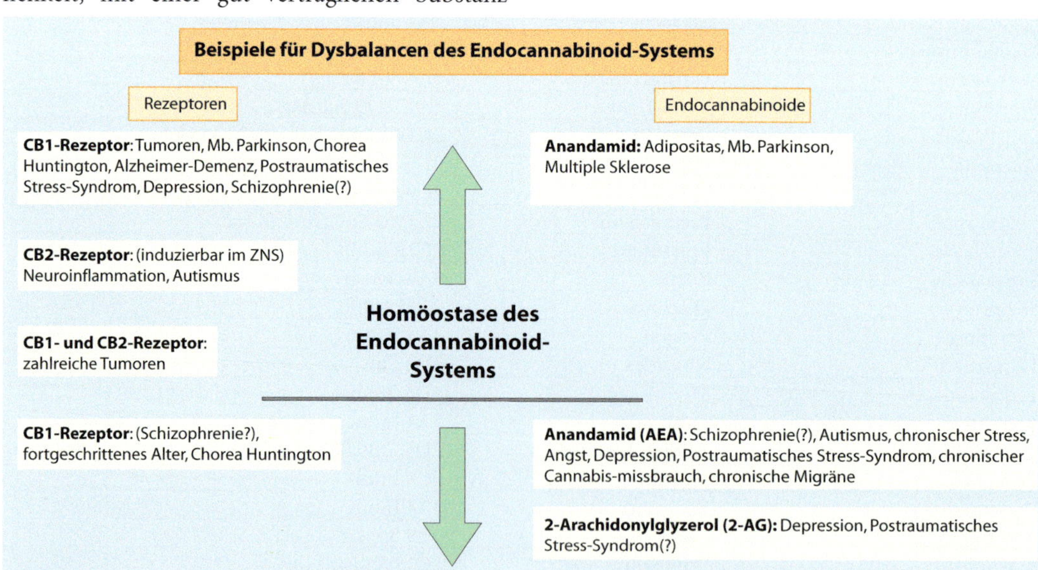

Abb. 2.9: Beispiele für Störungen des Gleichgewichts des Endocannabinoid-Systems. Die Abbildung beinhaltet verschiedene Erkrankungen, bei denen Störungen des Endocannabinoidsystem bereits besser bekannt sind. So ist beispielsweise bei den meisten Karzinomen die Expression von CB1- und GPR55-Rezeptoren gesteigert, die Endocannabinoid-Modulation ist jedoch dissoziiert.

Pflanzliches CBD erhielt in den USA (FDA) im Juni 2018 und in Europa (EMA) im September 2019 die Zulassung zur Behandlung angeborener Formen der Epilepsie (Lennox-Gastaut- und Dravet-Syndrom). Es wurde aber schon in den frühen 70er Jahren an Patienten mit chronischen Erkrankungen im Rahmen verschiedener Studien untersucht [19]. Seit damals wurde CBD – außerhalb der Zulassungsstudien – an mehr als 1.300 Patienten mit verschiedenen Erkrankungen verabreicht. CBD ist gut verträglich wie auch die WHO feststellt. Die relativ häufigsten Nebenwirkungen nach hohen Dosen sind Sedierung, Appetitabnahme und Durchfall.

Cannabidiol ist von "CBD-Öl" zu unterscheiden.

Reines Phyto-CBD darf nicht mit "CBD-Öl" oder "Hanf-Öl" (zu unterscheiden von Hanfsamen-Öl) verwechselt werden. CBD-Öle sind mehr oder weniger angereicherte Extrakte bzw. nicht-standardisierte Life-Style- oder Wellness-Produkte variabler Zusammensetzung, keinesfalls aber Arzneimittel. Auch der häufig verwendete Begriff "Vollextrakt" ist insofern irreführend, als jede Extraktionsmethode in Abhängigkeit des (meist nicht deklarierten) Lösungsmittels jene Substanzen aus Blüten, seltener auch aus Blättern herauslöst, die in diesem Lösungsmittel am besten löslich sind. Zahlreiche Untersuchungen zeigten, daß die Inhaltsstoffe, insbesondere die Konzentration von CBD und Delta-9-Tetrahydrocannabinol (THC, Dronabinol), in Extrakten in mehr als einem Drittel der Fälle weder richtig deklariert (CBD-Gehalt wird meist über-, der THC-Gehalt untertrieben) noch frei von Pestizid-, Lösungsmittelrückständen und Schwermetallen ist [20-22]. Im Gegensatz zu pharmazeutischem CBD wird ihre Herstellung auch nicht von der Behörde kontrolliert. In der Regel enthalten diese CBD- oder Hanf-Öle auch Beimengungen von THC, oft über der erlaubten Grenze. Bei Überschreiten der Verzehrsempfehlung können sie daher psychotomimetische und andere toxische Effekte auslösen; sie sind schon allein wegen des THC-Gehalts für Kinder ungeeignet. Auch medizinisches Cannabis, meist geraucht oder mittels Vaporiser inhaliert, zeigt – selbst bei Verwendung derselben Sorte – erhebliche Schwankungen in der Zusammensetzung der Inhaltsstoffe, darunter auch der ebenfalls pharmakologisch wirksamen Terpene [23, 24]. Hinzu kommen kinetische Schwankungen, verursacht durch Unterschiede in der Inhalationstiefe. Durch die Vielzahl von Phytosubstanzen steigt, unabhängig ob es sich um Extrakte oder getrocknete Blüten handelt, das Risiko von nicht vorhersehbaren Wechselwirkungen. Um eine pharmakologische Wirkung zu erzielen, wären außerdem hohe Dosen erforderlich, die zur Aufnahme von toxischen Mengen von Beiprodukten führen können. Da Patienten, aber auch Angehörige in Situationen, wo kaum Hoffnung auf Besserung besteht, häufig auch ohne den Arzt zu informieren zu alternativen Behandlungsmethoden greifen, sollte auf diese Gefahren hingewiesen werden.

Relativ viel Erfahrung gibt es bei Palliativpatienten mit fortgeschrittenen Karzinomen. Hier verbesserten sich mit Cannabinoiden (CBD) vor allem Angst, Depression und Stress-Scores, wobei große interindividuelle Unterschiede zu beobachten waren. Eine Auswahl entsprechender chronischer Erkrankungen ist in Tab. 2.13 zusammengefasst.

Zahlreiche verschiedene magistrale Formulierungen sind mit CBD möglich.

Neben der Verträglichkeit und Kombinierbarkeit spielen in der Palliativmedizin auch die Darreichungsform bzw. die galenische Formulierung eine entliche Rolle. Nicht jeder Patient ist in der Lage, Kapseln zu schlucken. Hier bieten sich flüssige Formulierungen an (Tropfen mit bis zu 20 % CBD, Saft mit 10 % CBD, magistrale Formulierungen mit 99,8 % reinem Phyto-CBD der Firma Trigal, Wien). Insbesondere bei Mukositis und anderen Schleimhautschäden, z.B. als Folge einer Radiochemotherapie, sind flüssige Formen empfehlenswert [66]. Bei generellen Schluckproblemen oder mangelnder Compliance können auch magistral zubereitete Suppositorien eingesetzt werden.

Praxistipps

- Cannabinoide weisen nur eine moderate analgetische Wirkung um durchschnittlich 30 % auf.
- Die ölige Lösung darf nie in Wasser oder anderen Flüssigkeiten verabreicht werden.
- Applikation direkt auf die Mundschleimhaut, oder Einnahme über ein Stück Brot/Zucker.
- Keine Anwendung bei Akutschmerzen!

Diagnose	Kommentar	Referenzen
Agitation bei Alzheimer, Demenz	Hinweise auf Wirksamkeit von CBD in Tiermodellen, ebenso von THC	[25, 26]
Kachexie, Appetit	Zugelassene Indikation für THC (Dronabinol), Effekt mit CBD unklar, in sehr hohen Dosen Dämpfung des Appetits	[27]
Übelkeit/Erbrechen (bei Chemotherapie)	Zugelassene Indikation für Dronabinol (THC, 20-30mg/d); zahlreiche *in vivo*-Studien mit CBD (0,5 und 5 mg i.p./kg bzw. 10 mg/kg s.c.)	[28, 29]
Angst, Psychosen	25-300 mg CBD/d wirkt anxiolytisch, THC-Dosen über 10 mg/d können hingegen anxiogen wirken und zu Psychosen führen	[30-36]
Maligne Tumore, Hirntumore, Pankreaskarzinom	2 x 200 mg CBD/d, *in vitro*- und *in vivo*-Dosis-proportionale Effekte bekannt; Verlängerung der Überlebenszeit wahrscheinlich	[37-40]
Chronischer Schmerz, rheumatoide Arthritis	2 x 200 mg CBD/d, reduziert Schmerz und steigert den Effekt anderer Analgetika	[14, 41, 17]
Kognitive Einbußen, Aufmerksamkeit	Niedrige Dosen von CBD erhöhen die Konzentration von Acetylcholin und die Aufmerksamkeit;	[42, 43]
Bewegungsstörungen, ALS, Dyskinesie/Dystonie, Meige-Syndrom	Unter 200-600 mg CBD/d verbesserte Bewegungsstörungen	[44, 47]
Schlafstörungen	Zahlreiche Hinweise auf Wirksamkeit bei Schlafapnoe, Insomnie, Albträumen; Sedierung bei hohen Dosen von CBD	[48]
Chronisch-entzündliche Lungenerkrankungen, Zystische Fibrose, COPD	Stimulierung von endogener HO-1 reduziert Hyperinflammation und oxidativen Stress, CBD induziert indirekt (über den Transkriptionsfaktor Nrf2) die Expression protektiver HO-1	[49-52]
Multiple Sklerose	Spastizität und neuropathisccher Schmerz bei MS ist eine registrierte Indikation für Nabiximols	
Niereninsuffizienz, *end-stage kidney disease* (ESKD), *chronic kidney disease* (CKD)	CBD hat protektive Eigenschaften gegen Cisplatin-Nephrotoxizität. Da GPR55 in den Tubuli diabetischer Nieren erhöht exprimiert ist und CBD ein Antagonist ist, könnte CBD wirksam sein, klinische Untersuchungen fehlen	[53, 54]
Diabetes	Niedrig dosiertes CBD reduziert die Blutglukose-Spiegel und schützt Pankreas-Inselzellen *in vivo*	[55]
Hypertonie	CBD (und THC) reduziert stressbedingten Anstieg von Blutdruck und Herzfrequenz, CBD reduziert auch Gefäßsteifigkeit	[56-58]
Kardiomyopathie	CBD reduziert Sauerstoff- und Sickstoffradikale sowie Reperfusions- und andere Hypoxieschäden am Herzmuskel	[59]
Mb. Parkinson	CBD zeigt positive Effekte bei Psychosen, Schlafstörungen und bei der Verrichtung täglicher Aktivitäten	[60]
Schlaganfall, Folgen	CBD (weniger effektiv THC) können im Tiermodell Folgen eines ischämischen Schlaganfalls mildern, wenn eine Therapie innerhalb von 72 Stunden gestartet wird	[61-63]
Systemische Sklerose, Fibrose	CBD (Cannabinoide) wirken anti-fibrotisch in präklinischen Modellen, positive Einzelfallberichte bei Patienten	[64, 65]

Tab. 2.13: Beispiele für den Einsatz von Cannabidiol und anderen Cannabinoiden. **i.p.** = intraperitoneal, **s.c.** = subkutan, **HO-1** = Hämoxygenase 1.

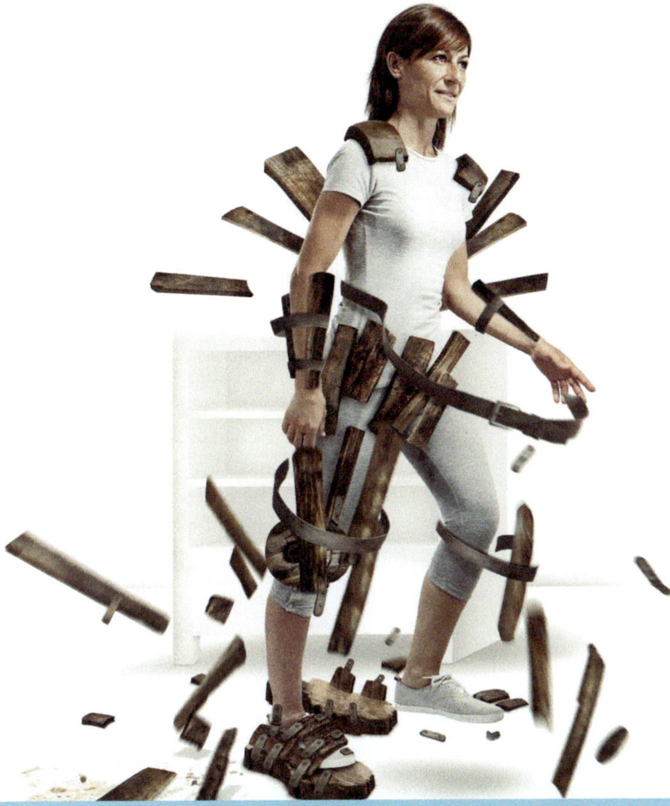

- Cannabinoide sind als *add-on*-Therapeutika zu sehen und nie als Erst- oder Zweitlinien-Medikamente.
- Ihr Einsatz ist gerechtfertigt, wenn die etablierte Therapie nicht den gewünschten Erfolg zeigt

2.4.5. Zusammenfassung

In der Palliativmedizin spielt die gleichzeitige Behandlung mehrer Symptome eine bedeutende Rolle. Cannabidiol hat ein breites Einsatzspektrum, wirkt entzündungshemmend, schmerzlindernd und angstlösend. Es ist neuroprotektiv und schützt Organe wie Herz oder Gehirn vor einer Sauerstoffminderversorgung. Im Gegensatz zu THC hat CBD keine psychotomimetische Wirkung, ist kein Suchtgift und zeigt bei plötzlichem Absetzen keine Entzugssymptomatik. CBD hat eine große therapeutische Breite, kaum Nebenwirkungen und ist in der Regel gut mit anderen in der Palliativmedizin eingesetzten Medikamenten wie Chemotherapeutika, Kortikosteroiden oder Analgetika kombinierbar, wobei deren Dosis häufig reduziert werden kann. Eine Vielfalt von möglichen magistralen Formulierungen erlaubt in den meisten Fällen eine adäquate, den Erfordernissen angepaßte Behandlung mit maximal zwei Applikationen pro Tag.

> Orale Cannabinoide kommen als Drittlinien- bzw. *add-on*-therapie nach Ausschöpfung der anderen empfohlenen Maßnahmen in Betracht.

2.4.5.1. Therapie-Algorithmus

Ein Therapie-Algorithmus bietet eine rationale Entscheidungshilfe für die medikamentöse bzw. topische Therapie neuropathischer Schmerzen. Die Unterscheidung, wann und in welchem Umfang idealerweise mit einer topischen und wann mit einer systemischen Therapie begonnen werden sollte, ist von großer Bedeutung, um eine für den Patienten optimierte Therapieauswahl treffen zu können.

Bei der Anwendung topischer Therapieoptionen profitiert der Patient in der Regel von einer besseren Verträglichkeit und Sicherheit (keine Organtoxizität). Bei lokalisierten peripheren neuropathischen Schmerzen kann demnach aufgrund eines geringen Risikos für systemische Neben- und Medikamentenwechselwirkungen sowie insbesondere auch aufgrund einer fehlenden Beeinträchtigung kognitiver Funktionen ein Therapiestart mit einer topischen Therapieform vorteilhaft sein. Das gilt für ältere Patienten, Patienten mit Polymedikation oder einer eingeschränkten Nieren- und Leberfunktion und wenn die initiale Beschwerdesymptomatik es zulässt.

- Bei diffusen neuropathischen Schmerzen sollte vorzugsweise mit einem systemisch wirksamen Analgetikum behandelt werden
- Periphere neuropathische Schmerzen sind in rund 60% der Fälle lokalisiert, d.h. sie betreffen ein bestimmtes, klar begrenztes Körperareal, sodass topischische Behandlungen geeignet sein können. Dabei muss das schmerzhafte Areal eine Größe haben, die von der maximal zugelassenen Anzahl topischer Pflaster pro Anwendung erfassbar ist
- Im Einzelfall kann es bei Polyneuropathien mit diffuser Schmerzausbreitung ratsam sein, die besonders schmerzhaften Areale einer topischen Therapie entweder als Monotherapie oder zur Unterstützung einer systemischen Medikation zu unterziehen
- Eine Kombination aus topischer und systemischer Therapie kann auch sinnvoll oder notwendig sein, um die Dosis systemischer Medikation zu reduzieren

2.4.5.2. Medikation bei Organschwächen (Niere, Leber)

Lebererkrankungen können die Pharmakokinetik vieler Medikamente beeinflussen. Bei einer mäßigen bis schweren Leberinsuffizienz (Child-Pugh-Stadium >5) ist die Oxycodon-Naloxon-Kombination kontraindiziert, da Naloxon in der Leber weniger stark präsystemisch eliminiert wird und damit die analgetische Wirkung des Oxycodons vermindern könnte.

Opioide wie Oxycodon und Tramadol, müssen bei Patienten mit eingeschränkter Leber- und Nierenfunktion vorsichtig dosiert werden, weil sich bei verzögerter Metabolisierung und Elimination das Risiko für unerwünschte Arzneimittelwirkungen erhöht (☞ Tab. 2.14).

Anders verhält es sich mit Buprenorphin TTS. Diese Substanz kann in normaler Dosierung bei Nierenfunktionsstörungen angewendet werden.

Wirkstoff	Vorgehen bei Niereninsuffizienz (Clearence <30 ml/min)	Vorgehen bei schweren Funktionsstörungen der Leber
Carbamazepin	keine Anpassung notwendig	Kontraindikation!
Gabapentin	150-600 mg in 3 Tagesdosen	keine Anpassung notwendig
Pregabalin	25-150 mg in 2 Tagesdosen	keine Anpassung notwendig
Amitriptylin	Anpassung der Dosis wegen erhöhter Gefahr eines Harnverhalts	Cave erhöhte Krampfneigung
Duloxetin	Kontraindikation!	Kontraindikation! Cave mit Alkohol verstärkte Leberschäden
Venlafaxin	Dosisreduktion von 50 %	Dosisreduktion von 50 %
Tramadol	Verlängerung des Dosisintervalls auf 12 Stunden, Tagesmaximaldosis 200 mg	Verlängerung des Dosisintervalls auf 12 Stunden, Tagesmaximaldosis 150 mg
Oxycodon	Dosisreduktion bis zu 50 %	Dosisreduktion von 50 %
Buprenorphin	keine Anpassung notwendig	evtl. Dosisreduktion

Tab. 2.14: Empfehlungen zur Dosisanpassung ausgewählter Wirkstoffe bei Organdysfunktionen.

Da Antikonvulsiva wie Gabapentin und Pregabalin zu ca. 98 % unverändert renal ausgeschieden werden, ist bei diesen wie auch bei zur Behandlung neuropathischer Schmerzen eingesetzten Antidepressiva eine Dosisreduktion vorzunehmen.

2.4.5.3. Medikamentöse Interaktionen

Einhergehend mit der Multimorbidität stehen ältere Patienten häufig unter einer Polypharmazie. Weil diese – nicht zuletzt bedingt durch eben diese Polypharmazie – ein höheres Risiko für Nebenwirkungen durch eine medikamentöse Schmerztherapie haben, ist es bei der Auswahl eines Medikaments für ältere Patienten wichtig, die potenziell inadäquaten Arzneimittel nicht anzuwenden (☞ Tab. 2.15).

Generell weisen alle Opioide eine pharmakodynamische Interaktion mit sedierenden Pharmaka (Benzodiazepine und analoge Schlafmittel, sedierende Neuroleptika und trizyklische Antidepressiva) sowie mit Alkohol auf. Durch additive Wirkungen auf das zentrale Nervensystem kann es zum Auftreten von Hypotension, psychomotorischer Hemmung, Atemdepression und Benommenheit bis hin zur Bewusstlosigkeit kommen.

Wirkstoff	Cave Kombination mit	Mögliche Interaktionen
Gabapentin	Antazida	verminderte Resorption (mindestens 2 h Einnahmeabstand)
Pregabalin	Oxycodon	mögliche Beeinträchtigung grobmotorischer und kognitiver Funktionen
Tramadol	Alkohol, Theophyllin, Antipsychotika, Lithium, Bupropion u.a.	Senkung der Krampfschwelle
Tramadol	SNRI, SSRI, MAO-Inhibitoren, TZA, Linezolid, Carbamazepin, Oxcarbazepin	Gefahr des Serotoninsyndroms
Tapentatol	SSRI	Gefahr des Serotoninsyndroms
Tapentatol	MAO-Inhibitoren	vermehrte noradrenerge Wirkungen
Oxycodon	Anticholinergika	verstärkte anticholinerge Wirkung (Mundtrockenheit, Tachykardie, Delir u.a)
Alle Opioide	Alkohol, Benzodiazepine, Antipsychotika, Antihistaminika, Muskelrelaxantien	verstärkte zentral dämpfende Wirkung

Tab. 2.15: Häufige medikamentöse Interaktionen von Wirkstoffen, die in Therapie neuropathischer Schmerzen eingesetzt werden. Modif. nach Stromer et al. 2017 [25].

Eine Kombination aus nicht-atemdepressiven Dosen von Opioiden und Benzodiazepinen kann synergistisch eine Atemdepression erzeugen.

Tramadol und in geringerer Häufigkeit auch Oxycodon können ein Serotonin-Syndrom auslösen, wenn sie mit MAO-Hemmern oder SSRI, SSNRI, trizyklischen Antidepressiva, Mirtazapin, Trazodon oder Triptanen kombiniert werden. Ein Serotoninsyndrom ist primär gekennzeichnet durch unspezifische Symptome wie Fieber, Schüttelfrost, Schweißausbruch, Übelkeit und Durchfall, aber auch durch Unruhe und Verwirrtheit.

Buprenorphin wird durch CYP3A4-Induktoren wie die Antiepileptika Carbamazepin, Phenobarbital oder Phenytoin schneller abgebaut, wodurch die Wirkung abgeschwächt wird.

Literatur

Alleman CJ et al. Humanistic and economic burden of painful diabetic peripheral neuropathy inEurope: A review of the literature. Diabetes Res Clin Pract. 2015 Aug;109(2):215-225.

Baron R et al. Diagnostik neuropathischer Schmerzen. In: Diener HC (Hg.) Leitlinien für Diagnostik und Therapie in der Neurologie. 5. Aufl., Thieme 2012.

Bernhard W, Ambach L, König S, Nussbaumer S, Weinmann W. Untersuchung von Cannabis auf Streckmittel, Verschnittstoffe, Pestizide, mikrobiologische und anorganische Kontaminationen. Universität Bern, Institut für Rechtsmedizin, E.V., 2016.

Bhattacharyya S, Morrison PD, Fusar-Poli P, Martin-Santos R, Borgwardt S, et al. Opposite effects of D-9-tetrahydrocannabinol and cannabidiol on human brain function and psychopathology. Neuropsychopharmacology. 2010;35:764-774.

Bhattacharyya S, Wilson R, Appiah-Kusi E, et al. Effect of cannabidiol on medial temporal, Midbrain, and striatal dysfunction in people at clinical high risk of psychosis: a randomized clinical trial. JAMA Psychiatry. 2018;75(11):1107-1117.

Böckmann S, Burkhard H. Cannabidiol promotes endothelial cell survival by heme oxygenase-1-mediated autophagy. Cells. 2020;9:1703.

Bouhassira D et al. Comparison of pain syndromes associated with nervous or somatic lesions and development of a new neuropathic pain diagnostic questionnaire (DN4). Pain. 2005 Mar;114(1- 2):29-36.

Carlini EA, Cunha JM. Hypnotic and antiepileptic effects of cannabidiol. J Clin Pharmacol. 1981;21:417S-427S.

Charemboon T, Lerthattasilp T, Supasitthumrong T. Effectiveness of cannabinoids for treatment of dementia: A systematic review of randomized controlled trials. Clin Gerontol. 2021;44(1):16-24.

Chillappagari S, Garapati V, Mahavadi P, et al. Defective BACH1/HO-1 regulatory circuits in cystic fibrosis bronchial epithelial cells. J Cyst Fibros. 2021;20(1):140-148.

Consroe P, Sandyk R, Snider SR: Open label evaluation of cannabidiol in dystonic movement disorders. Int J Neurosci. 1986;30:277-282.

Crippa JAS, Hallak JEC, Zuardi AW, et al. Is cannabidiol the ideal drug to treat non-motor Parkinson's disease symptoms? Eur Arch Psychiatry Clin Neurosci. 2019; 269(1):121-133.

Cuba LF, Goncalves Salum F, Silveira Guimares F, et al. Cannabidiol on 5-FU-induced oral mucositis in mice. Oral Dis. 2020;26(7):1483-1493.

Dall'Stella PB, Docema MFL, Maldaun MVC, et al. Case report: Clinical outcome and image response of two patients with secondary high-grade glioma treated with chemoradiation, PCV, and cannabidiol. Front Oncol. 2019;8:643.

Di Pietro C, Öz HH, Murray TS, Bruscia EM. Targeting the heme oxygenase 1/carbon monoxide pathway to resolve lung hyper-inflammation and restore a regulated immune response in cystic fibrosis. Front Pharmacol. 2020;11:1059.

Dieleman JP et al. Incidence rates and treatment of neuropathic pain conditions in the general population. Pain. 2008 Jul 31;137(3):681-688.

Eisenberg E et al. Drug combinations in the treatmentof neuropathic pain. Curr Pain Headache Rep. 2014;18 (12):463

Elms L, Shannon S, Hughes S, Lewis N. Cannabidiol in the treatment of post-traumatic stress disorder: a case series. J Altern Complement Med. 2019;25(4):392-397.

Fachinformation Qutenza, Stand März 2019

Frankel A. 2020 Case report on Sjögren's syndrome and cannabidiol (Blog). https://www.greenbridgemed. com/blog/case-report-on-sjogrens-syndrome-and-cannabidiol (Zugriff am 24.03.2021)

Freynhagen R, Baron R, Gockel U, Tölle TR. painDETECT: a new screening questionnaire to identify neuropathic components in patients with back pain. Curr Med Res Opin. 2006 Oct;22(10):1911-20.

Garcia-Gutierrez MS, Navarrete F, Gasparyan A, et al. Cannabidiol: a potential new alternative for the treatment of anxiety, depression, and psychotic disorders. Biomolecules 2020;10:1575.

Garza-Cervantes JA, Ramos-González M, Lozano O, Jerjes-Sánchez C, García-Rivas G. Therapeutic applications of cannabinoids in cardiomyopathy and heart failure. Oxid Med Cell Longev. 2020;2020:4587024.

Gillhausen K et al. Diagnose und Therapie neuropathischer Schmerzen: Eine praktische Hilfe für den hausärztlichen Alltag, CME Beilage erschienen in: Der Allgemeinarzt, 2019 (Ausgabe 2). Abrufbar unter https://www.cme-point.de/fortbildungen-3/schmerztherapie/neuropathische-schmerzen (Gültigkeitsdauer: 06.02.2019-06.02.2020).

Gillhausen K et al. General Pain Screener (GPS). Poster Abstract. DGSS 2018, Mannheim.

Gilron I et al. Combination pharmacotherapy for management of chronic pain: From bench to bedside. Lancet Neurol. 2013;12(11):1084-1095.

Gimbel JS et al. Controlled-release oxycodone for pain in diabetic neuropathy: A randomized controlled trial. Neurology. 2003;60:927-934.

Grayson L, Vines B, Nichol K, et al. An interaction between warfarin and cannabidiol, a case report. Epilepsy Behav Case Rep. 2018;9:10-11.

Gustorff B et al. Prevalence of self-reported neuropathic pain and impact on quality of life: a prospective representative survey. Acta Anaesthesiol Scand. 2008;52 (1): 132-136.

Hallak JEC, Dursun SM, Bosi DC, et al. The interplay of cannabinoid and NMDA glutamate receptor systems in humans: Preliminary evidence of interactive effects of cannabidiol and ketamine in healthy human subjects. Prog Neuropsychopharmacol Biol Psychiatry. 2011;35 (1):198-202.

Häuser W et al. Empfehlungen der aktualisierten Leitlinie LONTS. Langzeitanwendung von Opioiden bei chronischen nicht-tumorbedingten Schmerzen. Schmerz 2015; 29(1):109-130.

Häuser W, Finn DP, Kalso E, et al. European Pain Federation (EFIC) position paper on cannabinoid based medicines and medical cannabis for chronic pain management. Eur J Pain. 2018;22:1547-64.

Hayakawa K, Irie K, Sano K, et al. Therapeutic time window of cannabidiol treatment on delayed ischemic damage via high-mobility group box1-inhibiting mechanism. Biol Pharm Bull. 2009;32(9):1538-1544.

Henson LA, Maddocks M, Evans C, et al. Palliative care and the management of common distressing symptoms in advanced cancer: pain, breathlessness, nausea and vomiting, and fatigue. J Clin Oncol. 2020;38:905-914.

Hui D, Mori M, Parsons HA, et al. The lack of standard definitions in the supportive and palliative oncology literature. J Pain Symptom Manage. 2012;43(3):582-592.

IASP Task Force on Taxonomy 2017. Stand Dezember 2017. Abrufbar unter: http://www.iasp-pain.org/ Education/Content.aspx?ItemNumber= 1698#Peripheralneuropathicpain. Abruf am 18.11.2019.

Jenkin KA, McAinch AJ, Zhang Y, et al. Elevated cannabinoid receptor 1 and G protein-coupled receptor 55 expression in proximal tubule cells and whole kidney exposed to diabetic conditions. Clin Exp Pharmacol Physiol. 2015;42(3):256-62.

Kenyon J, Liu W, Dalgleish A. Report of objective clinical responses of cancer patients to pharmaceutical-grade synthetic cannabidiol. Anticancer Res. 2018;38: 5831-5835.

Khan R, Naveed S, Mian N, et al. The therapeutic role of Cannabidiol in mental health: a systematic review. J Cannabis Res. 2020;2:2.

Kheireldin R. A Case report and literature review of clobazam toxicity related to CBD and clobazam drug-drug interaction. J Clin Med Res. 2019;1(2):1-4.

Lafuente H, Alvarez FJ, Pazos MR, Alvarez A, Rey-Santano MC, et al. Cannabidiol reduces brain damage and improves functional recovery after acute hypoxia-ischemia in newborn pigs. Pediatr Res. 2011;70:272–277.

Lattanzi S et al. Topical lidocaine for localized neuropathic pain. Arch Neurosci. 2016;3(1):e28698.

Leino A, Emoto C, Fukuda T, et al. Evidence of a clinically significant drug-drug interaction between cannabidiol and tacrolismus: a case report Am J Transplant. 2017; 17:(suppl.3).

Liebling JP, Clarkson NJ, Gibbs BW, Yates AS, O' Sullivan SE. An analysis of over-the-counter cannabidiol products in the United Kingdom. Cannabis Cannabinoid Res. 2020 Apr 1. doi: 10.1089/can.2019.0078.

Likar R, Koestenberger M, Stultschnig M, Nahler G. Concomitant treatment of malignant brain tumours with CBD – a case series and review of the literature. Anticancer Res. 2019;39:5797-5801.

Likar R, Nahler G. 2020 Cannabidiol possibly improves survival of patients with pancreatic cancer: A case series. Clin Oncol Res. 2020;2613-4942.

Likar R. Cannabidiol: Schmerzreduktion bei therapieresistenten Fällen. Universum Innere Medizin 2016;08/16:96-97.

Madden K, Tanco K, Bruera E. Clinically significant drug-drug interaction between methadone and cannabidiol. Pediatrics. 2020;145(6):e20193256.

Maihöfner C et al. Treatment of peripheral neuropathic pain by topical capsaicin: Impact of pre-existing pain in the QUEPP-study. Eur J Pain. 2014:671-679.

Martinez-Orgado J, Villa M, del Pozo A. Cannabidiol for the treatment of neonatal hypoxic-ischemic brain injury. Front. Pharmacol. 2021;11:584533.

Masataka N. Anxiolytic effects of repeated cannabidiol treatment in teenagers with social anxiety disorders. Front Psychol. 2019;10:2466.

Masnoon N, Shakib S, Kalisch-Ellett L, Caughey G. What is polypharmacy? A systematic review of definitions. BMC Geriatr. 2017;17:230.

McGregor IS, Cairns EA, Abelev S, et al. Access to cannabidiol without a prescription: A cross-country comparison and analysis. Int J Drug Policy. 2020;85: 102935

McNicol ED et al. Opioids for neuropathic pain. Cochrane Database of Systematic Reviews 2013, Issue 8. Art. No.: CD006146

Mechtler K, Bailer J, de Hueber K. Variations of D9-THC content in single plants of hemp varieties. Industrial Crops and Products 2004;19:19-24.

Morrison G, Crockett J, Blakey G, Sommerville K. A phase I, open-label, pharmacokinetic trial to investigate possible drug-drug interactions between clobazam, stiripentol, or valproate and cannabidiol in healthy subjects. Clin Pharmacol Drug Dev. 2019;8(8):1009-1031.

Murillo-Rodriguez E, Arankowsky-Sandoval G, Rocha NB, et al. Systemic injections of cannabidiol enhance acetylcholine levels from basal forebrain in rats. Neurochem Res. 2018;43(8):1511-1518.

Murillo-Rodriguez E, Machado S, Imperatori C, et al. Natural cannabinoids as templates for sleep disturbances treatments. Adv Exp Med Biol. 2021;1297:133-141.

Murillo-Rodriguez E, Millan-Aldaco D, Palomero-Rivero M, Mechoulam R, Drucker-Colin R. The nonpsychoactive Cannabis constituent cannabidiol is a wake-inducing agent. Behav Neurosci. 2008;122(6):1378-1382.

Nahler G. Co-medication with cannabidiol may slow down the progression of motor neuron disease: A case report. J Gen Pract (Los Angel) 2017;5(4):3.

Nahler G. Could cannabidiol play a role in the treament of chronic pain? Med Res Innov. 2018;2(1):1-2.

Namdar D, Mazuz M, Ion A, Koltai H. Variation in the compositions of cannabinoid and terpenoids in Cannabis sativa derived from inflorescence position along the stem and extraction methods. Industrial Crops and Products 2018;113:376-382.

Neelakantan H, Tallarida RJ, Reichenbach ZW, et al. Distinct interactions of cannabidiol and morphine in three nociceptive behavioral models in mice. Behav Pharmacol. 2015;26(3):304-314.

Nogueira A, Shoenfeld Y, Amital H. Cannabis sativa as a Potential Treatment for Systemic Sclerosis. Isr Med Assoc J. 2019;21(3):217-218.

Opstelten W et al. Herpes zoster and postherpetic neuralgia: incidence and risk indicators using ageneral pr actice research database. Fam Pract. 2002;19(5):471-475.

Outen JD, Burhanullah MH, Vandrey R, et al. Cannabinoids for agitation in Alzheimer's disease. Am J Geriatr Psychiatry. 2021;27:S1064-7481(21)00030-0.

Pan H, Mukhopadhyay P, Rajesh M, et al. Cannabidiol attenuates cisplatin-Induced nephrotoxicity by decreasing oxidative/nitrosative stress, inflammation, and cell death. J Pharmacol Exp Ther. 2009; 328(3):708-714.

Parihar V, Rogers A, Blain AM, et al. Reduction in tamoxifen metabolites endoxifen and N-desmethyltamoxifen with chronic administration of low dose cannabidiol: a CYP3A4 and CYP2D6 drug interaction. J Pharm Pract. 2020:15:897190020972208.

Pergolizzi JV Jr et al. Peripherally acting μ-opioid receptor antagonists as treatment options for constipation in noncancer pain patients on chronic opioid therapy. Patient Prefer Adherence. 2017;11:107-119.

Prudhomme M et al. Management of neuropathic pain induced by surgery: Review of the literature by a group of experts specialized in pain management, anesthesia and surgery. J Visc Surg. 2020;157(1):43-52.

Raja SN et al. Opioids versus antidepressants in postherpetic neuralgia: a randomized, placebo-controlled trial. Neurology. 2002;59:1015-1021.

Reljic T, Kumar A, Klocksieben FA, et al. Treatment targeted at underlying disease versus palliative care in terminally ill patients: a systematic review. BMJ Open. 2017; 7:e014661.

Rock EM, Bolognini D, Limebeer CL, et al. Cannabidiol, a non-psychotropic component of cannabis, attenuates vomiting and nausea-like behaviour via indirect agonism of 5-HT(1A) somatodendritic autoreceptors in the dorsal raphe nucleus. Br J Pharmacol. 2012;165(8): 2620-2634.

Rock EM, Sullivan MT, Pravato S, et al. Effect of combined doses of D9-tetrahydrocannabinol and cannabidiol or tetrahydrocannabinolic acid and cannabidiolic acid on acute nausea in male Sprague-Dawley rats. Psychopharmacology. 2020;237:901-914.

Schlereth T et al. Diagnose und nicht interventionelle Therapie neuropathischer Schmerzen. S2k-Leitlinie, 2019. In: Deutsche Gesellschaft für Neurologie (Hrsg.), Leitlinien für Diagnostik und Therapie in der Neurologie. Abruf am 28.11.2019 (www.dgn.org/leitlinien).

Schwartz M, Böckmann S, Hinz B. Up-regulation of heme oxygenase-1 expression and inhibition of disease-associated features by cannabidiol in vascular smooth muscle cells. Oncotarget. 2018;9(77):34595-34616.

Shannon S, Lewis N, Lee H, et al. Cannabidiol in Anxiety and Sleep: A Large Case Series. Perm J. 2019;23:18-41.

Sleeman KE, de Brito M, Etkind S, et al. The escalating global burden of serious health-related suffering: projections to 2060 by world regions, age groups, and health conditions. Lancet Glob Health. 2019;7:e883-92.

Sleeman KE, Gomes B, Brito M, et al. The burden of serious health-related suffering among cancer decedents:

Global projections study to 2060. Palliat Med. 2021;35 (1):231-235.

Snider SR, Consroe P. Beneficial and adverse effects of cannabidiol in a Parkinson patient with sinemet-induced dystonic dyskinesia. Neurology. 1985;35 (Suppl): 201.

Snider SR, Consroe P. Treatment of Meige's syndrome with cannabidiol. Neurology. 1984;34(Suppl):147.

Steigerwald I et al. Effectiveness and safety of tapentadol prolonged release for severe, chronic low back pain with or without a neuropathic pain component: results of an open-label, phase 3b study. Curr Med Res Opin. 2012; 28:911-936.

Stromer W, Nahler G. Cannabidiol (CBD) reduziert Schmerz und Begleitmedikamente bei rheumatoider Arthritis. Ein Fallbericht. Ärzte Exklusiv. 2021;April:30-32.

Stromer W. Besonderheiten der Schmerztherapie bei geriatrischen Patienten. DFP Literaturstudium. Schmerznachrichten. 2017;Heft 2:10-16.

Sultan SR, Millar SA, England TJ, O'Sullivan SE. A systematic review and meta-analysis of the haemodynamic effects of cannabidiol. Front Pharmacol. 2017;8:81.

Sultan SR, Millar SA, Saoirse E, et al. A Systematic Review and meta-analysis of the in vivo haemodynamic effects of D9-tetrahydrocannabinol. Pharmaceuticals. 2018;11:13.

Sultan SR, O'Sullivan SE, England TJ. The effects of acute and sustained cannabidiol dosing for seven days on the haemodynamics in healthy men: A randomised controlled trial. Br J Clin Pharmacol. 2020;86(6):1125-1138.

Suraev AS, Marshall NS, Vandrey R, et al. Cannabinoid therapies in the management of sleep disorders: A systematic review of preclinical and clinical studies. Sleep Med Rev. 2020;53:101339.

Torrance N et al. The epidemiology of chronic pain of predominantly neuropathic origin. Results from a general population survey. J Pain. 2006;7(4):281-291.

Treede RD et al. Neuropathic pain: Redefiniton and a grading system for clinical and research purposes. Neurology. 2008;70(18):1630-1635.

van Hecke O et al. Neuropathic pain in the general population: A systematic review of epidemiological studies. Pain. 2014;155(4):654-662.

Vazquez M, Guevara N, Maldonado C, et al. Potential pharmacokinetic drug-drug interactions between cannabinoids and drugs used for chronic pain. Biomed Res Int. 2020;2020:3902740.

Zhornitsky S, Potvin S. Cannabidiol in Humans—The Quest for Therapeutic Targets. Pharmaceuticals. 2012; 5:529-552.

Ziv E, Weiss L, Raz I, et al. Islet protection and amelioration of diabetes type 2 in Psammomys obesus by treatment with cannabidiol. J Diabetes Mellitus. 2012;2(1): 27-34.

2.5. Invasive Tumorschmerztherapie

2.5.1. Grundlagen

Bei 10-30 % der Patienten, die auf das orale-transdermale Therapiekonzept nicht ausreichend ansprechen, benötigt man invasive Verfahren. Schmerzen, die ein Problem in der Therapie darstellen können, sind der neuropathische und der viszerale Schmerz. Zu bedenken ist, dass Tumorpatienten von mehreren Schmerzlokalisationen betroffen sein und unter mehreren Schmerzarten leiden können [1, 2].

Denken wir z.B. an eine Mammakarzinom-Patientin mit lokalem Rezidiv. Diese hat im lokalen Brustbereich einen bohrenden, ziehenden Schmerz – einen sogenannten Nozizeptor-Schmerz. Kommt es zur Infiltration im Bereich des Plexus brachialis, dann treten einschießende neuropathische Schmerzen auf. Wenn die Patientin zusätzlich Metastasen im Bereich der Brustwirbel hat, dann kann das eine gemischte Schmerzsympotmatik verursachen. Das heißt, diese Patientin hat drei verschiedenen Schmerzorte und drei verschiedene Schmerzarten, was in der Therapie berücksichtigt werden muss.

Die 4. Stufe in der Tumorschmerztherapie sind invasive Methoden (Nervenblockaden, Patientenkontrollierte, intravenöse oder subkutane Analgesien, Verabreichung von Medikamenten über den Epiduralraum und Intrathekalraum, neurolytische Therapieverfahren z.B. Plexus-coeliacus-Blockaden sowie intrathekale Neurolyse; ☞ Abb. 2.10).

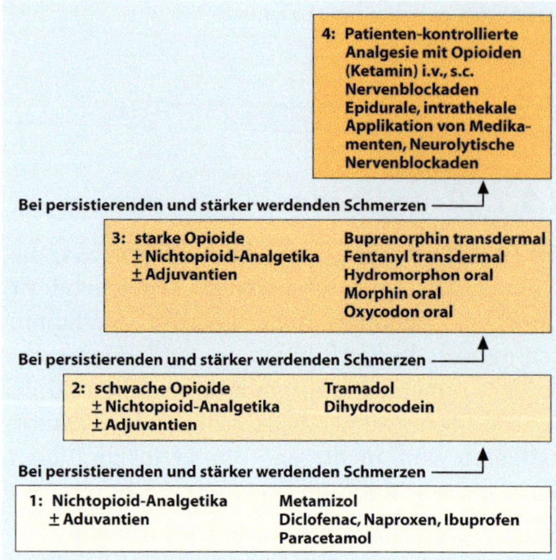

Abb. 2.10: WHO-Stufenschema zur Schmerztherapie bei chronischen Tumorschmerzen inklusive Stufe 4.

Die Indikation für eine subkutane bzw. intravenöse kontinuierliche Opioidgabe ist dann gegeben, wenn eine orale transdermale Gabe aufgrund von therapieresistenten Nebenwirkungen oder ungenügender Wirkung nicht ausreichend ist. Einer der Hauptgründe dafür sind die oft auftretenden Durchbruchschmerzen. Es wird empfohlen, einfache Pumpensysteme zu verwenden. Die Pumpensysteme können mit bis zu 4%igem Morphin gefüllt werden. Wenn der Verbrauch von Morphin mehr als 200 mg pro Tag beträgt, empfiehlt es sich, S-Ketamin in der Dosierung von 25-50-100 mg pro Tag beizumischen, um die Dosissteigerung der Opioide gering zu halten.

Wichtig ist es, die Patienten und deren Angehörige bezüglich der Anwendung der Pumpe zu schulen. Der Patient erhält über die Schmerzpumpe eine kontinuierliche Rate von Morphin pro Stunde, kann sich aber einen Bolus selbst dazu drücken – in der Regel alle 15 Minuten, wobei die Bolusmenge 50 bis 100 % der Stundendosis beträgt. Die ambulante Weiterbetreuung der Patienten nach Pumpeneinstellung in der Klinik soll über den Hausarzt in Zusammenarbeit mit der Hauskrankenpflege und einem mobilen Palliativteam erfolgen.

Man kann Morphin auch subkutan verabreichen. Es kommt hier aber lokal zu einer Histaminausschüttung und damit zu Knötchenbildungen. Diese Knötchen können sich sekundär infizieren. Daher ist es ratsam, primär einen Port-a-Cath oder PICC-(*peripher inserted central venous catheter*) Katheter zu implantieren und über diese das Opioid (Morphin oder Hydromorphon) mittels Schmerzpumpe zu verabreichen. Die Patienten sollen regelmäßig auf Wirkung und Nebenwirkungen der Medikamente kontrolliert werden.

Indikationen für die rückenmarksnahe Verabreichung epidural oder intrathekal sind dann gegeben, wenn systemische Analgetika aufgrund therapieresistenter Nebenwirkungen ohne Erfolg bleiben. Die epidurale Verabreichung ist indiziert, wenn Lokalanästhetika verabreicht werden. Die Applizierung von Lokalanästhetika ist notwendig, wenn durch ein Pleuramesotheliom mehrere Interkostalnerven infiltriert sind und dadurch massive neuropathische Schmerzen auftreten [1].

Die intrathekale Verabreichung von Opioiden ist bei therapieresistenten Schmerzen gegeben, die multilokulär auftreten. Der Vorteil ist hier, dass intrathekal von Morphin z.B. nur mehr ein Hundertstel der Dosis notwendig ist. Bei dieser Arte der Verabreichung ist es oft erforderlich, verschiedene Medikamente wie Morphin, Clonidin und Bupivacain zu kombinieren.

Die letzte Konsensus-Empfehlung zur Verabreichung von intrathekalen Medikamenten, publiziert in der Zeitschrift Neuromodulation 2017, unterscheidet zwischen lokalisiertem oder diffusem nozizeptiven und neuropathischen Schmerz. Bei nozizeptivem Schmerz werden als *First-line*-Medikamente Morphin und Ziconotid empfohlen. Bei neuropathischen Schmerzen gelten Ziconotid und Morphin als Empfehlung für die *First-line*-Medikation (☞ Tab. 2.16).

Zu bedenken ist vor allem, dass es bei intrathekaler Medikamentengabe Nebenwirkungen gibt, die intrathekal stärker ausgeprägt sind als bei der oralen Verabreichung von Opioiden. Harnretention, Juckreiz und auch Übelkeit können bei intrathekaler Verabreichung von Opioiden vermehrt auftreten [4].

Bei massivsten neuropathischen Schmerzen steht uns heute Ziconotid als eine neue Substanz zur Verfügung. Ziconotid wirkt über den N-Typ des Calciumkanals.

Bevor man eine Schmerzpumpe implantiert, empfiehlt sich eine intrathekale Austestung über einen intrathekalen Katheter mit Port-a-Cath. Erst wenn die Austestung positiv verläuft – das heißt, die

Tumorschmerz oder andere schwere Schmerzzustände im Palliativbereich mit lokalisiertem nozizeptiven oder neuropathischen Schmerz											
Linie 1A	Ziconotid	↔	Morphin								
Linie 1B	Fentanyl	↔	Morphin oder Fentanyl + Bupivacain								
Linie 2	Hydromorphon	↔	Hydromorphon + Bupivacain	↔	Hydromorphon oder Fentanyl oder Morphin + Clonidin	↔	Morphin oder Hydromorphon oder Fentanyl + Ziconotid				
Linie 3	Hydromorphon oder Morphin oder Fentanyl + Bupivacain + Clonidin	↔	Ziconotid + Bupivacain	↔	Ziconotid + Clonidin	↔	Hydromorphon oder Morphin oder Fentanyl + Bupivacain + Ziconotid	↔	Sufentanil		
Linie 4	Sufentanil + Ziconotid	↔	Sufentanil + Bupivacain	↔	Baclofen	↔	Sufentanil + Clonidin	↔	Bupivacain + Clonidin + Ziconotid	↔	Bupivacain + Clonidin
Linie 5	Sufentanil + Bupivacain + Clonidin										
Linie 6	Opioid[1] + Bupivacain + Clonidin + Adjuvantien[2]										
Tumorschmerz oder andere schwere Schmerzzustände im Palliativbereich mit diffusem nozizeptiven oder neuropathischen Schmerz											
Linie 1A	Ziconotid	↔	Morphin								
Linie 1B	Hydromorphon	↔	Morphin oder Hydromorphon + Bupivacain								
Linie 2	Hydromorphon oder Morphin + Clonidin	↔	Morphin oder Hydromorphon + Ziconotid								
Linie 3	Hydromorphon oder Morphin oder Fentanyl + Bupivacain + Clonidin	↔	Ziconotid + Bupivacain	↔	Ziconotid + Clonidin	↔	Hydromorphon oder Morphin oder Fentanyl + Bupivacain + Ziconotid	↔	Sufentanil		
Linie 4	Sufentanil + Ziconotid	↔	Baclofen	↔	Sufentanil + Bupivacain	↔	Sufentanil + Clonidin	↔	Bupivacain + Clonidin + Ziconotid	↔	Bupivacain + Clonidin
Linie 5	Sufentanil + Bupivacain + Clonidin	↔	Sufentanil + Bupivacain + Ziconotid	↔	Sufentanil + Clonidin + Ziconotid						
Linie 6	Opioid[1] + Bupivacain + Clonidin + Adjuvantien[2]										

Tab. 2.16: Polyanalgetischer Algorithmus für die intrathekale Therapie nach [3].

[1] alle für die intrathekale Therapie geeigneten Opioide

[2] Adjuvantien schließen Midazolam, Ketamin und Octreotid ein

Schmerzreduktion mehr als 50 % erreicht – kann man an die Möglichkeit der Implantation einer Schmerzpumpe unter die Haut denken.

Bei Tumorpatienten ist es immer wichtig, den Benefit und das Risiko von invasiven Methoden gegeneinander abzuwägen. Bei der epiduralen und spinalen Verabreichung von Medikamenten orientiert man sich an der Lebenserwartung des Patienten.

Ein möglicher Algorithmus zur Invasivität der Schmerztherapie hinsichtlich der Lebenserwartung ist in Abbildung 2.11 dargestellt.

2.5.2. Neurolysen

Voraussetzungen für Neurolysen sind gegeben, wenn eine Kausaltherapie nicht mehr möglich ist oder wenn die medikamentöse Therapie nicht ausreichend ist. Es muss sich bei den Schmerzen des Patienten um lokal begrenzte Schmerzen handeln. Es dürfen keine bedeutsamen motorischen Fasern durch die Neurolyse geschädigt werden.

Bevor man eine neurolytische Blockade durchführt, sollte man eine prognostische Blockade mit Lokalanästhetika durchführen, um zu überprüfen, ob der Patient überhaupt einen Benefit hat.

Für eine Neurolyse geeignete Strukturen sind:

- Sensible Nerven
- Intercostalnerven
- Hintere Wurzel – Spinalnerven
- Plexus coeliacus, Plexus hypogastricus
- Plexus lumbalis

2.5.2.1. Plexus-coeliacus-Blockade

Die Indikationen für eine Plexus-coeliacus-Blockade sind Tumorschmerzen bei Oberbauchkarzinomen wie z.B. bei Pankreaskarzinom oder Kolonkarzinom.

Eine Metaanalyse von Eisenberg et al. zeigte, dass Patienten durch eine Neurolyse des Plexus coeliacus bis zum Tode, zumindest aber länger als drei Monate eine 70%ige Schmerzlinderung haben [5]. Eventuelle Nebenwirkungen sind ein lokaler Schmerz, Diarrhoe und Hypotension. Es können jedoch auch schwerwiegende Komplikationen auftreten wie z. B. Verletzungen der Organe oder ein Pneumothorax.

Aufgrund unserer langjährigen praktischen Erfahrung empfiehlt sich ein Zugang CT-gezielt von vorne (☞ Abb. 2.12).

Wichtig bei der Durchführung der Plexus-coeliacus-Blockade ist die Visualisierung, entweder durchleuchtungsgezielt oder sonografisch-endoskopisch.

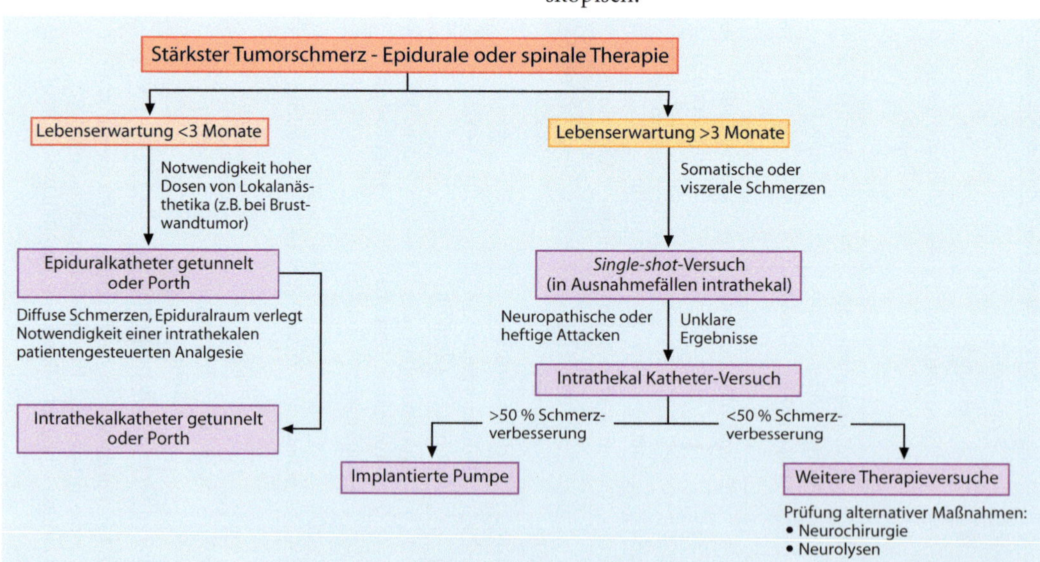

Abb. 2.11: Algorithmus zur Invasivität der Schmerztherapie in Relation zur potentiellen Lebenserwartung.

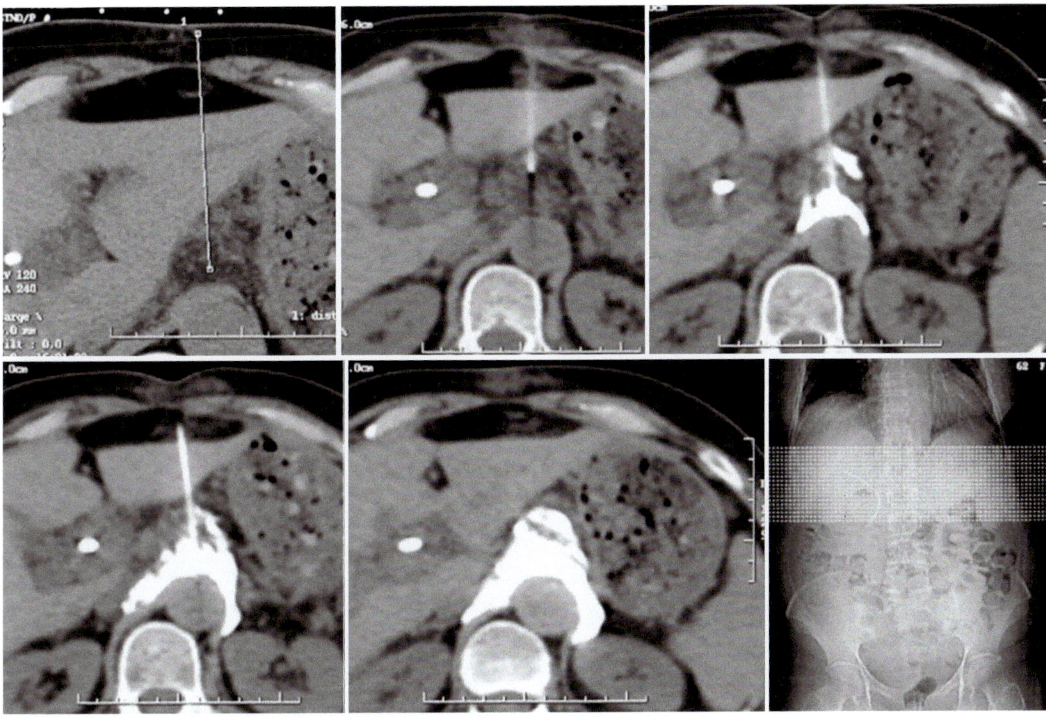

Abb. 2.12: Plexus-coeliacus-Blockade.

Yamamuro et al. kommen zu dem Schluss, dass neurolytische Coeliacus-Blockaden eine deutliche Verbesserung der Lebensqualität bei Patienten bewirken, die an schwer definierbaren Schmerzen leiden. Die neurolytische Coeliacus-Blockade ist eine evaluierte Technik mit einer geringen Inzidenz für Nebenwirkungen und Komplikationen und sollte fester Bestandteil des Schmerzmanagements bei Tumorpatienten sein.

Bei der Coeliacus-Blockade wird zuerst eine prognostische Blockade mit Lokalanästhetika durchgeführt. Wenn diese Erfolg zeigt, wird eine therapeutische Blockade mit 95%igem Alkohol angeschlossen. Es empfiehlt sich, Coeliacus-Blockaden im frühen Stadium der Erkrankung des Pankreaskarzinoms durchzuführen, da die Patienten in der Folge weniger Opioide benötigen und dadurch weniger Nebenwirkungen durch die medikamentöse Therapie auftreten, was wiederum zu einer Verbesserung der Lebensqualität führt [6-8].

Eine weitere Methode ist die Blockade des Plexus hypogastricus bei viszeralen Schmerzen im Beckenbereich.

2.5.2.2. Intrathekale Neurolyse

Eine zusätzliche Möglichkeit ist die intrathekale Neurolyse. Indikationen sind neuropathische, therapieresistente Schmerzen (z. B. perianale Schmerzen bei einer Infiltration des Os sacrum durch ein Rektumkarzinom). Auch hier sollte man vor der intrathekalen Neurolyse einen prognostischen Sattelblock mit einem hyperbaren Lokalanästhetikum durchführen und dann in weiterer Folge eine intrathekale Neurolyse mit Phenol 6 % anschließen. Nebenwirkungen der intrathekalen Neurolyse sind eine Sphinkterparese der Blase bei 3-10 % sowie muskuläre Paresen der unteren Extremität bei 5-12 %. Zwar ist die intrathekale Neurolyse durch andere Therapieoptionen in den Hintergrund geraten, aber es gibt Indikationen, bei denen man daran denken sollte [9].

Patientenbeispiel 1

Wir behandelten eine Patientin, die an einem Vulvakarzinom litt. Als Zeugin Jehovas lehnte sie zudem Opioide ab. Sie litt unter einem massiven lokalen Rezidiv mit massiver Infiltration des Plexus sacralis und dadurch bedingt an sehr starken neuropathischen Schmerzen. Wir führten bei ihr zuerst eine intrathekale Blockade mit einem Lokalanästhestikum durch. Die Patientin zeigte eine gute Schmerzlinderung, daher schlossen wir eine intrathekale Neurolyse mit 6%igem Phenol an. Sie war danach ein halbes Jahr bis zu ihrem Ableben schmerzfrei.

Neurolytische Verfahren können auch nach 3-6 Monaten wiederholt werden, wenn zu diesem Zeitpunkt die Schmerzlinderung nachlässt.

2.5.2.3. Vor- und Nachteile der Neurolysen

Vorteile

- starke Wirkung bei instabilen Schmerzen
- Wirkung bei Nervenschmerzen
- medikamentenunabhängig

Nachteile

- keine Differentialblockade
- keine anhaltende Wirkung
- mögliche Nebenwirkungen wie Neuralgien, Nervenschäden, Paresen und Blasenfunktionsstörungen

2.5.3. Periphere Nervenblockaden

Eine weitere Möglichkeit der invasiv-analgetischen Therapien sind periphere Nervenblockaden wie z.B. die Durchführung von Intrakostalblockaden bei Patienten, die an einem Pleuramesotheliom leiden bzw. an einer lokalen Tumorinfiltration im Bereich der Interkostalnerven. Es wird empfohlen, nicht mehr als zwei bis drei Interkostalnerven zu blockieren, weil ansonsten die muskulär bedingte mechanische Atmung beeinträchtigt ist. Voraussetzung für die Durchführung einer Interkostalblockade mit Phenol ist auch hier zuerst die Durchführung einer prognostischen Blockade mit Lokalanästhestikum. Die prognostischen Blockaden erfolgen heute ultraschallgezielt.

Eine Neurolyse sollte unter Bildwandler-Kontrolle durchgeführt werden, da es wichtig ist, die Ausbreitung des Kontrastmittels entlang des Gefäß-Nervenstranges nachzuverfolgen. Bei 50-80 % der Patienten kann eine deutliche Verbesserung der Lebensqualität durch neurolytische Methoden erzielt werden.

2.5.4. Neurochirurgische Verfahren

Neurochirurgische Verfahren werden aufgrund der verbesserten medikamentösen Therapie und der anderen zur Verfügung stehenden invasiven Verfahren selten angewandt. Neurochirurgische Verfahren in der Tumorschmerztherapie sind Chordotomie, Rhizotomie, Traktotomie und Thalamotomie [10, 11].

> Insgesamt liegt die Notwendigkeit zur Anwendung von invasiven Verfahren in der Tumorschmerztherapie heute zwischen 10 und 15 %.

2.5.5. Patientenbeispiele

Bei den invasiven Verfahren ist es wichtig, den Wunsch des Patienten zu berücksichtigen. Es sollten immer die Steigerung der Lebensqualität und die Autonomie des Patienten im Vordergrund stehen. Mit der verbesserten Lebensqualität steigt auch die Möglichkeit der sozialen Integration [12].

Auch eine optimale Schmerztherapie kann nicht immer zu Schmerzfreiheit führen. Die Behandlung von Tumorschmerzen ist eine interdisziplinäre Aufgabe. Bei neu aufgetretenem Schmerz muss primär geklärt werden, ob eine kausale Behandlung der Schmerzen, wie z. B. die chirurgische Entfernung von Metastasen, eine Bestrahlung bzw. eine hormonell/zytostatische Behandlung möglich sind. Bei stärkeren Schmerzen sollte jedoch bereits parallel zur Diagnostik mit einer suffizienten medikamentösen analgetischen Therapie, wenn notwendig, auch mit einer invasiven Schmerztherapie begonnen werden.

Patientenbeispiel 2

Stationärer Aufenthalt der Patientin (geb. 29. November 1948) auf der Palliativstation vom 6. März 2015 bis 9. April 2015 (†) zur Schmerzeinstellung bei Pankreaskarzinom in Progression:

Diagnosen

- Pankreaskarzinom in Progression
- Filiae hepatis et carcinosis peritonei
- St.p. Chemotherapie mit Gemcitabin/Paclitaxel
- St.p. partieller Duodenopankreatektomie am 28.02.2013
- Histologie pT3pN1b
- St.p. gastrointestinale Blutung

- Ösophagusvarizen, Banding mit 7 Ligaturen
- Protrahierte Dünndarmblutung, Z.n. Argon-Plasma-Koagulation am 27.10.2014)

Der Erstdiagnose eines Adenokarzinoms des Pankreaskopfes (Grad 3,pT3, pN1) im Februar 2013 folgte eine partielle Duodenopankreatektomie am 28. Februar 2013 im Sinne einer Kausch-Whipple-Operation. Danach erfolgte eine adjuvante Chemotherapie mit Gemcitabin. Die Patientin wurde zwischenzeitlich immer in der Zentralen Notfallaufnahme des Klinikums Klagenfurt wegen intestinaler Blutungen, Schmerzen, Übelkeit und Erbrechen vorstellig.

- 2014: neuerliche Chemotherapie bei V.a. Rezidiv
- März 2015: deutliche Tumorprogression, Aufklärung der Patientin und ihrer Angehörigen bezüglich der doch deutlich fortschreitenden Erkrankung. Festlegung einer *Best Supportive Care*

Die Möglichkeit einer palliativen Chemotherapie wird von der Patientin abgelehnt. Sie wünscht eine gute Schmerztherapie und eine Therapie gegen ihre Angst- und Panikattacken sowie so rasch als möglich die Rückkehr nach Hause zu ihrer Familie, um dort die ihr verbleibende Zeit im Familienkreis zu verbringen. Eine Schmerztherapie Stufe III nach WHO -Schema wird begonnen.

▶ Plexus-coeliacus-Blockade

Ab Mitte März 2015 (13. März 2015) wird eine Plexus-coeliacus-Blockade mit Bucain 0,25 % 20 ml CT-gezielt durchgeführt. Die Nadel wird vor der Aorta positioniert, die haubenförmige Verteilung mittels Kontrastmittel ist in der Bildgebung gut zu sehen.

Bei suffizienter Analgesie wurde nach einer Woche eine Neurolyse mit 95%igem Alkohol durchgeführt. Die Schmerztherapie erfolgte vor der Plexus-coeliacus-Blockade mit Hydromorphon retardiert 2 x 4 mg/d und Hydromorphon nicht retardiert 1,3 mg Kapseln 2- bis 3-x tgl. bei Durchbruchschmerzen.

Zur Appetitsteigerung wurde zusätzlich Tetrahydrocannabinol (THC) 3 x 2,5 mg gegeben. Die Schmerzen wurden vor der Blockade mit VAS 8 bis 9 angegeben.

Nach der neurolytischen Blockade war die Patientin schmerzfrei. Hydromorphon-Kapseln 1,3 mg wurden nur mehr zwei- bis dreimal pro Woche benötigt. Da sich der Zustand verschlechterte, wurde die Patientin am 31. März von Hydromorphon 2 x 4 mg/ tgl. auf transdermales Fentanyl 12,5 µg umgestellt. Diese Dosierung wurde am Tag des Ablebens auf 25 µg/h erhöht.

Während der letzten Lebenstage der Patientin trat eine Verschlechterung des Allgemeinzustandes mit einer Zunahme des Aszites auf. Am 3. April wurde eine Aszitesdrainage angelegt. Von der Schmerzsituation her war die Patientin über einen langen Zeitraum stabil. Die Patientin hatte über lange Zeit keine Schmerzen. Sie verstarb ruhig und schmerzfrei am 9. April 2015.

Wir konnten mit der Plexus-coeliacus-Blockade bei dieser Patientin über mehrere Wochen Schmerzfreiheit erzielen, wobei auch die Dosierung der Schmerztherapie in der letzten Phase des Lebens nicht erhöht werden musste. Es wird bei Patienten mit Pankreaskarzinomen empfohlen, bereits bei Beginn der ersten Schmerzen frühzeitig an eine Plexus-coeliacus-Blockade zu denken, da dadurch über mehrere Monate eine gute Schmerzlinderung und damit eine Erhöhung der Lebensqualität erzielt werden kann [13].

Literatur

1. Bhaskar A. Interventional pain management in patients with cancer-related pain. Postgraduate Medicine 2020;132(S3):13-16.

2. Lema MJ. Invasive analgesia techniques for advanced cancer pain. Surg Oncol Clin N Am. 2001;10(1):127-36.

3. Deer et al. The Polyanalgesic Consensus Conference (PACC): Recommendations on Intrathecal Drug Infusion Systems Best Practice and Guidelines. International Neuromodulation Society, 2017;20:96-132.

4. Bruel BM, Burton AW. Intrathecal therapy for cancer-related pain. Pain Med. 2016;17(12):2404-2421.

5. Eisenberg E, Carr DB, Chalmers TC. Neurolytic celiac plexus block for treatment of cancer pain: a meta-analysis. Anesth Analg. 1995;80(2):290-5.

6. Zhong W et al. Celiac plexus block for treatment of pain associated with pancreatic cancer: a meta-analysis. Pain Pract. 2014;14(1):43-51.

7. Yamamuro M, Kusaka K, Kato M, Takahashi M. Celiac Plexus Block in Cancer Pain Management. Tohoku J. Exp. Med. 2000;192:1-18.

8. Erdek MA, Halpert DE, Fernández MG, Cohen SP. Assessment of Celiac Plexus Block and Neurolysis Outcomes and Technique in the Management of Refractory Visceral Cancer Pain. Pain Medicine. 2010;11:92-100.

9. Kurita GP, Sjøgren P, Klepstad P, et al. Interventional techniques to management of cancer-related pain: clinical and critical aspects. Cancers (Basel). 2019;11:443.

10. Raslan AM, Cetas JS, McCartney S, et al. Destructive procedures for control of cancer pain: the case for cordotomy. J Neurosurg. 2011;114:155-170.

11. Lake WB, Konrad PE. Cordotomy procedures for cancer pain: A discussion of surgical procedures and a review of the literature. World J Surg Proced. 2015;5: 111-118.

12. Vissers PA, Thong MS, Pouwer F, et al. The impact of comorbidity on Health-Related Quality of Life among cancer survivors: analyses of data from the PROFILES registry. J Cancer Surviv. 2013;7(4):602-13.

13. Neuwersch-Sommeregger S, Köstenberger M, Stettner H, et al. CT-Guided Coeliac Plexus Neurolysis in Patients with Intra-Abdominal Malignancy: A Retrospective Evaluation of 52 Palliativ Patients. Pain Ther 2021 Sep 21.doi: 10.1007/s40122-021-00317-1

2.6. Häufigste Neben- und Wechselwirkungen in der palliativmedizinischen Schmerztherapie

Bei der Wahl eines geeigneten Schmerzmittels müssen neben der Wirksamkeit auch Nebenwirkungen und mögliche Medikamenten-Wechselwirkungen berücksichtigt werden.

Die Menschen werden immer älter und sind auch länger krank. Multimorbidität erfordert oft Polypragmasie und 10 bis 15 verschiedene Arzneimittel für einen Patienten sind heute keine Seltenheit (☞ Tab. 2.17). Von den über 60-jährigen Patienten haben etwa die Hälfte in irgendeiner Form behandlungswürdige Schmerzen.

92 % aller Versicherten erhalten mindestens 1 Arzneimittel	
30 %	1-4 Arzneimittel
26 %	5-8 Arzneimittel
17 %	9-12 Arzneimittel
19 %	> 13 Arzneimittel

Tab. 2.17: Polypragmasie bei Patienten über 60 Jahren in Österreich 2006 (GKK-Angaben).

Mehrere Arzneimittel bedingen:

- Zunahme der Nebenwirkungen
- Zunahme der Wechselwirkungen
- Zunahme funktioneller Störungen
- Abnahme der Patienten-Compliance

Laut WHO verlässt ein Patient ein Krankenhaus einerseits mit durchschnittlich 4-5 verordneten Arzneimitteln, andererseits sinkt die Compliance ab 3 Arzneimitteln stark. Es gilt also, eine hierarchisch geordnete Diagnostik zu erstellen und – was die Arzneitherapie betrifft – Schwerpunkte zu setzen, während begleitende Erkrankungen unter Umständen nicht medikamentös behandelt werden müssen. Auf Schmerztherapie sollte dabei nicht verzichtet werden, da Schmerzen die Lebensqualität des Patienten auf jeden Fall verschlechtern. Wichtige "Interaktionsebenen" für Wechselwirkungen mit Analgetika sind die Blutgerinnung, der Elektrolythaushalt, die metabolische Verarbeitung von Arzneimitteln mittels Cytochrom-P450-Enzymsystem und der Serotoninhaushalt. Zunehmende Bedeutung bekommt auch ein Transportprotein, das p-Glycoprotein, welches die Resorption aus dem Darm und das Eindringen von Arzneimitteln über die Blut-Hirnschranke ins ZNS regelt.

Das Risiko einer Interaktion beträgt bei zwei Arzneimitteln 13 %, bei 4 Arzneimitteln 38 % und bei 7 Arzneimitteln 82 %. Laut FDA (*Food and Drug Administration*, USA) werden immerhin 4 % der Arzneimittelinteraktionen als gefährlich bzw. als bedenklich eingestuft. Bei 56 % der Patienten zwischen 70 und 103 Jahren treten unerwünschte Arzneimittelwirkungen (UAW) auf und davon werden 4,6-22 % durch Interaktionen hervorgerufen. Auch Patienten, die aus Kliniken entlassen werden, erhalten häufig Arzneimittelkombinationen, die potentielle Interaktionen beinhalten und die in 12,2 % der Fälle als schwerwiegend bezeichnet wurden.

Oft kommt es zur Verordnung vieler Arzneimittel, weil

- verschiedene Fachärzte verschiedene Therapien empfehlen
- Therapien zu lange durchgeführt werden
- Nebenwirkungen mit weiteren Arzneimitteln behandelt werden
- unwirksame Arzneimittel mit wirksamen kombiniert werden anstatt durch solche ersetzt und
- zusätzlich Selbstmedikation betrieben wird

Das Risiko einer Arzneimittelinteraktion steigt letztlich noch bei Arzneimitteln mit geringer therapeutischer Breite, bei Arzneimitteln mit steilen Dosiswirkungskurven, bei Polypragmasie (laut FDA also bei mehr als 6 Arzneimitteln pro Patient) und bei Einschränkung der funktionellen Kapazität der Organe des Patienten.

Vor allem poststationär ist es daher wichtig, den Patienten über die notwendigen Arzneimittel aufzuklären, einen schriftlichen Therapieplan mit Beginn und Ende einer Therapie zu erstellen und zusätzliche Mittel wie Vitaminpräparate, Nahrungsergänzungsmittel und *Life Style Drugs* deutlich von der notwendigen Arzneitherapie abzugrenzen. Zusätzliche Applikationshilfen verbessern die Compliance nicht nur für vergessliche Patienten.

Arzneimittelinteraktionen können zustande kommen durch:

1. Beeinflussung der Pharmakokinetik

- Resorption
- Verteilung
- Biotransformation
- Ausscheidung

2. Beeinflussung der Pharmakodynamik

- Synergismus
- Antagonismus

3. Pharmazeutische Interaktionen (Inkompatibilitäten)

Da Wechselwirkungen der Analgetika in ihrer Gesamtheit hier nicht darzustellen sind, werden in diesem Artikel hauptsächlich solche Interaktionen besprochen, die mit den am häufigsten verordneten Arzneimittelgruppen in Zusammenhang stehen. Diese sind:

- Kardiovaskulär wirksame Substanzen (v.a. ACE-Hemmer)
- Gefäßtherapeutika (v.a. Cumarine, ASS und Lipidsenker)
- Magen-Darm-Therapeutika (v.a. Protonenpumpenhemmer)
- Psychopharmaka (v.a. SSRI)
- Betablocker

Die Verordnungen dieser Arzneimittelgruppen machen immerhin über 50 % aller Verordnungen aus und sind dementsprechend beachtenswert.

Da auf Schmerztherapie nicht verzichtet werden kann, muss die Arzneitherapie anderer Erkrankungen bei jedem Patienten individuell abgestimmt werden. Vor allem im Anwendungsbereich der NSAR hat man bei der Therapie wenig Ausweichmöglichkeiten. Im Folgenden sind einzelne Analgetika(-Gruppen) und ihre wichtigsten Interaktionen aufgezeichnet.

Paracetamol

Paracetamol ist in einer Dosierung von 50 mg/kg und Tag für Kinder bzw. bis 2 g/Tag für Erwachsene ein relativ nebenwirkungsarmes Arzneimittel. Werden diese Dosen überschritten, verhält sich Paracetamol wie ein NSAR. In Kombination mit einem Blutgerinnungshemmer erhöht Paracetamol den INR (*International Normalized Ratio*), und der Befund, wonach Paracetamol auch die Thrombozytenaggregation hemmt, mahnt zur Vorsicht in Richtung Blutungsgefahr. Langzeiteinahme von Paracetamol verdoppelt das relative Risiko der Entwicklung von Bluthochdruck. Eine bestehende Hochdrucktherapie kann daher in ihrer Effektivität vermindert werden.

Ibuprofen und ASS, Metamizol, Naproxen

Wird Acetylsalicylsäure in niederer Dosierung als Thrombozytenaggregationshemmer verwendet, darf vor der Gabe kein Ibuprofen genommen werden. Ibuprofen blockiert die Stelle der Cyclooxygenase 1 in den Thrombozyten, an der die irreversible Hemmung dieses Enzyms durch Acetylsalicylsäure stattfinden soll. Da die Acetylsalicylsäure eine sehr kurze Halbwertszeit im Blut hat (10-15 Minuten), Ibuprofen aber mehrere Stunden an dieser Stelle verweilt, ist die thrombozytenaggregationshemmende Wirkung von Acetylsalicylsäure unter diesen Bedingungen aufgehoben. In einem größeren Kollektiv gab es unter dieser Konstellation mehr Todesfälle als unter Acetylsalicylsäure mit anderen NSAR. Auch für Naproxen und Metamizol wurde diese Interaktion nachgewiesen.

NSAR und SSRI

Das Risiko gastrointestinaler Blutungen unter NSAR ist bekannt. SSRI, die heute am meisten verordneten Psychopharmaka, zeigen ebenfalls ein erhöhtes Risiko gastrointestinaler Blutungen. Dies ist besonders ausgeprägt bei Patienten mit einer gastrointestinalen Blutung oder einem Geschwür in der Anamnese. Die Kombination eines SSRI mit einem NSAR erhöht das relative Risiko einer gastrointestinalen Blutung um das 10- bis 15-fache. Der Wirkungsmechanismus dieser Komplikation ist bekannt: SSRI hemmen den Serotonintransport nicht nur an den Nervenenden, die für die Stimmung zuständig sind, sondern auch im Thrombozyten. Da die Thrombozyten Serotonin für die Aggregation benötigen, sind SSRI wirksame Thrombozytenaggregationshemmer. Die Zahlen sind so beeindruckend, dass man diese Kombination faktisch nur unter Magenschutz mit einem Protonenpumpenhemmer riskieren darf. Protonenpumpenhemmer ihrerseits sind Hemmer des Cytochrom P450 2C19, das für den Abbau von SSRI und viele andere Arzneimittel verantwortlich ist.

NSAR und Cumarine

Blutgerinnungshemmung mit Cumarinen wie Phenprocoumon (Marcumar) allein erhöhen schon das Risiko einer gastrointestinalen Blutung (relatives Risiko 1,9; ☞ Tab. 2.18). Acetylsalicylsäure erhöht das relative Risiko auf 4,8 und NSAR auf 13,5. NSAR sollten also nie mit Cumarinen kombiniert werden. Eine Ausweichmöglichkeit wäre ein selektiver COX-2-Hemmer wie Celecoxib oder Etoricoxib, die keinen Einfluss auf die Thrombozytenaggregation haben und daher die Blutungsgefahr unter Cumarinen nicht weiter verstärken.

Arzneimittel(-Kombination)	RR
ASS	1,9
Cumarin	1,9
Orale Steroide	1,4
Orale Steroide + ASS	3,0
Cumarin + ASS	4,8
Cumarin + COX-2 Hemmer	2,0
Cumarin + NSAR	13,5

Tab. 2.18: Wechselwirkungen von NSAR mit Cumarinen auf gastrointestinale Blutungen nach [5]. **RR**: relatives Risiko einer schweren gastrointestinalen Blutung.

NSAR und Elektrolyte

NSAR in Kombination mit anderen Arzneimitteln können zu schweren Elektrolyt-Verschiebungen wie Hyperkaliämie und Hyponatriämie führen. Die Hyperkaliämie geht einher mit Herzrhythmusstörungen und akutem Nierenversagen bis zur Dialysepflicht. Hyponatriämie führt zu Lethargien, Übelkeit, Reizbarkeit, Schwindel, Kopfschmerz, Muskelschwäche, Stürzen und, wenn der Natriumgehalt unter 110 mmol/Liter sinkt, zu Benommenheit, Verwirrtheit, Krämpfen, Somnolenz bzw. zum Tod. Zu den Arzneimitteln, die zu Hyperkaliämie führen, gehören außerdem ACE-Hemmer, Angiotensin-Rezeptorantagonisten (Sartane), Aldosteronantagonisten wie Spironolacton sowie Cotrimoxazol und Kaliumsalze. Alle NSAR verstärken über ihre Wirkung auf eine Kaliumretention in der Niere die Tendenz dieser Arzneimittel, eine Hyperkaliämie zu verursachen.

Eine Hyponatriämie wird ebenfalls über ACE-Hemmer, Angiotensin-Rezeptorantagonisten (Sartane), Spironolacton und Schleifendiuretika gefördert. NSAR verstärken das Symptom über vermehrte Natriumausscheidung und eine inadäquate ADH-Sekretion (SIADH).

NSAR und Lithium

NSAR hemmen die Lithiumausscheidung und können dadurch in kurzer Zeit bei einem Patienten, der gut auf Lithium eingestellt ist, eine Lithiumvergiftung hervorrufen. Diese geht einher mit Abgeschlagenheit, Temperaturerhöhung, psychomotorischer Verlangsamung, starkem Rigor und Vigilanzminderung. Diese Kombination sollte daher vermieden werden.

Opioide, SSRI und Serotoninsyndrom

Die Gefahr eines Serotoninsyndroms bei der Kombination Tramadol mit einem SSRI ist gut dokumentiert, aber auch andere Opioide wie Hydromorphon, Oxycodon, Pethidin und Fentanyl oder auch Metoclopramid können in Kombination mit SSRI zu einem Serotoninsyndrom führen.

Um die Gefährlichkeit des Serotoninsyndroms deutlich zu machen, sei erwähnt, dass eine Einzeldosis eines falschen Arzneimittels in Kombination zum Tod führen kann. Wenngleich schwere Fälle eines Serotoninsyndroms, die auch in der Intensivstation landen, nicht sehr häufig sind, werden leichtere Fälle oft nicht erkannt, wenngleich sie für den Patienten eine extreme Belastung darstellen. Die Ursache wird oft nicht auf eine falsche Arzneimittelkombination zurückgeführt und der Patient letztlich mit seinem Problem allein gelassen. Die Symptomatik des Serotoninsyndroms manifestiert sich in der Regel sehr rasch nach Veränderung der Medikation (Dosissteigerung oder Kombination). Sie umfasst neuromuskuläre Symptome wie Tremor, Myoklonien und Hyperreflexie, psychische Symptome wie Agitiertheit und delirante Symptome sowie vegetative Symptome wie Schwitzen, Durchfall, Tachykardie und in schweren Fällen Hyperthermie über 40 °C. Weiters können Krampfanfälle, respiratorisches Versagen, ventrikuläre Arrhythmien, Rhabdomyolyse, disseminierte intravaskuläre Koagulopathie und eben auch Todesfälle vorkommen.

Therapie

Die wichtigste therapeutische Maßnahme ist Absetzen des Arzneimittels, das die Symptomatik hervorgerufen hat, eventuell Benzodiazepine verabreichen. Wichtige Arzneimittel, die über Serotonin wirken sind: Venlafaxin, Moclobemid, trizyklische Antidepressiva, Mirtazapin, Clomipramin, Imipramin, Tramadol, Pargylin, Selegilin, Linezolid und Buspiron. Neben den genannten Substanzen können auch Antiemetika vom Typ Serotoninantagonisten, Valproinsäure, Triptane zur Migränetherapie u.v.a. zum Serotoninsyndrom führen. Allgemein gilt, dass die Kombination eines SSRI mit einem anderen Arzneimittel sehr sorgfältig geprüft werden muss.

Zusammenfassend lässt sich sagen, dass die gemeinsame Verordnung mehrerer Arzneimittel immer potentielle Gefahren enthält. Die alleinige Verwendung elektronischer Interaktionsdateien ist insofern problematisch, als diese nicht besser sein können als die jeweilige Fachinformation der zu kombinierenden Arzneimittel.

Wege aus dem Dilemma sind:

- ein genaues schriftliches Therapieschema, auch bei mehreren behandelnden Ärzten
- die laufende Überprüfung, ob die eine oder andere Therapie nicht unterbrochen oder abgesetzt werden könnte
- Erfragen und Auflistung zusätzlicher Selbstmedikationen
- Arzneimittel, die zur Kupierung von Nebenwirkungen verwendet werden, auf ein Minimum reduzieren und
- Funktionskontrollen (Ganganalyse, Mobilitätsscreening, Beachtung kognitiver Störungen etc.)

Oft kann es von Vorteil sein, zugunsten einer verbesserten Lebensqualität auf die eine oder andere "*Evidence based medicine*"-Therapie zu verzichten, zumal ein Therapieerfolg für den Einzelnen ja nie garantiert ist.

Resümee die Schmerztherapie betreffend

Paracetamol ist schwach wirksam und nicht so harmlos, wie es meist eingestuft wird.

Metamizol allein oder kombiniert mit Opioiden ist eine gute Alternative. Die Thrombozytenaggregationshemmung unter Acetylsalicylsäure kann dadurch allerdings gehemmt sein.

NSAR: Die blutdrucksenkende Wirkung von ACE-Hemmern und Sartanen muss in Gegenwart von NSAR sorgfältig überprüft werden, bei der Kombination mit SSRI steigt die Blutungsneigung enorm. Eine Kombination mit Cumarinen soll vermieden werden. In Kombination mit anderen Arzneimitteln kann es zu Hyperkaliämie oder Hyponatriämie kommen und es wäre häufig vernünftiger, auf ein Opioid in niedriger Dosis auszuweichen, das keinen Einfluss auf die Blutgerinnung, auf die Nierentätigkeit und auf den Elektrolythaushalt aufweist.

Opioide: Bei Opioiden ist vor allem in Kombination mit SSRI auf die Möglichkeit eines Serotoninsyndroms zu achten.

Auf Schmerztherapie sollte nicht verzichtet werden. Die Auswahl des richtigen Analgetikums und die sorgfältige Abstimmung mit der sonst noch notwendigen Therapie erfordert jedenfalls viel Erfahrung.

Literatur

1. Mahé I, Caulin Ch, Bergmann J. Does paracetamol potentiate the effects of oral anticoagulants? Drug Safety. 2004;27(5):325-333.

2. Pharmakotherapie im Alter. GKK med info 18. Jg., Nr. 15, 2008.

3. Zenz M, Jurna I. Lehrbuch der Schmerztherapie. 2. Auflage, Wissenschaftliche Verlagsgesellschaft mbH Stuttgart, 2001.

4. MacDonald TM, Wei L. Effect of ibuprofen on cardioprotective effect of aspirin. Lancet. 2003;361:573-574.

5. Lamas AL, van den Berg PB, Tobi H & Lolkje, TW de Jong. Combined use of SSRIs and NSAIDs increases the risk of gastrointestinal adverse effects. Br J Clin Pharmacol. 2003;55:591.

6. Wester K, Jonsson AK, Spigset O, Druid H, Hägg S. Incidence of fatal adverse drug reactions: a population based study. Br J Clin Pharmacol. 2008;65:573-579.

7. Ailawadhi S, Sung KW, Carlson LA, Baer MR. Serotonin syndrome caused by interaction between citalopram and fentanyl. J Clin Pharm Ther. 2007;32:199-202.

8. Hohlfeld T, Zimmermann N, Weber AA, Jessen g, Weber H, Schrör K, Höltje HD, Ebel R. Pyrazoline analgesics prevent the antiplatelet effect of aspirin and preserve human platelet thromboxane synthesis. J Thromb Haemost. 2008;6:166-173.

9. Goldberg RM, Mabee J, Chan L, Wong S. Drug-drug and drug-disease interactions in the ED: analysis of a high-risk population. Am J Emerg Med. 1996;14:447-450.

10. AWMF Leitlinie Schmerztherapie.

3. Symptomkontrolle

3.1. Gastrointestinale Symptomkontrolle

Im Jahr 2017 gab es etwas weniger Inzidenzfälle an Tumorerkrankungen als 2016, aber rund 4 % mehr als vor 10 Jahren. Etwa 25 % der Todesfälle pro Jahr sind auf Krebserkrankungen zurückzuführen.

Im fortgeschrittenen Stadium der Erkrankung leiden 70-90 % der Patienten unter behandlungsbedürftigen Schmerzzuständen [1]. Schmerzen sind deshalb das häufigste Begleit-Symptom maligner Erkrankung. Für den Patienten bedeutet Schmerz einen deutlichen Verlust der Lebensqualität, daher sind eine frühzeitige interdisziplinäre Diagnostik und Therapie von Schmerzen bei Tumorpatienten besonders wichtig.

Neben einer Kausaltherapie (Operation, Chemo-Hormontherapie, Radiatio) muss frühzeitig mit einer symptomatischen medikamentösen Schmerzbehandlung begonnen werden [2]. Ziel der Behandlung solle eine für den Patienten akzeptable Schmerzreduktion mit wenigen Nebenwirkungen sein.

Bei der Therapie tumorbedingter Schmerzen wird das WHO-Stufenschema angewandt. Mit diesem einfachen Schema können bis zu 90 % der Patienten erfolgreich behandelt werden. Neben dem Schmerz treten aber bei den Tumorpatienten auch weitere belastende Begleitsymptome auf wie Erbrechen, Übelkeit, Obstipation, Dyspnoe, Angst, Tumorgeruch, Schwitzen, Appetitlosigkeit und ein Schwächegefühl. Diese Symptome können durch den Tumor selbst oder durch kausale und symptomatische Therapieverfahren verursacht werden [3].

Eine Verbesserung der Lebensqualität bei den Patienten mit fortgeschrittener Tumorerkrankung lässt sich nur dann erzielen, wenn wir neben einer effizienten Schmerztherapie auch eine optimale Symptomkontrolle erreichen.

3.1.1. Übelkeit und Erbrechen

Übelkeit und Erbrechen sind Symptome, die in über 50-70 % bei Patienten mit Tumorerkrankungen auftreten [4, 5]. Die Patienten empfinden Übelkeit und Erbrechen als großen Distress und als sehr starke Beeinträchtigung der Lebensqualität. Übelkeit und Erbrechen können mit fortschreitender Erkrankungsdauer zunehmen. Folgende Ursachen von Übelkeit und Erbrechen können bei Patienten mit Tumorerkrankungen vorliegen:

▶ Gastrointestinal

Mechanische Obstruktion, Ileus, gastrale Stauung, Lebermetastasen, gastrale Irritation, Ulcera, Soorinfektionen, Ösophagitis, Thrombosen, Ascites.

▶ Intrakraniell

Erhöhter Hirndruck durch Primärtumor oder Metastasen.

▶ Metabolisch

Urämie, Entgleisen des Wasser-/Elektrolythaushaltes, Hyperkalzämie

▶ Medikamenteninduziert

z.B. Opioide, Chemotherapeutika, Antibiotika, Carbamazepin

▶ Weitere Ursachen

Bestrahlung, Angst, Depression, Schmerz, Stress, oder durch Antizipation einer vorherigen übelkeitsverursachenden Situation, z.B. Betreten des Raumes, in dem die Chemotherapie durchgeführt wird.

Bei mehr als einem Drittel der Patienten liegen mehrere Ursachen (z.B. Hyperkalzämie, Opioidmedikation und Chemotherapeutika) gleichzeitig vor, die zu Übelkeit und Erbrechen führen (☞ Abb. 3.1).

■ Diagnostisches und therapeutisches Vorgehen

An erster Stelle stehen die Anamnese und die klinische Untersuchung.

▶ Fragen zur Erfassung von Übelkeit und Erbrechen

- Liegt Erbrechen, Auswurf oder Regurgitation vor?
- Ist das Erbrechen mit Übelkeit verbunden?
- Persistiert die Übelkeit nach dem Erbrechen?
- Gibt es zeitliche Zusammenhänge zwischen dem Erbrechen und der Nahrungsaufnahme bzw. der Bestrahlung?

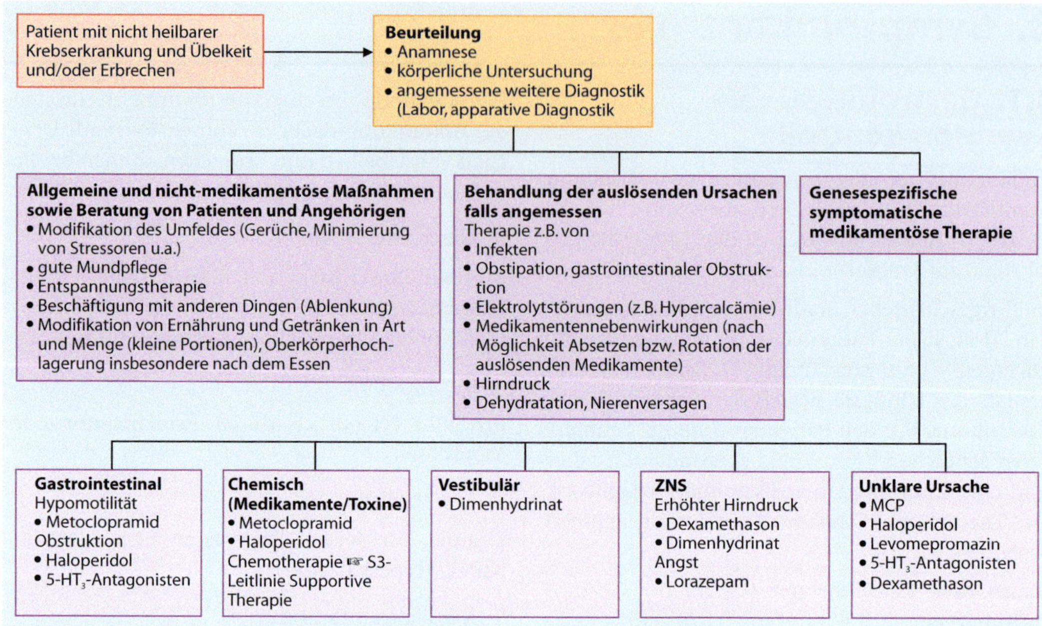

Abb. 3.1: Algorithmus zur Therapie von Übelkeit und Erbrechen. Modif. nach [9].

- Was ist die aktuelle Medikation (insbes. Opioide, Digitalis)?
- Liegt der Übelkeit und dem Erbrechen eine Hirnmetastase zugrunde?

▶ Klinische Untersuchung

Patienten abdominell und rektal untersuchen, Bestimmung wichtiger Laborparameter (Kreatinin, Kalzium, Harnstoff, Carbamazepin- und Digoxinspiegel). **Vorschlag:** Zur weiteren Abklärung evtl. eine sonographische oder radiologische Diagnostik

■ Pathophysiologie

▶ Opioidbedingte Übelkeit und Erbrechen

Stimulation der Chemorezeptortriggerzone (CTZ).

Zentrale Schmerzmittel reizen die CTZ über Dopamin und µ-Rezeptoren (kappaerge Peptide sind nicht emetogen), Stimulation des Vestibularapparates und eine Hemmung der Magen-/Darmmotalität (dopaminerg bedingt).

▶ Strahlentherapie-bedingte Übelkeit und Erbrechen

Die hier auftretende Übelkeit ist abhängig von der Bestrahlungsart, von der Bestrahlungsdosis sowie vom Bestrahlungsort. Bei der Radiatioim oberen Körperbereich treten Übelkeit und Erbrechen in 91 % auf, bei der Bestrahlung im unteren Körperbereich in 33 % [5]. Die Ursache ist die Stimulation der Chemorezeptor-Triggerzone durch geschädigte abdominelle vagale Afferenzen. Des Weiteren kommt es zur Freisetzung emetogener Substanzen wie z.B. Serotonin, die Rezeptoren auf den vagalen Afferenzen stimulieren.

▶ Übelkeit und Erbrechen nach Chemotherapeutika

Das Auftreten ist abhängig vom Zytostatikum (hochemetogen sind z.B. Cisplatin, Dacarbazin, hochdosiertes i.v. Cyclophosphamid) und der Anwendungsart. Zugrunde liegende pathophysiologische Ursachen für die akute Emesis sind erhöhte Serotoninkonzentrationen. Eine Störung der Magen- Darmmotalität durch die Zellschädigung und allgemeine Entzündungsreaktion sind weitere wichtige Ursachen [6]. Schlecht kontrolliert, kann eine CINV (Chemotherapie-induzierte Nausea und Vomitus) die Bereitschaft des Patienten reduzieren, sich onkologischen Therapien zu unterziehen, was sowohl zu einer Verkürzung der Überlebenszeit als auch zu einer erhöhten Komplikationsrate im Sinne von Anorexie und Mangelernährung führen kann. CINV wird unterteilt in

- antizipatorisch (vor dem nächsten Zyklus der Chemotherapie)
- akut (beginnt innerhalb von Minuten bis Stunden nach dem Start der Therapie)
- verspätet (über 24 Stunden nach dem Start der Therapie) und
- refraktär (wieder auftretend in späteren Zyklen)

Die Einführung der 5-HT_3-Rezeptor-Antagonisten brachte einen bedeutenden Fortschritt in der Prävention des akuten CINV, da die Einführung effektiverer Chemotherapien – insbesondere in Kombination mit Dexamethason und dem Neurokinin-1-Rezeptor-Antagonisten Aprepitant – ermöglicht wurden. Insbesondere in der Behandlung der verspäteten Nausea, die doppelt so häufig wie die akute Nausea auftritt, zeigte die Kombination eine ausreichende Wirksamkeit.

▶ Übelkeit und Erbrechen bei gastrointestinalen Veränderungen

Gastrointestinale Stenosen durch Tumorinfiltrationen bedürfen einer speziellen kausalen Therapie, z.B. Entlastungs-PEG oder Magensonde, evtl. auch eine Entlastungs-OP.

Pathophysiologische Vorgänge und die Bindungsstellen der Antiemetika an den verschiedenen Rezeptoren sind in Abb. 3.2 dargestellt [6].

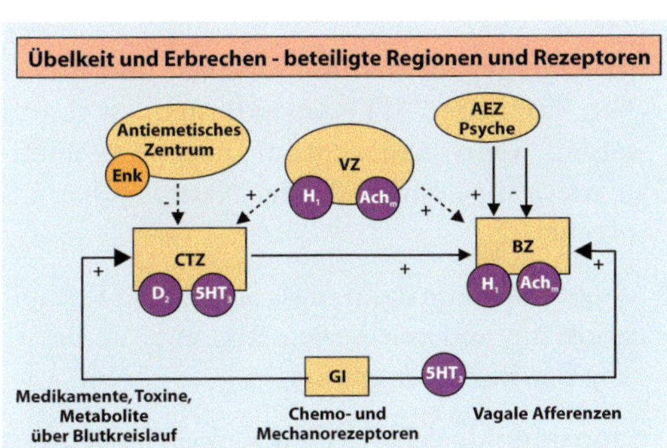

Abb. 3.2: Übersicht an Regionen und Rezeptoren, die bei Übelkeit und Erbrechen eine Rolle spielen. Enk: Enkephalin, **CTZ** = Chemorezeptortriggerzone, **BZ** = Brechzentrum, **GI** = Gastrointestinaltrakt, **D2** = Dopamin-Typ 2-Rezeptoren, **$5HT_3$** = 5-Hydroxytryptamin-3-Rezeptoren, **H** = Histamin-Typ-1-Rezeptoren, **Achm** = muscarinerge Acetylcholin-Rezeptoren, **VZ** = Vestibularzentrum, **AEZ** = Antiemetisches Zentrum. Modif. nach *Oxford Textbook of Palliative Medicine* 1998, 3rd edition 2005, Gastrointestinal symptoms, palliation of nausea and vomiting p459- 468.

Die Chemorezeptortriggerzone liegt am Boden im Bereich des vierten Ventrikels. Die Hauptrezeptoren der Chemorezeptorentriggerzone sind Dopamin-Typ-2-Rezeptoren und 5-Hydroxytryptamin-3-Rezeptoren. Die Chemorezeptortriggerzone wird beeinflusst vom antiemetischen Zentrum, dessen Neurone enkephalinerg sind. Eine Ursache der Übelkeit und des Erbrechens durch Chemotherapie ist unter anderem die Inhibierung der Enkephalinsynthese. Die Chemorezeptortriggerzone liegt außerhalb der Bluthirnschranke und ist ein Detektor für potentiell toxische Stoffe im Blut.

Das Brechfunktionszentrum im Hirnstamm liegt innerhalb der Bluthirnschranke. Nervenimpulse aus der Chemorezeptortriggerzone vom cerebralen Cortex, vom Vestibularapparat und aus dem Gastrointestinaltrakt erregen das Brechzentrum. Das Brechzentrum koordiniert die komplexreflektorischen Vorgänge über motorische und vagale Afferenzen, die zum Erbrechen führen. Im Brechzentrum befinden sich Histamin-Typ-1-Rezeptoren und muscarinerge Acetylcholin-Rezeptoren. Im Vestibularapparat befinden sich Histamin-Typ-1-Rezeptoren und muscarinerge Acethylcholin-Rezeptoren. Für die Auslösung und Vermittlung von Übelkeit und Erbrechen vom Gastrointestinaltrakt sind vagale Afferenzen von Chemo- oder Mechanorezeptoren der Leber, des Darms und des Beckens verantwortlich. Im Gastrointestinalbereich befinden sich die 5-Hydroxytryptamin-3-Rezeptoren und die Dopamin-Typ-2-Rezeptoren. Die Antiemetika greifen entsprechend ihren Affinitäten an den unterschiedlichen Rezeptoren an und sollten daher entsprechend der genauen Ursache von Übelkeit und Erbrechen eingesetzt werden (☞ Tab. 3.1) [7, 8].

Für die Therapie von Übelkeit und Erbrechen gibt es keinen einheitlich definierten Standard. Ein Konzept für ein stufenweises Vorgehen ist in Abb. 3.3 dargestellt.

	D_2-Rez.-Ant.	H_1-Rez.-Ant.	ACh-Rez.-Ant.	5-HT_2-Rez.-Ant.	5-HT_3-Rez.-Ant.	5-HT_4-Rez.-Ag.	D2-Rez.-Ant.
	zentral				zentral + peripher	peripher	
Metoclopramid	++	0	0	0	+	++	++
Cisaprid	0	0	0	0	0	+++	0
Domperidon	0	0	0	0	++	0	++
Scopolamin	0	0	+++	0	0	0	0
Cyclizin	0	+++	++	0	0	0	0
Dimenhydrinat	0	++	+	0	0	0	0
Ondansetron	0	0	0	0	+++	0	0
Haloperidol	+++	0	0	0	0	0	0
Levomepromazin	++	++	++	+++	0	0	0
Triflupromacin	++	++	+	++	0	0	0

Tab. 3.1: Rezeptoraffinitäten unterschiedlicher Antiemetika. **Rez.** = Rezeptor, **Ant.** = Antagonist, **Ag.** = Agonist, $\mathbf{D_2}$ = Dopamin, $\mathbf{H_1}$ = Histamin H_1, **ACh** = Acetylcholin, **5-$\mathbf{HT_{2/3/4}}$** = Serotoningruppe 2/3/4.

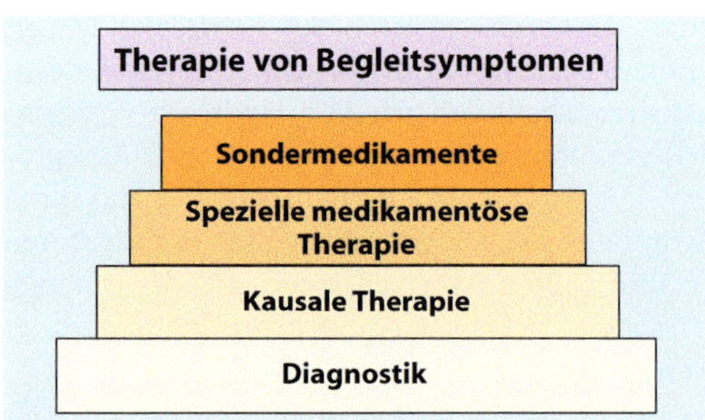

Abb. 3.3: Therapie von Begleitsymptomen.

Nach grundlicher Diagnostik sollte möglichst eine kausale Therapie erfolgen. Für eine medikamentöse Therapie stehen verschiedene Substanzgruppen zur Verfügung.

Bewährt haben sich Stufenschemata, die sich an den Ursachen des Erbrechens orientieren (☞ Abb. 3.4a-c) [10].

Benze et al. kommen in ihrem Review zu folgendenden Schlussfolgerungen [11]:

- Bei Palliativpatienten mit Übelkeit und Erbrechen können 5-HT_3-Antagonisten eingesetzt werden, wenn diese nicht auf andere Antiemetika wie Metoclopramid oder Neuroleptika ansprechen
- Es gibt Hinweise dafür, dass Steroide in Kombination mit anderen Antiemetika eine Verbesserung bewirken können
- Cannabinoide haben lediglich einen Stellenwert als Reservemittel
- Bei durch gastrointestinale Obstruktion bedingter Übelkeit und Erbrechen sind Butylscopolamin und als Zweitlinien-Präparat Ocretotid indiziert. Zur Wirkung von Antihistaminika und Benzodiazepinen gibt es keine ausreichenden evidenzbasierten Daten
- Der genaue Wirkmechanismus von Steroiden bei Übelkeit und Erbrechen ist nicht bekannt

- Es wird vermutet, dass die inflammatorische Aktivität von peritumorösen Ödemen reduziert wird, wodurch z.B. bei Hirnmetastasen und bei maligner intestinaler Obstruktion eine Symptomverbesserung erreicht wird
- Darüber hinaus wirken Steroide antisekretorisch, indem sie die Wasser- und Salzsekretion in das Darmlumen verhindern
- Möglicherweise reduzieren sie die Permeabilität der Area postrema und der Blut-Hirn-Schranke für emetogene Substanzen, den neuronalen Gehalt vonAmino-Buttersäure im Hirnstamm, die Leukenzephalinausschüttung aus dem Hirnstamm sowie die Synthese und Ausschüttung von Prostagladin und Serotonin

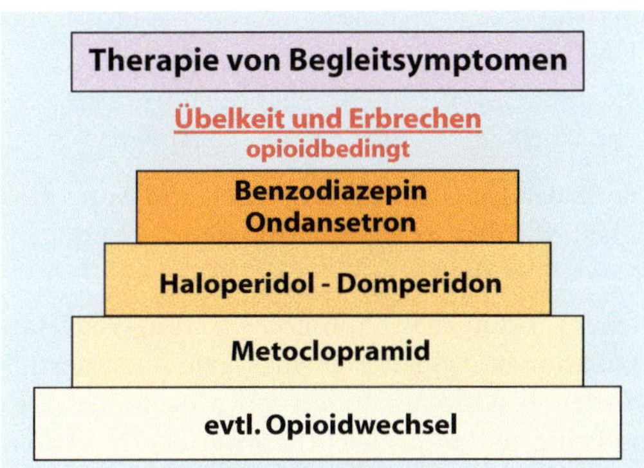

a

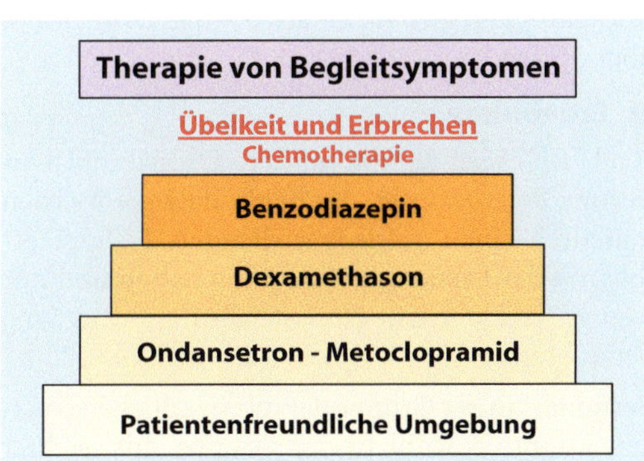

b

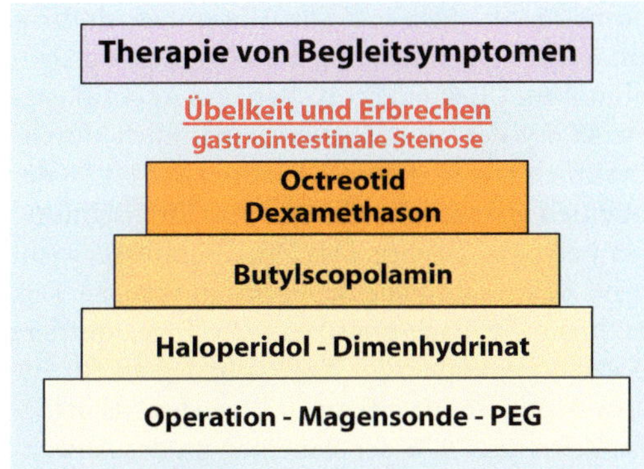

c

Abb. 3.4a-c: Therapie von Übelkeit und Erbrechen. **a:** Opioidbedingt. **b:** bei Chemotherapie. **c:** bei gastrointestinaler Stenose.

Andere Medikamente, welche bei therapieresistenter Übelkeit und Erbrechen eingesetzt werden können, sind die Cannabinoide wie Dronabinol [12]. Man sollte hier vorsichtig mit niedriger Dosierung beginnen, da die therapeutische Breite sehr gering ist und Nebenwirkungen wie Schwindel, Benommenheit, Panikattacken, psychotische Symptome, Tachykardie und Orthostase auftreten können. Wichtigste Maßnahme bleibt die Kausaltherapie, d.h. die auslösende Ursache zu diagnostizieren und wenn möglich zu therapieren.

Am Zentrum für interdisziplinäre Schmerztherapie, Onkologie und Palliativmedizin des Klinikum Klagenfurt am Wörthersee mit angeschlossener Palliativstation werden jedoch nicht nur Tumorkranke im fortgeschrittenen Stadium behandelt, sondern auch Patienten mit anderen fortgeschrittenen konsumierenden Erkrankungen. Das medizinische Betreuungsangebot richtet sich auch an Patienten mit Multipler Sklerose, Amyotropher Lateralsklerose, hochgradiger chronischer obstruktiver Lungenerkrankung und gegebenenfalls auch an ambulant nicht mehr weiter therapierbare chronische Schmerzpatienten mit gehäuften Therapieversagern.

In den letzten Jahren wurden mehrere Anwendungsbeobachtungen bezüglich der Effektivität von Dronabinol Tropfen (2,5%ige Lösung) zur Behandlung von Übelkeit, Erbrechen und Appetitlosigkeit durchgeführt.

An der letzten Beobachtungsstudie im Zeitraum von 2005 bis Jänner 2008 an unserer Abteilung nahmen 70 Patienten mit unterschiedlichen Malignomerkrankungen teil. Die Anwendungsindikation war die Untersuchung der Wirkung von Dronabinol auf Übelkeit, Erbrechen und Appetitlosigkeit. 48,6 % der Patienten waren männlich, durchschnittlich waren diese 69,4 Jahre alt. 51,4 % der Patienten waren weiblich, und ihr Durchschnittsalter betrug 67,2 Jahre. Das Durchschnittsgewicht lag bei 61 kg; minimale Beobachtungsdauer 1 Tag, maximale Beobachtungsdauer 25 Tage, mittlere Beobachtungsdauer 7,5 Tage. Wir legten für die Auswertung ein *cut-off* von 10 Tagen fest, da in diesem Zeitraum 70 % der Patienten an der Anwendungsbeobachtung teilnahmen. Alle Patienten erhielten eine Standardtherapie gegen Übelkeit und Erbrechen (Metoclopramid, Haloperidol, 5-Hydroxytryptamin-3-Antagonist, Dimenhydrinat). Im Durchschnitt nahmen die Patienten mindestens zwei Antiemetika ein. Alle Patienten waren mit Analgetika der WHO-Stufe III behandelt. Die unterschiedlichen Diagnosen sind aus Tab. 3.2 zu entnehmen.

Diagnose	%
Kolonkarzinom	42,8
Bronchuskarzinom	9,8
Ovarialkarzinom	1,4
Pleuramesotheliom	1,4
Pankreaskarzinom	13,7
Prostatakarzinom	8,5
Mammakarzinom	5,6
Ösophaguskarzinom	4,2
Hypopharynxkarzinom	2,8
Uteruskarzinom	2,8
Rektumkarzinom	1,4
Nierenkarzinom	1,4
Chondrosarkom	1,4
Hirntumor	1,4
Akute myeloische Leukämie	1,4
Hepatozelluläres Karzinom	1,0

Tab. 3.2: Diagnosen der Beobachtungsstudie am Zentrum für interdisziplinäre Schmerztherapie, Onkologie und Palliativmedizin des Klinikum Klagenfurt am Wörthersee mit angeschlossener Palliativstationim im Zeitraum von 2005 bis Jänner 2008. Angaben in Prozent.

Da in vorangegangenen Fällen häufig eine nicht ausreichende Wirkung mit einer Dosis von 2 x 2,5 mg Dronabinol (entspricht 2 x 3 gtt) erzieltwurde, entschlossen wir uns, nach Beginn mit einer Startdosis von 3 x 2,5 mg bei unzureichender Verbesserung der Symptomatik am 3. Behandlungstag auf 3 x 5 mg zu steigern. Wenn am 6. Behandlungstag noch immer keine ausreichende Verbesserung zu beobachten war, erfolgte eine Steigerung der Dosis auf 3 x 10 mg Dronabinol.

Die Dokumentation von Übelkeit, Erbrechen und Appetitlosigkeit erfolgte jeweils anhand einer 5-stelligen Skala.

0 = keine Übelkeit	kein Erbrechen	völlige Appetitlosigkeit
1 = leichte Übelkeit	leichtes Erbrechen	kein Appetit
2 = mäßige Übelkeit	mäßiges Erbrechen	wenig Appetit
3 = starke Übelkeit	starkes Erbrechen	mäßiger Appetit
4 = unerträgliche Übelkeit	unerträgliches Erbrechen	normaler Appetit

Die Skalen für Übelkeit, Erbrechen und Appetitlosigkeit wurden 3x täglich (morgens – mittags – abends) beurteilt.

Nebenwirkungen wie Somnolenz, Müdigkeit, Halluzinationen, Schlaflosigkeit, Ataxie und sonstige wurden exaktdokumentiertund n nach Schweregrad eingeteilt in 1 = leicht, 2 = mittel, 3 = schwer. Abbruchkriterien waren starke nicht therapierbare Nebenwirkungen wie z.B. Halluzinationen und Erfolglosigkeit bei mehr als 30 mg Dronabinol über 3 Tage.

Ergebnisse

Nach 10 Tagen lag die mittlere Dronabinol-Dosierung bei 10,95 mg, das heißt, dass die meisten Patienten einen zufriedenstellenden Therapieerfolg mit der Dosierung 3 x 2,5 mg hatten und nur wenige Patienten eine Dosissteigerung auf 3 x 5 mg benötigten.

Besonders in der Gruppe der morgendlichen Übelkeit konnte sowohl in der Gruppe mit leichter (Rückgang von 25 auf 9 %) als auch mit schwerer Übelkeit (Rückgang von 9,1 auf 2 %) eine deutliche Linderung erzielt werden (☞ Abb. 3.6a).

Nach zehn Tagen waren praktisch alle Patienten, die an schwerer mittäglicher und abendlicher Übelkeit litten, beschwerdefrei, hingegen konnte die leichte Übelkeit mittags und abends nicht wesentlich beeinflusst werden.

Eine signifikante Besserung zeigte sich in beiden Gruppen in der Linderung des Erbrechens, und zwar tageszeitunabhängig, sodass nach zehn Tagen fast alle Patienten beschwerdefrei waren (☞ Abb. 3.5b-d).

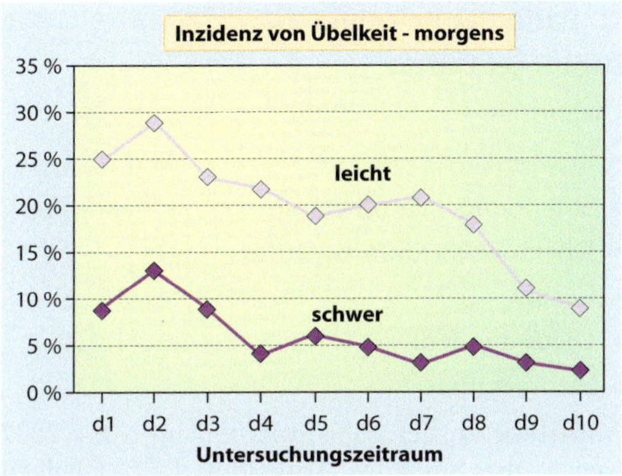

a

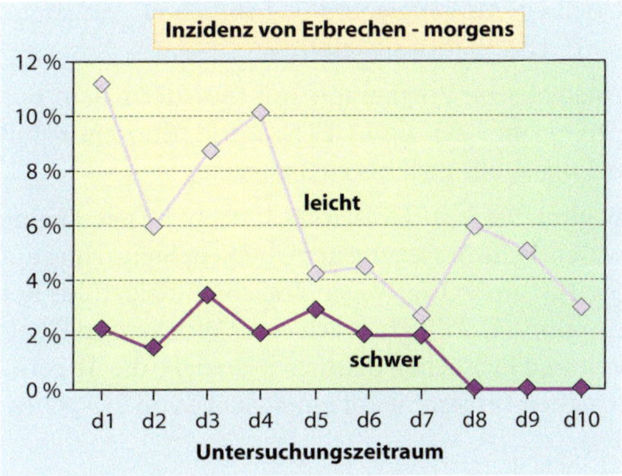

b

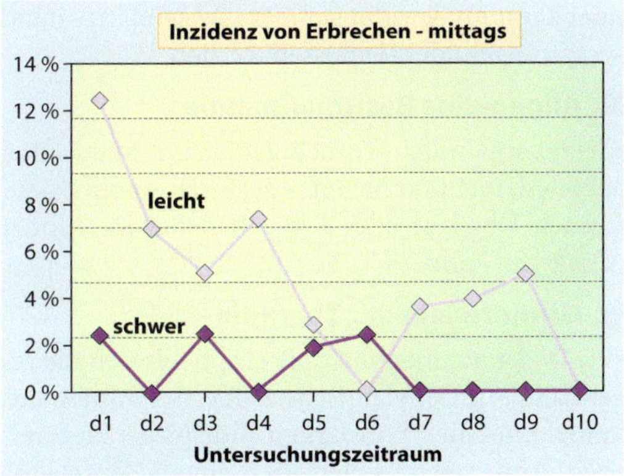

c

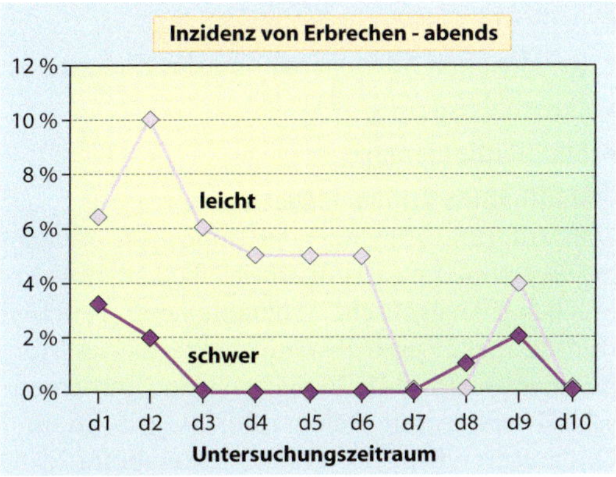

d

Abb. 3.5a-d: Inzidenz von Übelkeit morgens (**a**) sowie von Erbrechen morgens (**b**), mittags (**c**) und abends (**d**).

Die Inzidenz der Appetitlosigkeit konnte mittags über einen Zeitraum von 12 Tagen um 25 % und abends um 45 % verbessert werden.

Nebenwirkungen waren zu Beginn Schwindel und Mundtrockenheit bei 10 % der Patienten, die in 8 % als leicht einzustufen waren und in 2 % als mittelschwer.

Schlussfolgerung

Bei Übelkeit und Erbrechen, aber auch bei Behandlung vor allem der leichten Appetitlosigkeit können Cannabinoide eine deutliche Symptomlinderung und somit eine Verbesserung der Lebensqualität bewirken. Die Kombination von Dopaminantagonisten und Cannabinoiden, aber auch die von 5-HT_3-Antagonisten und Cannabinoiden scheint besonders effektiv zu sein. Besonders in der Prävention der schweren Nausea lässt sich eine deutliche Symptomlinderung erzielen. Cannabinoide sollten generell jenen Patienten vorbehalten bleiben, die mit einer Kombinationstherapie herkömmlicher Antiemetika nicht ausreichend behandelt werden können, hier sind die Cannabinoide eine *add-on*-Therapie.

Betreffend die Appetitlosigkeit ist es eine *first-line*-therapie, da wenige Optionen zur Verfügungen stehen. Wichtig bei Appetitminderung ist es, Cannabinoide frühzeitig einzusetzen und nicht bei völliger Appetitlosigkeit, da sie dann keine Symptomverbesserung erzielen.

Patientenbeispiel 1

58-jährige Patientin

Diagnosen:

- Rezidiv eines Adenokarzinoms der Kieferhöhle
- Ossäre Filisierung
- St.p. Radiotherapie

Erstaufnahme an der Palliativstation im Februar 2007 aufgrund zunehmender Knochenschmerzen bei Skelettmetastasierung sowie Übelkeit ohne Erbrechen. Analgetische Therapie mit Fentanyl transdermal 25 μg/h TTS, nicht-retardiertes Morphinhydrochlorid 10-20 mg bei Bedarf, antiemetische Therapie mit Haloperidol 3-3-3-5 gtt und Ondansetron 8 mg 3 x tgl sowie Dronabinol 2,5 % 2 x 3 gtt.

Wiederaufnahme im März 2007. Biphosphonat-Therapie.Dronabinol 2,5 % 2 x 3 gtt vorbestehend, weiterhin Übelkeit Score 1 und Appetitlosigkeit Score 2.

Steigerung Dronabinol auf 3 x 3 gtt bringt eine Reduktion der Übelkeit auf Score 0 und der Appetitlosigkeit auf Score 3. Ondansetron, nur mehr als Bedarfsmedikation, wird nur selten benötigt. Haloperidol wird beibehalten.

Patientenbeispiel 2

52-jährige Patientin

Diagnosen:

- Cholangiozelluläres Karzinom (seit 2005 bekannt)
- Ossäre Filisierung
- St.p. mehrmaliger transarterieller Chemoembolisation
- St.p. Radiatio
- St.p. Herpes Zoster C2/3

Nach Vorstellung in der Schmerzambulanz wird die Patientin im Mai 2007 (☞ oben) mehrmals an unserer Palliativstation wegen zunehmender Schwäche und Schwindelzuständen aufgenommen. Es folgen weitere stationäre Aufenthalte aufgrund steigenderr Schmerzen vor allem im Skelettbereich (Schulter).

Einstellung auf Fentanyl transdermal 25 μg/h TTS, Morphinhydrochlorid 20 mg bei Bedarf sowie Pregabalin und Metamizol-Tropfen.

Wegen Übelkeit Ondansetron 8 mg bis zu 3 x tgl. Erweiterung auf Haloperidol 3-3-3-5 gtt.

Im August 2007 Wiederaufnahme. Wegen weiter anhaltender Übelkeit (Score 2) sowie Erbrechen (Score 1) und Appetitlosigkeit (Score 2) Therapiebeginn mit Dronabinol 3 x 3 gtt,wodurch Übelkeit und Erbrechen rasch sistieren(Score 0). Die Appetitlosigkeit zeigt eine Verbesserung in den ersten Tagen auf 3-4, im weiteren Verlauf weiterhin Werte um die 2.

Patientenbeispiel 3

80-jähriger Patient

Diagnosen:

- Rektumkarzinom
- St.p. Radiochemotherapie
- Dilatative Kardiomyopathie
- COPD
- Ulcus duodeni
- Pleuraergüsse

Aufnahme an der Palliativstation im März 2007 wegen zunehmender Appetitlosigkeit, Übelkeit und rezidivierendem Erbrechen seit 1 Monat.

Übelkeit Ausgangsscore 3, Erbrechen Ausgangsscore 1, Appetitlosigkeit 0.

Analgetische Vortherapie mit transdermalem Buprenorphin 35 μg/h TTS sowie Buprenorphin 0,2 mg sublingual bis zu 3 x tgl.

Beginn 2 x 3 gtt Dronabinol, nach 3 Tagen keine wesentliche Besserung der Übelkeit. Steigerung auf 3 x 3 gtt am 3. Tag, wegen desSchwindelgefühls Reduktion auf 2 x 3 gtt. Nach einer Woche sind Übelkeit und Erbrechen deutlich reduziert, die Appetitlosigkeit insgesamt auf einen Score von 2-3 gebessert.

Während des stationären Aufenthalterfolgt eine Therapie einer kardialen Dekompensation, der Patient kann im April in stabilem Allgemeinzustand symptomgelindert entlassen werden.

Allgemeine Basismaßnahme

Kleine appetitlich zurechtgemachte Mahlzeiten anbieten, nichts anbieten, was durch Anblick oder Geruch Übelkeit oder Erbrechen bewirken oder verstärken kann.

Grundregeln der Therapie

Wie in der Schmerztherapie empfiehlt sich die regelmäßige prophylaktische Gabe des Antiemetikums, um einen konstanten Blutspiegel zu erreichen. Antiemetika sollen nach einem Zeitschema und der entsprechenden Wirkdauer gegeben werden. Da die unterschiedlichen Antiemetika an verschiedenen Rezeptoren wirken, ist es wichtig, die Ursache der Übelkeit und des Erbrechens zu explorieren und das Antiemetikum dementsprechend auszuwählen. Eine Kombination mehrerer Antiemetika ist sinnvoll. Die antiemetische Therapie muss so lange wie notwendig durchgeführt werden, wobei stets eine ausreichende Dosierung erforderlich ist.

Zusammenfassung

Übelkeit und Erbrechen treten bei über 50-70 % der Patienten mit Tumorerkrankungen auf. Wichtig sind die Erhebung einer detaillierten Anamnese und die Durchführung einer genauen Diagnostik. Antiemetika sollten regelmäßig und prophylaktisch gegeben werden, um einen konstanten Blutspiegel zu erzielen. Die Auswahl des entsprechenden Antiemetikums richtet sich nach dessen Wirkmechanismus. Antiemetika müssen ausreichend dosiert werden. Wie die Praxis zeigt, ist oftmals eine Kombination mehrerer Antiemetika bei Karzinompatienten indiziert.

3.1.2. Obstipation

Obstipation ist ein sehr häufig vorkommendes, belastendes Symptom, das sowohl bei Tumorerkrankungen, vor allem im Rahmen einer Behandlung mit Analgetika, als auch bei vielernneurologischen Erkrankungen auftritt [13-15]. Obstipation kommt generell bei älteren Menschen gehäuft vor.

Ursachen für Obstipation

Folgen der Erkrankung (mangelnde Mobilität, Inaktivität, Schwäche), verminderte Nahrungsaufnahme, verminderte Ballaststoff- und Flüssigkeitsaufnahme, Medikamente (Opioide, anticholinerge Medikamente, trizyklische Antidepressiva, Antiparkinsonmittel, Diuretika, Antikonvulsiva), metabolische Veränderungen, Diabetes mellitus, Hypothyreoidismus, Hypokaliämie.

Andere Erkrankungen

Analfissur, Stenose, Hämorrhoiden.

Primärerkrankungen

Gastrointestinale Obstruktion, neurogene Störungen, neurologische Grunderkrankung [16].

Ursachen der Opioid-induzierten Obstipation sind einerseits die Hemmung der Motorik der Längsmuskulatur des Darmes und andererseits die Steigerung der segmentalen Kontraktion. Damit verbunden sind eine längere Verweildauer und Wasserresorption, eine Abnahme der intestinalen, gastralen, biliären und pankreatischen Sekretion und die Zunahme des Tonus der intestinalen Sphinkteren. Bei opioidbedingter Obstipation gibt es keine Toleranzentwicklung [17].

Ist die Obstipation durch orales Morphin bedingt, kann sollte man auf transdermale Opioide ausweichen [18]. Bei transdermalen Opioiden ist die Neigung zur Obstipation geringer, da der gastrointestinale Trakt umgangen wird.

Symptome bei Obstipation

Patienten klagen über Inappetenz, Völlegefühl, Übelkeit, Erbrechen, kolikartige Schmerzen oder Tenesmen.

> Wichtig ist die Durchführung einer genauen Anamnese!

Folgende Fragen stellen sich in diesem Zusammenhang:

- Stuhlhäufigkeit?
- Wann war der letzte Stuhl?
- Charakteristik des Stuhls?
- Ist der Stuhlgang schmerzhaft?
- Ist ein Stuhldrang vorhanden?
- Befindet sich Blut/Schleim im Stuhl?

Darüber hinaus sind eine klinische Untersuchung und ggf. eine radiologische Diagnostik erforderlich. Für die Evaluierung einer Obstipation liegen mehrere Scores vor, wobei die Rom-II-Kriterien klinisch die größte Akzeptanz finden (☞ Tab. 3.3).

Obstipation – Rom-II-Kriterien
Eine Obstipation liegt vor, wenn mindestens zwei der folgenden Symptome gegeben sind: • starkes Pressen beim Stuhlgang • klumpiger oder harte Fäzes • Gefühl der inkompletten Entleerung • Gefühl der anorektalen Obstruktion • Notwendigkeit, durch manuelle Manöver den Stuhlgang zu erleichtern (digitales Ausräumen, Stützen des Beckenbodens) • Darmentleerung seltener als dreimal pro Woche

Tab. 3.3: Rom-II-Kriterien nach Kyle 2007.

Therapie

Nach Möglichkeit sollte eine kausale Therapie durchgeführt werden. Allgemeine Therapiemaßnahmen sind eine adäquate Flüssigkeits- und Nahrungszufuhr, die Steigerung der körperlichen Aktivität, die Vermeidung obstipierender Medikamente, die Schaffung einer angenehmen Umgebung und die Verwendung von Laxantien. Bei einer Laxantientherapie ist es wichtig, das Laxans entsprechend seiner Wirkungsweise einzusetzen. Ist beispielsweise eine osmotische Wirkung erforderlich, dann ist die Gabe von Lactulose indiziert, für eine stimulierende Wirkung wird Natriumpicosulfat oder Polyethylenglykol eingesetzt. Für das therapeutische Vorgehen bei der Obstipation ist es sinnvoll, ein Stufenschema anzuwenden (☞ Abb. 3.6).

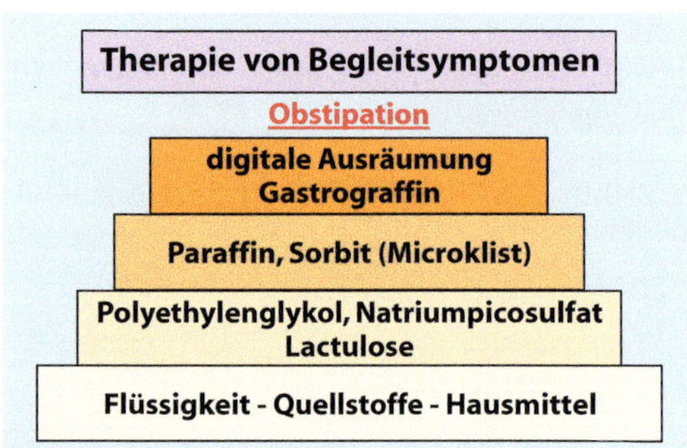

Abb. 3.6: Stufenschema für die Behandlung von Obstipation.

Die verschiedenen Laxantien sind nach ihrer Wirkweise in Tab. 3.4 dargestellt.

Sonstige Abführmittel sind Prokinetika, Erythromycin, Misoprostol und der Opioid-Antagonist Naloxon, der auch in Kombination mit der Substanz Oxycodon als Arzneimittel zur Verfügung steht. Eine weitere Therapieoption ist die subkutane Verabreichung von Methylnaltrexon [19]. Derzeit ist Relistor® (Methylnaltrexon) für die subkutane Therapie der Opioid-induzierten Obstipation bei Palliativpatienten zugelassen, die nicht ausreichend auf Laxantien angesprochen haben. Potenzielle zukünftige Einsatzgebiete umfassen die Opioid-induzierte Harnretention und die Anwendung bei chronischen Schmerzpatienten unter Opiattherapie. Wie Studien zeigen, hatten 48,4 % der Patienten nach vier Stunden eine Defäkation (Placebo 15,5 %, p<0,0001). Mehr als die Hälfte dieser Patienten zeigte bereits eine Response innerhalb von 30 Minuten. 51,6 % der Patienten sprachen auf mindestens zwei der ersten vier Dosierungen in der ersten Behandlungswoche an (Placebo 8,5 %, p<0,0001). Die Ansprechraten auf die fortlaufenden Dosierungen blieben relativ konstant zwischen 38 % und 48 %. Bei allen Gaben von Methylnaltrexon zeigte sich ein signifikanter Unterschied zur Placebo-Verabreichung.

Ein weiterer peripher wirkender Opioidrezeptorantagonist (PAMORA) neben Methylnaltrexon ist

Wirkprinzip	Wirkstoff	Handelsname	Dosierung	Latenzzeit
Orale Laxantien				
Quellstoffe	Weizenkleie, Leinsamen	Agiolax	20-30 g	10-24 h
Osmotische Laxantien	Salinische L.	Glaubersalz	10-20 g	2-8 h
	Laktulose	Laevolac	10-20 g	8-12 h
	Polyethylenglykol	Movicol, Molaxole	20-40 g	1-3 d
Hydragog und antiresorptiv wirkende Laxantien	Senna	Pursennid	20-40 g	8-12 h
	Na-Picosulfat	Guttalax	5-10 mg	2-4 h
	Bisacodyl	Dulcolax	5-10 mg	5-10 h
Gleitmittel	Na-Docusat	Purigoa	50-100 mg	12-48 h
Rektale Laxantien				
Osmotische Laxantien	Sorbit	Mikroklist		15-60 min
	Na-Hydrogenkarbonat	Lecicarbon		15-60 min
	Na-Dihydrogenphosphat	Clysmol		10-60 min
Stimulierende Laxantien	Bisacodyl	Dulcolax		15-60 min
Gleitmittel	Glycerin	Glycerin-Supp.		15-60 min
Im Ausnahmefall: Gastrografin-Einlauf oder Distigminbromid i.m.				

Tab. 3.4: Laxantien dargestellt nach ihrer Wirkweise.

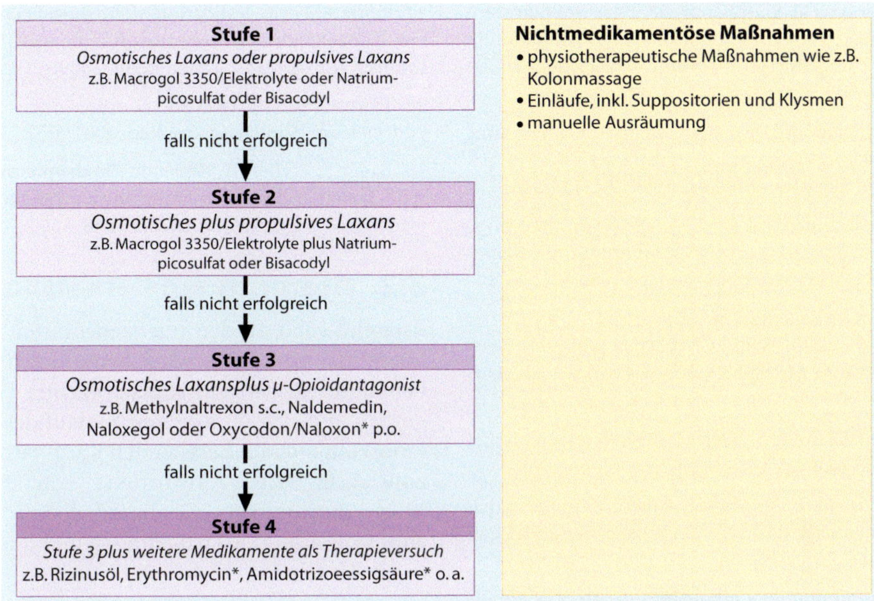

Abb. 3.7: Stufenschema zur Therapie der Obstipation. Modif. nach [9].
* = *off-label*-Anwendung

das Naloxegol. Naloxegol ist eine Weiterentwicklung von Naloxon, einem peripher wirksamen μ-Opioidrezeptor-Antagonisten, der die μ-Opioidrezeptoren im Darm selektiv hemmt. Die Pegylierung von Naloxegol verhindert die Passage durch die Blut-Hirn-Schranke. Der Wirkstoff führt zu einer Reduktion der passiven Permeabilität und zu einem erhöhten Efflux über den P-Glykoproteintransporter. Dies bewirkt eine Linderung der Opioid-induzierten Obstipation, ohne dabei die analgetische Wirkung der Opioide im zentralen Nervensystem zu beeinträchtigen [3].

Bader et al. kommen im Review "Ist die pharmakologische Therapie der Obstipation in der Palliativmedizin evidenzbasiert" zu folgender Schlussfolgerung:

- Bisher konnte lediglich die Wirksamkeit von Methylnaltrexon und Naloxon bei Opiod-induzierter Obstipation von Palliativpatienten nachgewiesen werden, wobei diese Patientengruppe kein Risiko für eine Darmperforation hatte bzw. nicht am Darm voroperiert war
- Die bisherige Studienlage zur Behandlung mit herkömmlichen Laxanzien bestätigt eine relativ gute Verträglichkeit von Lactulose, PEG, Senna, Natriumpicosulfat und Natriumdocusat [20]

Zusammenfassung

Die Obstipation ist ein sehr weit verbreitetes Problem für Patienten mit einer Tumorerkrankung. Obstipation kann tumorbedingt durch Medikamente wie Opioide und andere Begleiterkrankungen verursacht sein. Die Therapie soll individuell und möglichst frühzeitig erfolgen. Bei der Opioid-induzierten Obstipation gibt es keine Toleranzentwicklung, eine Laxanstherapie muss daher als eine dauernde Begleittherapie eingesetzt werden. Der Patient sollte mindestens alle drei Tage Stuhlgang haben. Die Therapie mit Laxantien sollte individuell angepasst sein, wobei auf eine ausreichende Dosierung zu achten ist.

Obstipation ist eine Nebenwirkung der Opioide, die dauerhaft ist. Neben Laxantien wie Natriumpicosulfat und Macrogol haben sich auch die peripher wirkenden Opioidrezeptor-Antagonisten (PAMORA) bei Opioid-bedingter Obstipation in der Palliativmedizin bewährt.

Literatur

1. Heidemann E. Tumorpatienten in Deutschland: Was wissen wir über Schmerzprävalenzen? Schmerz. 1999;13: 249-252.

2. Leitlinien zur Tumorschmerztherapie, Tumordiagnostik und Therapie. 1999:105-128.

3. Pergolizzi JV et al. Peripherally acting µ-opioid receptor antagonists as treatment options for constipation in noncancer pain patients on chronic opioid therapy. Patient Prefer Adherence. 2017;11:107-19.

4. Morita T, Tsunoda J, Inoue S, Chihara S. Contributing factors to physical symptoms in terminally-ill cancer patients. J Pain Symptom Manage. 1999;18(5)338-46.

5. Vainio A. Auvinen A. Prevalence of symptoms among patients with advanced cancer: an internationl collaborative study. J Pain Symptom Manage.1996;12(1):3-10.

6. Mannix KA. Palliation of nausea and vomiting. In: Calman K, Doyle D, Hanks GWC (Eds.). Oxford Textbook of Palliative Medicine. Oxford: Oxford University Press, 2002.

7. Bausewein C, Roller S, Voltz R. Leitfaden Palliativmedizin. Uran-Fischer-Verlag München. Jänner 2000.

8. Bently A, Boyd K. Use of clinical pictures in the management of nausea and vomiting, a prospective audit. Palliat Med. 2001;15(3):247-53.

9. Leitlinienprogramm Onkologie (2015): S3-Leitlinie Palliativmedizin für Patienten mit einer nicht heilbaren Krebserkrankung. Kohlhammer, Stuttgart.

10. Bruera E, Belzile M, Neumann C, Harsanyi Z, Babul N, Darke A. A double-blind, crossover study of controlled release metoclopramide and placebo for the chronic nausea and dyspepsia of advanced cancer. J Pain Symptom Manage. 2000;19(6):427-35.

11. Benze G, Geyer A, Alt-Epping B et al. Behandlung von Übelkeit und Erbrechen mit 5HT3-Antagonisten, Steroiden, Antihistaminika, Anticholinergika, Somatostatinanaloga, Benzodiazepinen und Cannabinoiden bei Palliativpatienten. Schmerz. 2012;26:481-499.

12. Tramer MR, Carroll D. Dampbell FA. Reynolds DJ, Moore RA, McQuay HJ. Cannabinoids for control of chemotherapy induced nausea and vomiting: quantitative systematic review. BMJ. 2001;323(/303):16-21.

13. Meuser T, Pietruck C, Radbruch L, Stute P, Lehmann KA, Grond S. Symptoms during cancer pain treatment following WHO-guidelines: a longitudinal follow-up study of symptom prevalence, severity and etiology. Pain. 2001;93(3):247-57.

14. Walsh D, Donnelly S, Rybicke L. The symptoms of advanced cancer: relationship to age, gender, and performance status in 1,000 patients. Support Care Cancer. 2000;8(3):175-9.

15. Fallon MT, Hanks GW. Morphine, constipation and performance status in advanced cancer patients. Palliat Med. 1998;13(2):159-60.

16. Krogh K. Christensen P, Laurberg S. Colorectal symptoms in patients with neurological diseases. Acta Neurol Scand. 2001;103(6):334-43.

17. Rentz AM et al. Validation oft he Bowel Function Index to detect clinically meaningful changes in opioid-induced constipation. J Med Econ. 2009;12(4):371-383.

18. Thorpe DM. Management of opioid-induced constipation. Curr Pain Headache Rep. 2001;5(3):237-40.

19. Bader S, Weber M, Becker G. Ist die pharmakologische Therapie der Obstipation in der Palliativmedizin evidenzbasiert? Schmerz. 2012;26:568-568.

3.2. Atemnot am Lebensende

Atemnot zählt zu den unangenehmsten und am häufigsten vorkommenden Symptomen am Lebensende. Sie kann in abgeschwächter Form beginnen und sich im weiteren Verlauf der Erkrankung zum überaus belastenden Kardinalsymptom entwickeln (z.B. Amyotrophe Lateralsklerose, Muskeldystrophien) oder innerhalb von Stunden zum Symptom mit Erstickungsgefühl und Todesangst werden.

Etwa 50 % der Malignompatienten leiden in einem fortgeschrittenen Stadium ihrer Erkrankung an Atemnot, bei Patienten mit Bronchialkarzinom sind es 70 %. Ursachen der Atemnot im Rahmen einer palliativen Erkrankung sind in Tab. 3.5 dargestellt. Wie Schmerz, Übelkeit und andere Beschwerden ist auch die Atemnot mehrdimensional zu sehen. Sie wird einerseits durch psychische Einflüsse verstärkt oder abgeschwächt, umgekehrt kann starker Lufthunger Angst verursachen, die sich im Extremfall zur Todesangst ausweitet. Dabei läuft ein Circulus vitiosus ab (Atemnot – Tachypnoe – Angst – Verstärkung der Atemnot usw.), der durch medikamentöse und/oder invasive Maßnahmen durchbrochen werden muss.

Atemfrequenz und Sauerstoffsättigung sagen nicht notwendigerweise etwas über die Schwere der subjektiven Empfindung aus. Es ist ein häufiger Fehler, die Atemnot eines Patienten mit ausreichender Sauerstoffsättigung nicht ernst zu nehmen. Es ist ein weiterer gravierender Fehler zu glauben, dass Sauerstoffgabe automatisch die Lösung des Problems "Atemnot" ist.

Physiologie des Atemantriebs

Der Atemantrieb wird unter anderem durch zentrale und periphere Rezeptoren für CO_2, O_2 und den pH-Wert geregelt. Rezeptoren im Aortenbogen und in der Carotisbifurkation reagieren auf O_2-Abfall sowie auf den Anstieg von CO_2 und H^+ im Blut. Rezeptoren in den zentralen Atemzentren

	Beispiele
Tumore in den Atemwegen	Bronchialkarzinom, Metastasen
Andere intrapulmonale Ursachen	Pneumonie, Resektion, Atelektasen, Lungenfibrosen, pulmonal-obstruktive Veränderungen, Lungenverschwartungen bei Carcinosis Pleurae
Tumorkompression von außen	Mediastinale Tumormassen (z.B. Lymphknotenpakete bei Bronchialkarzinom), zirkulär wachsendes Schilddrüsenkarzinom
Beeinträchtigung der Atemmechanik	Amyotrophe Lateralsklerose, Muskeldystrophien (z.B. vom Typ Duchenne), Tumorkachexie (Schwäche), Thoraxwandschmerzen (z.B. durch Thoraxwandbefall oder postoperativ, Zwerchfelltumore), Pneumothorax
Flüssigkeitsbedingte Raumforderung	Pleuraerguss, Aszites, Herzbeutelerguss

Tab. 3.5: Ursachen der Atemnot im Rahmen einer palliativen Erkrankung.

in Medulla und Pons reagieren auf den Anstieg von CO_2 und H^+ im Liquor im Sinne eines Atemantriebs. Ist der Körper nicht in der Lage, auf die Signale zum Forcieren der Atmung entsprechend zu reagieren – und damit das überschüssige CO_2 abzuatmen – entsteht das Symptom "Atemnot".

Therapie

Anzustreben ist – wie immer – die Beseitigung oder Minimierung der zugrunde liegenden Ursachen. Dies gelingt am überzeugendsten – wenn auch meist nur auf Zeit – z.B. durch eine Pleurapunktion oder Aszitespunktion. In der Klinik wird diese unter Ultraschallkontrolle erfolgen. In der Betreuung zuhause können erfahrene Palliativmediziner diese Punktionen ebenfalls mit transportablen Ultraschallgeräten durchführen.

Die Pleurapunktion bei Pleuraerguss bringt ein wenig überzeugendes Ergebnis, wenn größere Pleuraanteile verschwartet sind, die befallenen Lungenanteile sich also – trotz Punktion – nicht mehr entfalten können. Trotzdem ist an eine Pleurapunktion zu denken, umso mehr dann, wenn ein ausgeprägter Erguss Lungenanteile der Gegenseite komprimiert [2].

Die medikamentösen Therapiemöglichkeiten sind in Tab. 3.6 zusammengefasst.

> Grundsätzlich gilt es, drei Hauptsymptome zu lindern:
>
> - Atemnot
> - Angst und
> - (nicht obligat) Bronchialhypersekretion

Sauerstoffgabe

Die Gabe von Sauerstoff wird kontroversiell diskutiert. Da das Symptom "Atemnot" schon durch einen mäßig erhöhten CO_2-Partialdruck, aber erst durch einen stark erniedrigten O_2-Partialdruck verursacht wird, ist bei der routinemäßigen O_2-Gabe Skepsis angezeigt. Allerdings ist zum Zeitpunkt der Konsultation von Palliativdiensten meist schon Sauerstoff vor Ort und der Patient darauf konditioniert. Entzug der Sauerstoffmaske könnte daher eine Art "negativen Placeboeffekt" auslösen, also eine Verstärkung der Atemnot verursachen. Nur bei sichtbarer Zyanose, stark verringerter Sauerstoffsättigung (unter 90 %) oder bewegungsabhängiger Zunahme der Dyspnoe macht die O_2-Gabe Sinn [4].

Pneumonie

Eine Antibiotika-Therapie kann durchaus als Teil der Atemnot-Therapie eingesetzt werden. Neuere Erkenntnisse aus den Niederlanden legen dies nahe [4].

Tumorkompression

Die Soforttherapie besteht in solchen Fällen (z.B. mediastinale Lymphknotenpakete) in der Reduktion des peritumorösen Ödems durch Kortikoide (z.B. 12-16 mg Dexamethason). In weiterer Folge sollte der Patient so rasch wie möglich einer interdisziplinären Behandlung zugeführt werden (z.B. perkutane Bestrahlung, After-loading oder Stenteinlage).

<table>
<tr><th colspan="2">Symptom</th><th>Therapiemöglichkeiten (beispielhaft)</th></tr>
<tr><td rowspan="2">Atem-
not</td><td>chronisch</td><td>Opioide [1, 2]:
1) Noch keine Schmerztherapie mit Opioiden: Beginn mit 2,5 mg Morphin p.o.; wenn zu geringe Linderung, dann hochtitrieren nach Wirkung und gefundene Dosis alle 4-5 Stunden verabreichen. Nach Dosisfindung ist die Umstellung auf ein retardiertes Morphin zu bevorzugen (auch transdermal).
2) Bereits Schmerztherapie mit Opioiden: Erhöhung der Tagesdosis um bis zu 50 %.
3) Atemnot zunehmend belastend, aber noch nicht bedrohlich (z.B. ALS): Beginn mit z.B. Morphin ret. 2 x 10 mg täglich.</td></tr>
<tr><td>akut</td><td>Opioide: Intravenöse Morphin-Gabe wirkt schnell und ist in der Hand des Geübten sehr sicher. Fraktioniert 1-2 mg alle 5-10 Minuten (abhängig vom Alter und dem Allgemeinzustand). Später Umstellung auf retardierte Opioide oral oder Pumpe s.c. oder i.v. Statt der initialen i.v.-Gabe kann bei schlechter Venensituation oder mangelnder Erfahrung auch subkutan oder oral vorgegangen werden. Der Wirkungseintritt erfolgt dann entsprechend verzögert.
Nasales Fentanylzitrat: Ist aufgrund seines sehr raschen Wirkungseintritts zur Kupierung von Atemnot in Palliativsituationen eine interessante Option, jedoch – wie bei allen anderen Opioiden – off label, da für diese Indikation noch keine Zulassung besteht [6]. Dosisempfehlungen: Bei schon vorhandenem transdermalem Fentanylpflaster wird die Vier-Stunden-Dosis der mittleren äquivalenten Tagesdosis Fentanylzitrat empfohlen (Beispiel: Basisopioid ist Fentanylpflaster 100 µg/h, dann wäre die Akutdosis Fentanylzitrat bis zu 400 µg). Im Einzelfall vorsichtig höher titrieren [3]. Bei Opioid-naiven Patienten bei Therapiebeginn austesten (titrieren im Fünf-Minuten-Takt).</td></tr>
<tr><td rowspan="3">Angst</td><td colspan="2">Je nach Intensität und Krankheitsphase i.v., s.c. oder oral.</td></tr>
<tr><td>akut</td><td>Benzodiazepine (2):
Midazolam: Dosisfindung durch fraktionierte Gabe von eingangs 2 mg, dann jeweils 1 mg i.v. (insgesamt 2,5-7,5 mg oder mehr). Danach Umstieg auf Pumpe s.c. oder i.v. oder je nach Situation auf orale Gabe.
Diazepam: Dosisfindung durch fraktionierte Gabe von anfangs 2 mg i.v. und dann nach Wirkung (bisher maximal benötigte Anfangs-Gesamtdosis des Autors: 15 mg). Später sollte auf eine kürzer wirkende Substanz übergegangen, bei guter Linderung der Atemnot durch Opiode Ausschleichen der Benzodiazepine.</td></tr>
<tr><td>chronisch</td><td>Lorazepam: 1-2 mg 2-3x täglich oral</td></tr>
<tr><td colspan="2">Bronchial-
hypersekretion</td><td>Anticholinergika, bevorzugt quartäre Ammoniumverbindungen (wegen fehlender Liquorgängigkeit geringere Gefahr von zerebralen Nebenwirkungen. Vorsicht bei Glaukom):
Glycopyrroniumbromid: 0,2-0,4 mg initial s.c. oder i.v., dann 0,2-0,6 mg s.c. oder i.v. über den Tag verteilt.
Ipratropiumbromid: 5 mg 2-3x täglich oral, eventuell vorsichtig steigern bis zu 10 mg 2-3x täglich.
In Deutschland, im angloamerikanischen und skandinavischen Raum ist Scopolamin weit verbreitet (Cave: liquorgängig, daher dosisabhängig zentralnervöse Nebenwirkungen).</td></tr>
</table>

Tab. 3.6: Medikamentöse Therapiemöglichkeiten.

▶ Amyotrophe Lateralsklerose, Muskeldystrophien

Ausführlicheres über die ALS kann dem Kapitel 3.4. (Palliation in der Neurologie) entnommen werden. Bei Muskeldystrophien stellt sich im weiteren Verlauf auch die Frage nach einer invasiven Beatmung. Eine besonders behutsame, aber umfassende Information über den Krankheitsverlauf sowie die Möglichkeiten, aber auch Grenzen einer letztlich dann invasiven Heimbeatmung sind essentiell, um dem Patienten eine kompetente Entscheidung pro und kontra zu ermöglichen. In allen palliativen Situationen besteht die Notwendigkeit zur Einbeziehung der Angehörigen, dies gilt in vermehrtem Maße für Heimbeatmungssituationen.

▶ Todesrasseln

Diese Sonderform der respiratorischen Problematik tritt oft in den letzten Lebensstunden auf, wenn wegen zunehmender allgemeiner Schwäche das Bronchialsekret nicht mehr abgehustet werden kann.

- Typ I: Erhöhte Speichelsekretion in den letzten Stunden eines bewusstlosen oder bewusstseinseingetrübten Patienten bei Verlust des Schluckreflexes
- Typ II: Überwiegend bronchiale Sekretion, die über mehrere Tage gebildet wird, in denen der wache Patient durch zunehmende Schwäche unfähig ist, effektiv zu husten

Nach wie vor wird eine nicht-medikamentöse Therapie als erste Wahl empfohlen. Bei einer ausgeprägten Rasselatmung wirkt eine anticholinerge Therapie mit Glycopyrroniumbromid besser, wenn sie bereits frühzeitig begonnen wird, da kein Medikament die bereits gebildeten Sekrete auszutrocknen vermag [6, 9].

Nicht alle Patienten entwickeln eine Rasselatmung, die eine medikamentöse Therapie erforderlich macht. Viele Patienten sind zum Zeitpunkt des Auftretens einer Rasselatmung oft nicht bewusstseinsklar. Wir wissen weder, ob sie unter dem Atemrasseln leiden noch ob die medikamentöse Behandlung eine zusätzliche Belastung darstellt oder ob diese nicht nur die Situation der Angehörigen verbessert.

▶ Nicht-medikamentöse Maßnahmen

Der Patient sollte behutsam gelagert werden. Wenn die Atmung nur mit sichtbarer Anstrengung (z.B. mühsames Hochziehen der Schultern) aufrechterhalten werden kann, ist eine kleine Menge Midazolam (2 mg s.c. oder i.v.) indiziert. Die wichtigste Begleitmaßnahme ist die beruhigende Präsenz. Diese Ruhe überträgt sich allmählich auf Patienten und Familie. Dabei ist darauf zu achten, dass die Betreuer nicht unbewusst den unter Umständen hoch frequenten Atemrhythmus des Patienten übernehmen. Kühle Umschläge auf die Stirn und Luftzug (offenes Fenster, Ventilator) wirken lindernd. Bei chronisch zunehmender Atemnot sollten die Lebensgewohnheiten überdacht werden (Umorganisation der Wohnung, Sitzen beim Waschen, Hilfe bei der Hausarbeit zulassen). Veränderungen der Körperpositionen wie etwa der "Kutschersitz" oder die "Torwartstellung" können Erleichterung bringen.

Atemnot ist ein Symptom, das – viel mehr noch als andere unangenehme körperliche Beschwerden – auch bei vielen Betreuern Ratlosigkeit hervorruft. Es gibt aber doch einige einfache, aber wirksame Maßnahmen zur Linderung.

Zusammenfassung

Sauerstoff ist seltener indiziert als angenommen. Bei nichthypoxischen Tumorpatienten mit Atemnot liegt kein Wirksamkeitsnachweis vor. Die symptomatische Behandlung der Atemnot von Patienten mit fortgeschrittener Erkrankung bleibt eine Herausforderung, kann aber durch die Gabe von Opioiden, gegebenenfalls in Kombination mit Benzodiazepinen, und vor allem den gleichzeitigen Einsatz von nicht-pharmakologischen Maßnahmen in den meisten Fällen deutlich gebessert werden [7, 8]

Literatur

1. Jennings A-L, Davies AN, Higgins JPT, Gibbs JSR, Broadley KE. A systematic review of the use of opioids in the management of dyspnoea. Thorax. 2002;57:939-944.

2. Ben-Aharon I, Gafter-Gvili A, Paul M, Leibovici L, Stemmer SM. Interventions for alleviating cancer-related dyspnea: a systematic review. J Clin Oncol. 2008;26 (14):2396-404.

3. Sitte T. Nasale Anwendung von Fentanylzitrat zur Kupierung von Atemnot in der Palliativversorgung – Überblick und Fallbeispiel. Wien Med Wochenschr. 2009;159 (23-24):566-570.

4. Uronis HE, Currow DC, McCrory DC, Samsa GP, Abernethy AP. Oxygen for relief of dyspnoea in mildly- or non-hypoxaemic patients with cancer: a systematic review and meta-analysis. Br J Cancer. 2008;98(2):294-9.

5. Van Der Steen JT, Pasman HR, Ribbe MW, Van Der Wal G, Onwuteaka-Philipsen BD. Discomfort in dementia patients dying from pneumonia and its relief by antibiotics. Scand J Infect Dis. 2009;41(2):143-51.

6. Pastrana T, Reineke-Bracke H, Elsner F Empfehlungen bei Rasselatmung. Schmerz 2012;26:600-608.

7. Ekström M, Bajwah S, Bland J M, et al. One evidence base; three stories: do opioids relieve chronic breathlessness? Thorax. 2018;73(1):88-90.

8. Simon ST, Köskeroglu P, Bausewein C. Medikamentöse Therapie der refraktären Atemnot. Schmerz. 2012; 26:515-522.

9. Likar R, Rupacher E, Kager H, Molnar M, Pipam W, Sittl R. Wiener Klin Wochenschr. 2008, 120(21-22):679-83.

3.3. Fatigue

3.3.1. Definition

Tumorassoziierte Fatigue (*cancer-related fatigue*, CrF) ist ein anhaltender, für die Betroffenen belastender Zustand von Müdigkeit, Erschöpfung und Energiemangel in zeitlicher oder kausaler Beziehung zu einer malignen Erkrankung oder deren Therapie [1].

Agnes Claus beschrieb dieses belastende Symptom vor 20 Jahren bereits so: "Fatigue bei Krebspatienten ist ein subjektives Gefühl unüblicher Müdigkeit, das sich auswirkt auf den Körper, die Gefühle und die geistigen Funktionen, das mehrere Wochen andauert und sich durch Ruhe und Schlaf nur unvollständig oder gar nicht beheben lässt."

3.3.2. Häufigkeit

Fatigue kann bei Patienten unter laufenden tumorspezifischen Therapien auftreten, aber auch noch lange nach Beendigung einer (erfolgreichen) Therapie. Es tritt bei einer fortgeschrittenen Tumorerkrankung in mehr als 80 % auf und gehört somit zu den häufigsten Symptomen. Fatigue kann auch in fortgeschrittenen Stadien von chronischen kardiopulmonalen Erkrankungen, Niereninsuffizienz oder neurologischen Erkrankungen (z.B. Multiple Sklerose, Amyotrophe Lateralsklerose) auftreten.

> Fatigue wird von vielen Patienten als das am meisten belastende Symptome überhaupt wahrgenommen und führt in seiner gravierendsten Ausprägung zu einer massiven Einschränkung der Lebensqualität. Eine ausgeprägte Fatigue-Symptomatik kann zum Verlust des sozialen Lebens und der aktiven Teilhabe führen.

3.3.3. Symptome

Fatigue ist nicht nur ein körperliches Phänomen, sondern manifestiert sich auf allen Ebenen:

- a) **physisch**: inadäquate Erschöpfung nach Aktivitäten, atypische Müdigkeit, allgemeine Schwäche, nicht erholsamer Schlaf
- b) **mental**: Störung des Kurzzeitgedächtnisses, eingeschränkte Fähigkeit zu Konzentration und Aufmerksamkeit
- c) **affektiv**: verringertes Interesse an Aktivitäten, mühsames Überwinden von Inaktivität, Vorhandensein von Fatigue wird schmerzhaft wahrgenommen
- d) **funktional**: tägliche Notwendigkeiten können nicht mehr erledigt werden, Aktivitäten jenseits von "Pflichten" kann nicht mehr nachgekommen werden

3.3.4. Diagnose

Hinsichtlich der Diagnose einer Fatigue bestehen zahlreiche diagnostische Barrieren. Patienten berichten oftmals nicht von dieser Belastung, da sie es nicht als "medizinisches" Problem wahrnehmen. Der ärztliche Fokus liegt oftmals auf bedrohlicheren Symptomen oder orientiert sich an messbaren Werten. Ärzte betrachten sich als hilflos diesem Symptom gegenüber und entwickeln u.U. gemeinsam mit ihren Patienten Gefühle des Fatalismus. Zudem besteht eine diagnostische Unschärfe.

Aus diesem Grund wird inzwischen empfohlen, ein regelmäßiges Screening durchzuführen, z.B. mit der Frage "Haben Sie sich in der letzten Zeit häufig müde oder erschöpft gefühlt?". Ein gezieltes *Assessment* kann durch den *Brief Fatigue Inventory* (BFI) erfolgen.

Bezüglich des Ausmaßes der Belastung wird eine 10-stufige numerische Rating-Scala (z.B. Fatigue-Thermometer) empfohlen. Wenn sich der Verdacht auf ein Fatigue-Syndrom ergibt, sollte eine genaue Evaluation erfolgen – insbesondere, um Therapiemöglichkeiten auszuloten.

Anamnese

Die genaue Anamnese sollte folgendes erheben:

- Schlafverhalten
- (Selbst-)Medikation; moderne antineoplastische Therapien
- Vorgeschichte
- körperliche Aktivität
- soziale und umweltbedingte Faktoren

Differentialdiagnostisch sollte insbesondere eine Depression ausgeschlossen werden. Die Symptomatik sollte an mindestens 14 Tagen in 4 Wochen vorhanden sein und im Zusammenhang mit der fortgeschrittenen Erkrankung stehen.

3.3.5. Pathophysiologie

Letztendlich gibt es keine endgültige Theorie für das (Nicht-)Auftreten einer Fatigue-Symptomatik. Grundsätzlich ist sicherlich von einer multikausalen Genese auszugehen, die auch psychosoziale Faktoren, begleitende Erkrankungen, genetische Dispositionen und affektive Aspekte miteinschließen. Pathophysiologisch werden eine Dysregulation inflammatorischer Zytokine, die Störung hypothalamischer Regelkreise, Veränderungen im Serotonin-System sowie Veränderungen des Schlaf-Wach-Rhythmus durch eine Störung der zirkadianer Melatoninsekretion vermutet.

3.3.6. Therapiemöglichkeiten

Grundsätzlich sollten andere als die zugrunde liegende Erkrankung auslösende Ätiologien ausgeschlossen werden, um Patienten ggf. eine kausale Therapie zukommen zu lassen. Hier spielen in erster Linie eine unerkannte Depression, eine gravierende Anämie sowie eine Hypothyreose die Hauptrolle. Hierbei ist allerdings relevant, dass die Gabe von Antidepressiva ohne das Vorliegen einer Depression auch keinen positiven Effekt auf die Fatigue hat. Ebenso scheint die Transfusion von Erythrozytenkonzentraten über einem Hb >8 g/dl keinen Vorteil zu erbringen, und die ungerichtete Gabe von Erythropoetin verbietet sich aufgrund des Nebenwirkungsprofils. Eine Hypothyreose oder andere endokrine Dysbalancen sollten ausgeglichen werden.

Nicht-medikamentöse Therapieansätze

- Patientenschulungsprogramme: Informationen über Fatigue, Coping-Strategien entwickeln (Aktivitäten adaptieren, Tagespläne erstellen, Prioritäten setzten, Hilfsmittel verwenden) [2, 3]
- Körperliche Betätigung: Reduktion der Fatigue durch körperliches Training ist nachgewiesen [4]. Empfohlen werden kurze Übungseinheiten über 5-10 min, über den Tag verteilt. Dies ist meist auch noch für schwerkranke Patienten möglich
- *Mind-Body*-Verfahren: z.B. Entspannungsverfahren, Meditation, Massage, Yoga, Qi Gong und Tai Chi

Medikamentöse Therapieansätze

Konfrontiert mit diesem belastenden Symptom sind immer wieder Ansätze medikamentöser Therapie versucht worden, von denen sich allerdings die meisten bei genauerer Überprüfung als nicht ausreichend oder gar nicht wirksam erwiesen haben. Die überzeugendsten Daten für die Behandlung in der Palliativsituation liegen für Methylphenidat bei malignen Erkrankungen und Modafinil bei Multipler Sklerose in jeweils 2 Studien mit kleinen Zahlen vor [2]. Beide Substanzen sind allerdings nur im *off-label-use* einsetzbar. Zudem sind die kardiovaskulären Kontraindikationen und Nebenwirkungen zu beachten. Für Modafinil liegt ein "Rote-Hand-Brief" der EMA vor, weswegen dessen Einsatz sorgfältig abgewogen werden sollte. Für Methylphenidat wird eine Dosis von 5-10 mg täglich empfohlen; je nach (Neben-)Wirkung(en) ist eine Verdopplung der Dosis nach 2-3 Tagen möglich. Sollte keine Wirkung einsetzen, muss die Therapie beendet werden.

Einen schnellen Effekt – allerdings nur kurzzeitig und zeitlich begrenzt aufgrund der Nebenwirkungen – hat die Gabe von Kortikosteroiden, z.B. 4 mg Dexamethason.

Ginseng wird bekanntermaßen bei Erschöpfungszuständen auch als freiverkäufliche Substanz eingesetzt. Für *Panax ginseng* und *Panax quinquefolius* existieren Daten, die eine Wirkung bei Fatigue vermuten lassen. Da es eine insgesamt recht nebenwirkungsarme Therapie ist, kann es als Versuch eingesetzt werden. Zu bedenken dabei wäre allerdings, dass die Wirkung erst nach ca. 6 Wochen eintritt.

3.3.7. Prophylaxe

Der Prophylaxe eines Fatigue-Syndroms kommt eine erhebliche Bedeutung zu. So sollte möglichst durch eine gute Ernährungsberatung eine ausgeprägte Kachexie und damit einhergehende körperliche Schwäche verhindert werden, so dies denn aufgrund der Krankheitsbiologie möglich ist. Inzwischen gibt es ausreichende Daten dazu, dass eine regelmäßige körperliche Betätigung oder sogar strukturierte Sportprogramme, die Verträglichkeit von tumorspezifischen Therapien und auch die Prognose verbessern kann. Eine regelmäßige körperliche Betätigung, auch oder gerade in der Palliativsituation führt auch zu einer Verbesserung des Allgemeinbefindens. Ein frühzeitiger Beginn derartiger Maßnahmen ist sinnvoll, da es ist eher unwahrscheinlich ist, dass Patienten erst in der Terminalphase mit damit beginnen.

Es ist unbedingt zu respektieren, dass eine Fatigue auch schlichtweg das Resultat, einer schweren, erschöpfenden Erkrankung sein kann und es gilt, sich in erster Linie an den Wünschen der Patienten zu orientieren oder diese ggf. auf eine realistische Ebene zu bringen.

Literatur

1. Fischer I, Weis J, Rüffer U, Heim M, Bojko P, Ostgathe C. Tumorassoziierte Fatigue in der Palliativmedizin. Z Palliativmed. 2017;18: 97-110.

2. Mücke M, Mochamat, Cuhls H, Peuckmann-Post V, Minton O, Stone P, Radbruch L. Pharmacological treatments for fatigue associated with palliative care: executive summary of a Cochrane Collaboration systematic review. J Cachexia, Sarcopenia Muscle. 2016;7:23-27.

3. Du S, Hu L, Dong J et al. Patient education programs for cancer related-fatigue: A systematic review. Patient Educ Counc 2015;98:1308-1319.

4. Cramp F, Byron-Daniel J. Exercise for the management of cancer-related fatigue. Cochrane Database Syst Rev 2012;11:CD006145.

3.4. Palliativmedizin in der Neurologie

3.4.1. Einleitung

Seit der letzten Auflage dieses Buches hat sich die Palliativmedizin konstant weiter entwickelt. Insbesondere im Bereich Neurologie geht das Thema der Palliativmedizin weit über die ursprünglichen Themen von Motoneuron-Erkrankungen und Hirntumore hinaus, und es bestehen inzwischen zahlreiche krankheitsspezifische Konzepte. Diese Konzepte berücksichtigen Ursache, Symptome und auch unterschiedliche Krankheitsverläufe, welche sehr kurz oder auch lange Zeit dauern können.

Ziel der palliativen Massnahmen ist es, das Wohlbefinden des Individuums herzustellen, Symptome zu lindern und die bestmögliche Lebensqualität zu ermöglichen [1]. *Palliative Care* (PC) ist nicht nur auf die letzten Abschnitte des Lebens (*end of life*) konzentriert.

Die Palliativmedizin wird auch von der WHO wahrgenommen [2] und es finden sich laufend Ergänzungen auf der WHO-Website. Der Bedarf ist aufgrund der zunehmenden Lebenserwartung global steigend [3].

Es ist auch wichtig zu überlegen, dass palliative Konzepte prinzipiell auf der Autonomie des Patienten basieren. Weltweit ist dieses Konzept kulturell daher nicht immer anwendbar. Im europäischen Bereich bedeutet das, dass palliative Maßnahmen von diversen Kulturen unterschiedlich wahrgenommen werden, was bei der Betreuung von Migranten wichtig sein kann [4].

3.4.2. Was ist Palliativmedizin in der Neurologie?

Entwickelt hat sich das Palliativ-Konzept aus der Onkologie, wo es sich permanent weiterentwickelt. Unterschiedlich zum onkologischen Konzept sind in der Neurologie Schmerz, kognitive Störungen, motorische und sensible Störungen, Störungen der Koordination, sowie Anfälle als Beispiele zu nennen [5].

Besonders schwierig ist die palliative Situation für Patienten mit neuropsychologischen Störungen (Wortverständnis, Sprachverständnis und die Fähigkeit, sich auszudrücken zu können) bzw. Patienten mit kognitiven Störungen, wie Demenz, bei denen die Prämisse der Zustimmung durch den Patienten im Sinne der Autonomie nicht vorhanden ist. Da neurologische Erkrankungen sehr unterschiedliche Symptome aufweisen, werden in dieser Zusammenfassung einige Krankheitsbilder besprochen.

Palliative Maßnahmen bedeuten jedoch nicht automatisch das Ende des Lebens, und es sind auch langzeitige und fluktuierende Krankheitsverläufe möglich. Entscheidungen zur palliativen Behandlung müssen sorgfältig getroffen werden und sollten, wenn möglich, multidisziplinäre und professionelle Standpunkte berücksichtigen.

Auch nach dieser Entscheidung muss der Patient sorgfältig und seinen Bedürfnissen gerecht weiter behandelt werden, wobei sich die Zielsetzung von kurativ auf palliativ ändert.

Die Entscheidung zur palliativen Versorgung sollte nicht im Sinne eines Triagesystems eingesetzt werden. Beispiele für Triagemodelle gibt es beim Schlaganfall, wobei die Entscheidung zum palliativen Status zu einer "Nicht-Behandlung" des Patienten verwendet wird. Das Thema der "Behandlungsrestriktion" muss sorgfältig abgewogen werden [6].

So absehbar und soweit möglich empfiehlt es sich, mit dem Patienten eine Patientenverfügung (*Advanced Directives*) [7] zu machen, um Betreuung und Wünsche für den fortgeschrittenen Krankheitsverlauf festzulegen. Die Auseinandersetzung mit diesen Themen trägt auch zum Verständnis der Situation bei. Solange möglich und bis zuletzt ist der Patient in alle Entscheidungen einzubeziehen, was als *shared decision making* [8] bezeichnet wird.

Die palliative Betreuung von neurologischen Patienten sollte aus einem multiprofessionellen Palliativ-Team, einer guten interaktiven Verbindung mit den Betreuern und Verwandten bestehen. Im Zentrum soll die Kommunikation mit dem Patienten stehen, wobei krankheitsabhängig Kommunikationsschwierigkeiten auf kognitiver Ebene, aber auch durch ein Versagen der Sprechwerkzeuge oder der exekutiven Fähigkeiten aus verschiedenen Gründen vorkommen kann. Die Kommunikationsebene sollte authentisch und transparent sein, wobei weder euphemistische Prognosen, noch Hoffnungslosigkeit vermittelt werden sollen. Hoffnung kann für den Kranken auch eine Verbesserung der aktuellen Situation, wie beispielsweise Schmerzlinderung sein und bezieht sich nicht zwingend auf Aussichten auf Heilung.

In fortgeschrittenen Phasen der Krankheit ist oft eine Palliativschwester als *Case Manager* notwendig, die die vielfältigen Bedürfnisse am besten einschätzen kann.

Bei längerwährenden Krankheitsverläufen ist die Teilnahme in *Patient Support Groups* sinnnvoll. Neben dem Austausch von Information kann im günstigsten Fall auch eine Beratung von Experten angeboten werden [9, 10].

Wichtig sind neben diesen Betreuungsstrukturen auch die nicht-medikamentösen Interventionen, wobei auch komplementäre oder alternative Maßnahmen oft hinzugezogen werden können, soweit vertretbar und wirksam. Kommunikation mit den Betroffenen (sofern möglich), Schmerzfreiheit und Erhaltung der Lebensqualität sind die Ziele.

Im folgenden werden Symptome und symptomatische Maßnahmen für einige neurologische Krankheitsbilder dargestellt. Die medikamentösen Interventionen sind krankheitsspezifisch.

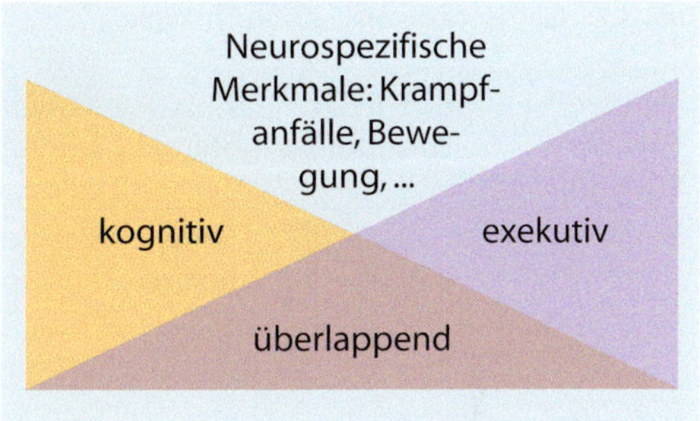

Abb. 3.8: Unterschiedliche Symptome bei neurologischen Erkrankungen. Modif. nach Widdicombe 2018.

3.4.3. Neurologische Krankheitsbilder

Im folgenden werden einige neurologische Krankheitsbilder, bei denen palliative Maßnahmen notwendig sein können, besprochen. Diese unterscheiden sich sowohl durch Ursachen, Symptome, als auch durch unterschiedliche Krankheitsverläufe. Prinzipiell bestehen bei neurologischen Patienten

1. krankheitsspezifische Symptome
2. motorische und sensible
3. kognitive Störungen und
4. Überlappungen.

Die besprochenen Beispiele sind nicht vollständig und sollen auf Krankheitsbilder hinweisen, bei denen palliative Maßnahmen symptomorientiert notwendig sind.

3.4.3.1. Neuroonkologie

3.4.3.1.1. Hirntumor, Hirnmetastasen und andere neuro-onkologische Aspekte

Hirntumore führen zu lokalen und ausgedehnten Störungen der Hirnfunktion und verursachen Wesensänderungen, Psychosyndrome, motorische und sensible Symptome sowie Anfälle.

Unter Hirntumore lassen sich verschiedene Hauptgruppen definieren:

1. primäre Hirntumore (z.B. Glioblastom)

2. andere Hirntumore mit unterschiedlichen Wachstumsformen (z.B. Meningeom, Medulloblastom u.a.)

3. Hirnmetastasen und andere neoplastische Auswirkungen wie beispielsweise Meningeosen oder maligne Querschnittssyndrome und

Symptommanagement	Krankheitsspezifische symptomatische Therapie
Spirituelle und Psychosoziale Unterstützung	• Unterstützung des Patienten in seinen spirituellen Bedürfnissen • Unterstützung der Betreuer
Kommunikation	• Transparenter und empathischer Umgang mit der Krankheit sowie mit Diagnose und Prognose • Umgang mit Emotionen • Besprechung der Behandlungsziele, gemeinsame Festlegung – *shared decsion*

Tab. 3.7: Elemente der palliativen Therapie.

Symptome	Krankheit	Maßnahmen	Erläuterungen
Hirnödem/ Schwellungen	Hirntumore	Steroide, Dexamethason	
Schmerz		Unterschiedlich je nach Schmerztyp: nozizeptiv, neuropathisch, gemischt	Analgetika, Opioide, bei neuropathischem Schmerz Antikonvulsiva, ausgewählte Antidepressiva, Oberflächenanästhesie, Regionale Leitungsblocks
Übelkeit, Erbrechen	Hirntumore	Antiemetika	
Hypersalivation	ALS	Anticholinergika, Strahlentherapie, BTX	
Anfälle	Hirntumore, Metastasen, seltener Schlaganfälle	Antikonvulsiva	
Spastik	ALS, Schlaganfall	Antispastika, BTX	
Fatigue		Antidepressiva	
Psychiatrische Phänomene	Bei allen Krankheiten möglich	• Angst: Benzodiazepine • Depression: Antidepressiva, abhängig vom Typ der Depression • Delirien: Benzodiazepine, Neuroleptika • Psychosen: Neuroleptika	

Tab. 3.8: Beispiele für medikamentöse Maßnahmen in der neurologischen Palliativmedizin.

4. andere Nerventumore.

Intrakranielle Prozesse haben aufgrund ihrer Verteilung neurologische Störungen zur Folge, die einerseits motorisch, sensibel, neuropsychologisch, kognitiv oder kombiniert sein können. Andere Symptome sind Anfälle und/oder metabolisch endokrine Störungen sowie allgemeine Symptome onkologischer Patienten wie Schmerz, Übelkeit und Erbrechen.

Im Idealfall können intrakranielle Prozesse durch neurochirurgische Interventionen erfolgreich behandelt werden. Bei Glioblastomen (GBM) ist trotz der oft radikal anmutenden Entfernung immer mit Rezidiven zu rechnen. Bei anderen Tumoren, insbesondere Hirnmetastasen, hängt der Erfolg von der Gesamtsituation des Individuums, nicht nur in Bezug zum Tumorleiden, sondern auch von Polymorbidität und Alter ab.

Krankheitsverlauf und Phasen

Erfahrungsgemäß sind die Patienten nach erster erfolgter Intervention, gefolgt von Strahlen- und Chemotherapie, oft in einem guten Allgemeinzustand. Tumorabhängig werden anschließend Chemo- und Strahlentherapie (RT) verabreicht, was zu einer Verzögerung des Tumorwachstums führt.

Im Allgemeinen nimmt während einer längeren Behandlung die Notwendigkeit supportiver Maßnahmen zu. Inwieweit Rezidive operiert sowie Zweit- und Drittlinienbehandlungen durchgeführt werden, hängt vom jeweiligen Zentrum ab. Im Allgemeinen ist die Kombination von Tumorwachstum und der Zunahme neurologischer Stö-

Symptome und Zeichen	Palliative Therapien
Abhängig von der Lage im Gehirn, Lokalisation fast immer in den Großhirnhemisphären: Hemiparesen, Sensibilitäts- und Sprachstörungen, Kognitive Störungen, Anfälle	symptomorientiert, Lagerung, Dekubitusprophylaxe, Antispastika, BTX
Gangstörung	Sturzprophylaxe, Vertikalisierung solange möglich
Sprach- und Sprechstörungen	vorsichtige und geduldige Exploration, Logopädie
Kognitive Störungen	geduldiger Umgang, bei Hirnödem Steroide
Fatigue	aktivierende Maßnahmen
Antriebsstörungen, Verlangsamung	Umgang, Geduld, Antidepressiva nach Absetzen einer hochdosierten Steroidtherapie
Delirante Zustände	Flüssigkeit, allgemeine Maßnahmen, Bezodiazepine, Neuroleptika. Eher terminal und selten bei Glioblastom
Kopfschmerz (holozephal), Übelkeit, Erbrechen	kann Zeichen eines erhöhten Hirndrucks sein
Übelkeit	Antiemetika
Schluckstörungen	Inspektion der Mundhöhle: Soor, Infektion? Logopädie
Motorik	Lagerung der Lähmungen. Spastik: oral oder auch BTX
Sensibilität	Missempfindungen, Schmerzhafte Sensationen: Antikonvulsiva, topische Lokalanästhetika, transkutane elektrische Nervenstimulation (TENS)
Neuropathischer Schmerz	Antikonvulsiva, Antidepressiva
Anfälle Verlängerte postiktale Phase Nicht-konvulsiver Status	Antikonvulsiva, in fortgeschrittenen Phasen Benzodiazepine, rektale Verabreichung Sorgsame Überwachung, Überlegungen: Sturz mit SDH? Einblutung Antikonvulsiva
Myoklonien	Versuch: Levatirazetam, Überprüfung ob Opioidüberdosierung

Tab. 3.9: Neuroonkologisch-palliative Maßnahmen beim Glioblastom. **BTX** = Botulinumtoxin.

rungen, insbesondere der Kognition, der Indikator zur Einleitung der palliativen Maßnahmen. Wichtig ist es, die Patienten bereits lange vor dieser Verschlechterung auf die Möglichkeit der unterstützenden und palliativen Maßnahmen aufmerksam zu machen. Idealerweise werden bereits zu Beginn der Therapie *Case Manager* (z.B. *Palliative Nurses*) in die Betreuung eingebunden.

Ausführlich und zusammenfassend hat die Europäische Gesellschaft für Neuroonkologie EANO Guidelines zur Palliativen Situation der GBM-Patienten erstellt [11]. Beispielsweise sind bei Schluckstörungen nicht nur neurologische Ursachen zu überlegen, sondern es können auch Infekte ein, welche eine andere Behandlung benötigen [12].

Die letzte Phase bei Patienten mit GBM wird durch Symptome des Hirndruckes, Anfälle und Myoklonien dominiert. Überwiegend handelt es sich um ein Lethargiesyndrom, finale Delirien sind selten. Somatisch besteht oft Erbrechen, Schleimproduktion und Atemstörungen ("*death rattle*") und auch diffuse Schmerzäußerungen ("*all body pain*").

GBM-Patienten sollten immer an einem spezialisierten Zentrum behandelt werden, welches auch ein Palliativteam eingebunden hat. Wichtig ist es, im Verlauf die Betreuer (Familie) mitzubetreuen, die ja den Großteil der Last der Heimbetreuung tragen und auch durch die Wesensänderungen der Patienten sehr verunsichert sind [13]. Sterben und Tod sind schwierige Phasen, bei denen Trauer und oft Schuldgefühle folgen.

Eine besondere Gruppe der Hirntumore sind niedriggradige Astrozytome (NA), welche einen sehr protrahierten Krankheitsverlauf mit über 10 Jahren und mehr haben. Dabei entwickeln die Patienten oft diffuse Symptome, Anfälle und kognitive Störungen. Begleitende Chemo- und besonders RT manifestieren sich dann auch durch Spätfolgen. Von der Morphologie verändern die NA ihren Grad im Lauf der Zeit zu bösartigen Gliomen. Palliative Betreuung ist langfristig und am Ende des Krankheitsverlaufes notwendig.

3.4.3.1.2. Andere Hirntumore

Das GBM ist die häufigste Form der intrakraniellen Tumore im Erwachsenenalter. Andere bösartige primäre Hirntumore sind selten und die Symptome ähneln dem GBM.

Meningeome sind eigentlich keine primären Hirntumore, sondern intrakranielle Tumore, die von den Meningen ausgehen. Auch histologisch gutartige Meningeome können neurologische schwere Folgezustände haben (z.B. inoperables Schädelbasis-Meningeom). Große Meningeome können lange unentdeckt bleiben und schleichend zu neurologische Symptomen führen.

Histologisch gibt es auch maligne Meningeome, die ein schnelleres Wachstum und rasche Rezidive zeigen.

3.4.3.1.3. Hirnmetastasen

Zahlenmäßig sind Hirnmetastasen häufiger als primäre Hirntumoren (ca. um den Faktor 5) [14], und deren Symptome sind ebenso von der Lokalisation und der Menge (einzeln bis multipel) abhängig. Begleitend sind auch hier Komplikationen wie Einblutungen und Ödeme. Vom Spektrum der Beschwerden ähneln die Symptome denen der GBMs. Oft sind epileptische Anfälle das Erstsymptom der Metastasierung, insbesondere bei kortikaler Lokalisation der Metastasen.

Wichtig ist, dass die Prognose von Hirnmetastasen nicht nur von der intrazerebralen Situation, sondern von der Gesamttumorsituation und vom Alter abhängt.

Hirnmetastasen können zwar das Erstsymptom eines Tumorleidens sein, sind aber öfter eine Komplikation im Behandlungsverlauf bzw. eine Spätfolge.

Während die Überlebenszeit von Patienten mit Hirnmetastasen bis vor kurzem bei Monaten lagen, haben sich in den letzten Jahren mit neuen Therapien, insbesondere den Immuncheckpoint-Inhibitoren (ICI), aber auch mit *Targeted*-Therapien vollständige Remissionen mit langen Überlebenszeiten erzielen lassen. Diese Ergebnisse sind aber bisher auf wenige Tumorarten beschränkt.

Andere neuronkologische Probleme bei Tumorpatienten können Auswirkungen wie Meningealkarzinosen [15] und ausgedehnte Metastasen in der knöchernen Schädelbasis sein, die zu schweren progredienten und irreversiblen Störungen führen. Bei vorausgehenden Bestrahlungen sind auch Strahlenschäden möglich [16].

Auch das Rückenmark kann durch Tumorleiden beeinträchtigt sein, der sogenannte "Maligne Querschnitt" wird durch lokale Metastasen der

Knochen oder Weichteile verursacht. Beim Auftreten ist es ein akuter Notfall, der in der Gesamtsituation aus verschiedenen Gründen oft nicht behandelt werden kann, aber als bleibender Querschnitt eine beträchtliche Beeinträchtigung darstellt. Damit verbunden sind zusätzliche Probleme der Lähmung, der Querschnittsymptome, lokaler Schmerzen, Inkontinenz und Infektionen [17]. Gleichermaßen können Bestrahlungen des Rückenmarks (z.B. wegen Metastasen) mit Spätfolgen (Myelopathien) einhergehen, die zu gravierenden Funktionsstörungen führen.

3.4.3.1.4. Andere Nerventumore

Bösartige Nerventumore sind zwar selten, aber medikamentös schwer zu behandeln und neigen zu Rezidiven [2]. Bei Patienten mit Neurofibromatose besteht eine Neigung zur Bildung dieser Tumore.

Bestrahltes Nervengewebe (z.B. Nerven, welche direkt bestrahlt wurden oder die im Bestrahlungsfeld bei der Behandlung eines anderen Tumors lagen), können ebenso eine Malignisierung erfahren. Man spricht dann von MPNST (*malignant peripheral nerve sheath tumor*). Diese Tumore sind weitgehend therapieresistent.

Tumore	Hirntumore, Metastasen
Systemische Tumortherapien	Konventionelle Chemotherapie, Hormontherapien, Zytokine, *Targeted therapies*, CAR-T-Zell-Therapie
Intrathekale Chemotherapie	
Strahlentherapie	Akut, subakut, chronisch
Supportive Therapien	Rasches Ausschleichen von Kortison, Opioiden

Tab. 3.10: Kopfschmerzen bei Tumorpatienten.

3.4.3.2. Motoneuronerkrankungen

Motoneuronerkrankungen sind durch Degeneration der motorischen Vorderhornzellen charakterisiert, und es kommt auch zu einer gleichzeitigen Beteiligung der Pyramidenbahn mit Spastik. Im Vordergrund stehen Muskelschwund/ -schwäche und Spastik. Häufig bestehen Schluckstörungen und Atemstörungen.

Psychiatrisch können eine Pseudobulbärsymptomatik und Affektinkontinenz auftreten. Die Entwicklung zur frontotemporalen Demenz ist in Diskussion. Es handelt sich meist um eine rasch fortschreitende und progrediente Erkrankung.

Symptome und Zeichen	Palliative Therapien
Neurologische Zeichen, Muskelatrophien, Spastik	
Schluckstörung,	Logopädie, PEG-Sonde
Hypersalivation	Anticholinergika, BTX, RT
Sprechstörung	Logopädie
Zwangsweinen/-lachen, Ungeduld	Amitryptilin, Benzodiazepine, Antidepressiva
Kommunikation	Weites Feld von einfachen Hilfsmitteln bis elektronischer Steuerung des Computers (Stimme, Augenbewegungen)
Muskelschwäche, Atrophien, Lähmungen	Lagerung, ggf. Orthesen, Hilfsmittel
Atemstörungen	Nächtliche nicht-invasive Masken-BiPAP-Beatmung, bis Beatmung O_2. Sauerstoffgabe soll mit großer Vorsicht in sehr niedrigen Dosen (1 l/min) durchgeführt werden. Cave : CO_2-Koma!
Krämpfe	Lagerung, Mg^{++}, Chininhältige Substanzen
Spastik	Antispastika, BTX, Lagerung
Schmerzen	Neben der Spastik Lagerung und muskuloskleletale Ursachen

Tab. 3.11: Palliative Maßnahmen bei Motoneuron Erkrankungen (ALS und Varianten von Motoneuron-Erkrankungen). **BTX** = Botulinumtoxin, **RT** = Strahlentherapie.

Die amyotrophe Lateralsklerose (ALS, Synonym: *Motoneuron Disease*, MND) gilt als bisher unheilbare, rasch progredient verlaufende neuromuskuläre Erkrankung [18]. Im Verlauf von ca. 1-2 Jahren kommt es zu zunehmender Lähmung, Krämpfen, Schluckstörung und Dysarthrie, Atemstörungen und zum Tod. Neben diesen motorischen Symptomen kommt es auch zu Spastik, Schmerzen sowie fakultativ zu Phänomenen wie Zwangsweinen und Zwangslachen. Aber auch Verbindungen mit kognitiven Störungen im Sinn der frontotemporalen Demenz werden angenommen. Kommunikative Schwierigkeiten treten oft auf.

Invasive Beatmungen sollen möglichst vermieden werden, werden aber in verschiedenen Kulturkreisen aus unterschiedlichen Gründen eingesetzt. Bei der Aufklärung und Patientenverfügung sollte das Thema der Beatmung behandelt werden.

Ab dem Zeitpunkt der Diagnose ist der palliative Ansatz sinnvoll. Die frühzeitige Überlegung zu Patientenverfügungen ist empfehlenswert. Im ärztlichen Gespräch ist es wichtig, auf Details einzugehen und auch die Frage nach möglichen Szenarien des Krankheitsendes zu besprechen.

Die Betreuung zuhause ist eine enorme Anforderung an die Betreuer, sodass die Unterstützung der Familie bzw. des Partners hohe Priorität haben muss. Der Einsatz eines möglichst breit gefächerten therapeutischen Teams ist bei dieser Erkrankung besonders wichtig; insbesondere auch, um akute Situationen und Interventionen zu gewährleisten, die während der palliativen Betreuung auftreten.

Die Betreuung von Patienten mit MND/ALS erfordert immer ein sehr umfassendes Konzept. Die palliative Betreuung dieser Patienten sollte bereits ab der Diagnose beginnen, um sowohl Patienten als auch Betreuer zu unterstützen. Neben den wichtigen somatischen Aspekten sind auch zahlreiche psychosoziale und psychologische Aspekte von Bedeutung.

3.4.3.3. Schlaganfall

Der Schlaganfall ist die häufigste neurologische Erkrankung und durch Ischämie oder Blutung bedingt. Es kommt schlagartig zum Ausfall von Gehirnsubstanz, die Folge davon sind motorische, sensible oder koordinative Störungen. Ist die dominante Hemisphäre betroffen, kommt es auch zu Sprachstörungen. Bei mehrfachen Insulten bestehen oft Schluckstörungen, Affektinkontinenz und manchmal Demenz.

Das Thema Schlaganfall und Palliativmedizin wurde von der *American Heart Association* thematisiert und bezieht sich zunächst auf die akute Phase des Schlaganfalles. Hier wird die Zuordnung zur palliativen Situation, möglicherweise auch im Sinn einer Triage, verwendet

Krankheit und Spezifika	Symptome und Zeichen	Palliative Therapien
Akute Phase (Tage bis Wochen)		
	Bewusstseinsstörung, Schluckstörung, Lähmungen, Sprachstörungen, Infekte. Bei ausgedehnten Insulten mit Raumforderung. Große raumfordernde intracerebrale Blutungen Massive Subarachnoidalblutungen	Unterschiedliche Auffassungen, Konzepte über den Zeitpunkt des Einsatzes der palliativen Maßnahmen
Weiterer Verlauf		
Lähmungen	Motorisch: Spastik, Kontrakturen	Behandlung von Lähmungen, Spastik, Kontrakturen, Lagerung
	Schluckstörungen	Logopädie, PEG-Sonde
	Sensibilitätsstörungen	Koordination, Schmerzen
Neuropsychologie	Neuropsychologie	Aphasie, Neglect, Apraxie: spezifische Behandlung. Kommunikation bis zuletzt!
	Psychiatrische Symptome	Depressionen, Delirien, Apathie
	Anfälle	selten

Tab. 3.12: Palliative Maßnahmen in verschiedenen Phasen des Schlaganfalles.

Schlaganfälle wurden in den letzten Jahren sehr erfolgreich im Sinn der Prophylaxe, Intervention und Rehabilitation behandelt, wobei das Thema der palliativen Versorgung bisher noch weniger beachtet wurde. Schlaganfälle sind weltweit eine häufige neurologische Todesursache, und neurologische Erkrankungen weltweit sind die häufigste Ursache für Behinderungen [19].

Betrachtet man die Zahl der Schlaganfälle in den USA, kann man davon ausgehen, dass dort pro Jahr 700.000 bis 800.000 Schlaganfälle vorkommen. Davon sind ¾ der erste Insult und ¼ Rezidive. Die Mortalität beträgt ca 20 % in den ersten 30 Tagen [20]. Von den verbleibenden Überlebenden (80 %) versterben 50 % in den ersten 5 Jahren, und von den Überlebenden bleiben 30 % schwer behindert, wovon wiederum 14 % in institutioneller Betreuung sind [21].

Internationale Leitlinien zum Thema Palliativmedizin und Schlaganfall liegen vor wie z.B. die *Canadian Stroke Best Practice Recomendations* [22], Leitlinien der *American Stroke Association* [23], Leitlinien des *Royal College of Physicians* (RCP, National clinical guideline for stroke [https:/www.strokeaudit.org/Guideline/Guideline-Home.aspx]). Auch Empfehlungen für Angehörige [https://www.stroke.org.uk/resources/national-clinical-guideline-stroke-patient-version] sind wichtige Ratgeber für die Betreuer.

Die genannten Leitlinien beziehen sich vorwiegend auf den ersten, akuten Teil des Krankheitsverlaufes beim Schlaganfall, bei dem das Thema des palliativen Zuganges, der *end of life*-Situation oder des Therapierückzuges dominieren.

Die Inhalte der Guidelines lassen sich in Organisation, Kommunikation, den praktischen Umgang, Maßnahmen nach dem Tod und Qualitäts- und Forschungsaspekte gliedern. Was diese Leitlinien nicht berücksichtigen, ist der lange Krankheitsverlauf (*disease-trajectory*) der Überlebenden, welcher durch zahlreiche Komorbiditäten und Behinderungen sowie durch weitere Schlaganfälle gekennzeichnet ist. Eine gute Übersicht über die einzelnen möglichen Phasen wurde von Steigleder u.a. publiziert [24].

Die Familie und die Kommunikation nimmt einen wichtigen Teil der Betreuung ein. Bei stark behinderten und (von Pflege) abhängigen Patienten kann sich auch die individuelle Erwartung des Betroffenen während des Krankheitsverlaufes ändern. Bei der prognostischen Einschätzung des Krankheitsbildes soll ein möglichst realistisches Bild vermittelt werden [25] und auch auf mögliche bleibende Behinderungen eingegangen werden.

Relativ wenig berücksichtigt werden auch verschiedene Umstände, bei denen Patienten nicht mehr einwilligungsfähig sind wie Bewusstseinsstörungen, neuropsychologische Störungen, kognitive Störungen und auch besondere Umstände wie z.B. ein *locked in*-Syndrom.

Auch psychiatrische Erscheinungen – vorwiegend Depressionen – werden im Langzeitverlauf beobachtet [26] und finden oft wenig Beachtung.

3.4.3.4. Degenerative Erkrankungen – Beispiel Morbus Parkinson

Der Morbus Parkinson ist eine degenerative Erkrankung des zentralen Nervensystems, wechselnde Symptome sind Tremor, Rigor und Akinese. Palliative Maßnahmen sind in fortgeschrittenen Stadien notwendig, wenn motorische oder nicht-motorische Symptome weit fortgeschritten sind und auch nicht selten dementielle Bilder auftreten.

Symptome und Zeichen	Palliative Therapien
Kommunikation, Sprechweise, Speichelfluss	Logopädie, Atropinhältige Medikamente
Demenz, Verwirrtheitszustand, Delir, psychotische Episoden	atypische Neuroleptika, akut: Benzodiazepine
Speichelfluss, "*Drooling*", Schluckschwierigkeiten	Orale Therapien, Logopädie
Nahrung	Langsame Verabreichung, Eindicken, PEG
Tremor	
Kontraktionen	Prophylaxe, Lagerung
Krämpfe	Magnesium
Verstopfung	Laxanzien
Immobilität	Dekubitusprophylaxe, Lagerung

Tab. 3.13: Palliative Maßnahmen bei M. Parkinson.

Von den zahlreichen extrapyramidalen Erkrankungen wird in dieser Betrachtung nur das typische Parkinson-Syndrom (PD) besprochen. Das PD ist vorwiegend eine Erkrankung des Alters. Die Behandlung des PD hat seit der Einführung der L Dopa-Therapie eine deutliche Verbesserung erfahren, und unter Ausnutzung zahlreicher neuer Substanzen und Therapien konnten weitere Verbesserungen erzielt werden. Diese anfängliche sehr positive Phase wird auch als *Honeymoon*-Phase bezeichnet.

Im weiteren Verlauf kommt es oft zu einem reduzierten Ansprechen auf die Therapie beziehungsweise auch zur verminderten Toleranz der Therapie, beispielsweise mit Überempfindlichkeit und Hyperkinese. Doch auch in diesen deutlich progredienten Phasen können zusätzliche Medikamente als auch in manchen Fällen andere Interventionen zu einer Verbesserung führen.

Bei weiterem Fortschreiten kommt es zu Bewegungsstörungen, Tremor, Akinese, vermehrter Speichelproduktion, Rigidität und nicht selten auch zu mentalen Veränderungen im Sinne einer Demenz. Das führt zu Immobilität, was auch durch andere Komorbiditäten verstärkt wird. Diese Situation entspricht der palliativen Situation, wo Pflege, Mobilisation, Nahrungsaufnahme und Ausscheidungsvorgänge durch unterstützende Maßnahme behandelt werden müssen [27].

3.4.3.5. Chorea Huntington

Von den zahlreichen anderen degenerativen Krankheiten sei als Beispiel die Chorea Huntington genannt. Dieses Erbleiden ist dominant vererbt und hat im Verlauf der Generationen eine Antezedenz des Beginnes. Oft sind die ersten Symptome Wesensänderungen, Depressionen oder psychiatrische Auffälligkeiten. Die charakteristischen, ausfahrenden chromatischen Bewegungen werden oft von den Begleitpersonen entdeckt und von den Patienten selbst nicht wahrgenommen oder bagatellisiert.

Im weiteren Verlauf kommt es zur Demenz und zu schweren Persönlichkeitsstörungen, oft mit fehlende Krankheitseinsicht, Aggressionen, wobei verschiedene psychiatrische Erscheinungen auftreten können [28]. Patienten mit Chorea, besonders in fortgeschrittenen Stadien, können auch massive "Bewegungsstürme" mit Selbstverletzung bzw. Stürzen aus dem Bett erleiden. Nicht selten müssen Patienten in solchen Situationen speziell gelagert werden. Schluckstörungen sind häufig.

3.4.3.6. Demenz

Als Demenz bezeichnet man eine zunehmende Beeinträchtigung der Leistungsfähigkeit des Gehirnes. Ein Beispiel ist die so genannte Alzheimer Demenz. Gedächtnis- und Verhaltensstörungen sowie Persönlichkeitsveränderungen stehen im Vordergrund, welche auch die Entscheidungsfähigkeit des Individuums beeinträchtigen. Oft und besonders in fortgeschrittenen Stadien kommt es zu psychiatrischen Störungen.

Es gibt zahlreiche Demenzformen, welche durch unterschiedliche Krankheitsbilder ausgelöst werden. Die Entwicklung ist oft langsam und schleichend; abgesehen von der Creutzfeld-Jakob-Erkrankung, bei der sich die Demenz innerhalb von Monaten entwickelt.

Der Großteil der Demenzen hat einen langsamen und oft schleichenden Beginn und wird eher von der Familie, als von dem Betroffenen wahrgenommen. Gedächtnis und Orientierungsstörungen, auch Wesensänderungen sind Symptome. In dieser Phase ist es bereits schwer, die Patienten auf ihren Zustand aufmerksam zu machen. Besonders kritisch ist jener Moment, wo die Fahrfähigkeit angezweifelt wird. Trotzdem gelingt es in den Phasen der leichten und mittelschweren Demenz noch immer, mit Patienten konsensuelle Einigung zu manchen medizinischen Entscheidungen zu erlangen [29].

Bei fortgeschrittener und schwerer Demenz ist das oft nicht mehr der Fall, und eine der Prämissen der palliativen Behandlung, nämlich die Selbstbestimmung, ist nicht mehr vorhanden. In diesem Fall werden Entscheidungen je nach Umfeld von den Verwandten, von anderen Betreuern oder von der Institution getroffen. In diesem Sinn sind die Behandlungen der späten Formen der Demenz auch als palliative Situationen anzusehen.

Es wird versucht, die Patienten soweit wie möglich aktiv zu halten, zu mobilisieren und auch mit zahlreichen unterschiedlichen Methoden zu aktivieren. Ernährung und Ausscheidung müssen beobachtet und unterkurrente Agitation, Verwirrtheitszustände, Delirien, psychotische Phasen oder

Krankheit und Spezifika	Symptome und Zeichen	Palliative Therapien
Alzheimer Demenz	Beeinträchtigung von Gedächtnis, Abstraktion und Entscheidungsfähigkeit	Aktivierung, Vertikaliserung, Ernährung, Pflege, Interventionen bei Angst und Unruhezuständen
Vaskuläre Demenz	Tritt oft gemischt auf, Kriterien zur Unterscheidung sind vorhanden.	
Lewy body disease	Kommt zusammen mit Symptomen des M. Parkinson vor, visuelle Halluzinationen	Cave Butyrophenone und Risperidon
Creutzfeldt-Jakob-Krankheit (CJD)	Rasch progredient	Sehr selten, sorgsamer Umgang, symptomatische Therapie, vorsichtiger Umgang mit Verwandten

Tab. 3.14: Beispiele für Demenzformen.

Apathie behandelt werden. In fortgeschrittenen Stadien ist auf Schmerzäußerungen zu achten, wofür es einige Möglichkeiten wie Schmerzskalen gibt. Bei bettlägerigen Patienten kommt es vermehrt zu Infektionen und zu Dekubitalulzera.

Obwohl der palliative und terminale Umgang mit dementen Patienten ein häufiges Problem darstellt, gestaltet der palliative Zugang in den späten Phasen der Demenz oft unterschiedlich und wird auch unterschiedlich eingeschätzt [30, 31].

3.4.3.7. Beispiele für andere palliative Situationen in der Neurologie

3.4.3.7.1. Multiple Sklerose (MS)

Neue Entwicklungen, besonders Immuntherapien und andere Interventionen, haben zahlreiche MS-Formen behandelbar gemacht. Trotzdem gibt es viele Patienten mit fortgeschrittenen Formen von schubförmiger oder primär chronischer MS. Diese Patienten benötigen ständig Pflege und Versorgung und sind bei starker Behinderung und fehlenden Möglichkeiten der Rehabilitation und Heilung als palliativ im Sinne der Langzeitpalliation einzustufen. Die Herausforderungen sind vielfältig und betreffen längere Zeiträume. Dies wurde auch in der Literatur beschrieben. Die Maßnahmen sind symptomorientiert [32].

3.4.3.7.2. Neurotrauma

Neurotraumen sind Verletzungen des Gehirns und Rückenmarkes. Insbesondere bei schweren Schädelhirntraumen (SHT) kann es zu schweren bis zu irreversiblen Funktionsstörungen des Gehirnes kommen. Ausgedehnte zerebrale Schäden können zwar nach Beherrschung der Akutsituation weiter mit dem Leben vereinbar sein, die weitere Behandlung ist jedoch unterstützend supportiv und kann auch als palliativ angesehen werden.

Das Thema ist kontroversiell, inwieweit durch Unterlassung von Interventionen therapeutischen Massnahmen auch eine *self fulfilling prophecy* eingeleitet werden könnte [33].

3.4.3.7.3. Wachkoma

Bei Patienten mit Wachkoma/apallischem Syndrom/MCI (*minimal conscious state*) liegen diffuse und ausgedehnte Schäden am Gehirn aus unterschiedlichen Gründen vor. Hier werden oft große Erwartungen von Angehörigen gesetzt, die sich nur in den wenigsten Fällen erfüllen lassen. Bis auf wenige Ausnahmen handelt es sich um hochgradige, fast immer irreversible Zustandsbilder. Erfahrene Neurologen und auch Ergebnisse der Bildgebung haben gezeigt, dass unter Umständen Hinweise für zerebrale Funktionen zu erkennen sind, welche aber nur selten eine vollständige Rehabilitation erwarten lassen.

Insgesamt sind diese Zustandsbilder als klassische Langzeit-Palliativpatienten einzustufen. Mit qualifizierter Pflege und Betreuung können Patienten oft lange Zeit in diesem Zustand überleben. Bei der Betreuung ist auf allfällige Schmerzäußerungen, vegetative Reaktionen und auf die Herzfrequenz zu achten, welche Hinweise auf schmerzhafte Beschwerden geben könnten. Das Thema wird sowohl national und auch international [34] kontroversiell diskutiert und kann unter dem Gesamtbegriff der Erkrankungen mit Bewusstseinsstörungen zusammengefasst werden [35].

3.4.4. Zusammenfassung

Ausgehend von der Hospiz- und Palliativmedizin und neben der Onkologie entwickeln sich auch in der Neurologie krankheitsspezifische Konzepte. Symptomorientiert tragen sie den einzelnen Krankheitsbildern Rechnung, müssen aber erst weiter in den Alltag integriert werden. Die Ziele sollten immer die bestmögliche Lebensqualität und eine für den Patienten bestmögliche Versorgung sein.

Bei neurologischen Krankheitsbildern ist es wichtig zu wissen, dass krankheitsspezifisch unterschiedliche Symptome im Vordergrund der Behandlung stehen und auch krankheitsabhängig kurze bis lange Verläufe bestehen.

Palliative Konzepte setzten kulturelle Akzeptanz voraus, insbesondere die Autonomie des Patienten. Palliativmedizin ist ein "westliches" Konzept, welches mit zahlreichen Kulturkreisen nicht immer einfach vereinbar ist.

Der Gedanke der Palliativmedizin muss neben dem Konzept der Heilung und Wiederherstellung den adäquaten Platz in verschiedenen neurologischen Krankheitskonzepten erst finden und sollte nicht als abwertend eingestuft werden. Erfreulich ist, dass in den letzten Jahren die Akzeptanz der Notwendigkeit palliativer Maßnahmen zugenommen hat und auch – diesem Trend folgend – für viele "Subdisziplinen" der Neurologie Überlegungen und auch Empfehlungen für palliative Maßnahmen erstellt wurden, die sich weit über den *end of life*-Aspekt erstrecken. Trotzdem haftet der Palliativenmedizin manchmal noch ein Stigma an, dem entgegengetreten werden muss.

Wichtig ist es auch, für palliative Maßnahmen den gleichen finanziellen Zugang zu ermöglichen, der auch in der Akutmedizin verwendet wird und auch Patienten mit längerwährenden palliativen Behandlungen in der Neurologie ausreichend zu helfen.

Literatur

1. Davis MP, Hui D. Quality of Life in Palliative Care. Expert Rev Qual Life Cancer Care 2017;2(6):293-302.

2. Global Atlas of Palliative Care at the End of Life, 2014. Online unter https://www.who.int/nmh/Global_Atlas_of_ Palliative_Care.pdf.

3. Etkind SN, Bone AE, Gomes B, Lovell N, Evans CJ, Higginson IJ, Murtagh FEM How many people will need palliative care in 2040? Past trends, future projections and implications for services. BMC Med. 2017;15(1):102.

4. Grisold W. Palliative care in Migrants. Ch 24: Neurology in Migrants and Refugees, Eds: El Alaoui Faris M, Federico A, Grisold W. Springer, In press. Ed. 1, 2021.

5. Oliver DIB. 3.7. Palliative Care. Effects of Cancer Treatment on the Nervous System, Volume 1, Eds. Grisold W, Soffietti R, Oberndorfer S and Cavaletti G, 2020.

6. Seeber AA, Hijdra A, Vermeulen M, Willems DL. Discussions about treatment restrictions in chronic neurologic diseases: a structured review. Neurology. 2012; 78(8):590-597.

7. de Vries K, Banister E, Dening KH, Ochieng B. Advance care planning for older people: The influence of ethnicity, religiosity, spirituality and health literacy. Nurs Ethics. 2019;26:1946-1954.

8. Miller LM, Whitlatch CJ, Lyons KS. Shared decision-making in dementia: A review of patient and family carer involvement. Dementia (London) 2016;15(5):1141-1157.

9. Bulbeck H. 3.3. Measuring what matters to the Brain Cancer Community. Effects of Cancer Treatment on the Nervous System, Volume 1, Eds. Grisold W, Soffietti R, Oberndorfer S and Cavaletti G, 2020:229-356.

10. Thurnher H. 3.6. The Development and Importance of Patient Support Groups. Effects of Cancer Treatment on the Nervous System, Volume 1. Eds: Grisold W, Soffietti R, Oberndorfer S and Cavaletti G, 2020:392-397.

11. Pace A, Dirven L, Koekkoek JAF et al. European Association for Neuro-Oncology (EANO) guidelines for palliative care in adults with glioma. Lancet Oncol. 2017 18(6):e330-e340.

12. Saadeh CE. Chemotherapy- and radiotherapy-induced oral mucositis: review of preventive strategies and treatment. Pharmacotherapy. 2005;25(4):540-554.

13. Sizoo EM, Buttolo J, Heimans JJ, Klein M, Deliens L, Reijneveld JC, Taphoorn MJ. Decision-making in the end-of-life phase of high-grade glioma patients. Eur J Cancer. 2012;48(2):226-32.

14. Wöhrer A. 1.2. Epidemiology of Nervous System Involvement in Patients with Cancer. Cambridge Scholars Publishing Book: Effects of Cancer Treatment on the Nervous System, Volume 1, Eds: Grisold W, Soffietti R, Oberndorfer S and Cavaletti G, 2020:17-45.

15. Le Rhun E, Weller M, Brandsma D et al. EANO-ESMO Clinical Practice Guidelines for diagnosis, treatment and follow-up of patients with leptomeningeal metastasis from solid tumours. Ann Oncol. 2017;28 (suppl_4):iv84-iv99.

16. Thomas AL, Psimaras D, Bompaire F, Khe H-X, Ricard D. 1.2 Radiotherapy including Hyperthermia and

Brain Toxicity. Effects of Cancer Treatment on the Nervous System, Volume 2, Eds: Grisold W, Soffietti R, Oberndorfer S and Cavaletti G, Ed. 1, 2020:31-71.

17. Tinchon A, Oberndorfer S, Marosi C et al. Malignant spinal cord compression in cerebral glioblastoma multiforme: a multicenter case series and review of the literature. J Neurooncol 2012;110(2):221-226.

18. Zarei S, Carr K, Reiley L et al. A comprehensive review of amyotrophic lateral sclerosis. Surg Neurol. 2015; Int 6:171.

19. GBD 2016 Neurology Collaborators. Global, regional, and national burden of neurological disorders, 1990- 2016: a systematic analysis for the Global Burden of Disease Study 2016. Lancet Neurol. 2019;18:439-458.

20. Roger VL, Lloyd-Jones DM, Adams RJ et al. Heart disease and stroke statistics—2011 update: a report from the American Heart Association. Circulation 2011;123 (4):e18-e209.

21. Hankey GJ, Robyn KJ, Broadhurst J, Forbes S, Anderson SC. Long-term disability after first-ever stroke and related prognostic factors in the Perth Community Stroke Study, 1989-1990. Stroke. 2002;33(4):1034-40.

22. Boulanger JM, LindsayMP, Gubitz G, Smith EE, et al. Canadian Stroke Best Practice Recommendations for Acute Stroke Management: Prehospital, Emergency Department, and Acute Inpatient Stroke Care, 6th Edition, Update 2018. Int J Stroke. 2018;13(9):949-984.

23. Holloway RG, Arnold RM et al. Palliative and end-of-life care in stroke: a statement for healthcare professionals from the American Heart Association/American Stroke Association. Stroke. 2014;45(6):1887-1916.

24. Steigleder T, Kollmar R, Ostgathe C. Palliative Care for Stroke Patients and Their Families: Barriers for Implementation. Front Neurol. 2019;10:164.

25. Kendall M, Cowey E, Mead G et al. Outcomes, experiences and palliative care in major stroke: a multicentre, mixed-method, longitudinal study. CMAJ. 2018;190(9): E238-E246.

26. Forsström E, Hakko H et al. Suicide in Patients With Stroke: A Population-Based Study of Suicide Victims During the Years 1988-2007 in Northern Finland. J Neuropsychiaty 2010. https://doi.org/10.1176/jnp.2010.2.

27. Lorenzl S, Weck C. Neuropalliative Care Palliativmedizin bei Patienten mit Parkinson-Erkrankungen. Neurologe und Psychiater 2017;18:36-42.

28. Hierhacker-Nosal M. [Which interventions are recommended in the last phase of Huntington disease?]. Wien Med Wochenschr. 2021.

29. Dening KH. Advance care planning in dementia. Nurs Stand. 2015;29(51):41-46.

30. Murphy E, Froggatt K, Connolly S et al. Palliative care interventions in advanced dementia. Cochrane Database Syst Rev. 2016;12:CD011513.

31. Puente-Fernandez D, Campos-Calderon CP, Burgos AAE et al. Palliative Care Symptoms, Outcomes, and Interventions for Chronic Advanced Patients in Spanish Nursing Homes with and without Dementia. Int J Environ Res Public Health 2020;17(5).

32. Latorraca CO, Martimbianco ALC, Pachito DV et al. Palliative care interventions for people with multiple sclerosis. Cochrane Database Syst Rev. 2019;10: CD 012936.

33. Harvey D, Butler J, Groves J, Manara A, Menon D, Thomas E, Wilson M. Management of perceived devastating brain injury after hospital admission: a consensus statement from stakeholder professional organizations. Br J Anaesth 2018;120(1):138-145.

34. Zieger A. Palliative Care bei Menschen im Wachkoma. Palliative Care. 2014:369-379.

35. Fins JJ. 5.3. Neuro-palliative care and disorders of consciousness. Oxford Textbook of Palliative medicine: 286.

3.5. Psychiatrische Symptome bei fortgeschrittenen Tumorerkrankungen

Psychiatrische Symptome im Sinne einer Depression oder von hirnorganischen Psychosyndromen treten – je nach Krankheitsstadium – bei bis zu 80 % aller Patienten mit einer fortgeschrittenen Tumorerkrankung auf [1]. Für die Lebensqualität von Patienten in dieser Lebenssituation ist es von größter Bedeutung, ob behandelbare Psychosyndrome erkannt und adäquat therapiert werden.

3.5.1. Depression

Das Vorliegen einer fortgeschrittenen Tumorerkrankung stellt für die meisten Patienten eine erhebliche emotionale Belastungssituation dar. Für die behandelnden Ärzte bedeutet dies, zwischen adäquaten Gefühlen wie Trauer oder Angst und dem Vorliegen einer manifesten, behandlungsbedürftigen Depression unterscheiden zu müssen. Differentialdiagnostisch ist auch das von Kissane und Clarke beschriebene "Syndrom der Demoralisation" zu beachten [2].

Es ist davon auszugehen, dass mindestens 25 % aller Patienten mit Tumorerkrankungen im Verlauf ihrer Erkrankung eine behandlungsbedürftige Depression erleiden. Während man früher davon ausging, dass eine Depression geradezu zwangsläufig reaktiv bei einer todbringenden Erkrankung auftreten würde, gibt es mittlerweile gute Hinweise darauf, dass das Auftreten einer "Major Depression" als organische Begleiterkrankung einer Tumorerkrankung zu werten sein kann. Offensichtlich können die tumorassoziierten Zytokine zu Veränderungen im Serotonin-Stoffwechsel führen [3]. Dafür spricht auch die – in aller Regel – sehr gute medikamentöse Behandelbarkeit dieser Form der Depression.

Diagnose

Die Diagnose einer Depression bei Patienten mit fortgeschrittenen Tumorerkrankungen kann schwierig sein, da die für die Diagnostik erforderlichen im ICD 10 (☞ Tab. 3.15) enthaltenen Symptome bei einer Tumorerkrankung per se vorliegen können und somit bezüglich der Diagnosestellung nicht hilfreich sind.

ICD-10-Kriterien Depression
Hauptsymptome
• depressive, gedrückte Stimmung • Antriebs-/Lustlosigkeit mit erhöhter Ermüdbarkeit • Interessenverlust und Freundlosigkeit
Zusatzsymptome
• verminderte Konzentration und Aufmerksamkeit • vermindertes Selbstwertgefühl und Selbstvertrauen • Schlafstörungen • negative und pessimistische Zukunftsperspektive • Schuldgefühle und Gefühle der Wertlosigkeit • Suizidgedanken, erfolgte Handlungen • verminderter Appetit

Tab. 3.15: ICD10-Kriterien für die Diagnosestellung einer Depression. Für die Diagnose ist das Vorliegen eines Hauptsymptoms plus 4 Zusatzsymptome für mindestens 4 Wochen notwendig.

Depressionen bei Tumorpatienten können jedoch von klinisch erfahrenen Ärzten recht gut diagnostiziert werden. Zunächst muss diese Diagnose als behandlungsbedürftige Begleiterkrankung überhaupt in Erwägung gezogen werden. Neben einer ausführlichen Eigen- und Fremdanamnese können klinische Zeichen hilfreich sein. Bei Patienten, bei denen eine Diskrepanz zwischen dem klinischen Erscheinungsbild und dem tatsächlichen Tumorstadium vorliegt, kann eine manifeste Depression vorhanden sein. Ein weiteres Merkmal ist eine generelle Antriebs- und Lustlosigkeit, bei der die Patienten auch Dingen nicht mehr nachgehen, zu denen sie aufgrund ihrer körperlichen Verfassung durchaus noch fähig wären. Das Vorliegen von unzureichend kontrollierten körperlichen Symptomen – wie z.B. Schmerzen – kann ebenso Ausdruck einer Depression sein. Als diagnostisches Instrument hat die *Hospital Anxiety and Depression Scale* (HADS) einen Stellenwert [4]. Dieser Fragebogen eignet sich nicht als Methode für ein Screening, sondern sollte nur in Zusammenhang mit den vorliegenden klinischen Zeichen eingesetzt werden. Chochinov schlägt vor, zu fragen: "Fühlen Sie sich depressiv?" [5]. Diese Frage hat sich in kleinen Patientenkohorten als prädiktiv herausgestellt und im klinischen Alltag bewährt.

Das so genannte "Demoralisationssyndrom" stellt eine Reaktion auf eine extrem belastende Situation dar und ist keine psychiatrische Entität. Es zeichnet sich durch einen Verlust der Coping-Fähigkeit aus, die Patienten befinden sich in einem existentiellen Stress. Hilflosigkeit und das Gefühl der Inkompetenz stehen im Vordergrund. Da häufig körperliche Erscheinungen, wie z.B. Mutilationen oder ein hoher Querschnitt auf dem Boden einer spinalen Kompression, als Auslöser für ein solches Syndrom infrage kommen, kann es zu Schamgefühlen und Verlust des Selbstwertgefühls kommen. Für die betreuenden Ärzte ist es in aller Regel eine Situation, die sie gut nachfühlen können und es kann bei ihnen ebenfalls ein Gefühl der Hilflosigkeit entstehen. Elementare Grundvoraussetzung für die Betreuung eines solchen Patienten ist die Fähigkeit, die Situation mit ihm gemeinsam auszuhalten. Im nächsten Schritt gilt es gemeinsam mit dem Behandlungsteam, den Patienten, ihren Familien und dem sozialen Umfeld realistische Ziele zu erarbeiten, Ressourcen zu identifizieren und zu stärken.

Patienten mit einer Demoralisation können in aller Regel den auslösenden Faktor beschreiben, wo hingegen das Vorliegen einer manifesten Depression meist nicht mit einem auslösenden Ereignis in Verbindung gebracht werden kann. Demoralisierte Patienten können zwar den Wunsch nach einer Beschleunigung des Erreichens des Lebensendes äußern, haben aber im Gegensatz zu depressiven Patienten selten suizidale Ideen mit Umsetzungsphantasien. Die Hoffnungslosigkeit bezieht sich bei diesen Patienten auf die konkrete Situation, während die depressiven Patienten von einer generellen Hoffnungslosigkeit betroffen sind.

Therapie

Im Gegensatz zur Demoralisation ist das Vorliegen einer Depression eine psychiatrische Diagnose, die einer adäquaten medikamentösen Therapie und einer stützenden psychotherapeutischen Betreuung bedarf. Für die Therapieempfehlungen gibt es weiterhin wenige evidenzbasierten Daten.

Insbesondere bei moderaten Ausprägungen einer Depression sind psychotherapeutische Verfahren und Interventionen, wie z.B. Verhaltenstherapie ausreichend. Bei schwerwiegenden Krankheitserscheinungen wird es notwendig, zeitnah eine medikamentöse Therapie zu erwägen und den Patienten anzubieten. Empfehlungen lauten dahingehend, mit einem SSRI (z.B. (Es-)Citalopram, Venlafaxin) oder wahrscheinlich besser mit Mirtazapin (Mirtabene®, Remeron®) zu behandeln. Trizyklische Antidepressiva gelten aufgrund ihres Nebenwirkungsspektrums bei der tumorassoziierten Depression als obsolet. Der Einsatz von Mirtazapin ist aufgrund des Nebenwirkungsspektrums (Appetitsteigerung, leichte Sedierung und eine antiemetische, evtl. analgetische Wirkung) auch internationale Empfehlung [6]. Startdosis von Mirtazapin wären – je nach klinischem Zustand – 7,5 bis 15 mg abends, bei ausbleibender Wirkung eine Verdopplung der Dosis nach 14 Tagen sowie bei anhaltender Wirkungslosigkeit ein Wechsel der Substanz und/oder Überprüfung der Diagnose. Bezüglich des Einsatzes von SSRI in der Palliativmedizin sind die zahlreichen Arzneimittelinteraktionen und insbesondere das Auftreten eines potentiell lebensgefährlichen Serotonin-Syndroms zu bedenken. Ein neuartiger Einsatz, um ggf. eine schnellere Wirkung zur erzielen, könnte die intranasale Applikation von Esketamin sein [7].

Die Diagnostik und Therapie einer Depression in der Palliativmedizin hat zunehmend an Bedeutung gewonnen. Im Rahmen eines großen europäischen Projekts wurden vor 10 Jahren erstmalig multinationale Empfehlungen zur Diagnostik und Behandlung entwickelt [8].

3.5.2. Akutes hirnorganisches Psychosyndrom – Delir

Ein akutes hirnorganisches Psychosyndrom oder Delir (*lira* lat. Furche, Spur; *de-lira*: neben der Spur) ist durch das Vorliegen von Desorientiertheit zur Person und einer Denkstörung gekennzeichnet. Halluzinationen, Bewusstseinsstörungen und motorische Unruhe können fakultativ auftreten. Affektstörungen können insbesondere für die Angehörigen sehr belastend sein. Grundsätzlich ist zwischen den agitierten (aktiven) und nicht-agitierten (hypoaktiven) Formen, sowie einer gemischten Form des Psychosyndroms zu unterscheiden, wobei erstere naturgemäß größere Probleme in der Betreuung darstellen. Die Hälfte aller Psychosyndrome in der Palliativmedizin sind reversibel. Patienten können sich nach der Behandlung des Psychosyndroms an diese Situation erinnern, umso mehr ist es erforderlich, möglichst schnell eine Abklärung und die Einleitung einer suffizienten Therapie zu veranlassen.

Dem akuten Verwirrtheitszustand bei Tumorpatienten liegen häufig organische Ursachen zugrunde, die zu 80 % kausal behandelt werden können. Häufigste Gründe für das Vorhandensein eines hirnorganischen Psychosyndroms sind:

- Medikamentennebenwirkungen/-intoxikation (Opioide, insbesondere transdermale Applikationen!, Antibiotika, Benzodiazepine, Steroide, SSRIs) und -entzüge
- metabolische Störungen (z.B. Hypercalcämie, Urämie, Leberversagen, Hypo-/Hyperglykämie, Hypophosphatämie)
- Infektionen (z.B. Harnwegsinfekte, Pneumonien)
- zerebrale Metastasen
- vaskuläre Insuffizienz (Blutdruckabfall, Hirninfarkt)
- Schmerzen, Ängste
- nonkonvulsiver Status epilepticus
- paraneoplastische Enzephalopathien

In aller Regel liegen bei den multimorbiden Patienten mehrere Gründe gleichzeitig vor [10]. Der **Sterbeprozess** kann sich ebenfalls durch eine akute Verwirrtheitssymptomatik ankündigen.

Hinsichtlich der kausalen Behandlung ist zunächst die aktuelle und vergangene Medikation sorgfältig zu überprüfen. Dabei ist zu bedenken, dass gerade Schmerzpflaster nicht immer an dafür vorgesehenen Stellen (z.B. Rücken) geklebt werden. Bei älteren Menschen ist daran zu denken, dass insbesondere die Metabolite der retardierten Opioide kumulieren können. Die Umstellung auf nicht-retardierte Formen, Gabe von Hydromorphon oder Oxycodon bzw. Verlängerung der Dosierungsintervalle können sinnvolle Maßnahmen sein. Zur Klärung, ob eine kausale Therapie durchgeführt werden kann, sollte eine sorgfältige Abklärung, unter Abwägung der Untersuchungsbelastung, durchgeführt werden. Die Durchführung einer Blutabnahme zur Bestimmung der Routineparameter (Glukose, Elektrolyte, Kreatinin, CK [Krampfanfall], Leberwerte und Ammoniak) sind meist ausreichend, um zu einer Diagnose zu gelangen. Die Durchführung einer Bildgebung des Gehirns sollte nur erfolgen, wenn sich daraus auch therapeutische Konsequenzen ergeben würden, andernfalls wäre die symptomatische Behandlung indiziert.

Die Behandlung der psychischen "Unordnung" erfordert zunächst eine "geordnete" Umgebung. Die Anwesenheit von vertrauten Menschen und eine Konstanz bei den Pflegepersonen sind hilfreich. Nonverbale Elemente, wie bekannte Musik, körperliche Berührung – wenn gewünscht – und Maßnahmen zur Erleichterung der Orientierung (z.B. Uhr) können unterstützend wirken. Für die symptomatische Behandlung bietet sich die Gabe von Haloperidol (Haldol®, 0,5-2 mg alle 12 h [20 Tropfen = 2 mg]) oder Levopromazin (Nozinan®, Neurocil®; 10-50 mg oder 1-3 mg/h) an. Beide Medikamente stehen sowohl oral als auch parenteral zur Verfügung. Das am meisten eingesetzte Antipsychotikum ist Haloperidol [11]. Weiter entwickelte antipsychotische Medikamente wie Risperidol (1 mg/d) oder Olanzapin (2,5-10 mg/d) haben hinsichtlich der Nebenwirkungen vielleicht einen Vorteil gegenüber höher dosiertem (>5 mg/ Tag) Haloperidol. Bei dem Vorliegen einer psychomotorischen Unruhe oder ausgeprägter Agitation sind in aller Regel die höheren Dosierungen erforderlich. Bei der nächtlicher, meist vaskulär bedingter Unruhe hat sich die Gabe von Melperon (Buronil®, Eunerpan®; 50-150 mg in zwei Dosen ca. 17 Uhr und 20 Uhr) bewährt. Dysthyme Patienten (auch im Rahmen einer maskierten Demenz) können mit einer niedrigen Dosis Carbamazepin (15-30 mg) zur Nacht oftmals gut eingestellt werden. Die meist begleitende Angst kann mit Lorazepam (Temesta®, Tavor®; 0,5 bis 2 mg) gut behandelt werden. Paradoxe Reaktionen werden bei diesem Medikament – auch bei älteren oder schwerstkranken Menschen – sehr selten beobachtet.

In seltenen Fällen bei ausgeprägtem existentiellen Stress oder in einer Krisensituation kann die Einleitung einer palliativen Sedierung erforderlich sein. Diese erfolgt nach den gültigen Leitlinien und nur nach sorgfältiger Abwägung in Ausnahmesituationen.

3.5.3. Schlafstörungen

Schlafstörungen sind ein häufiges Problem bei Patienten mit schwerwiegenden Erkrankungen und führen zu einer weiteren Einschränkung der Lebensqualität. Eine genaue Schlafanamnese ist erforderlich, um behandelbare Ursachen für eine gestörte Nachtruhe ausschließen zu können. Eine klinische Herausforderung stellen Patienten dar, die trotz einer ausgedehnten psychopharmakologischen Medikation nicht mehr schlafen können. Aus diesem Grunde ist frühzeitig auf eine gute Schlafhygiene und den sorgfältigen Einsatz von Schlafmitteln zu achten. Im Sinne eines "Stufenschemas" sollte man sich zunächst auf den Einsatz von Baldrian- und Hopfenpräparate beschränken. Chloralhydrat (Chloraldurat®) ist ein gut verträgliches Einschlafmittel. Benzodiazepine haben bekanntermaßen ein erhebliches Abhängigkeitspotential und führen zu einem Wirkungsverlust nach einigen Wochen. Nicht-Benzodiazepine (z.B. Zolpidem 5-10 mg, Zopiclon 3,5-7,5mg) haben nach derzeitig vorliegenden Daten diese Nachteile nicht. Allerdings tritt auch hier nach einiger Zeit ein Wirkverlust ein und es kann zu einem morgendlichen Hangover kommen. Zudem ist die Zunahme der nächtlichen Sturzneigung, insbesondere bei älteren Patienten zu bedenken. Bei depressiven Patienten ist der sedierende Effekt von Mirtazapin zu nutzen. Levopromazin kann in hartnäckigen Fällen von Schlaflosigkeit hilfreich sein. Hier ist zu beachten, dass auch geringe Dosen zu einem erheblichen Hangover führen können. Zur Überbrückung von Krisensituationen kann hin und wieder Midazolam (Dormicum®) als kontinuierliche Medikation über Nacht eingesetzt werden. Bei älteren Menschen hat sich der Einsatz von Melperon (25-100 mg, verteilt auf 2 Dosen spätnachmittags und abends) auch bei dieser Indikation bewährt. Auf den Einsatz von anderen Neuroleptika hinsichtlich dieser Indikation sollte aufgrund von erheblichen Nebenwirkungen verzichtet werden.

Entscheidend ist die Wahrnehmung dieser zusätzlichen Belastung und die Entwicklung einer Strategie gemeinsam mit den Patienten [12].

Literatur

1. Miovic M, Block S. Psychiatric disorders in advanced cancer. Cancer. 2007;100:1665-76.

2. Kissane DW, Clarke DM. Demoralization syndrome - a relevant psychiatric diagnosis for palliative care. J Palliative Care. 2001;17: 12-21.

3. Li M, Fitzgerald P, Rodin G. Evidence-based treatment of depression in patients with cancer. JCO. 2012;30: 1187-1196.

4. Lloyd-Williams M, Spiller J, Ward J. Which depression screening tools should be used in palliative care? Palliat Med. 2003;17:40-43.

5. Chochinov HM, Wilson KG, Enns M, Lander S. "Are you depressed?" Screening for depression in the terminally ill. Am J Psychiatry. 1997;154:674-676.

6. Rayner L, Price A, Evans A, Valsrai K, Hotopf M, Higginson IJ. Antidepressants for the treatment of depression in palliative care: systematic review and meta-analysis. Palliat Med. 2011;25(1):36-51.

7. Zanos P, Gould TD. Mechanisms of ketamine action as an antidepressant. Mol Psychiatry. 2018;23:801-811.

8. Rayner L, Price A, Hotopf M, Higginson IJ. The development of evidence-based European guidelines on the management of depression in palliative cancer care. Eur J Cancer. 2011;47(5):702-12.

9. Friedlander MM, Brayman Y, Breitbart WS. Delirium in palliative care. Oncology. 2004;18(12):1541-1550.

10. Lawlor PG, Bruera ED. Delirium in patients with advanced cancer. Hematol Oncol Clin North Am. 2002; 16(3):701-14.

11. Grassi L, Caraceni A, Mitchell AJ, Nanni MG, Berardi MA, Caruso R, Riba M. Management of delirium in palliative care: a review. Curr Psych Rep. 2015;17:13.

12. Strik H, Schneller S, Köhler U, Cassel W. Schlafstörungen bei Krebspatienten. Im Focus Onkologie 2016; 19:45-48.

3.6. Pruritus

Juckreiz ist eine unangenehme Hautempfindung, die mechanische Abwehrmechanismen wie Kratzen, Reiben, Drücken hervorruft. Kratzen führt zu einer zusätzlichen Hautirritation, die nicht selten den Juckreiz verstärkt und so einen Circulus vitiosus unterhalten kann. Der Juckreiz ist ein häufiges, oft dominierendes Symptom vieler Hautkrankheiten. Aber auch bei zahlreichen Systemerkrankungen kann Pruritus auftreten und gelegentlich als erstes Symptom der Diagnose einer malignen Erkrankung um Jahre vorausgehen. Er ist für den Kranken zumindest störend, manchmal quälend und kann zu Schlaflosigkeit und psychischer Erschöpfung führen.

Die Juckreiz-Impulse werden durch nicht-myelinisierte C-Fasern weitergeleitet, treten durch das Hinterhorn in das Rückenmark ein und werden direkt auf motorische Fasern umgeschaltet, die zu reflexartigen Handlungen führen. Gleichzeitig kreuzen sie zur Gegenseite und gelangen durch den Tractus spinothalamicus lateralis zum Thalamus. Die Fortleitung zum Gyrus postcentralis ermöglicht – analog der Schmerzidentifizierung – die Lokalisierung des Juckreizes.

Juckreiz – Ursachen
• Allergische Reaktionen
• Hauterkrankungen
• Erkrankungen innerer Organe
• Stoffwechselerkrankungen
• Systemische Erkrankungen
• Medikamente
• Idiopathisch
• Pruritus senilis

Tab. 3.16: Ursachen für Juckreiz.

Die bis vor nicht allzu langer Zeit herrschende Ansicht, dass Juckreiz und Schmerz ein und dieselbe Sensation unterschiedlicher Intensität wären, konnte widerlegt werden. Die motorische Reaktion auf den Juckreiz ist eine Hinwendung (Kratzen), jene auf den akuten Schmerz ist ein Fluchtreflex. Opiate können den Juckreiz auslösen, den Schmerz aber dämpfen. Daher wird heute angenommen, dass Schmerz leitende und Juckreiz leitende Nervenstrukturen unterschiedlich sind [1,

2]. Juckreiz kann außerdem – über Spiegelneurone – ansteckend sein.

Kratzen sowie Kälte- und Hitzereize bringen eine Erleichterung, weil diese vermutlich über myelinisierte A-Fasern mit höherer Geschwindigkeit zum Thalamus gelangenden Reize die Weiterleitung des über die langsameren C-Fasern geleiteten Juckreizes im Thalamus blockieren.

Histamin wird in den Granula der Mastzellen oder der basophilen Leukozyten gespeichert und nach Freisetzung aus diesen Zellen an spezifische Rezeptoren gebunden.

- H_1-Rezeptoren: für Pathogenese des Juckreizes wesentlich – Juckreiz, Niesreiz, Endothelpermeabilitätserhöhung, Kontraktion glatter Muskulatur.
- H_1- und H_2-Rezeptoren: Magensäuresekretion, Hypotension, Tachycardie, Flushreaktion und Kopfschmerz.
- H_3-Rezeptoren: präsynaptisch im ZNS, Bindung hier hemmt Synthese und Freisetzung von Histamin.

Substanz P ist als Neuropeptid vermutlich Mediator zwischen nervalen Impulsen und kutanen Mastzellen.

Serotonin ist als biogenes Amin ein nur schwach wirkendes Pruritogen. Die Wirkung wird durch Prostaglandine verstärkt, funktionelle Kreuzreaktion der Histamin- und Serotonin-Rezeptoren würde Therapieerfolge der Serotoninantagonisten erklären.

Leukotriene entstehen bei der Metabolisierung von Arachidonsäure, werden von eosinophilen Leukozyten und Mastzellen freigesetzt, bewirken Gefäßpermeabilitätserhöhung und Bronchokonstriktion.

Endogene Opioide sind körpereigene Peptide, deren Wirkung der von Morphin ähnlich und durch Morphinantagonisten reversibel ist. Dass Morphin – vor allem rückenmarksnahe appliziert – Pruritus hervorrufen kann, ist seit langem bekannt, dieser, aber auch der Pruritus bei atopischem Ekzem, chronischer Urtikaria und Cholestase können durch Opioidantagonisten unterdrückt werden, nicht aber überzeugend durch Antihistaminika. Daher werden sie als pruritogene Mediatoren angesehen.

Daraus ergibt sich, dass – gemessen an der Vielzahl pruritusassoziierter internistischer und dermatologischer Krankheiten – das gesicherte Wissen von den Entstehungsursachen sehr begrenzt ist und damit auch die Chancen einer kausalen antipruriginösen Therapie.

Pruritus als Begleiterscheinungen von Hauterkrankungen
• Urticaria
• Ekzeme
• Prurigoerkrankungen
• Dermatitis herpetiformis Duhring
• Lichen ruber planus
• Kutanes T-Zell-Lymphom
• Lichen sklerosus et atrophicans
• Parasitosen

Tab. 3.17: Begleiterscheinungen von Hauterkrankungen (exemplarisch) [3].

Systemische Erkrankungen und Erkrankungen innerer Organe, die zu Pruritus führen können
• Hepatopathien, Cholestase: Cholelithiasis, Gallengangsobstruktion, Primär biliäre Zirrhose, Schwangerschaftshepatitis, Virale Hepatitis.
• Nephropathien: Urämie, Hämodialyse
• Endokrine Störungen: Hyper- oder Hypothyreose
• Myeloproliferative Erkrankungen: Polycythämiea vera, Morbus Hodgkin (verstärkt durch Alkoholgenuss), andere Lymphome, Leukämie (paraneoplatischer Pruritus)
• Eisenmangelanämie
• Neurologische Erkrankungen: Neuropathien, Notalgia parästhetika, brachioradialer Pruritus, Multiple Sklerose
• Psychiatrische Erkrankungen: taktile Halluzinosen
• HIV

Tab. 3.18: Erkrankungen innerer Organe, systemische Erkrankungen [3].

Ist die Ursache des Pruritus ungeklärt, muss immer ein Laborscreening durchgeführt werden.

Pruritus – Laborscreening
• Komplettes Blutbild mit Differenzialblutbild
• BUN (Blood Urea Nitrogen), Kreatinin
• GOT, GPT, γ-GT, alkalische Phosphatase, Bilirubin
• TSH, T3, T4
• Nüchternblutzucker
• Harn komplett
• Blut im Stuhl

Tab. 3.19: Laborscreening [4].

Ein hilfreiches klinisches Zeichen, um einen Pruritus im Rahmen einer Dermatose von einem Pruritus im Rahmen einer internistischen Erkrankung zu unterscheiden, ist das *butterfly sign*. Darunter versteht man die Beobachtung, dass bei generalisierten Hautveränderungen, die nicht von einer Dermatose herrühren, sondern sekundär durch Kratzen bedingt sind, das Hautareal zwischen den Schulterblättern von Veränderungen frei bleibt [4].

Pruritus – Erweitertes Laborscreening
• Eisen, Ferritin, EBK
• Elektrophorese, Immunelektrophorese
• Stuhl auf Wurmeier
• HIV
• Probebiopsie für Histologie und Immunfluoreszenz
• Weiterführende Radiologie

Tab. 3.20: Erweitertes Laborscreening.

Lokaltherapie

Warum trockene Haut juckt, ist nach wie vor unbekannt, obgleich Pruritus bei Xerosis ein häufiges Problem, z.B beim Pruritus senilis, der Alterssebostase darstellt und vornehmlich in den talgdrüsenarmen Körperarealen entsteht. Durch häufiges Waschen oder sonstige ungeeignete Körperpflege kann ein Exsikkationsekzem, ein Eczema craquelé mit starkem Pruritus provoziert werden. Ob durch die veränderte Hautstruktur, einhergehend mit gestörter Lipidzusammensetzung und geringer Wasserbindungsfähigkeit eine erhöhte Rezeptorempfindlichkeit für pruritogene Reize geschaffen oder eventuell auch im Sinne der Allokinesis (*itchy skin*) Juckreiz induziert wird, kann nur spekuliert werden. Therapeutisch wesentlich ist hier die Rückfettung mit geeigneten, eventuell harnstoffhältigen Salben bzw. eine Änderung des Waschverhaltens.

Pruritus – Lokaltherapie
• Rückfettung
• Harnstoff
• Kühlung
• Corticosteroide
• Lokalanästhetika
• Capsaicin
• Teerpräparate
• UV-Therapie

Tab. 3.21: Therapie des Pruritus – Lokaltherapie [2].

Harnstoff verbessert durch die erhöhte Wasserbindungsfähigkeit der Epidermis die Struktur der Haut, eventuell ist dadurch eine geringere Reizbarkeit der Rezeptoren bedingt.

Kühlung (kühle Umschläge, Menthol) wirkt durch die oben genannten Blockademechanismen auf zentralnervöser Ebene. Allerdings kann durch Menthol-hältige Applikationen die Haut zusätzlich ausgetrocknet werden.

Corticosteroide wirken durch ihren ausgeprägten antiinflammatorischen Effekt, sind jedoch nur sinnvoll, wenn der Pruritus mit primären oder sekundären Hauterscheinungen verbunden ist.

Lokalanästhetika blockieren nicht nur die Schmerz-, sondern auch die Juckreizempfindung. Polidocanol (synonym Thesit) ist in der Dermatologie als Bestandteil unterschiedlicher Zubereitungen in Verwendung. Als eine weitere Spezialität steht Optiderm® mit Polidocanol und Harnstoff als sehr effektives antipruriginöses Lokaltherapeutikum zur Verfügung.

Capsaicin, ein natürliches Alkaloid im Spanischen Pfeffer, wird schon seit langem topisch im Sinne einer "Gegenreiztherapie" gegen rheumatische Schmerzen eingesetzt. Es ist ein selektiver Antagonist der Substanz P, des Neurotransmitters der afferenten C-Fasern.

Teerpräparate gelten seit langem als juckreizstillend und entzündungshemmend, die genauen Mechanismen sind nicht bekannt.

UV-Therapie bewirkt eine verminderte Freisetzung von Mastzellmediatoren und wirkt immunmodulierend.

Juckreizstillende Schüttelmixtur
• Rp/ DiprodermLösung 30,0 Zinci oxyd. 20,0 Talci ven. 20,0 Glyceroli Aqua dest. Spir. vin. dil. aa ad 100,0
Juckreizstillende Milch
• Rp/ Advantan Creme 30,0 Thesit 10,0 Aqua dest 20,0 Ultrasicc ad 100,0
Juckreizstillende Salbe
• Rp/ Menthol 1,0 Ultrabas ad 100,0 • Rp/ Thesit 5,0-10,0 (Advantan Salbe 30,0) Ultrabas ad 100,0
Juckreizstillende W/O Emulsion
• Rp/ Advantan Salbe 30,0 Ultraphil 14,0 Thesit 5,0 Paraff. Liqu. 34,0 Aqua dest ad 100,0
Harnstoffzubereitungen
• Rp/ Carbamidi 7,5 Ultrasicc Ultrabas aa ad 100,0 • Rp/ Advantan Salbe 30,0 Ultraphil 14,0 Carbamidi 5,0 Paraff. Liqu. 34,0 Aqua dest ad 100,0
Capsaicin Zubereitung
• Rp/ Tinctura capsici 1,0 Doritin ad 100,0 S: 5x tgl auftragen
Spezialitäten
• Excipial U Lipolotion (4 % Urea) • Allpresan Cremeschaum 2 (5,5 % Urea) • Allpresan Cremeschaum 3 (11 % Urea) • Balneum Hermal plus Polidocanol Badezusatz (15 % Polidocanol) • Balneum Hermal Badezusatz mit Teer (30 % Steinkohlenteerdest.) • Ölbad Cordes comp. Badekonzentrat (10 % Raff. Schieferöl) • Optiderm – Creme (5 % Urea, 3 % Polidocanol)

Tab. 3.22: Juckreizstillende Lokaltherapeutika.

Systemische Therapie

Antihistaminika: Histamin gilt als klassischer Mediator von Juckreiz. Darüber hinaus können aber auch Proteasen, Neuropeptide, Prostaglandine, Leukotriene und Endorphine eine Histaminliberation herbeiführen oder per se Juckreiz auslösen. Dementsprechend ist die Wirkung von Antihistaminika unterschiedlich und teilweise unbefriedigend. In der Literatur finden sich nur wenige Hinweise auf den kontrollierten Einsatz von Antihistaminika bei Systemerkrankungen.

Nebenwirkungen der Antihistaminika

Antihistaminika der ersten Generation sind lipophil, daher ZNS-gängig, Folge ist die Sedierung, besonders in Kombination mit Alkohol und anderen sedierenden Substanzen. Ihre anticholinerge Wirkung wird durch Trizyklische Antidepressiva verstärkt und ist besonders zu beachten bei Glaukom und Prostatahypertrophie. Bei Kindern können paradoxe Reaktionen in Form von Agitiertheit und Krämpfen vorkommen.

Gastrointestinale Beschwerden: Übelkeit, Diarrhoe, Appetitlosigkeit. Alle Antihistaminika haben bei Überdosierung und Vorerkrankung der Leber, Niere oder des Herzens ein kardiotoxisches Potential. Kardiale Tachyarrhythmien sind zu befürchten, wenn atypisch hohe Serumspiegel auftreten, z.B. bei Lebererkrankungen (Alkohol- und Medikamentenabusus), sowie bei gleichzeitiger Gabe von Pharmaka mit bekannter Verlängerung der QT-Zeit. Zur Vermeidung von Kardiotoxizität sollte die empfohlene Tagesdosis nicht überschritten werden und keine gleichzeitige Gabe von Pharmaka mit bekannter Verlängerung der QT-Zeit erfolgen. Cave bei Patienten mit Elektrolytstörungen, Lebererkrankungen, Alkohol und Medikamentenabusus.

Sedierend	Nicht sedierend
• Hydroxyzin = Atarax® • Diphenhydramin = Dibondrin® • Dimetindenmaleat = Fenistil®	• Fexofenadin = Telfast® • Desloratadin = Aerius ® • Cetirizin = Zyrtec® • Levocetirizin = Xyzall® • Ketotifen = Zatiden®

Tab. 3.23: Auswahl sedierender und nicht-sedierender Antihistaminika [1].

Diagnose und Therapie des cholestatischen Pruritus

Der klinische Beginn kann meist durch Juckreiz an Handflächen und Fußsohlen oder generalisiert von Beginn an diagnostiziert werden. Kratzen bringt keine wirkliche Erleichterung – durch Kratzen mit Bürsten usw. kann es zu massiven Exkoreationen kommen.

- Juckreiz + Xanthelasmen: Hinweis auf primär biliäre Zirrhose
- Juckreiz mit Spidernävi: Hinweis auf Leberzirrhose

Die Leberwerte sind normalerweise schon bei Einsetzen des Pruritus pathologisch, ausgenommen bei Hepatitis C-Infektion mit Fluktuation der Transaminasen (Bluttransfusion? Drogen?).

Ionenaustauschharze wie Cholestyramine oder Colestipol (in Österreich nicht registriert) passieren unverändert den Gastrointestinaltrakt, werden nicht resorbiert und binden Gallensäuren. Cholestyramin hat zusätzlich einen choloretischen Effekt.

Andere Therapieansätze: Enzyminduktion, Methotrexat, Ursodiol = Urofalk®und Propofol = Diprivan®

Da keine Korrelation zwischen der Höhe der Gallensalze und dem Ausmaß des Pruritus nachgewiesen werden kann, wurde ein von Gallensalzen unabhängiges Pruritogen, möglicherweise ein endogenes Opiat diskutiert. Daher können auch Opiatantagonisten eingesetzt werden. Naloxon i.v. = Narcanti 0,4 mg Amp® oder Nalmefene oral = Revex Amp®USA 2 mg 2x tgl. Initialdosis.

Cholestatischer Pruritus – systemische Therapie
• Ionenaustauschharz: Cholestyramin= Quantalan® Pulver 12-16 g/d • Enzyminduktion: Phenobarbital [5] • andere Therapieversuche: • Methotrexat = Methotrexat Lederle® 2,5 mg Tbl. (15 mg/Woche) • Ursodeoxycholsäure = Ursofalk® 250 mg Kps. (10 mg/kg KG) • Propofol = Propofol 1 % Baxter ® Emulsion zur Inf. (subhypnotische Dosen) • Opiatantagonisten: Naltrexon= Naltrexon Hexal® 50 mg Filmtbl. 1x1/d • Serotoninantagonisten: Ondansetron = Zofran® Filmtbl. 8 mg 2x/d • Synthetische Androgene: Mesterolon = Proviron® 25 mg Tbl. 2x/d • Serotoninwiederaufnahmehemmer: Sertralin 75-100 mg/d

Tab. 3.24a: Systemische Therapie beim cholestatischen Pruritus.

Diagnose und Therapie des urämischen Juckreizes [6]

Der urämische Pruritus tritt bei 50-90 % der Dialysepatienten auf. Die Entstehungsursache muss multifaktoriell gesehen werden. Einerseits erfolgt eine zentralnervöse Modulation unter Einschluss psychologischer Faktoren. Andererseits werden Stimuli wie Parathormon, Histamin und Urämietoxine wirksam. Fördernd wirkt sich auch die beim Urämiepatienten oft schuppige und trockene Haut aus.

Zusammenfassend muss gesagt werden, dass Juckreiz ein sehr komplexes Symptom mit unterschiedlichen Ursachen ist und daher auch eines differenzierten therapeutischen Zuganges bedarf.

Nephrogener Pruritus
• Lokaltherapie der trockenen Haut
• Topisch Capsaicin 3-5 Mal/d
• UVB Phototherapie
• Aktivkohle 6 g/d
• Gabapentin 300 mg 3 Mal/Woche nach Dialyse
• Thalidomid 100 mg/d

Tab. 3.24b: Therapeutische Optionen beim nephrogenen Pruritus [7].

Literatur

1. Reinauer S, Goerz G. Juckreiz. Hautarzt. 1996;47:229-242.

2. Heyer G. Pruritus. MMP. 1995;18(11):320-329.

3. Ständer S, Streit M, Darsow U, Niemeier V, Vogelgsang M, Ständer H, Gieler U, Gollnick H, Metze D, Weisshaar E. Leitlinie: Diagnostisches und therapeutisches Vorgehen bei chronischem Pruritus. JDDG. 2006; 4:349-370

4. Kantor GR, Bernhard JD. Investigation of the pruritic patient in daily practice. Semin Dermatol. 1995; 14(4): 290-296

5. Bachs L, Pares A, Elena M et al. Comparison of rifampicin with phenobarbitone for treatment of pruritus in biliary cirrhosis. Lancet. 1989;1(8638):574-6.

6. Mettang T, Fischer F-P, Kuhlmann U. Urämischer Pruritus. Dtsch Med Wschr. 1996;121:1025-1031.

7. Ständer S, Darsow U, Mettang T, Gieler U, Maurer M, Ständer H, Beuers U, Niemeier V, Gollnick H, Vogelgsang M, Weisshaar E. Diagnostisches und therapeutisches Vorgehen bei chronischem Pruritus, AMWF Leitlinien 2016.

3.7. Lymphödem – Diagnose und Therapie

Das Lymphödem ist eine chronische Erkrankung als Folge einer primären (angeborenen) oder sekundären (erworbenen) Schädigung des Lymphdrainagesystems. Das Fachgebiet der Lymphologie umfasst die wissenschaftliche Lehre des Lymphsystems. Das Lymphsystem besteht aus Lymphgefäßen, Lymphknoten und lymphatischen Organen (Tonsillen, Thymus, lymphatisches Gewebe der Magen-Darmschleimhäute, Milz).

Die Hauptaufgabe des Lymphgefäßsystems besteht im Abtransport von eiweißreicher Flüssigkeit und korpuskularen Bestandteilen aus dem Interstitium. Gemeinsam mit den lymphatischen Organen erfüllt es dabei eine wichtige Funktion in der Immunabwehr.

Während Erkrankungen der Lymphknoten und anderer lymphatischer Organe ausreichend in den einzelnen Fachgebieten behandelt werden, fanden die Erkrankungen der Lymphgefäße in Wissenschaft und Lehre lange Zeit nicht die nötige Aufmerksamkeit. Unbehandelt aber verschlimmert sich diese chronische Erkrankung und führt damit nicht selten zu erheblichen Folgeschäden und Beschwerden. Durch neue diagnostische und therapeutische Möglichkeiten hat sich die Situation jedoch in den letzten Jahren gebessert.

Schmerzen werden häufig bei Schwellungen verschiedener Ursache beobachtet, treten aber beim Lymphödem nur selten auf – und sind dann ein Warnsignal, dass es sich hier um ein malignes Lymphödem durch Krebsprogression handeln könnte! Daher muss in diesem Fall eine weitere Diagnostik erfolgen.

3.7.1. Allgemeines

3.7.1.1. Definition

Das Lymphödem unterscheidet sich grundsätzlich von eiweißarmen sogenannten "Ödemen". Das Ödem ist lediglich Symptom einer zugrundeliegenden Erkrankung. Mit der erfolgreichen Behandlung der Grundkrankheit bilden sich diese Ödeme wieder vollständig zurück. Ein Lymphödem dagegen schreitet als chronische entzündliche Erkrankung des Interstitiums selbständig fort und führt zur Zunahme von Bindegewebe (Fibrose, Sklerose), von Fettgewebe, sowie zu einer veränderten Zusammensetzung der extrazellulären Matrix (Elastin, Kollagen, Hyaluronan und andere). Die Transportkapazität der Lymphgefäße ist zu niedrig, um die anfallende "lymphpflichtige Last" aufzunehmen. Dadurch sammelt sich eiweißreiche Flüssigkeit im Interstitium an, welche für die beim Lymphödem typischen fibrosklerotischen Umbauprozesse verantwortlich ist. Dies führt zu den typischen Veränderungen der betroffenen kutanen und subkutanen Gewebsstrukturen und es kommt zum Fortschreiten des Prozesses mit einem sich verschlimmernden chronischen Krankheitsbild.

Der gestörte Abtransport der "lymphpflichtigen Last" bedingt auch eine gestörte Leukozytenzirkulation und erhöht dadurch die Anfälligkeit für akute Infektionen (Erysipel!). Lymphödeme können fast überall im Körper auftreten; am häufigsten werden sie an den unteren Extremitäten (ca 70 %), an oberen Extremitäten (ca 20 %), aber auch an Kopf und Genitale als sichtbare und tastbare asymmetrische Schwellungen beobachtet.

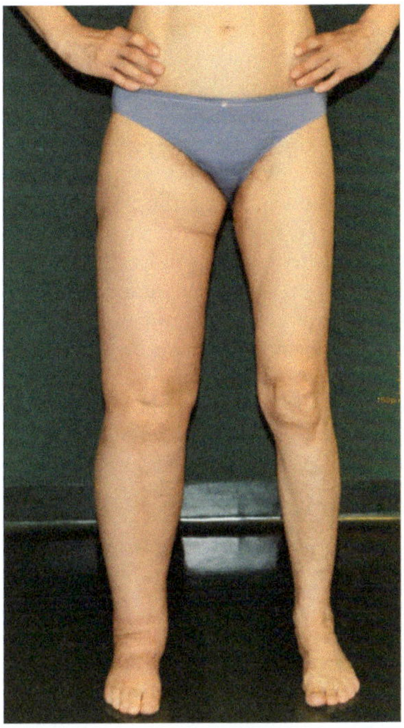

Abb. 3.9: Chronisches Beinlymphödem rechts Stadium II.

Wenn innere Organe befallen sind, findet man chylöse Ergüsse (Chylothorax, Chyloperikard, Chylaskos, lymphostatische Enteropathie). Lymphödeme sind in der Regel langsam fortschreitend und schmerzlos, können aber bei rascher Progredienz in Form von sekundären malignen Lymphödemen (bedingt durch Primärtumor oder Metastase) stärkste Schmerzen verursachen.

3.7.1.2. Epidemiologie

Das primäre Lymphödem als Folge einer genetischen Prädisposition kann bereits fetal, bei der Geburt oder erst im Laufe des Lebens manifest werden. Durch die Erforschung humangenetischer Grundlagen konnten in den letzten Jahren Genmutationen entdeckt werden, die mit Lymphödemen vergesellschaftet sind. Die Inzidenz des primären Lymphödems bei Geburt beträgt etwa 1: 6.000, und die Prävalenz bei unter 20-Jährigen liegt bei ca. 1:87.000.

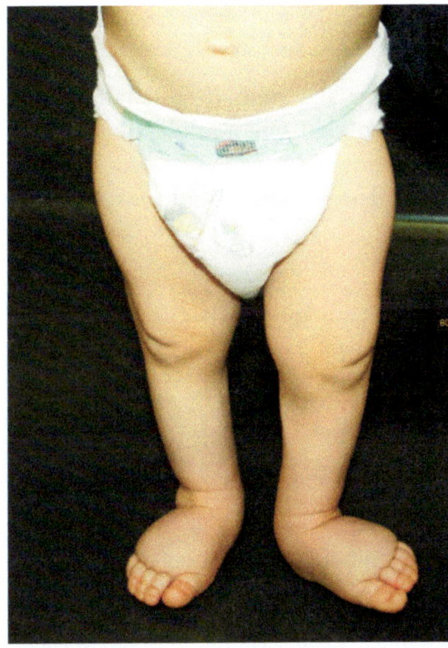

Abb. 3.10: Primäres kongenitales Beinlymphödem.

Die Häufigkeit des sekundären Lymphödems ist weltweit sehr unterschiedlich. Durch Parasitenbefall (Filariose) in subtropischen Regionen mit geringer Gesundheitsversorgung besteht eine nahezu endemische Häufung. In den Industriestaaten mit hohen Hygienestandards tritt das Lymphödem seltener auf, die häufigste Ursache ist das Malignom und dessen (kurative) Behandlung. Die Inzidenz des sekundären Lymphödems wird in den Industrieländern mit 0,2 bis 2 % angegeben, Frauen sind deutlich häufiger betroffen als Männer (w : m = 4,5:1).

3.7.1.3. Anatomie, Physiologie, Pathophysiologie

Zum besseren Verständnis der Krankheitsentstehung soll kurz auf die Anatomie, Physiologie und Pathophysiologie eingegangen werden. Zudem sind Kenntnisse in Anatomie und besonders in der Pathophysiologie des Lymphödems die Voraussetzung für eine erfolgreiche Diagnose und Therapie dieser Erkrankung.

Lymphgefäße

Das Lymphgefäßsystem ist ein dem Venensystem parallel geschaltetes Drainagesystem und besteht aus unterschiedlich aufgebauten Gefäßabschnitten und zwischengeschalteten Lymphknoten. Im Gegensatz zum (arteriovenösen) Blutkreislauf ist das Lymphgefäßsystem als Halbkreislauf zu bezeichnen, welcher in der Peripherie mit den initialen Lymphgefäßen (Lymphkapillaren, Lymphsinus) beginnt und im Venenwinkel hinter dem Schlüsselbein in den venösen Blutkreislauf mündet.

Dem Lymphgefäßsystem vorgeschaltet sind sogenannte prälymphatische Kanäle, die keine Endothelzellauskleidung besitzen und sich in Interzellularräumen des lockeren Bindegewebes befinden (☞ Tab. 3.25).

Lymphgefäßsystem
• Initiale Lymphgefäße (klappenlose Lymphkapillaren)
• Präkollektoren
• Lymphkollektoren
• Lymphstämme

Tab. 3.25: Aufbau des Lymphgefäßsystems.

Das Lymphgefäßsystem beginnt mit einem subkutanen dichten Kapillarnetz der Haut und ist in zwei Schichten, mit einem feinmaschigen, englumigen und einem grobmaschigen, breiten polygonalen Netz ausgestattet. Dieses klappenlose Lymphkapillarnetz ist durchgehend mit unterschiedlicher Dichte unter dem Stratum papillare (Grenzschicht der Haut) über das ganze Hautareal ausgebreitet und liegt dem Blutkapillarnetz eng an. Wenn auch der Lymphfluss dem geringsten Widerstand folgend, in die ihm unmittelbar angeschlossenen Präkollektoren abfließt, ist die Lymphe doch auch horizontal in alle Richtungen mobilisierbar. Dies wird im Falle einer Lymphabflussstörung im Rahmen der Entstauungstherapie bei der manuellen Lymphdrainage genutzt.

Die Lymphkapillaren haben einen um ein Vielfaches größeren Durchmesser als Blutkapillaren. Aber der Aufbau der Lymphkapillaren ist dem der Blutkapillaren ähnlich. Die sich überlappenden flachen Endothelzellen der Lymphkapillaren sind einschichtig angeordnet, von einem retikulären Faserfilz umgeben und mit Ankerfasern in der Matrix des Bindegewebes verankert. Diese steuern die Öffnung der Interzellularfugen und ermöglichen so die Aufnahme von Gewebsflüssigkeit sowie von korpuskularen Elementen (Zelldetritus, Makromoleküle, Bakterien). Dieses initiale Lymphgefäßnetz, das oft fingerförmige Ausstülpungen aufweist, hat somit die Funktion der Lymphaufnahme in das Lymphgefäßsystem.

Die Präkollektoren sammeln die Lymphe der Lymphkapillaren aus umschriebenen Arealen. Sie bestehen neben den Endothelzellen aus einer Membrana accessoria, kollagenen Fasern und einzelnen Muskelzellen. Sie haben vereinzelt Lymphgefäßklappen ausgebildet, die in Abständen von einigen Millimetern angeordnet sind. Dies ermöglicht den Transport der Lymphflüssigkeit in Richtung der Lymphkollektoren. Die Kollektoren besitzen bereits einen mehrschichtigen Wandaufbau gleich dem Blutgefäßnetz und haben ähnlich den Venen taschenförmige Gefäßklappen ausgebildet. Glatte Muskelzellen in den Wänden der Lymphkollektoren ermöglichen eine Kontraktion und bewerkstelligen so einen aktiven Lymphtransport. Der Abschnitt eines Lymphkollektors zwischen zwei Klappen wird als Lymphangion bezeichnet (wegen der Eigenpulsation auch "Lymphherz"). Durch wechselnde Kontraktion und Dilatation dieser Lymphangione wird die Lymphe paternosterförmig zentripetal befördert. Weitere unterstützende Transportmechanismen für den Lymphtransport sind die Muskelpumpe der Extremität, die Arterienpulsationen der naheliegenden Arterien (besonders bei subfaszialen Lymphkollektoren) und die Atmung, indem bei Inspiration ein Sog auf die Lymphstämme ausgeübt wird. Topographisch und organbezogen sind die Lymphkollektoren sehr variabel angelegt. Während sie zentral hin an Kaliber zunehmen, nimmt ihre Anzahl deutlich ab. Im Laufe des Transportes werden diese Lymphkollektoren durch Lymphknoten (als Filterstationen) unterbrochen.

Lymphknoten

Die Lymphknoten (beim Menschen insgesamt ca. 600) sind in Gruppen oder Ketten angeordnet und als lymphatische Organe Bestandteil des Immunsystems. Form, Zahl und Größe der Lymphknoten sind sehr variabel. Die Lymphknoten sind von einer bindegewebigen Kapsel umgeben, die auch einzelne glatte Muskelfasern enthält. Neben lymphatischem Gewebe besteht der Lymphknoten aus einem inneren Gerüst von Bindegewebszellen, fibroblastischen Retikulumzellen und Lymphsinus. Die Lymphflüssigkeit erreicht den Lymphknoten über afferente Lymphkollektoren, die in die Lymphknotenkapsel münden. Nach Durchströmung des Marginal-, Intermediär- und Terminalsinus verlässt die Lymphe den Knoten im Hilusbereich über die zahlenmäßig geringeren efferenten Lymphgefäße. Neben der mechanischen und immunologischen "Filterung" der Lymphe findet im Lymphknoten durch beträchtlichen Wasserentzug auch eine Konzentration der Lymphflüssigkeit statt.

Lymphstämme

Die immer weiter an Kaliber zunehmenden, zentral gelegenen Lymphgefäße werden als Lymphstämme bezeichnet. Truncus lumbalis und Truncus intestinalis münden in die Cisterna chyli. Der aus der Cisterna chyli abgehende Ductus thoracicus sammelt so die Lymphe aus den inneren Organen des Abdomens, aus den unteren Extremitäten sowie aus den beiden unteren Rumpfquadranten und in seinem weiteren Verlauf werden Lymphgefäßkollektoren aus Lunge, Herz und Mediastinum sowie aus dem linken oberen Rumpfquadranten, dem linken Arm und dem linken Kopf-/Halsbereich aufgenommen. Der kaliberschwächere Ductus lymphaticus dexter sammelt die Lymphe des oberen rechten Rumpfquadranten, des rechten Armes und der rechten Hals- und Kopfregion. Beide Lymphstämme münden an der jeweiligen Seite im Venenwinkel (Angulus venosus) in das Venensystem ein.

Die Extremitäten verfügen über ein oberflächliches und ein tiefes Lymphgefäßsystem. Während die epifaszialen Lymphgefäße die Lymphe der Haut, des Unterhautbindegewebes und Fettgewebes drainieren, erfolgt die Entsorgung der Muskulatur und Gelenke über das subfasziale System. Zahlreiche, die Faszie perforierende Lymphgefäße verbinden beide Systeme und ermöglichen so einen Flüssigkeitsaustausch. Oberflächliches und tiefes Lymphgefäßsystem münden jeweils in die regionalen Lymphknoten. Diese auch als Primärlymphknoten bezeichneten Lymphknoten sind einem umschriebenen Drainagegebiet (Tributargebiet) angeschlossen.

Tributargebiet

Tributargebiete sind durch lymphatische Wasserscheiden (lymphgefäßarme Interterritorialzonen) voneinander getrennt. Diese lymphatischen Wasserscheiden teilen den Körper in vier Quadranten - den oberen linken und oberen rechten, sowie den unteren linken und unteren rechten Quadranten. Aus einem Tributargebiet ins andere kann die Lymphe über diese Wasserscheiden praktisch nur über das initiale Lymphgefäßnetz gelangen. So ist das Tributargebiet der regionären (primären) Lymphknoten der Axilla dem oberen gleichseitigen Rumpfquadranten und dem gleichseitigen Arm zugerechnet, wogegen dem Tributargebiet der regionären (primären) Lymphknoten der Leiste der untere, gleichseitige Rumpfquadrant, das gleichseitige Bein und das Genitale zugerechnet wird.

Komplexer ist die Topographie der Lymphgefäße der inneren Organe; sie zu beschreiben, würde den Rahmen dieses Artikels überschreiten (und ist auch für die praktische Entstauungstherapie nicht relevant).

Physiologie – Pathophysiologie

Für den Stoffwechselaustausch zwischen Blutendstrombahn (Mikrozirkulation) und Interstitium sind Vorgänge wie Diffusion, Osmose, und – da die Kapillarwand wie eine semipermeable Membran wirkt – Ultrafiltration und Reabsorption notwendig. Die dafür verantwortlichen Steuerungskräfte sind der Blutkapillar- und Gewebsdruck sowie der kolloidosmotische Druck im Blutgefäßsystem (kapillarer Bereich) und in der Gewebsflüssigkeit (Starling' sches Gleichgewicht).

Neueste wissenschaftliche Erkenntnisse führen allerdings zu einer deutlichen Modifikation des *alten Modells des Starlingschen Gleichgewichts* von 1886: Die Starling`sche Hypothese beschreibt ein Gleichgewicht zwischen Blutdruck der Blutkapillare (BKD) und dem onkotischen Sog (KOD_P) der Plasmaproteine, wobei an der Blutkapillarwand insgesamt vier Kräfte wirken:

1. der vom arteriellem zum venösen Kapillarschenkel kontinuierlich sinkende Blutkapillardruck
2. der onkotische Sog der interstitiellen Proteine
3. der unter physiologischen Bedingungen in der Subkutis negative interstitielle Druck (ID) sowie
4. der kolloidosmotische Druck der Plasmaproteine als einzige Gegenkraft.

Neue Forschungsergebnisse zeigen, dass der Stoffaustausch durch die Blutkapillarwand von weiteren Faktoren abhängig ist: Die Glykokalyx, die die Oberfläche der Blutendothelzellen bedeckt, hat wohl den wesentlichsten Einfluss auf die Permeabilität der Blutkapillare. Diese endotheliale Glykokalyx ist eine kohlenhydratreiche Schicht auf dem Endothel der Blutgefäße und befindet sich durch ständigen Auf- und Abbau in einem "fließenden Gleichgewicht". Durch ihre Funktion als Barriere für Makromoleküle und Zellen wirkt sie wie ein Schutzschild zwischen Blutplasma und Endothelzellen, sodass Störungen der Glykokalyx unweigerlich zu einer Permeabilitätsstörung der Blutkapillare mit vermehrtem Flüssigkeitseinstrom ins Interstitium führen.

Die lymphpflichtigen Lasten

Diejenigen Substanzen, die aus dem Interstitium nicht über das Blutgefäßsystem entsorgt werden können, werden nach M. Földi als "lymphpflichtig" bezeichnet. Dazu zählen die lymphpflichtige Eiweiß-, Wasser-, Fett- und Zelllast (Immunzellen, Krebszellen, Schmutzpartikel, Zellbruchstücke, Bakterien u.v.m).

Ein suffizientes Lymphgefäßsystem ist in der Lage, die physiologisch anfallenden lymphpflichtigen Lasten aus dem Interstitium in die Blutbahn zurückzubefördern und die Zirkulation der Immunzellen zu gewährleisten. Diese lymphpflichtige Flüssigkeitsmenge (Nettofiltrat pro Zeiteinheit = Lymphzeitvolumen) lässt sich durch die Formel nach Landis und Pappenheimer berechnen. Täg-

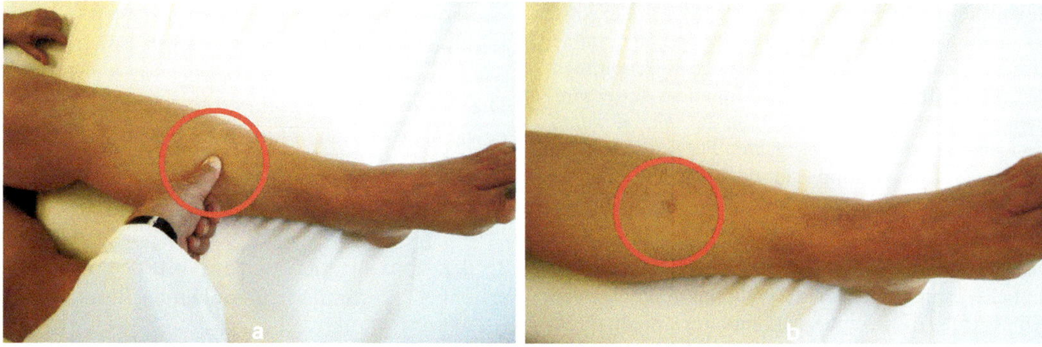

Abb. 3.11a+b: Dellen bildendes epifasziales Ödem (sogenanntes *pitting edema*).

lich werden ca. zwei Liter Lymphe nach Passage der Lymphknoten mit "Reinigung" und Konzentration dem Blutgefäßsystem im Venenwinkel wieder zurückgeführt.

Unter physiologischen Bedingungen ist das gesunde Lymphgefäßsystem sogar befähigt, die zehnfache Flüssigkeitsmenge des Lymphzeitvolumens zu transportieren (Sicherheitsventilfunktion) und hat somit eine wichtige "ödemprotektive" Aufgabe. Übersteigt die lymphpflichtige Flüssigkeitsmenge die Transportkapazität des gesunden Lymphgefäßsystems (Hochvolumeninsuffizienz), entsteht ein Ödem. Das Ödem wird durch Erweiterung des Interzellularraums in Folge eines vermehrten Flüssigkeitsgehaltes des Interstitiums als Schwellung sichtbar. Dieses "eiweißarme" Ödem zeigt als *pitting edema* auf Druck eine eindrückbare bleibende Dellenbildung (☞ Abb. 3.11a+b).

Wird das Lymphgefäßsystem in seiner Transportkapazität so sehr beeinträchtigt, dass diese unter das physiologische Ruhelymphzeitvolumen gelangt, spricht man von einer mechanischen Insuffizienz der Lymphgefäße. Es entsteht ein "eiweißreiches" Ödem im Interstitium – das Lymphödem mit zunehmend fibrosklerotischem Umbau und fehlender Eindrückbarkeit.

3.7.2. Klinische Stadien und Klassifizierung des Lymphödems

3.7.2.1. Stadien

Bei der Diagnosestellung müssen je nach Ausprägung des Lymphödems verschiedene Stadien unterschieden werden, da dies für eine entsprechende Therapieplanung von großer Bedeutung ist. Beim Lymphödem unterscheidet man 4 Stadien (☞ Tab. 3.26).

Lymphödem – Klinische Stadien	
Stadium 0	Latenzstadium, Subklinisches Stadium (kein klinisch fassbares Lymphödem, aber pathologische Lymphszintigraphie)
Stadium I	Spontan reversibel
Stadium II	Spontan irreversibel
Stadium III	Deformierendes Stadium

Tab. 3.26: Klinische Stadien des Lymphödems.

Stadium 0 – Latenz-/subklinisches Stadium

In diesem Stadium ist klinisch noch keine Schwellung nachweisbar, die Transportkapazität der Lymphgefäße ist jedoch herabgesetzt. Es besteht zwischen lymphpflichtiger Last und Transportkapazität ein wenn auch labiles Gleichgewicht. Die Lymphtransportstörung ist durch Lymphabfluss-Szintigraphie nachweisbar.

Stadium I – spontan reversibles Stadium

Ödem mit weicher Konsistenz, Hochlagern reduziert die Schwellung. Es besteht eine teigig weiche Schwellung und es lässt sich – wenn auch minimal ausgeprägt – eine Delle eindrücken. Das Stemmersche Hautfaltenzeichen (☞ Abb. 3.15) ist negativ oder grenzwertig. Es kommt zur spontanen Rückbildung bei Schonung oder Hochlagerung.

Stadium II – spontan irreversibles Stadium

Ödem mit sekundären Gewebeveränderungen, Hochlagern reduziert die Schwellung nicht. Die klinisch deutlich sichtbare und tastbare Schwellung geht spontan nicht mehr zurück, ist zum Teil verhärtet und zeigt eine deutlich ausgeprägte Fibrosierung, ebenso ist das Stemmersche Zeichen eindeutig positiv. Die Ausprägung der Schwellung kann mehr oder minder stark sein. Komplikationen wie Pilzinfektionen und Erysipelinfekte können auftreten.

Stadium III

Früher abfällig als "Elefantiasis" bezeichnet, deformierende harte Schwellung, zum Teil lobäre Form, mit typischen Hautveränderungen. Die Schwellungen nehmen eine monströse Form an mit ausgeprägten Hautveränderungen wie Hyperkeratose, Papillomatosis cutis lymphostatica, Lymphzysten und -fisteln (☞ Abb. 3.13+3.14).

3.7.2.2. Klassifizierung

Neben der klinischen Einteilung des Lymphödems nach Stadien ist auch eine Klassifizierung nach der Ursache des Lymphödems nötig. Das Lymphödem basiert auf einer primären (anlagebedingten) oder sekundären (erworbenen) Störung/Schädigung des Lymphdrainagesystems und tritt gehäuft an den Extremitäten auf.

Primäre Lymphödeme

Ursache für ein primäres Lymphödem ist eine genetische Prädisposition. Diese kann über die Keimbahn vererbt (hereditär) oder – wesentlich häufiger – sporadisch (idiopathisch) als Genmutation zu angeborenen Dysplasien der Lymphgefäße und/oder der Lymphknoten führen (Aplasie, Atresie, Hypoplasie oder Hyperplasie). Auch eine Agenesie oder Fibrose der Leistenlymphknoten kann ein Lymphödem auslösen. Je nach Missbildung des Lymphgefäßsystems sind Lymphaufnahmestörungen (der Lymphkapillaren) oder Lymphtransportstörungen (Aplasie, Hypo- und Hyperplasie der Lymphkollektoren) die hauptsächlichen Auslöser und verschieden stark ausgeprägt. Je nach Zeitpunkt des Auftretens der ersten klinischen Zeichen unterscheidet man zwischen kongenitalen (bei der Geburt bereits manifesten) und nicht-kongenitalen (erst im Lauf des Lebens manifest werdenden) primären Lymphödemen.

▶ 1. Hereditäres primäres Lymphödem

- Hereditär kongenitales Lymphödem: bei Geburt manifest *(Nonne-Milroy Syndrom)*
- Hereditär nicht kongenitales Lymphödem *(Meige-Syndrom)*

▶ 2. Sporadisches primäres Lymphödem (nach Lebensalter bei Erstmanifestation)

- Lymphoedema congenitum (bei Geburt manifest)
- Lymphoedema praecox (vor dem 35. Lebensjahr)
- Lymphoedema tardum (nach dem 35. Lebensjahr)

Die Unterscheidung des Lymphoedema praecox vom Lymphoedema tardum ist auch wegen der Therapieplanung wichtig. Ein primäres Lymphödem nach dem 35. Lebensjahr tritt sehr selten auf, daher muss in diesem Fall zuerst eine mögliche auslösende Ursache (z.B. Tumor!) ausgeschlossen werden, da bei bis zu 10 % dieser Lymphödeme ein noch nicht erkanntes Malignom die Ursache ist.

Lymphödeme treten auch im Rahmen komplexer kongenitaler Syndrome auf. Diese wurden traditionell nach dem Erstbeschreiber benannt, heute werden zunehmend die dahinterliegenden genetischen Grundlagen erforscht. Durch Vernetzung und Datenaustauch können in dem Humangenetischen Qualitätsnetzwerk Forschungsergebnisse rasch kommuniziert und Fortschritte in der Entschlüsselung genetischer Ursachen von primären Lymphödemen erzielt werden. Bei hereditären Lymphödemen handelt es sich zwar um seltene Syndrome, hier hat aber die Genberatung der Betroffenen eine Bedeutung.

Sekundäre Lymphödeme

Sekundäre Lymphödeme entstehen auf Grund einer Schädigung eines gesunden Lymphgefäßsystems. Die Ursachen sind vielfältig, die häufigste Ursache in den Industriestaaten ist das Malignom und seine Behandlung, wobei Lymphknotenentfernungen in der Inguinalregion häufiger zum Lymphödem führen als Lymphknotenentfernungen in der Axillenregion. Weiters treten sekundäre Lymphödeme posttraumatisch und postrekonstruktiv (nach Gefäßoperationen, Rekonstruktionen oder Venenentnahme für Bypass-Operation) auf, manchmal auch postentzündlich oder artifiziell (Selbstabschnürung von Extremitäten im Rahmen von Rentenbegehren oder auf Grund von psychiatrischen Erkrankungen). Bei Lymphödemen nach Krebstherapie muss wegen der therapeutischen Konsequenz klar zwischen sekundär benignen und malignen Lymphödemen unterschieden werden.

Während sekundär benigne Lymphödeme als Folge der notwendigen Therapiemaßnahmen, wie Operation, Strahlentherapie und Chemotherapie, also einer erfolgreichen Krebsbehandlung auftreten, stellen sekundäre maligne Lymphödeme (rasch progredient, schmerzhaft) ein Symptom einer fortschreitenden Krebserkrankung dar. Dementsprechend sind auch die Therapieregime unterschiedlich.

Lymphödeme in Kombination mit und ohne chylösen Reflux

Durch Dysplasien (Hyperplasie) von Lymphkollektoren oder durch langanhaltenden Stau des Lymphtransportes kommt es zur Erweiterung der Lymphkollektoren und in der Folge zu Klappeninsuffizienz (organisch oder funktionell) in den Lymphkollektoren. Wird die Blockade der Lymphgefäße nicht aufgehoben (z.B. durch Bildung von Umgehungsanastomosen und/oder Neubildung von lympho-lymphatischen Anastomosen), setzt sich der Rückstau nach distal fort. Mit einem besonders schweren Krankheitsbild verbunden ist das Lymphödem mit chylösem Reflux, wenn sich durch Klappeninsuffizienz chylöse Lymphe aus den Magen-Darmlymphkollektoren bis in die unteren Extremitäten und in das Genitale refluxiv ausbreitet.

Kombinationsformen von Lymphödemen

Nicht selten sind Gefäßerkrankungen (chronische venöse Insuffizienz) nicht nur Ursache für die Entstehung eines Lymphödems (Phlebolymphödem), sondern bei der Kombination dieser Erkrankungen besteht auch häufig ein Ulcus cruris venosum, welches das Krankheitsbild verschlimmert.

Außerdem können ödemassoziierte Erkrankungen Lymphödeme negativ beeinflussen. Eine häufige Kombinationsform ist das Adipositas-assoziierte Lymphödem.

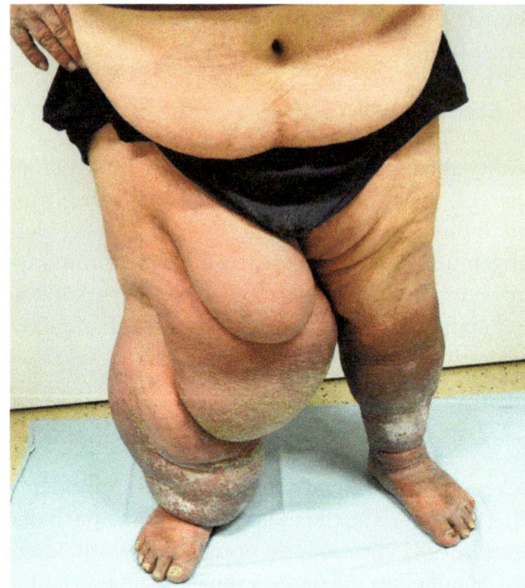

Abb. 3.12: Adipositas-assoziiertes sekundäres Beinlymphhödem rechts Stadium III, links Stadium II.

3.7.3. Diagnose

Ziel der Diagnostik ist die Feststellung der Ätiologie (primär/sekundär: Malignom, Trauma, u.a.), der Ausprägung (Stadium) des Lymphödems und eventuell bestehender Begleiterkrankungen. Die Diagnose des Lymphödems wird in der Regel durch eine Basisdiagnostik gestellt. Dies gilt für Lymphödeme in einem fortgeschrittenen Stadium (ab Stadium II) und sofern keine relevanten Komorbiditäten vorliegen.

Bei Frühformen von Lymphödemen (Stadien 0-I), bei differentialdiagnostisch relevanten Komorbiditäten, bei Beteiligung innerer Organe, bei gutachterlicher Fragestellung und vor geplantem lymphchirurgischem Eingriff ist eine erweiterte Diagnostik nötig.

Basisdiagnostik

Die drei Säulen der Basisdiagnostik sind Anamnese, Inspektion und Palpation und sollten in dieser Reihenfolge durchgeführt werden.

▶ Anamnese

Bei der allgemeinen Anamnese werden familiär gehäufte Erkrankungen, operative Eingriffe, Malignome und sonstige Erkrankungen abgefragt. Die spezielle Ödemanamnese fokussiert auf zeitlichen Verlauf, Erstlokalisation und Ausbreitungsrichtung des Ödems, Beschwerden und eventuelle

Vorbehandlungen. Eine sorgfältig erhobene Anamnese – besonders über den Beginn (schleichend oder rapide), die Erstlokalisation (ein- oder beidseitig, symmetrisch, asymmetrisch), die Ausbreitung der Schwellung (zentrifugal, zentripetal), evtl. vorangegangene Operationen, Verletzungen, Entzündungen (Erysipelhäufigkeit) oder zusätzliche Erkrankungen (Herz-Kreislauf, Niere, Arterien, Venen) kann richtungweisend sein.

Eine rasche Ödembildung verbunden mit Schmerzen und neurologischen Symptomen (besonders der Extremitäten) kann auf ein bis dahin nicht erkanntes Malignom (Metastase) hinweisend sein.

▶ Inspektion

Die Inspektion dient zur Beurteilung des klinischen Erscheinungsbildes und wird nach Entkleiden des Patienten im Stehen und Liegen durchgeführt. Erfasst werden Lokalisation und Ausbreitung der Schwellung sowie die Beschaffenheit der Haut und des Gewebes. Wichtig zu beachten sind Narben nach Operationen oder Verletzungen, Hautkolorit und Venenzeichnung, Hautveränderungen (Papillomatosis cutis lymphostatica, Lymphzysten) sowie Vertiefungen der natürlichen Hautfalten, besonders im Zehenabgangsbereich (Kastenform; diese sind auch ohne ausgeprägte Ödembildung auf ein Lymphödem hinweisend).

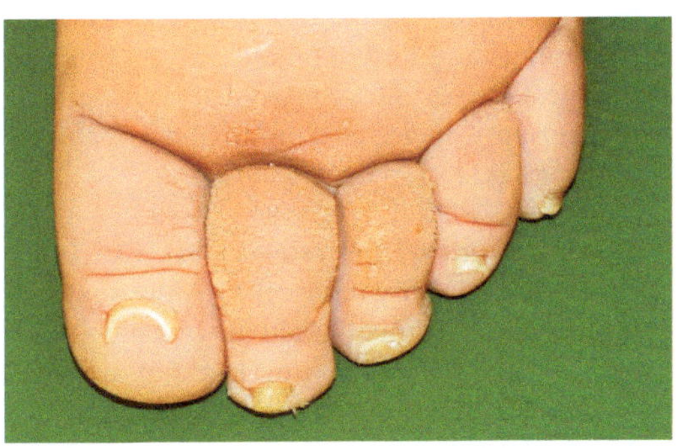

Abb. 3.13: Tiefe Hautfalten, Kastenform, Lymphzysten, Papillomatosis cutis lymphostatica.

Ausbreitung und Lokalisation geben bereits einen Hinweis auf die Ätiologie des Lymphödems. In der Regel sind peripher beginnende und aszendierende Lymphödeme als primäre Lymphödeme (angeborene Lymphödeme) einzuordnen, wogegen zentral betonte (in der Gliedmaßenwurzel beginnende) Ödeme mit Tendenz zur Ausbreitung in die Peripherie eher für sekundäre Lymphödeme sprechen.

▶ Palpation

Auch der Palpationsbefund sollte beim entkleideten Patienten erhoben werden. Zunächst werden alle Lymphknotenstationen vom Hals bis zur Leiste palpatorisch untersucht auf Größe, Konsistenz, Druckempfindlichkeit und Verschieblichkeit. Die Palpation des Ödems ermöglicht eine Aussage über Grad und Ausmaß der Fibrosierung (chronisches Lymphödem). So lässt eine weiche, Dellen hinterlassende Konsistenz (*pitting edema*) auf ein frühes Stadium des Lymphödems schließen. Zur Beurteilung der Gewebeverhärtung prüft man die Abhebbarkeit der Haut. Das Stemmersche Hautfaltenzeichen ist dazu das wichtigste diagnostische Kriterium. Im Falle einer Verhärtung zeigt sich eine durch Induration des Haut- und Unterhautgewebes verminderte bis völlig fehlende Hautfaltenabhebbarkeit. Das Stemmer-Zeichen mit Verdickung, nicht abhebbarer Hautfalten am Zehenrücken der 2. und 3. Zehe ist ein deutlicher Hinweis auf Lymphostase.

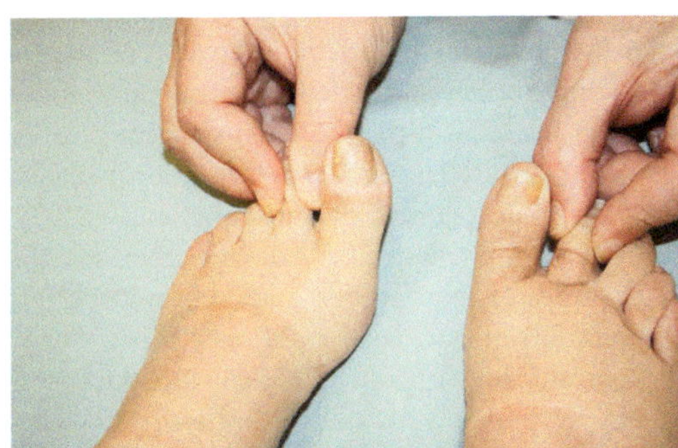

Abb. 3.14: Stemmer-Zeichen rechts positiv.

▶ Funktionsdiagnostik

Für die Therapieplanung muss bei Extremitäten-Lymphödemen auf Funktionsdefizite besonders geachtet werden, die durch eine orthopädische und neurologische Untersuchung abgeklärt werden müssen.

▶ Erweiterte Diagnostik

Ist durch die Basisdiagnostik kein eindeutiger Befund möglich oder besteht der Verdacht auf relevante Begleiterkrankungen, so sind weitere diagnostische Schritte notwendig. Die weiterführende Diagnostik ist indiziert bei Verdacht auf ein subklinisches Lymphödem, zur Differenzierung multifaktorieller Ödeme, zur Therapiekontrolle, zur Planung operativer Eingriffe, bei Beteiligung innerer Organe und für gutachterliche Fragestellungen.

Bei den bildgebenden Verfahren unterscheidet man die morphologische Diagnostik wie Nativröntgen, Sonographie, Computertomographie (CT) und Magnetresonanztomographie (MRI) von der funktionellen Diagnostik wie Funktionslymphszintigraphie und ICG (*near infrared fluorescence*).

Methoden der erweiterten Diagnostik

Sonographie: Die Sonographie dient bei der Diagnostik des Lymphödems vorwiegend dem Nachweis interstitieller Flüssigkeit, der Differenzierung lokaler Schwellungen, sowie der Darstellung von Lymphknoten, deren Form, Anzahl, Größe und Morphologie. Hochauflösender Ultraschall (>12 MHz) dient zur Beurteilung der Kutis und Subkutis und kann zur Evaluierung des Therapieerfolges des Lymphödems eingesetzt werden.

Indirekte Lymphographie: Diese röntgenologische Methode ermöglicht die Darstellung epifaszialer Lymphgefäße in einer ausgewählten Lokalisation durch subepidermale Injektion von wasserlöslichen Kontrastmitteln. Die Ausbreitungsform des Kontrastmittels, die Darstellung des initialen Lymphgefäßnetzes und der anschließenden Kollektoren ermöglichen eine Aussage über Lymphaufnahmestörungen, aber auch über Rückstau des Lymphtransportes (*dermal back flow*). Form und Anzahl der dargestellten Kollektoren lassen auf eine Hyper-, Hypo- oder Aplasie von Lymphkollektoren schließen.

Direkte Lymphographie: Nach chirurgischem Aufsuchen eines Lymphkollektors wird öliges Kontrastmittel injiziert und die Lymphgefäße dargestellt. Diese Untersuchung war wegen ihrer Nebenwirkungen (Fibrosierung der Lymphknoten und der Lymphgefäße und damit der Aggravierung von Lymphödemen) nach Entwicklung anderer diagnostischer Möglichkeiten obsolet. Heute findet sie Anwendung in der interventionellen Therapie am Lymphgefäßsystem. Dabei wird der zuvor unerwünschte Effekt einer entzündlichen Induktion von Granulationsgewebe genutzt um bei therapierefraktären Lymphfisteln einen Verschluss der Fistel zu erreichen.

Magnetresonanz-Lymphographie (MRL): In den hochauflösenden T2-gewichteten Sequenzen lässt sich das Lymphödem bereits ohne Kontrastmittel darstellen, nach intrakutaner peripherer Gadolinium-KM Gabe ist eine dreidimensionale anatomische und funktionelle Darstellung des Lymphtransports, aber auch der umgebenden Strukturen (Ödem, Fibrose, Tumorbedrängung) möglich. Derzeit wird diese Methode als komplementäres sekundäres Untersuchungsverfahren zur Lymphszintigraphie angewendet.

Funktionslymphszintigraphie: Sie gilt derzeit als Goldstandard in der weiterführenden Diagnostik des Lymphödems. Das Prinzip ist die Quantifizierung des Lymphtransportes der Extremitäten. Die Funktionslymphszintigraphie ermöglicht die Erfassung dynamischer Vorgänge des Lymphtransportes und wird durch subepidermale und/oder subkutane Injektion von geeigneten Tracern (Tc-99m Nanokolloid) durchgeführt. Die standardisierte zweiteilige Untersuchung mit dynamischer Studie und statischer Lymphszintigraphie ermöglicht eine Aussage über das Ausmaß der Lymphtransportstörung.

Fluoreszenz-Mikrolymphographie: Hier wird ein kleines Depot von FITC-Dextran intradermal in die Haut gespritzt und mit einem Polarisationsmikroskop das Ausbreitungsmuster in den oberflächlichen Lymphsinus beurteilt, aus dem auf den Funktionszustand und die Anatomie der initialen Lymphgefäße geschlossen werden kann. Diese heute nur an wenigen Stellen mögliche Untersuchungsmethode ist in der EU *off-label*.

NIRF (*near infrared fluorescence*) mit ICG (Indocyaningrün): Die intravenöse ICG-Anwendung ist bereits in der Augenheilkunde für retinale Angiographien sowie bei Leber- und Herzfunktionsuntersuchungen und in der Transplantationsmedizin etabliert. Bei sukutaner Injektion bindet ICG an Albumin und wird als "lymphpflichtiger" fluoreszierender Farbstoff mittels Nah-Infrarotkamera beim Abstrom in den oberflächennahen Lymphgefäßen sichtbar. Dadurch ist eine Echtzeitdarstellung des Lymphtransports möglich, ebenso ein Mapping für eine geplante Lymphchirurgie, das Ausbreitungsmuster (linear, splash, stardust, diffuse) korreliert mit dem Stadium/Schweregrad des Lymphödems.

3.7.4. Therapie des Lymphödems

3.7.4.1. Konservative Therapie

Komplexe physikalische 2-Phasen-Entstauungstherapie (KPE)

Das Lymphödem ist ein chronisches behandlungsbedürftiges Krankheitsbild und kommt in jedem Lebensalter vor. Vor Erstellung eines Therapieplans muss das Lymphödem bezüglich Ätiologie (primäres, sekundäres, benignes oder malignes Lymphödem), bezüglich Ausprägung (Lymphödemstadium), sowie im Hinblick auf Kombinationsformen und Komorbidität abgeklärt sein.

> Die Standardtherapie der Lymphödeme ist die Komplexe Physikalische Entstauungstherapie (KPE).

Diese läuft in zwei Phasen ab und besteht aus fünf aufeinander abgestimmten Säulen:

1. Hautpflege und Hautsanierung

2. Manuelle Lymphdrainage (MLD) mit additiven, manuellen Techniken bei Bedarf

3. Kompression mit mehrlagigen Wechselverbänden und/oder lymphologischer Kompressionsstrumpfversorgung

4. Entstauungsfördernde Bewegungstherapie, Sport

5. Schulung des Patienten zu Selbsttherapie (*empowerment*)

In der Phase I der Therapie (Entstauungsphase) erfolgt die Mobilisation der vermehrten interstitiellen Flüssigkeit mit Ziel der Gewebehomöostase. In der darauffolgenden Phase II (Erhaltungs/Optimierungsphase) soll der erreichte Therapieerfolg stabilisiert und konserviert werden. Hierfür ist das Selbstmanagement des Patienten unumgänglich. Frequenz und Intensität der KPE wird abhängig vom klinischen Befund und Stadium des Lymphödems bestimmt und im Therapieverlauf an klinische Veränderungen angepasst.

Beim klinischen Stadium I des Lymphödems mit weicher Ödemkonsistenz und wechselnder Ödemausprägung wird die Entstauungs-Phase 1 der KPE meist bis zu 21 Tagen angewandt. Bei manifesten irreversiblen Lymphödemen des Stadiums II und III ist die intensivere *komplexe physikalische Zwei-Phasen-Entstauungstherapie (KPE)* die Therapie der Wahl und muss entsprechend länger durchgeführt werden.

Beim Lymphödem im klinischen Stadium II werden zweimal täglich manuelle Lymphdrainagen in Kombination mit Kompressionsbandagen und Entstauungsgymnastik durchgeführt, die Dauer der Entstauungs-Phase 1 der KPE beträgt bis zu 28 Tage.

Das Lymphödem im klinischen Stadium III ist gekennzeichnet durch massiv vermehrtes und alteriertes Bindegewebe, Hautdefekte mit Lymphzysten, Lymphfisteln, Papillomatosis cutis und anamnestisch häufig Erysipelen. In diesem Fall ist neben der intensiven bis zu 35-tägigen Phase 1-Entstauungstherapie auch der prophylaktische Antibiotikaeinsatz nötig. Eine Modifikation der Therapie erfolgt unter Berücksichtigung von Alter, Begleiterkrankungen, bei Multimorbidität, posttraumatischen und postoperativen Ödemen und beim malignen Lymphödem (Palliativsituation).

Kontraindikationen der Komplexen Physikalischen Entstauungstherapie (absolute, relative, generelle und lokale)

Absolute Kontraindikation sind die schwere (dekompensierte) Herzinsuffizienz, die akute tiefe Beinvenenthrombose, das akute Erysipel und die PAVK im Stadium III/IV. Relative Kontraindikation stellen das maligne Lymphödem, die PAVK Stadium I/II und entzündliche Dermatosen dar.

Zusätzlich gibt es noch lokale Kontraindikationen (z.B. für die Behandlung am Hals bei Hyperthyreose, Carotissinus-Syndrom oder für die Behandlung am Bauch: Schwangerschaft, entzündliche Darmerkrankungen [Colitis ulcerosa, M. Crohn], Bauchaortenaneurysma, Strahlenzystitis und Strahlenkolitis).

> Die komplexe physikalische Entstauungstherapie (KPE) ist die kausale, nebenwirkungsfreie Therapie des Lymphödems, sofern die Kontraindikationen beachtet und eventuelle Komorbiditäten abgeklärt und mitbehandelt werden. Bei konsequenter und fachlich kompetenter, stadiengerechter Anwendung erreicht man damit einen optimalen Therapieerfolg.

3.7.4.2. Erweiterte Therapie bei Lymphödem

Bei Lymphödem-relevanten Begleiterkrankungen (internistisch, orthopädisch) ist eine begleitende fachspezifische Behandlung nötig. Entsprechend dem klinischen Befund sind oft zusätzliche Therapiemaßnahmen der physikalischen Medizin notwendig.

Bei sekundären Kopflymphödemen nach Malignomen im Mund- Kieferbereich mit radikaler Halslymphknotenentfernung (*neck dissection*) sind auch logopädische Behandlungen erforderlich.

Ein wesentlicher Faktor ist die Compliance des Patienten. Dazu ist eine ausreichende Aufklärung und Schulung des Patienten über sein Krankheitsbild und die Verhaltensweisen, sowie die Möglichkeiten zur Selbstbehandlung unabdingbar. Dies spiegelt sich auch in der neuen S2k- Leitlinie der AWMF wider (*Arbeitsgemeinschaft der Wissenschaftlich Medizinischen Fachgesellschaften*), wo als 5. Säule der KPE die Schulung der Patienten im Selbstmanagement definiert ist. Da das Lymphödem eine chronische und lebenslang behandlungsbedürftige Erkrankung ist, ist neben der Selbstbehandlung durch die Patienten auch eine regelmäßige lymphologische Verlaufskontrolle wichtig, um bei Bedarf rechtzeitig eine Therapieanpassung durchzuführen.

Intermittierende pneumatische Kompressionstherapie (IPK)

Die apparative pneumatische Kompressionstherapie kann als adjuvante Therapieform zur KPE eingesetzt werden, insbesondere bei distal betonten Extremitätenlymphödemen ohne Beteiligung des ipsilateralen Rumpfquadranten. Sie ist auch für Patienten mit eingeschränkter Mobilität geeignet. Der Wirkmechanismus liegt darin, Gewebsflüssigkeit in den Gewebsspalten nach zentral hin zu verschieben.

Medikamentöse Therapie

Eine spezielle kausale medikamentöse Therapie des Lymphödems mit gesicherter Wirksamkeit existiert nicht. Komorbiditäten und Komplikationen des Lymphödems werden mit entsprechenden Medikamenten behandelt (z.B. Antibiotika bei Erysipel).

Operative Behandlung

Eine operative Therapie des Lymphödems kommt in Betracht, wenn trotz konsequenter leitliniengerechter konservativer Therapie ein hoher Leidensdruck oder eine Zunahme der sekundären Gewebeveränderungen vorliegt. In jedem Fall sollte der erwachsene Patient vor der Entscheidung für eine Operation eine mindestens sechsmonatige konsequente Komplexe Physikalische 2-Phasen-Entstauungstherapie erhalten haben.

Es stehen drei verschiedene operative Methoden zur Verfügung: rekonstruktive, deviierende und resezierende Verfahren. Methode der ersten Wahl sind die rekonstruktiven mikrochirurgischen Verfahren mit dem Ziel der Wiederherstellung des unterbrochenen Lymphgefäßsystems (autogene Lymphgefäßtransplantation, Interposition autogener Venen) und deviierende Verfahren mit Ableitung in die Venen (LVA: Lymphovenöse Anastomose, autogener Lymphknotentransfer).

Resezierende Verfahren mit dem Ziel der Reduktion der fibrosklerotischen Gewebsvermehrung werden als Liposuction zur Volumenreduktion bei nicht durchführbarem oder erfolglosem rekonstruktiven Verfahren angewendet. Geweberesektionen wie Dermolipektomie stellen lediglich eine komplementäre Maßnahme nach erfolgreicher Entstauungstherapie dar, wenn schlaffe Hautsäcke vorliegen, die bei der weiteren konservativen Therapie und Kompressionsversorgung hinderlich sind und daher abgetragen werden müssen.

3.7.4.3. Schmerzhaftes Lymphödem

Lymphödemtherapie bei posttraumatischen/postoperativen Ödemen

Als Zusatzbehandlung bei postoperativen und posttraumatischen Ödemen wirkt die manuelle Lymphdrainage, bei Bedarf kombiniert mit leicht komprimierendem Verband schmerzlindernd. Durch Anregung der Lymphangiomotorik kommt es zu einer rascheren Ödemrückbildung, der Heilungsverlauf wird verkürzt und die Häufigkeit postoperativer/ posttraumatischer Komplikationen wie Wundheilungsstörungen, Serome, Lymphozelen und Keloid-Narbenbildung wird reduziert.

Lymphödemtherapie beim malignen Lymphödem

Eine besondere Herausforderung bei der komplexen physikalischen Entstauungstherapie (KPE) stellt die Behandlung von sekundären malignen Lymphödemen dar. Je nach Tumorausbreitung (raumforderndes Lokalrezidiv, Lymphangiosis carcinomatosa) können nicht nur neurologische Ausfälle, sondern auch beträchtliche Schmerzen zusammen mit dem rasch progredienten Lymphödem auftreten.

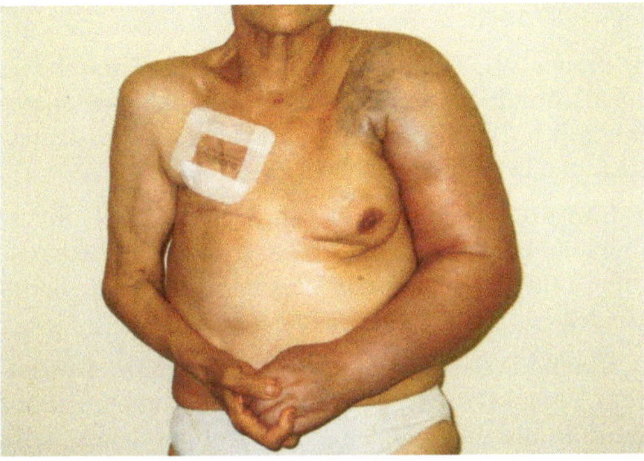

Abb. 3.15: Sekundär malignes Armlymphödem links mit Plexopathie und subkutan dilatierten Kollateralvenen.

Es ist daher vor Durchführung einer palliativen Entstauungstherapie (KPE) die Möglichkeit einer Tumortherapie (Bestrahlungstherapie, Chemotherapie und eventuell auch Chirurgie) in Betracht zu ziehen, da bei Ansprechen auf die palliativen onkologischen Therapiemaßnahmen meist schon ein Rückgang des Lymphödems zu erwarten ist. Erst in der Folge, in einzelnen Fällen auch bei laufender onkologischer Therapie, ist eine palliative Entstauungstherapie (KPE) sinnvoll.

Bei fortgeschrittener Tumorerkrankung ist eine kurative Behandlung nicht mehr möglich, hier sollte die Lymphödemtherapie in ein palliativmedizinisches Konzept eingebunden werden. Eine ausreichende Schmerztherapie erhöht die Bereitschaft der Mitarbeit der Patienten. Um einen nachhaltigen Therapieerfolg gewährleisten zu können, ist eine schmerzarme, oder besser eine schmerzlose Entstauungsgymnastik unabdingbar. Dauer und Intensität der manuellen Lymphdrainage und der lymphologischen Bandagen sind der individuellen Situation anzupassen, wobei die Therapeuten dabei viel Erfahrung benötigen. Besonders schwierig wird die Behandlung bei Vorliegen von neurologischen Symptomen in Form von sensiblen oder motorischen Ausfällen verbunden mit Schmerzen, die durch Tumorkompression (Plexopathie) hervorgerufen werden. In diesen Fällen steht eine optimale Schmerztherapie im Vordergrund. Zusätzliche Ergotherapie ist gerade hier sehr hilfreich; durch eine eventuelle Versorgung mit orthopädischen Behelfen kann die Therapie erleichtert werden.

Wenn die lymphologische Therapie palliativ angewendet wird, sollte sie möglichst regelmäßig und ausreichend lange durchgeführt werden, muss aber immer dem aktuellen Krankheitszustand angepasst werden. Ziel der Therapie soll es sein, bei gleichzeitiger psycho-onkologischer Betreuung und Zuwendung die Lebensqualität der Patienten zu verbessern.

3.7.5. Lymphödembehandlung ambulant oder stationär?

Die Entscheidung, ob die Behandlung des Lymphödems ambulant oder stationär durchgeführt werden soll, ist von mehreren Faktoren abhängig. Diese sind Ausprägungsstadium und Lokalisation des Lymphödems, vorhandene Begleiterkrankungen, Alter des Patienten, Entfernung zur nächsten Therapiemöglichkeit und andere. Dazu gibt es Empfehlungen der einzelnen Fachgesellschaften.

Ambulante Therapie des Lymphödems
• Lymphödeme der Gliedmaßen im Stadium I und milden Stadium II • Nach stationärer KPE zur Optimierung (Phase II) oder bei Reödematisierung
Stationäre Therapie des Lymphödems
• Ausgeprägte Lymphödeme der Gliedmaßen (Stadium II und III) • Kopf- und Genitallymphödeme • Chylothorax, Chylopericard, Enteropathie mit Eiweißverlust, Chylarthros • Lymphödeme mit schweren Begleiterkrankungen bzw. bei Multimorbidität • Maligne Lymphödeme • Lymph-(Chylus-)zysten/-fisteln • Gehäufte Erysipele in der Anamnese • Säuglinge • Transportprobleme (für täglich nötige Behandlung)

Tab. 3.27: Lymphödembehandlung ambulant möglich oder stationär nötig.

3.7.6. Komplikationen bei Lymphödemen

Das Lymphödem ist eine chronische, progrediente Erkrankung, führt daher unbehandelt zu einer Verschlimmerung mit gehäuften Komplikationen und beeinträchtigt deutlich die Lebensqualität der Betroffenen. Im fortgeschrittenen Stadium kommt es auch zur Arbeitsunfähigkeit und zur Invalidität.

Die häufigsten Komplikationen sind bakterielle Infektionen (Erysipel) und Pilzinfektionen, Veränderungen der Haut wie Hyperkeratosen, Papillomatosis cutis lymphostatica, Lymphzysten und Lymphfisteln. Es muss nicht extra betont werden, dass diese Komplikationen nicht nur somatisch die Lebensqualität beeinträchtigen, sondern auch psychisch sehr belastend sind. Ausgeprägte Lymphödeme (im deformierenden Stadium III) führen auch zu orthopädischen Begleiterkrankungen. Eine seltene, aber prognostisch sehr ungünstige Komplikation ist die maligne Entartung bei jahrelang vorbestehendem Lymphödem, das Stewart-Treves-Syndrom (Lymph-Angiosarkom).

3.7.7. Psychosoziale Rehabilitation

Das Lymphödem führt zu einer drastischen Veränderung der Lebenssituation und erfordert zahlreiche Anpassungsprozesse. Selbst bei gutartigen, chronischen Erkrankungen können Lymphödeme oft zu psychischer Belastung und sozialem Rückzug führen. Dafür sind mehrere Faktoren von Bedeutung. Etwa 70 % aller stationär rehabilitierter Lymphödempatienten zeigen zum Aufnahmezeitpunkt eine psychische Belastung. Postonkologische Reha-Patienten mit Lymphödem sind signifikant depressiver und ängstlicher als solche ohne Lymphödem.

Die Lebensqualität der meist Betroffenen ist stark beeinträchtigt, zumal Lymphödeme auch mit einem veränderten Körpergefühl einhergehen. Dies gilt in besonderem Ausmaß für Palliativpatienten, die durch ihre unheilbare Erkrankung ohnehin physisch und psychisch belastet sind. Die angeführten Therapieoptionen können zu einer Verbesserung der Lebensqualität führen, wobei eine psychologische Begleitung von entscheidender Bedeutung ist.

Literatur

1. Balboa-Beltran E, Fernández-Seara MJ, Pérez-Muñuzuri A, Lago R, García-Magán C, Couce ML et al. A novel stop mutation in the vascular endothelial growth factor-C gene (VEGFC) results in Milroy-like disease. J Med Genet. 2014; 51(7):475-8.

2. Bollinger A, Isenring G, Franzeck UK, Brunner U. Aplasia of superficial lymphatic capillaries in hereditary and connatal lymphedema (Milroy's disease). Lymphology 1983;16(1):27-30.

3. Brauer WJ, Hamid H, Dudwiesus H, Tritschler P, Kleinschmidt M. Sonographische Lymphknotenanatomie mit hochauflösendem Ultraschall. In-vitro-Untersuchung. Lymph Forsch. 2002;6(1):10-6, p75.

4. Bringezu G, Schreiner O. Lehrbuch der Entstauungstherapie, Band 1: Theroretische Grundlagen, Beschreibung und Bewertung der Verfahren. Springer, Berlin Heidelberg, 2000. ISBN 3-540-64985-9.

5. Ferrell RE, Baty CJ, Kimak MA, Karlsson JM, Lawrence EC, Franke-Snyder M et al. GJC2 missense mutations cause human lymphedema. Am J Hum Genet. 2010; 86(6):943-8.

6. Földi M, Földi E, Kubik S (Editors). Lehrbuch der Lymphologie für Mediziner, Masseure und Physiotherapeuten. 6. völlig überarb. Aufl. München: Elsevier, Urban und Fischer, 2005.

7. Földi M, Földi E: Das Lymphödem, Vorbeugung und Behandlung, 7. Aufl. Urban & Fischer, ISBN 3-437-45580-X.

8. Földi M, Strößenreuther R: Grundlagen der Manuellen Lymphdrainage. Gustav Fischer, ISBN 3-437-45360-2.

9. Frick A, Wibecke B, Baumeister RGH. Histologische Befunde von Lymphgefäßen, gewonnen bei Lymphgefäßtransplantationen. Lymphologica, Jahresband 1990 1990:106-8.

10. Liu N, Wang C, Sun M. Noncontrast three-dimensional magnetic resonance imaging vs lymphoscintigraphy in the evaluation of lymph circulation disorders: A comparative study. J Vasc Surg 2005;41:69-75.

11. Loose DA, Weber J: Angeborene Gefäßmissbildungen (Angiodysplasien). Interdisziplinäre Diagnostik und Therapie von Hämangiomen und Gefäßmalformationen Verlag Nordlanddruck GmbH, Lüneburg, ISBN 3-922 639-03-8.

12. Mattonet K, Wilting J, Jeltsch M. Die genetischen Ursachen des primären Lymphödems. In: Weissleder H, Schuchhardt C (Editors). Erkrankungen des Lymphgefäßsystems. Köln, Viavital Verlag 2015, p.210-29.

13. Moffatt CJ, Franks PJ, Doherty DC, Williams AF, Badger C, Jeffs E et al. Lymphoedema: an underestimated health problem. QJM. 2003;96(10):731-8.

14. Neuhüttler S, Brenner E. Beitrag zur Epidemiologie des Lymphödems. Phlebologie. 2003;35:181-7.

15. Ostergaard P, Simpson MA, Connell FC, Steward CG, Brice G, Woollard WJ et al. Mutations in GATA2 cause primary lymphedema associated with a predisposition to acute myeloid leukemia (Emberger syndrome). Nat Genet. 2011;43(10):929-31.

16. Partsch H, Stoeberl C, Urbanek A, Wenzel-Hora BI. Clinical use of indirect lymphography in different forms of leg edema. Lymphology. 1988;21(3):152-60.

17. Radhakrishnan K, Rockson SG. The clinical spectrum of lymphatic disease. Ann NY Acad Sci. 2008,1131: 155-84.

18. Sir Browse N, Brunand KG, Mortimer PS. Diseases of the lymphatics. ISBN 0-340-76203-9.

19. Weissleder H, Schuchhardt C (Hrsg) Erkrankungen des Lymphgefäßsystems, 4. erw. vollst. überarb. Aufl. Viavital Verlag GmbH, ISBN 3-934371-36-1.

20. Ure C, Döller W. Extremitätenlymphödem – Diagnosesicherung durch einen diagnostischen Algorithmus. Z Gefäßmed. 2011;8:5-8.

21. Weissleder H, Brauer WJ. Untersuchungsmethoden – indirekte Lymphangiographie. In: Weissleder H, Schuchardt C (Editors). Erkrankungen des Lymphgefäßsystems: Viavital, 2015, p. 91-100.

22. Witte MH, Bernas MJ, Martin CP, Witte CL. Lymphangiogenesis and lymphangiodysplasia: from molecular to clinical lymphology. Microsc Res Tech. 2001; 55(2): 122-45.

23. Yamamoto T, Yoshimatsu H, Narushima M, Yamamoto N, Hayashi A, Koshima I. Indocyanine Green Lymphography Findings in Primary Leg Lymphedema. Eur J Vasc Endovasc Surg. 2015;49(1):95-102.

3.8. Cannabinoide in der Palliativmedizin

☞ auch Kap. 2.4.4.3.2.

Gerade Tumorpatienten, besonders im fortgeschrittenen Stadium ihrer Erkrankung, leiden neben einer Vielzahl anderer Begleitsymptome ihrer Grunderkrankung und Therapie wie Schwäche, Müdigkeit, Schmerzen, Gewichtsverlust, Obstipation, Schlaflosigkeit, Dyspnoe und Angst vor allem an Übelkeit und Erbrechen.

Die Ursachen für Übelkeit und Erbrechen liegen neben einer Chemo- und Strahlentherapie in der Behandlung mit Opioiden, gastrointestinalen Stenosierungen (durch mechanische Obstruktion, Ileus oder Lebermetastasen), metabolischen Entgleisungen (Urämie, Elektrolytentgleisung oder Hyperkalzämie), Hirndrucksteigerung, (Primärtumor oder Metastasen), aber auch in psychischen Ursachen wie Angst und Depression [1].

Eine schlecht kontrollierte CINV (Chemotherapie induzierte Nausea und Vomitus) kann die Bereitschaft eines Patienten, eine onkologische Therapie durchführen zu lassen, reduzieren, was sowohl die Überlebensrate mindern als auch zu einer erhöhten Komplikationsrate im Sinne von Anorexie und Mangelernährung führen kann [2]. Durch die Verabreichung einer Chemotherapie in der palliativen Situation findet sich auch der begleitende Mediziner häufiger mit der Problematik des CINV konfrontiert.

CINV wird in

- antizipatorisches (vor dem nächsten Zyklus der Chemotherapie)
- akutes (beginnt innerhalb von Minuten bis Stunden nach dem Start der Therapie)
- verspätetes (über 24 Stunden nach dem Start der Therapie) und
- refraktäres (wieder auftretend in späteren Zyklen)

unterteilt.

Die Einführung der 5-HT_3-Rezeptor-Antagonisten brachte einen wesentlichen Fortschritt in der Prävention des akuten CINV und ermöglichte die Einführung effektiverer Chemotherapien, insbesondere in Kombination mit Dexamethason und dem Neurokinin-1 Rezeptor-Antagonisten Aprepitant zur Behandlung des späten Erbrechens nach einer Chemotherapie. Die Resultate in der Behandlung insbesondere der verspäteten Nausea, die doppelt so häufig wie die akute Nausea auftritt, zeigten jedoch nicht immer eine ausreichende Wirksamkeit.

Nausea kann auch bei Patienten auftreten, die eine gute Symptomenkontrolle der Emesis zeigen. Hinzu kommt, dass Übelkeit als objektiv schwer zu verifizierendes Symptom von Ärzten und Pflegepersonal häufig unterschätzt wird. Schwere Nausea kann die Lebensqualität mehr beeinträchtigen als Erbrechen [2].

Cannabinoide zeigten in Studien, Fall- und Erfahrungsberichten breite Anwendungsmöglichkeiten, insbesondere nach Ausschöpfung herkömmlicher Therapieschemata und stellen eine ergänzende Therapieoption beim Palliativpatienten dar [3].

Unter dem Begriff *Cannabis* verbirgt sich eine Substanzgruppe, die sich aus mehreren hundert Cannabinoiden zusammensetzt. 1964 wurde die primär psychoaktive Komponente Delta-9-Tetrahydrocannabinol (THC) aus dem weiblichen Anteil der Pflanze *Cannabis sativa* isoliert, dessen Konzentration vor allem in den Blütenspitzen der Pflanze besonders hoch ist. Bereits in den letzten 5.000 Jahren wurde es zur Behandlung von Schmerzen, Entzündungen, Neuralgien, Migräne, als Antikonvulsivum und Muskel-Relaxans eingesetzt [4].

Pharmazeutische Cannabinoide wurden seit den 1980er Jahren für die Behandlung des CINV zugelassen. Man unterscheidet zwei Formen von membranständigen Cannabinoid-Rezeptoren:

- Speziell **CB1-Rezeptoren** kommen im gesamten ZNS (zentrales Nervensystem), aber auch im PNS (peripheres Nervensystem) vor, sie sind vor allem in der Area postrema und im Nucleus tractus solitarius vorhanden [2], aber auch im Hippocampus, Cortex, Cerebellum und Rückenmark. Weniger häufig sind sie im Hirnstamm, was auch für die Seltenheit des Auftretens einer Atemdepression sprechen könnte [4-6]. Darüber hinaus sind CB1-Rezeptoren im vegetativen- und Darmnervensystem vorliegend sowie in den Reproduktionsorganen, Fettzellen und Thrombozyten
- **CB2-Rezeptoren**, von denen man angenommen hatte, dass sie nur peripher, speziell an Immunozyten und Mastzellen vorkommen, befinden sich wahrscheinlich auch im Hirnstamm, weiters in Knochengewebe, Haut und Lunge

Cannabinoide beeinflussen über diese Rezeptoren die Aktivität von Neurotransmittern wie Serotonin, Neurokinin, Dopamin und Opioiden, die unter anderem eine wesentliche Rolle als Mediatoren der emetogenen Antwort spielen.

Auch Endocannabinoide können an CB1- und 2-Rezeptoren binden. Bekannt sind Anandamide (*ananda*, im Sankskrit *Glück*), 2-Arachidonoylglycerol und Palmitoylethanolamid [4-6].

Das **Endocannabinoid-System** ist somit ein Signalkomplex, der organ- und systemübergreifend Aufgaben zur Aufrechterhaltung und Regulation wesentlicher Regelkreise des Körpers übernimmt. In seiner Funktion bestimmt es die Reduktion von Angst, Schmerz, Temperatur, Stresshormonen, Muskeltonus und Blutdruck ebenso wie eine Hemmung der motorischen Aktivität und Sedierung. Es kann zu Auslöschung aversiver Gedächtnisinhalte und Abnahme der Merkfähigkeit führen, aber auch zu neuroprotektiver und antientzündlicher Wirkung auf zellulärer sowie emotionaler Ebene kommen. Bemerkenswert ist eine Verstärkung von Appetit und allgemeinem Belohnungsverhalten [7, 8].

Für die **Palliativbehandlung** stehen derzeit als magistrale Rezepturarzneimittel das Delta-9-Tetrahydrocannabinol, THC (Dronabinol) sowie CBD (Cannabidiol) zur Verfügung. Als Fertigarzneimittel sind weitere Präparate auf Cannabisbasis zugelassen (☞ Tab. 3.28).

Pharmakokinetisch werden THC und andere Cannabinoide per inhalationem rasch absorbiert, die Wirkung tritt innerhalb von Minuten ein. Auf dem enteralen Weg unterliegen sie einem *first-pass*-Effekt. Die Blutkonzentration liegt etwa bei 25-30 % derselben inhalierten Dosis [3]. Während die Wirksamkeit von Dronabinol etwas rascher einsetzt, hat Nabilon aufgrund eines aktiven Metaboliten eine längere Wirkungsdauer. Beide Substanzen werden über Cytochrom P450 metabolisiert [1]. Die Ausscheidung erfolgt hauptsächlich biliär, aber zu einem geringen Anteil auch renal. Cannabinoide sind hoch lipidlöslich und können im Fettgewebe akkumulieren, weswegen die Elimination über Tage verlaufen kann. Sie können die Plazentabarriere überwinden und in den fötalen Kreislauf gelangen, sowie in die Muttermilch übertreten.

Besonders in der Prävention der Nausea sind Cannabinoide den Dopamin-Antagonisten sowie Placebos überlegen, zeigen aber auch in einer kleineren Studie eine ähnlich gute Effektivität im Vergleich zu 5-HT_3-Antagonisten [2].

Eine Kombination von Dopamin-Antagonisten und Cannabinoiden, aber auch von 5-HT_3-Antagonisten und Cannabinoiden scheint besonders

Substanz	Status	Darreichungsform
Dronabinol (THC)	• Reinsubstanz • Rezeptur-Arzneimittel	Magistrale Zubereitung als • 2,5-prozentige ölige Lösung (Tropfen) • 2,5 mg/5 mg oder 10 mg (Kapseln) • 2,2 mg/ml wässrige Lösung (oromukosales Spray)
Cannabidiol (CBD)	• Reinsubstanz • Rezeptur-Arzneimittel	Magistrale Zubereitung: ölige Lösung (Tropfen), Kapseln
Nabiximols (Auszug aus CBD und THC)	Fertig-Arzneimittel Sativex®	27 mg THC u. 25 mg CBD/ml (oromukosales Spray)
Nabilon (THC-Analogon)	Fertig-Arzneimittel Canemes®	1,0 mg Kapseln
Cannabidiol (CBD)	Fertig-Arzneimittel Epidyolex®	100 mg/ml ölige Lösung

Tab. 3.28: Cannabinoid-Arzneimittel in Österreich. **THC** = Tetrahydrocannabinol, **CBD** = Cannabidiol.

effektiv zu sein [2, 7]. In Anwendungsbeobachtungen konnten diese Resultate bei bereits mit Antiemetika vorbehandelten Patienten, deren bisherige Therapie keine zufriedenstellenden Ergebnisse brachte, bestätigt werden [9].

Erwähnenswert ist hier auch die mögliche halluzinogene Wirkung von Dronabinol, hingegen wirkt CBD nicht psychoaktiv. Entsprechend unterscheiden sich auch die potenziellen **Einsatzgebiete:**

Während Dronabinol muskelrelaxierend, antiemetisch, appetitsteigernd, analgetisch, anxiolytisch, sedierend und antiphlogistisch bei guter Langzeitverträglichkeit wirkt, zeichnet sich Cannabidiol durch antikonvulsive, antiphlogistische, anxiolytische, antipsychotische, neuroprotektive, antioxidative und analgetische Eigenschaften aus [10].

Für die in Österreich erhältlichen THC-hältigen Fertigarzneimittel liegen spezifische Indikationen vor. So ist Nabiximols für die Symptomverbesserung bei Patienten mit mittelschwerer bis schwerer Spastik aufgrund von Multipler Sklerose zugelassen, die nicht angemessen auf andere antispastische Medikamente angesprochen haben [11]. Nabilon hat die Zulassung für CINV bei onkologischen Patienten, die mit anderen Antiemetika nicht adäquat therapierbar sind [12].

Als Rezepturarzneimittel hat **Dronabinol** keine spezifische Zulassung, kann jedoch im palliativen Setting bei onkologischen, palliativen, aber auch geriatrischen Patienten entsprechend seiner pharmakologischen Wirkmechanismen zur Appetitsteigerung, bei CINV, zum Schlafanstoß, zur Angstlösung, analgetisch (hier insbesondere bei neuropathischen Schmerzen), aber auch bei Spastik im Rahmen von Multipler Sklerose sowie zur Reduktion einer Polypragmasie durch ein mögliches Einsparen von anderen Medikationen eingesetzt werden [13-16].

Dementsprechend kommt Dronabinol zur Behandlung ganzer Symptomencluster zur Anwendung, wodurch eine generelle Verbesserung der Lebensqualität der Patienten erzielt werden kann (vgl. PERS(2)ON score [17]).

Jedenfalls ist eine Therapie mit Dronabinol immer *add-on* als *second-* oder *third-line*-Therapie anzuwenden, ebenso wie bei anderen Cannabinoiden auch [18].

Die bisher zumeist genutzte Galenik als ölige Lösung darf nicht in Flüssigkeiten verabreicht werden, sondern auf einem Stück Brot oder Zucker, kann aber auch direkt auf die Mundschleimhaut aufgebracht werden. Eine individuelle Titration zur Dosisfindung ist bis zu einer Maximaldosis von 30 mg pro Tag in zwei bis drei Einzeldosen nach dem Leitsatz "*start low, go slow*" empfohlen (☞ Tab. 3.29).

Indikation	Tagesdosis nach individueller Aufdosierung (mg)
Chemotherapie-induzierte Übelkeit/Erbrechen	30
Appetitlosigkeit	5
Kachexie	5
Multiple Sklerose	15-25
Spastizität	10-30
Neuropathie	5-25
Add-on bei Opioidtherapie	10-20

Tab. 3.29: Anwendungsbezogene Dosierempfehlungen von Dronabinol.

CBD hat neben der Behandlung therapieresistenter Epilepsieformen wie des Dravet- und Lennox-Gastaut-Syndroms (Epidyolex®), tuberöser Sklerose, infantiler Spasmen, (kindlicher) Schizophrenie oder Autoimmun-Hepatitis einen Stellenwert in der ergänzenden onkologischen Therapie des Glioblastoms, um das Überleben zu verbessern [3, 19]. Weiters konnten geringere Raten von Abstoßungsreaktionen unter CBD bei *Graft-versus-Host*-Reaktionen bei Blutstammzell-Transplantation aufgrund der immunsuppresiven und antiinflammatorischen Eigenschaften beobachtet werden [20]. Die benötigten Tagesdosen liegen für die genannten Indikationen bei CBD-hältigen Arzneistoffen höher als bei Dronabinol und durchwegs im dreistelligen Milligramm-Bereich.

Insgesamt zeigen sowohl Cannabidiol als auch Dronabinol bei langsamer Dosistitration eine gute Verträglichkeit. Als **Nebenwirkungen** können bei CBD Müdigkeit und Sedierung sowie Diarrhoe und Reduktion des Appetits auftreten; eine Auslenkung der Leberparameter ist zu beachten. Schwindel, Benommenheit, Kopfschmerz, eingeschränkte Gedächtnisleistung sowie das Gefühl der Zeitverzerrung wurden unter einer Dronabinol-Therapie beschrieben, des Weiteren Angst- und Panikattacken, Halluzinationen und eine Senkung der Krampfschwelle. Auch Mundtrockenheit, Übelkeit und Diarrhoe als vegetative Reaktion, aber auch kardiale Nebenwirkungen mit Palpitationen, Hypotonie und Flush konnten beobachtet werden [1].

In therapeutischer Anwendung von Dronabinol wird das Suchtpotential als sehr gering eingestuft. Vorsicht ist bei Patienten mit vorbestehendem Abhängigkeitsrisiko geboten, weiters bei Psychosen in der Eigen-, aber auch Familienanamnese [21].

Dronabinol unterliegt in Deutschland und der Schweiz der Betäubungsmittel- bzw. in Österreich der **Suchtmittelverordnung** und kann als magistrale Zubereitung mit einem Suchtmittelrezept verschrieben werden. Ein kontrollärztlicher Antrag zur Kostenerstattung ist einzuholen, wobei im Ansuchen eine ausreichende Dokumentation über die zu behandelnde(n) Diagnose(n), bisherigen Therapien und Therapieziele für eine Bewilligung nötig sind. Aus dem Antrag muss ersichtlich sein, dass kein anderes Therapieschema aus der Grünen oder Gelben Box des Erstattungskodex die Beschwerden des Patienten ausreichend lindern bzw. verbessern kann. Das Hervorheben der durch die bisherige Behandlung mit Dronabinol erzielte Lebensqualität des Patienten ist hierbei ebenso hilfreich (☞ Tab. 3.30).

CBD-hältige Rezepturarzneimittel fallen nicht unter die Suchtmittelbestimmungen, sind nicht im Erstattungskodex geführt und werden lediglich bei oben genannten therapierefraktären kindlichen Epilepsieformen bewilligt.

Patientenfallbeispiel

77-jährige Patientin mit massiver Emesis bei inoperablem Dünndarmileus

Die 77-jährige Patientin litt aufgrund eines lokal inoperablen Zustandes bei Adhäsionsileus nach mehrfachen abdominellen Operationen bei primärem Vorliegen eines fortgeschrittenen Harnblasentumors mit in der Folge chronischem Subileusgeschehen an starker Übelkeit und hefigem Erbrechen. Aufgrund der nicht kurativen Prognose ging es in erster Linie um die Verbesserung der Lebensqualität in der palliativen Situation der Patientin. Der vorangegangene Gewichtsverlust von 12 kg der mangelernährten Patientin (BMI von 17,7 kg/m²) hatte eine parenterale Ernährung erforderlich gemacht. Neben Sarkopenie, Eiweißmangel und Elektrolyt-Mangelzuständen gab die Patientin auf der VAS (visuellen Analogskala) abdominelle Schmerzen der Stärke 2-4 an. Schlafstö-

Diagnose und Krankheitsverlauf	*Begleitende/rezidivierende Übelkeit und/oder Erbrechen (CINV) bei bekannter Tumorerkrankung* (Diagnose anführen)/ *unter (Morphin-) Medikation/Chemotherapie mit …* (Präparat/e anführen)
Therapie und Verlauf	*Insuffizientes Ansprechen auf die bisher laufende antiemetische Therapie mit …* (Präparat/e anführen)
Begründung der Indikationsstellung	*Durch x-mal tägliches Erbrechen großer Leidensdruck, resultierend in Inappetenz und einhergehendem Gewichtsverlust*
Erwartete Therapieziele	*Durchbrechen der (lang) anhaltenden Übelkeit und Steigerung des Appetits, Vermeidung einer drohenden künstlichen/parenteralen Ernährung, Verbesserung der Lebensqualität*

Tab. 3.30: Beispielphrasen zum Antrag auf Dronabinol-Erstattung bei der Indikation Übelkeit und Erbrechen.

rungen wurden durch Angstzustände und das anhaltende Erbrechen getriggert.

▶ Medikation im therapeutischen Verlauf

Von chirurgischer Seite wurden dabei motilitätsfördernde Maßnahmen (Metoclopramid/ Domperidon) vorgegeben. Die Gabe von Butylscopolamin war somit kontraindiziert aufgrund der anticholinergen Effekte. Transdermale analgetische Therapien wurden mit der Patientin diskutiert. Bei anamnestischer Allergieanamnese (Metamizol) und subjektiv gutem Ansprechen auf Hydromorphon wurde die Medikation zu Beginn beibehalten, jedoch im Laufe des Aufenthaltes beendet. Nach der erstmaligen Umstellung, bei der anfangs Ondansetron und auch später Haloperidol zum therapeutischen Einsatz kamen, lagen weiterhin eine anhaltende Übelkeit mit Erbrechen, rezidivierende, abdominelle Schmerzepisoden und eine hochgradige Mangelernährung vor. In Anbetracht der palliativen Situation wurde als weiterer Schritt ein Therapieversuch mit Dronabinol unternommen (☞ "Therapieanpassung").

Die Tropfentherapie wurde an Tag 1 zu Mittag begonnen und an den Folgetagen langsam aufdosiert, sodass sich ein Therapieschema von 3–2–2 bei 5,83 mg einstellte.

Dadurch litt die Patientin deutlich seltener an ihrem heftigen Erbrechen, eine stabile orale Kalorienzufuhr war möglich, und die Schmerzen waren rückläufig. Außerdem konnte der Nachtschlaf der Patientin deutlich verbessert werden. Auf die zusätzliche Gabe von Dexamethason konnte aufgrund der unmittelbar einsetzenden Symptomlinderung durch die Dronabinoltherapie verzichtet werden. Nach 17 Tagen verstarb die Patientin aufgrund der infausten Prognose mit zuvor subjektiv deutlich verbessertem Lebensgefühl [18, 22].

■ Schlussfolgerung

In therapieresistenten Fällen von Übelkeit und Erbrechen sowie Appetitlosigkeit und Kachexie, bei weiters Schlafstörungen, allgemeiner Fatigue und Dysphorie, ebenso bei Tumor- oder neuropathischen Schmerzen, Spasmen und auch zur Verringerung von Polypharmazie im Rahmen der häufig vorliegenden Multimorbidität von kritisch kranken Patienten können Cannabinoide durchaus eine Symptomlinderung und somit vorrangig eine Verbesserung der Lebensqualität bewirken. Sie

Therapie bei Übernahme	Therapieanpassung
• Hydromorphon retard 2 mg Kps. 2 x 1	• Morphin Hydrochlorid Lösung 5 mg/ml 2 x 2 ml bis 3 x 10 ml möglich
• Paracetamol 1 g i.v. 2 x 1	• > beendet
• Metoclopramid 10 mg Tbl. 2 x 1	• Domperidon 10 mg Tbl. 1/2-0-1/2
• Ondansetron 4 mg Tbl. 2 x 1	• Ondansetron nach wenigen Einzeldosen beendet
• Triazolam 0,25 mg Tbl. 1/2 abends	• Triazolam 0,25 mg Tbl. 1/2 abends
	• Dronabinol 3-2-2 gtt.
	• Tag 10-15 Haloperidol 3 x 3 Tropfen

sollten generell der Behandlung jener Patienten vorbehalten bleiben, die mit herkömmlichen Therapiemaßnahmen nicht ausreichend behandelt werden konnten. Die Dosierung sollte insbesondere bei Dronabinol langsam titrierend und individuell angepasst erfolgen. Um die postulierten Einsatzgebiete zu untermauern, sind weitere tragfähige Studien mit hoher Evidenz gefordert.

Literatur

1. Likar R, Bernatzky G, Sittl R. Übelkeit und Erbrechen. In: Schmerzbehandlung in der Palliativmedizin. Springer Verlag 2006; 154-60.

2. Slatkin NE. Cannabinoids in the treatment of chemotherapy-induced nausea and vomiting: Beyond Prevention of Acute Emesis. J Support Oncol. 2007;5(suppl 3): 1-9.

3. Grögl-Aringer G. Der Stellenwert von Cannabinoiden in verschiedenen Therapiebereichen. Schmerz Nachrichten Nr. 4a/2019: ISSN 2076-7625.

4. Wingerchuk D. Cannabis for medical purposes: cultivating science, weeding out the fiction. Lancet. 2004; 364,315-316.

5. Kress HG, Kraft B. Cannabinoide in der Palliativmedizin. In: Schmerzbehandlung in der Palliativmedizin. Springer Verlag 2006;91-99.

6. Kraft B, Kress HG. Indirect CB2 receptor and mediator-dependent stimulation of human whole-blood neutrophils by exogenous and endogenous cannabinoids. J Pharmacol Exp Ther. 2005;315(2): 641-7.

7. Beaulieu P, Ware M. Reassessment of the role of cannabinoids in the management of pain. Curr Opin Anaesthesiol. 2007;20:473-477.

8. Woods SC. The endocannabinoid system: mechanism behind metabolic homeostasis and imbalance. Am J Med. 2007;120(2 Suppl 1):S9-17.

9. Likar R. Dronabinol in der Schmerztherapie/Palliativmedizin, Facharzt Anästhesie/Intensivmedizin 2008;1: 4-6.

10. Büechi S. Wirksamkeit von Cannabidiol: Klinische Studien mit Cannabidiol und Cannabidiol-haltigen Extrakten. Schweiz Z Ganzheitsmed. 2017;29:367-371.

11. Fachinformation Sativex Februar 2019.

12. Fachinformation Canemes Oktober 2017.

13. Esper D et al. The cancer cachexia syndrome. A review of metabolic and clinical manifestations. Nutr Clin Pract. 2005;20:369-376.

14. Likar R et al. Klinischer Einsatz von Cannabinoiden. Palliativmedizin. 2017;18(05):249-254.

15. Häuser W et al. European Pain Federation (EFIC) position paper on appropriate use of cannabis-based medicines and medical cannabis for chronic pain management. Position Paper. Eur J Pain. 2008; 10.1002/ejp1297.

16. Hoch E et al. Cannabis: Potential und Risiken. Eine wissenschaftliche Analyse (CaPRis). Springer-Verlag GmbH 2017;1-8.

17. Masel EK et al. The PERS(2)ON score for systemic assessment of symptomatology in palliative care: a pilot study. Eur J Cancer Care. 2016;25(4):544-550.

18. Dronabinol – Einsatz in der Geriatrie: Fallberichte aus dem klinischen Alltag. Hrsg. Geriatrie Netzwerk Kärnten. November 2019.

19. Nahler G. What are the perspectives of cannabidiol (CBD) fort he treatment of glioblastoma? Clin Sci Res Rep. 2018;1(3):2.

20. Yeshurun M et al. Cannabidiol for the Prevention of Graft-versus-Host-Disease after Allogeneic Hematopoietic Cell Transplantation: Results of a Phase II Study Biol Blood Marrow Transplant. 2015(21):1770-1775.

21. Dronabinol – FDA prescribing information, side effects an uses. June 2016; klinische Erfahrungen.

22. Hoffmann B. Dronabinol – Stellenwert und Einsatz in der Geriatrie. Universimed Cross Media Content GmbH Nr. 06/2020: ISSN 2617-7153;24-29.

3.9. *Palliative Care* und *Best Supportive Care*

Wie alle anderen Patienten haben auch Patienten mit Krebserkrankungen den Anspruch auf eine optimale medizinische Behandlung ihrer Grundkrankheit und auf eine umfassende Betreuung all ihrer krankheitsassoziierten medizinischen und außermedizinischen Probleme. Dabei steht im Betreuungskonzept von Krebspatienten sowohl aus ärztlicher Sicht als auch aus Sicht der Patienten die Behandlung der Grundkrankheit naturgemäß im Mittelpunkt. Der lebensbedrohliche Charakter einer Krebserkrankung bewirkt, dass von Patienten wie Behandelnden alles dem Ziel einer Heilung oder zumindest einer Verzögerung im tödlichen Krankheitsverlauf untergeordnet wird beziehungsweise untergeordnet werden muss. Studien zeigen, dass diese Gewichtung der Ziele dazu führt, dass Menschen in der Krankheitssituation einer Krebserkrankung bereit sind, wesentlich mehr an therapieassoziiertem Leid zu ertragen, als sie sich das als Gesunde zugemutet hätten – bis hin zu einer erhöhten therapieassoziierten Mortalität. Die oftmals dramatische Verschlechterung der Lebensqualität unter Krebstherapien wird deshalb häufig als notwendiger Preis für die Erreichung des angestrebten Zieles angesehen, eine Einschätzung, in der sich Patienten und Ärzte gleichermaßen wiederfinden können. Diese Sichtweise kann unter anderem bewirken, dass krankheitsassoziierte Probleme von Patienten häufig verdrängt werden, von Ärzten deshalb auch weniger leicht wahrgenommen werden und somit unterbehandelt bleiben.

3.9.1. Entwicklung der *Palliative Care*

Die Palliativmedizin nimmt sich dieses Problemkreises schon seit Langem an. Sie geht auf Cicely Saunders zurück, die sich zu einer Zeit, als es – abgesehen von einer chirurgischen Resektion – keine gegen den Krebs gerichtete Therapie und insbesondere keine Chemotherapie gab, vor allem der Behandlung tumorbedingter Schmerzen annahm. Darüber hinaus hat Cicely Saunders aber auch erkannt, dass die Ursache für Schmerz bei Krebspatienten nicht nur im Körperlichen liegen, sondern ebenso auch eine psychische, soziale und spirituelle Dimension haben kann. Diese vier Behandlungsansätze von Schmerzen – somatisch, psychisch, sozial und spirituell – wurden in der Folge die zentralen Betreuungsfelder von Patienten mit Krebserkrankungen und ganz allgemein von Patienten mit weit fortgeschrittenen unheilbaren Erkrankungen. Dies auch dann, wenn sie keine "Schmerzen" im eigentlichen Sinn haben. Der Begriff der "*Palliative Care*" selbst wurde vom kanadischen Arzt Balfour Mount geprägt, der sich ebenfalls mit der Versorgung schwerkranker Patienten befasste und deshalb im *St. Christophers Hospiz* in London, das von Cicely Saunders für diese Patienten gegründete wurde, hospitiert hatte. Weil in Kanada mit dem Begriff "*Hospice Care*" Pflegeheime bezeichnet wurden, verwendete er für seine in einem Krankenhaus errichtete Station den neuen Begriff "*Palliative Care Unit*". Diese Bezeichnung wurde dann auch von Cicely Saunders und anderen Organisationen, die auf diesem Gebiet tätig wurden, übernommen.

Mit diesem neuen Begriff sollte deutlich werden, dass hospizliche Begleitung und Versorgung nicht ausschließlich für Sterbende in deren letzten Lebenstagen und -stunden notwendig ist, sondern Menschen mit schweren unheilbaren Erkrankungen schon viel früher in ihrem Krankheitsprozess in eigenen dafür vorgesehenen Einrichtungen angeboten werden muss.

3.9.2. Definition von *Palliative Care*

Nach der letzten Definition der Weltgesundheitsorganisation (2002) ist *Palliative Care* ein "*Ansatz zur Verbesserung der Lebensqualität von Patienten und deren Familien, die mit Problemen konfrontiert sind, die mit einer lebensbedrohlichen Erkrankung einhergehen und durch Vorbeugen und Lindern von Leiden, frühzeitiges Erkennen und untadelige Einschätzung und Behandlung von Schmerzen sowie anderen belastenden Beschwerden körperlicher, psychosozialer und spiritueller Art gekennzeichnet ist*".

Die Palliativmedizin hat in den letzten Jahren eine rasche Expansion erlebt. Auf dem Boden einer Definition der WHO haben sich neben den entsprechenden Fachgesellschaften in den einzelnen Ländern auch palliativmedizinische Einrichtungen entwickelt, für die es Qualitätskriterien und international gültige Empfehlungen gibt. Des Weiteren hat sich eine solide wissenschaftliche Basis für Forschung auf dem Gebiet der Palliativmedizin etabliert, die Auswirkungen der *Palliative Care* nicht nur auf Patienten, sondern auf das gesamte Betreuungsumfeld untersucht.

Die Wirksamkeit von *Palliative Care* in der Verbesserung der Lebensqualität von Patienten, die mit lebensbedrohlichen Erkrankungen konfrontiert sind, wurde in vielen Studien bei unterschiedlichsten Grunderkrankungen und Kollektiven untersucht. Die umfangreichsten Daten liegen zu Patienten mit unheilbaren Krebserkrankungen vor, bei denen in vielen, zum Teil hochqualitativen, prospektiven, randomisierten Studien gezeigt werden konnte, dass frühzeitige und vom Diagnosezeitpunkt der Erkrankung bis zum Tod der Patienten fortgeführte und vorwiegend im ambulanten Bereich vollzogenen *Palliative Care* die Lebensqualität von Krebspatienten signifikant verbessert und dabei die Überlebenszeit der Patienten nicht nur nicht verkürzt, sondern sogar gering verlängert. Die Intervention "*Palliative Care*" wurde dabei in der Studie von Temel [1] genau definiert und standardisiert. Dabei zeigt sich, dass vor dem Hintergrund einer *state-of-the-art*-Symptomenkontrolle vor allem die Gespräche mit den Patienten über ihr Verständnis ihrer Erkrankung und ihre Ängste und Hoffnungen für ihre Zukunft – sogenannte *end-of-life-Discussions* – das wirksame Kernelement der Verbesserung der Lebensqualität und der verlängerten Lebenserwartung sind. Die Ergebnisse bei anderen Erkrankungen sind ähnlich positiv, beruhen aber auf Studien mit etwas geringerer wissenschaftlicher Qualität.

Die *Palliative Care* hat sich somit als eigenständige Disziplin etabliert. Sie ist dabei den Weg von der praktischen Anwendung über Definition und Strukturierung bis hin zu Wissenschaft und Forschung gegangen.

3.9.3. Entwicklung von *Best Supportive Care* (BSC)

Der Begriff der "*Best Supportive Care*" ist in den frühen 2000er Jahren entstanden und sollte ein Problem lösen, das bei der Durchführung von klinischen Studien auftritt und die Validität dieser Studien stark beeinträchtigen kann.

In praktisch allen Zulassungsstudien von neuen Medikamenten und nicht-medikamentösen Therapieformen wird die zu untersuchende Studienpopulation in zwei gleich große und völlig gleichartige Gruppen geteilt, von denen aber nur eine Gruppe mit dem neuen Medikament behandelt wird, die andere Gruppe aber nur eine Scheinbehandlung z.B. in Form eines Placebos erhält. Gerade in der Testung neuer onkologischer Therapien wird dieses Verfahren standardmäßig eingesetzt. Ziel dieser Studien ist es, nicht nur einen Rückgang des Tumors, sondern vielmehr auch eine damit einhergehende Besserung des Gesamtzustandes der Patienten in der Behandlungsgruppe zu erreichen. Dieser wird aber nicht nur von der Tumorausdehnung bestimmt, sondern von vielen anderen patientenspezifischen, physischen und psychischen Faktoren, die damit das Gesamtergebnis der Studie verfälschen können. Es wurde deshalb in den onkologischen Studien eine bestmögliche unterstützende Behandlung von allen auftretenden Beschwerden im Rahmen von Studien gefordert. Diese studienspezifischen Maßnahmen werden heute unter dem Begriff der "*Best Supportive Care*" subsummiert.

3.9.4. Definition von *Best Supportive Care*

Best Supportive Care (BSC) wird von der *European Organisation for Research and Treatment of Cancer* (EORTC) wie folgt definiert: "*BSC ist eine supportive Behandlungsmaßnahme für Krebspatienten und umfasst das multi-professionelle Bemühen um die individuellen allumfassenden physischen, psychosozialen, spirituellen und kulturellen Bedürfnisse der Patienten und sollte zu jedem Zeitpunkt der Krankheit für Patienten allen Alters und unabhängig von der gegenwärtigen Behandlungsintention, die gegen die Krankheit gerichtet ist, verfügbar sein*" [2].

Diese Definition ist fast ident mit der von *Palliative Care*. Mit dem Hinweis auf die "Unabhängigkeit von der Behandlungssituation" nimmt sie dabei Bezug auf die Einschränkung auf "lebensbedrohliche Erkrankungssituationen" in der Definition von *Palliative Care* und erweitert diese damit auf alle onkologischen Patienten. Interessanterweise ist in den Durchführungsbestimmungen von BSC die "*Palliative Care*" eine der empfohlenen Maßnahmen.

3.9.5. Zusammenfassung

Aus dem oben Gesagten ergibt sich somit, dass in der praktischen Versorgung von Krebspatienten mit fortgeschrittenem und damit lebensbedrohlichem Leid die *Palliative Care* seit vielen Jahrzehnten wissenschaftlich und praktisch klinisch etabliert ist und damit auch in Studien von onkologischen Patienten aus der Sicht der EORTC als unabdingbares Betreuungselement gilt.

Best Supportive Care dehnt dieses Behandlungskonzept auf nicht lebensbedrohlich erkrankte Krebspatienten aus, ist aber im Gegensatz zu *Palliative Care*, deren Prinzipien für alle Erkrankungen gelten, auf Krebspatienten beschränkt.

Literatur

1. Temel JS et al. Early palliative care for patients with metastatic non-small-cell lung cancer. N Engl J Med. 2010;363:733-42.

2. Zafar SY. Defining best supportive care. J Clin Oncol. 2008;26:5139-5140.

3.10. Management des onkologischen Patienten

3.10.1. Diagnostik

Tumorsuche bei Verdacht auf Vorliegen einer malignen Erkrankung

Am Beginn der Diagnostik stehen eine ausführliche Anamnese und die körperliche Untersuchung. Zwar treten tumorassoziierte Symptome zumeist erst bei fortgeschrittenen Erkrankungen auf, allerdings können

- vorangegangene Krankheiten (z.B. entzündliche Darmerkrankung ↔ Kolorektalkarzinom),
- Lebensstil (Zigarettenkonsum ↔ Bronchialkarzinom, Alkoholabusus ↔ Leberzellkarzinom) oder
- eine familiäre Belastung (z.B. Mamma-, Kolorektalkarzinom)

wertvolle Hinweise auf das Vorliegen einer Tumorerkrankung geben. Ein wichtiger Teil der Anamnese bei Tumorpatienten ist die Erhebung der vegetativen Anamnese, wobei hier auch nach dem Zeitpunkt des Auftretens der Symptome zu fragen ist (z.B. Gewichtsverlust, Nachtschweiß, Fieber).

Die klinisch-physikalische Untersuchung unterscheidet sich nicht wesentlich von der üblichen internistischen Krankenuntersuchung, allerdings mit besonderer Berücksichtigung der Lymphknotenstationen, der Brustdrüse, Leber-/Milzgröße, aber auch der Mund- und Rachenschleimhaut. Zur Erhebung des onkologischen Status zählt auch die digitale rektale Untersuchung zur Beurteilung der Prostata bzw. zum Ausschluss eines tief sitzenden Rektumkarzinoms.

Nach Anamnese und physikalischer Untersuchung werden die Laborparameter inklusive Tumormarker und ein sinnvolles Programm an bildgebenden, nuklearmedizinischen und endoskopischen Verfahren durchgeführt.

Sinnvoller Einsatz von Tumormarkern

Karzinom	Tumormarker
Mamma	CA 15-3
Kolorektal	CEA
Pankreas	CA 19-9
Gallenwege	CA 19-9
Magen	CEA, CA 72-4
Bronchus	
Plattenepithel	SCC, CYFRA 21-1
kleinzellig (SCLC)	Neuronspezifische Enolase (NSE)
Adenokarzinom	CEA, *Cytokeratin fragments* 21-1 (CYFRA 21-1)
Kopf- und Halsmalignome	
SD-CA diffus/papillär	SCC, CEA
SD-CA/C-Zell	Thyreoglobulin (TG), CEA
SD-CA medullär	Calcitonin
Plattenepithel	SCC, CEA
Leber	
hepatozellulär (HCC)	AFP
cholangiozellulär (CCA)	CA 19-9, CEA
Cervix uteri	CEA, SCC
Endometrium	CA 125
Ovar	
epithelial	CA 125
embryonal	AFP
Chorion	β-HCG
Hoden	AFP, β-HCG
Prostata	PSA (Prostataspezifisches Antigen)
Neuroendokrine Tumoren	Chromogranin A (CgA)
Myelom	β-MG
Lymphom	β-MG

Tab. 3.31: Sinnvoller Einsatz der Bestimmung von Tumormarkern. **CA** = *Carcinoma Antigen*, **CEA** = Carcinoembyonales Antigen, **SCC** = *Squamous cell carcinoma*, **SD-CA** = Schilddrüsenkarzinom, **AFP** = Alpha-Fetoprotein, **β-HCG** = beta-humanes Choriongonadotropin, **β-MG** = Beta-2-Mikroglobulin.

Tumormarker (☞ Tab. 3.31) eignen sich aufgrund ihrer mangelnden Sensitivität und Spezifität nicht zum Screening asymptomatischer Personen und haben auch keinen Stellenwert zum Ausschluss einer Tumorerkrankung. Die Bestimmung der Tumormarker erfolgt sinnvollerweise in der Nachsorge nach einer Tumoroperation und als Verlaufskontrolle während einer laufenden internistisch-onkologischen Therapie. Tumormarker können auch unspezifisch erhöht sein. Eine Therapieumstellung oder Neubeginn einer Behandlung nur aufgrund erhöhter Tumormarkerwerte ist nicht zulässig. Zu den verlässlichen Tumormarkern zählt das PSA (Prostataspezifisches Antigen), welches – als einziger Tumormarker – zur Früherkennung eines Prostatakarzinoms eingesetzt wird. Mit einer Sensitivität von 85 % zählen das AFP (beim hepatozellulären Karzinom) und das β-HCG (bei embryonalen Tumoren) zu jenen Markern, die auch in der Diagnostik von Tumorerkrankungen eine entscheidende Rolle spielen.

Staging (= Erfassen der Krankheitsausdehnung) vor Therapiebeginn

Voraussetzung für die Planung eines optimalen Behandlungskonzeptes bzw. für die Verlaufskontrolle onkologischer Patienten ist eine möglichst exakte Erfassung aller Tumormanifestationen vor Therapiebeginn. Im Rahmen eines so genannten "Stagings" wird zunächst zwischen einer "lokalisierten" (lediglich der Primärtumor ist nachweisbar) und "disseminierten" (Vorliegen von Fernmetastasen) Tumorerkrankung unterschieden und andere von der Tumorerkrankung unabhängige Krankheiten erfasst. Im Falle lokalisierter Malignome sind zur Beurteilung der exakten Ausdehnung und zur Differenzierung zwischen resektablen und nicht-resektablen Tumoren häufig zusätzliche Untersuchungen wie eine Magnetresonanztomographie (MRI) oder Endosonographie erforderlich. Nachdem der Tumor bildgebend oder endoskopisch erfasst worden ist, werden die – im Rahmen dieser malignen Erkrankung zu erwartenden – Fernmetastasen ausgeschlossen. In der Regel sind eine Computertomographie (CT) der Thorax- und Bauchorgane, in einigen Fällen auch des Gehirnes, sowie eine Szintigraphie des Skelettes und eine MRI des kleinen Beckens erforderlich. In den letzten Jahren hat auch der Positronen-Emissions-Tomographie (PET)-Scan oder PET-CT zunehmend an Bedeutung in der Diagnostik von Fernmetastasen gewonnen. Der Tumornachweis erfolgt immer bioptisch, beispielsweise im Rahmen einer Endoskopie oder CT-/MRI- bzw. sonographisch gezielten Punktion. In einigen Fällen ist eine Biopsie weder endoskopisch noch mithilfe bildgebender Verfahren möglich. In diesen Fällen kann eine so genannte explorative Operation durchgeführt werden. Beispielsweise wird häufig zur exakten Klärung einer Resektabilität bei Vorliegen eines Bronchuskarzinoms eine Mediastinoskopie (zur Beurteilung der mediastinalen Lymphknoten) bzw. bei Nachweis eines Magenkarzinoms eine explorative Laparoskopie (zum Ausschluss einer Peritonealkarzinose) durchgeführt. Prinzipiell ist diese Form der invasiven Diagnostik immer dann gerechtfertigt, wenn das Risiko der Untersuchung gering ist in Relation zum erwartenden Nachteil, der entstehen würde, wenn diese Abklärung nicht erfolgen würde.

Untersuchungen während laufender Tumorbehandlung

Die Frequenz und das Ausmaß der Untersuchungen während einer Tumorbehandlung richten sich zunächst nach dem Behandlungsziel bzw. der Art der zu beurteilenden Therapie. Man unterscheidet prinzipiell das "Monitoring" internistisch-onkologischer Therapiekonzepte von der Beurteilung des Erfolges einer Strahlentherapie bzw. der Chirurgie. Patienten nach einer kurativen Therapie werden nach den üblichen Nachsorgeempfehlungen untersucht. Im Rahmen einer kurativen und palliativen Chemotherapie muss der Erfolg der Chemotherapie engmaschig kontrolliert werden, wobei während der Therapie zusätzlich zur klinischen Untersuchung und zu den Laborwerten (Tumormarker) jene diagnostischen Verfahren eingesetzt werden, mit welchen der Tumor am sinnvollsten beurteilt werden kann. Durch die zumeist alle 2-3 Monate stattfindenden Verlaufskontrollen wird sichergestellt, dass bei fehlender Effektivität das Therapiekonzept rechtzeitig geändert werden kann. In ausgewählten Fällen dient die bildgebende Kontrolle auch er Frage, ob eine sekundäre Resektabilität (im Sinne einer Metastasektomie) möglich ist.

Beurteilung des Therapieerfolges

Im Gegensatz zu den malignen hämatologischen Erkrankungen, bei denen der Erfolg einer Behandlung laborchemisch und auf molekularer Ebene evaluiert wird, stehen in der Behandlung solider Tumoren weiterhin bildgebende Verfahren (CT, MRI oder Sonographie) zur Beurteilung des Effektes der internistisch-onkologischen Behandlung, aber auch einer Radiotherapie im Vordergrund. In den vergangenen Jahren haben die RECIST-Kriterien zunehmend die WHO-Klassifikation abgelöst. Die RECIST 1.1-Kriterien [1] entsprechen dem derzeitig gültigen Standard.

▶ Komplette Remission

Eine komplette Remission liegt dann vor, wenn sich alle Tumormanifestationen vollständig rückgebildet haben und bildgebend kein Hinweis auf eine Tumormanifestation besteht.

▶ Partielle Remission

Wenn das Ausmaß der Tumorerkrankung um zumindest 50 % abgenommen hat, oder (nach RECIST) eine 30 % Abnahme der Summe der längsten Durchmesser der Referenzläsionen ohne Auftreten neuer Läsionen bzw. ohne Größenzunahme anderer Tumoren beschrieben wird, spricht man von einer Teil- oder partiellen Remission.

▶ Krankheitsstabilisierung

Von einer Stabilisierung spricht man, wenn weder eine partielle Remission noch eine Progression vorliegt.

▶ Progression

Eine Krankheitsprogression bedeutet eine Zunahme der Tumorgröße um 25 % (WHO) oder (RECIST) eine mindestens 20%ige Zunahme der Summe der längsten Durchmesser der Referenzläsionen verglichen mit dem niedrigsten erreichten Wert sowie das Auftreten neuer Tumormanifestationen oder Fernmetastasen (WHO und RECIST).

3.10.2. Grundlagen der internistisch-onkologischen Therapie

Allgemeines

Durch den Einsatz moderner Therapiekonzepte konnte eine signifikante Verbesserung der Überlebenszeit und eine Reduktion tumorbedingter Symptome in vielen Tumorentitäten erreicht werden. Durch die Erforschung und Entschlüsselung molekularer Veränderungen bei der Entstehung und Ausbreitung von Krebs wurden zahlreiche innovative Medikamente und neuartige Therapieverfahren eingeführt. In der Onkologie wurden in den letzten 5 Jahren 89 Substanzen neu zugelassen [IQVIA Institute, April 2019].

Aufgrund der rasanten Entwicklung der onkologischen Therapie ist eine zentrale Forderung, dass die Therapieplanung im Rahmen interdisziplinärer Tumorkonferenzen, in welchen internistische Onkologen, Chirurgen, Strahlentherapeuten, Radiologen, Pathologen, Chirurgen und Vertreter des jeweilig zuständigen Organfachs vertreten sind, erfolgen muss. Für eine möglichst optimale Versorgung onkologischer Patienten sollte der Hausarzt umfassend informiert und in die Betreuung eingebunden sein.

In der Tumorboardsitzung wird durch den vorstellenden Arzt die Situation jedes einzelnen Patienten kurz mit den medizinisch wesentlichen Informationen dargelegt und die Fragestellung vorgetragen. Anschließend findet eine möglichst knappe Diskussion auf Grundlage evidenzbasiert und erfahrungsorientiert gewichteter Argumente statt.

Ziel der Diskussion ist eine Empfehlung für das weitere diagnostische bzw. therapeutische Vorgehen, die vom Konsens der Mitglieder des Tumorboards getragen wird. Die Entscheidung des Tumorboards dient als Empfehlung für den Arzt, der für die diagnostischen und therapeutischen Maßnahmen verantwortlich ist, enthebt diesen jedoch nicht seiner Verantwortung für die weiteren diagnostischen und therapeutischen Handlungen.

Internistisch-Onkologische Therapie

Heutzutage umfasst die internistisch-onkologische Therapie die klassische zytostatische Chemotherapie, die Hormontherapie, die zielgerichtete Therapie, die Immuntherapie sowie das gesamte Spektrum der supportiven Maßnahmen. Zu Beginn der Behandlung ist das Ziel der Therapie zu definieren und mit dem Patienten zu vereinbaren. Grundsätzlich gilt, dass in der kurativen Situation (Heilung) die Therapie möglichst in der geplanten Dosierung und ohne Zeitverzögerung durchgeführt und zur Prophylaxe bzw. Behandlung der Nebenwirkungen eine intensive Begleittherapie routinemäßig verabreicht werden sollte. Im Gegensatz dazu ist in der palliativen Therapie, in der die Lebensqualität eine wichtige Rolle spielt, die Dosisreduktion der Zytostatika und längere Therapiepausen bei Auftreten von belastenden Nebenwirkungen empfohlen.

Zielgerichtete Therapie

Zellwachstum und Zellteilung werden über Botenstoffe (Liganden) gesteuert, die über die Blutbahn an die Zellen gelangen. Auf der Zelloberfläche befinden sich spezifische Bindungsstellen (Rezeptoren) für die Botenmoleküle. Sie ragen mit dem einen Teil über die Zelloberfläche hinaus-, mit dem anderen ins Zellinnere hinein. Botenstoffe und Rezeptoren passen zusammen wie Schlüssel und Schloss. Lagert sich ein Wachstumsfaktor-Ligand an seinen spezifischen Rezeptor an der Zelloberfläche an, wird in der Zelle eine Signalkette ausgelöst, die letztendlich die zum Wachstum nötige Zellteilung veranlasst.

Es gibt zahlreiche verschiedene Rezeptor- und Ligandentypen mit unterschiedlichen Funktionen.

Innerhalb der Zelle werden Wachstumssignale über verschiedene komplizierte biochemische Reaktionswege ("Pathways") an den Zellkern weitergeleitet ("Signaltransduktion"). Verschiedenste Enzyme und andere Botenstoffe sind an diesen aufeinander folgenden Prozessen ("Signalkaskade") beteiligt. Wenn beispielsweise von MAP, PI3k, PDK, Ras, AKT oder mTOR die Rede ist, dann sind diese biochemischen Signalketten gemeint. Bei Krebserkrankungen können sie auf vielfältige Weise gestört und für das unkontrollierte Wachstum der Zellen (mit-)verantwortlich sein. Neben den Rezeptoren auf der Zelloberfläche stellen sie einen weiteren Ansatzpunkt molekularbiologischer Therapien dar.

Krebszellen benötigen wie gesunde Körperzellen auch Sauerstoff und Nährstoffe, damit sie wachsen und sich teilen können. Da die im normalen Gewebe vorhandenen Blutgefäße nicht ausreichen, um die Tumorversorgung zu gewährleisten, regen Krebszellen die Bildung neuer Blutgefäße bzw. das Wachsen vorhandener Blutgefäße zum Tumorgewebe hin an. Diese Gefäßneubildung, Angiogenese genannt, wird ebenfalls über körpereigene Botenstoffe, Bindungsstellen auf der Zelloberfläche und Signalwege im Zellinneren geregelt. Die Zellen senden Wachstumssignale an die umliegenden Blutgefäße aus und regen sie an, neue Verzweigungen zu bilden.

Ein wichtiger Botenstoff für die Gefäßneubildung ist das Protein VEGF (*vascular endothelial growth factor*). VEGF bindet sich an seine Rezeptoren auf der Zelloberfläche, die das Signal ins Zellinnere weiterleiten. In Tumoren wird oftmals eine erhöhte Ausprägung von VEGF gefunden. Daraus ergibt sich ein weiterer Angriffspunkt für molekularbiologische Therapien.

Molekularbiologische Therapien richten sich gegen

- Botenstoffe ("Liganden"),
- Bindungsstellen ("Rezeptoren") für diese Botenstoffe auf der Zelloberfläche oder
- Signalwege in den Zellen

und beeinflussen damit das Tumor- bzw. das Blutgefäßwachstum.

Da auch gesunde Zellen in gewissem Umfang die von den zielgerichteten Therapien anvisierten Zielstrukturen ausbilden, kann die Behandlung Nebenwirkungen verursachen. Möglich sind beispielsweise Hautreaktionen (z.B. Hand-Fuß-Syndrom mit Rötung, Schwellung, Verhornung und Blasenbildung an Handflächen und Fußballen), Durchfall, Bluthochdruck, Herzprobleme u.a. Art und der Umfang der Nebenwirkungen sind bei den jeweiligen Wirkstoffen unterschiedlich. Mitunter – aber nicht immer – können bestimmte Nebenwirkungen sogar eine gute Wirksamkeit der Therapie anzeigen.

Immuntherapie

Immuntherapien beeinflussen das körpereigene Immunsystem, um maligne Zellen erkennen und adäquat zu bekämpfen. Tumorzellen besitzen die Möglichkeit, unter anderem durch Verdeckung ihrer Erkennungsmerkmale und Freisetzung von immunsuppressiven Zytokinen der Erkennung des Immunsystems, insbesondere durch T-Zellen, zu entkommen. Die Expression von Checkpoint-Inhibitoren durch die Tumorzelle gibt ihr eine weitere Möglichkeit, diesem körpereigenen Überwachungsmechanismus zu entkommen. 1987 wurde in diesem Zusammenhang CTLA-4 als Mitglied der Immunglobulin-Superfamilie, die vorrangig von aktivierten T-Zellen exprimiert wird, erstmalig beschrieben [2] – welches heute den Angriffspunkt von Ipilimumab darstellt, dem ersten zugelassenen Checkpoint-Inhibitor. In den frühen 90er Jahren folgte die Entdeckung von PD-1 [3], ein von apoptotischen Thymozyten exprimiertes Immunglobulin, sowie seines Liganden PD-L1. Diese wiederum werden unter anderem von Pembrolizumab, Nivolumab (PD-1) bzw. Atezolizumab (PD-L1) und vielen anderen Antikörpern als Therapieziel genutzt. Checkpoint-Inhibitoren sind Medikamente, die verhindern, dass Krebszellen die Immunreaktion bremsen. Checkpoint-Inhibitoren werden auch als Immun-Checkpoint-Inhibitoren oder Checkpoint-Hemmer bezeichnet. Sie unterbinden das Andocken der Krebszellen an die Checkpoints der Immunzellen, indem sie die Verbindungsstelle zwischen Krebszelle und Checkpoint blockieren. Die Immunzellen werden folglich wieder aktiv und können die Krebszellen erkennen und bekämpfen.

Nebenwirkungen von Checkpoint-Inhibitoren werden durch eine zu starke Immunreaktion verursacht. Dabei können Entzündungen in Geweben oder Organen hervorgerufen werden, wobei am häufigsten die Haut sowie der Magendarm-Trakt betroffen sind. Nebenwirkungen können auch mehrere Monate nach der letzten Dosis erstmalig auftreten.

Bei den meisten Betroffenen sind die Nebenwirkungen schwach ausgeprägt und bilden sich wieder zurück. Treten Nebenwirkungen auf, ist es wichtig, sie schnell als solche zu erkennen und richtig zu behandeln.

Therapieansätze

Kurative Therapie

Man spricht von einer primären kurativen Therapie, wenn durch die systemische Therapie ohne chirurgischen Eingriff oder Radiotherapie eine Heilung erzielt werden kann. In der Behandlung solider Tumoren spielt die alleinige systemische Therapie mit kurativer Intention im Gegensatz zur Behandlung von hämatologischen Neoplasien eine untergeordnete Rolle und kommt lediglich bei embryonalen Tumoren (Hodentumoren, Chorionkarzinom) zum Einsatz.

Adjuvante Therapie

Das Ziel einer adjuvanten Therapie ist die Reduktion eines Rezidivrisikos bzw. das Verhindern von Fernmetastasen nach radikaler Tumorresektion. Obwohl für zahlreiche Tumoren ein beträchtliches Risiko für ein Rezidiv besteht, konnte für einige maligne Erkrankungen (z.B. Magenkarzinom) ein Überlebensvorteil durch eine adjuvante Therapie bislang noch nicht nachgewiesen werden. Gesicherten Stellenwert besitzt die adjuvante Therapie – in Abhängigkeit von Prognosefaktoren und Tumorstadium – u.a. für das Mamma- und Kolorektalkarzinom, das Ovarialkarzinom, das Bronchus- und das Pankreaskarzinom.

Neoadjuvante und Induktionschemotherapie

Eine neoadjuvante Therapie erfolgt vor einer geplanten Operation mit dem Ziel, bestehende Mikrometastasen zu eliminieren, den Tumor zu verkleinern und dadurch das Ausmaß des chirurgischen Eingriffes zu reduzieren. Einen weiteren Vorteil der präoperativen Therapie stellt die Möglichkeit dar, die Effektivität der Systemtherapie zu beurteilen und dadurch jene Patienten zu selektieren, welche von einer postoperativen Fortführung der Therapie profitieren. Etabliert ist die neoadjuvante Therapie beim Mammakarzinom, wodurch vielen Patientinnen trotz brusterhaltender Operation eine hohe Heilungschance geboten werden kann. Eine weitere Indikation für die präoperative Therapie stellt die Behandlung von Kolonkarzinomen mit selektiver Lebermetastasierung dar. Durch die Etablierung moderner Zytostatika und der sogenannten zielgerichteten Medikamente (*molecular targeted therapy*) kann auch bei Patienten mit primär nicht-resektablen Lebermetastasen ein "*down-sizing*" (Verkleinerung) des Tumors realisiert werden, wobei in einigen Fällen eine nachfolgende potentiell kurative Resektion der Metastasen möglich ist.

Palliative Therapie

Im Falle einer disseminierten Erkrankung bzw. bei Vorliegen von Fernmetastasen ist eine Heilung zumeist nicht möglich. Die primären Ziele einer palliativen Chemotherapie sind die Linderung tumorbedingter Symptome, die Verbesserung der Lebensqualität und die Verlängerung des Gesamtüberlebens. So konnte u.a. für das metastasierte Mamma-, Kolon-, Magen-, Pankreas- und Bronchialkarzinom nachgewiesen werden, dass durch den Einsatz einer palliativen Chemotherapie sowohl Lebensqualität und Gesamtüberleben signifikant verbessert werden können. Noch nicht endgültig geklärt ist die Dauer einer palliativen Chemotherapie. In den USA gilt das Prinzip der Behandlung bis zur Progression (Krankheitsverschlechterung) bzw. bis zum Lebensende, in Europa beträgt die Dauer einer palliativen Chemotherapie zumeist 6-8 Monate. Mit der Etablierung der zielgerichteten Therapie (monoklonale Antikörper und Tyrosinkinase-Inhibitoren) als auch der Immuntherapie muss nun die optimale Dauer einer palliativen Therapie neu diskutiert werden, da in einigen Studien ein klarer Überlebensvorteil für eine Erhaltungstherapie mit einem zielgerichteten Medikament beschrieben wurde. Prinzipiell gilt jedoch der Grundsatz, dass eine derartige Therapie fortgeführt werden sollte, solange der Patient von der Therapie profitiert.

Onkologische Therapie bei betagten Patienten mit Tumorerkrankungen

Die demographische Entwicklung und die mit fortschreitendem Lebensalter steigende Inzidenz- und Mortalitätsrate bösartiger Erkrankungen führt dazu, dass sich die Internistische Onkologie verstärkt Behandlungsfragen alter Patienten zuwenden muss. Die Inzidenzrate maligner Tumore nimmt mit dem Alter zu, erst nach dem Überschreiten des 85. Lebensjahres ist wieder eine geringfügige Abnahme zu verzeichnen. Das Risiko, an Krebs zu erkranken, ist bei über 65-Jährigen zehnmal größer als bei unter 65-Jährigen.

Bei der Behandlung älterer Patienten bestehen zwei Hauptgefahren: einerseits die unkritische Übernahme der bei jüngeren Patienten geltenden hohen Behandlungsintensität mit der Gefahr von therapiebedingter Morbidität und Mortalität, andererseits die Wahl einer zu niedrigen Behandlungsintensität mit der Folge verminderter Heilungschancen oder unzureichender palliativer Therapie.

Die Entscheidung, welche Therapie bei alten Patienten angemessen ist, muss nach Kriterien erfolgen, die wesentlich stärker individualisiert, aber dennoch objektivierbar bleiben. Für die besondere Risikostratifizierung beim alten Patienten hält die geriatrische Onkologie ein Assessment bereit, das nicht in erster Linie das numerische Alter, sondern den Funktionsstatus, den kognitiven Status und die Komorbiditäten berücksichtigt [4].

Der Funktionsstatus hängt eng mit der Lebensqualität zusammen. Lebensqualität bedeutet für einen alten Menschen vor allem Autonomie, d.h. er legt den größten Wert darauf, seinen Alltag unabhängig von fremder Hilfe bewältigen zu können. Kognitive Defizite verschlechtern nicht nur dramatisch die Lebensqualität des Patienten, sondern auch die der Betreuer oder der Familie. Sie müssen ebenso wie Begleiterkrankungen in die Entscheidung für eine aggressive oder palliative Behandlung mit einbezogen werden.

Auch geriatrische Syndrome beeinflussen – zumindest bei den über 80-Jährigen – erheblich die Therapie einer onkologischen Erkrankung. Zu diesen Syndromen zählen eine Reihe von Gesundheitsproblemen, die von Stürzen über Immobilität, kognitive Defizite, Inkontinenz, Malnutrition bis zur Gebrechlichkeit reichen. Unter Gebrechlichkeit versteht man heute Begriffe wie Sarkopenie und Frailty. Damit wird versucht, die abnehmende muskuläre Kraftreserve mit zunehmendem Alter zu beschreiben.

Die überwiegende Mehrzahl der Studien in der Internistischen Onkologie wird mit jüngeren Patienten durchgeführt und nicht mit einer repräsentativen Gruppe des Gesamtkollektivs. Dies hat methodologische Gründe, führt aber dazu, dass bei Anwendung der Studienergebnisse für die älteren Patienten häufig eine Extrapolation vorgenommen werden muss. Das betrifft vor allem den Anteil der bereits durch Altersgebrechlichkeit (Frailty) geprägten älteren Patienten und die Prävalenzraten kognitiver Einbußen. Es handelt sich hier um bedeutsame Aspekte, die in der klinischen Praxis oftmals Entscheidungen sehr stark beeinflussen.

Zur Beschreibung der individuellen Aspekte der Funktionalität kann das geriatrische Assessment gut genutzt werden. Dieses Instrumentarium wurde entwickelt, um das Vorhandensein und Ausmaß geriatrischer Syndrome und damit auch wichtiger funktioneller Einschränkungen darzustellen und quantifizieren zu können. Es eignet sich sehr gut, um im Vorfeld belastender Therapiestrategien (z.B. Operationen) eine Abschätzung hinsichtlich spezieller geriatrischer Risiken und Risikogruppen vorzunehmen; quasi als Fitness-Check, bevor die Therapieschritte konkret, z.B. in einer Tumorkonferenz, geplant werden. Diese Potenziale werden aktuell zu wenig genutzt, sind aber recht gut in ihrer Wirksamkeit erforscht und werden auch von der spezialisierten Fachgesellschaft (SIOG) [5] zur Risikostratifizierung in der Onkologie empfohlen.

Ein früher Versuch der Risikostratifizierung in der Onkologie ist die noch relativ grobe Einteilung von Balducci und Extermann [6]. Anhand der Einschränkungen der Alltagskompetenz – sie nutzten dafür die gängigen ADL- und IADL-Skalen bzw. -Domänen – beschrieben sie drei Kategorien: fit – vulnerabel – frail. Die Entwicklung geht jetzt dahin, kurze und einfache Screening-Instrumente zu entwickeln und zu evaluieren. Sie lassen eine sinnvolle Auswahl zu, welche Patienten einem ausführlicheren Assessment zugeführt werden sollen. Diese Screener sollen die Kategorie "fit" von den anderen unterscheiden.

Ein solches abgestufte Vorgehen ist auch deshalb sinnvoll, weil einige im klassischen geriatrischen Assessment angewendete Verfahren eine einschlägige Expertise erfordern und ein komplettes geriatrisches Assessment relativ zeitaufwendig ist. Aktuell wird beim Screening auf geeignete Kandidaten für ein komplettes geriatrisches Assessment das G8-Instrument favorisiert [7]. Es ist für die Identifizierung geriatrischer Probleme bei onkologischen Patienten validiert.

Fazit: In der Behandlung älterer Patienten ist es wichtig die relevanten, altersmedizinischen Besonderheiten wie Altersgebrechlichkeit oder kognitive Einschränkungen zu identifizieren und prognostisch einzuschätzen. Viele ältere Menschen werden zwischen mehr Lebenszeit versus besserer Lebensqualität durch Vermeidung belastender Therapie abwägen. Eine ernst gemeinte individualisierte Therapieentscheidung muss diese Aspekte berücksichtigen, andernfalls können die therapeutischen Potenziale der modernen Tumortherapie nicht optimal genutzt werden.

Grundlagen der supportiven Therapiemaßnahmen

Das Ziel der supportiven Therapie ist einerseits die Prophylaxe von Nebenwirkungen, anderseits aber auch ihre Behandlung, die im Rahmen einer Tumortherapie auftreten können. Durch die Entwicklung moderner Antiemetika und die Verfügbarkeit hämatopoetischer Wachstumsfaktoren ist die Verträglichkeit der Chemotherapie dramatisch verbessert worden und die Durchführung intensiverer, potentiell effektiverer Behandlungskonzepte möglich geworden.

Hämatologische Nebenwirkungen

Zu den wichtigsten – in den meisten Fällen auch dosislimitierenden – Komplikationen einer zytostatischen Chemotherapie zählen hämatologische Nebenwirkungen. So stellen die febrile Neutropenie und die neutropenische Sepsis die häufigsten letalen Komplikationen einer antineoplastischen Therapie dar.

Neutropenie: Die Wahrscheinlichkeit einer gravierenden oder gar letal verlaufenden Infektion steigt mit dem Schweregrad und der Dauer der Neutropenie (☞ Tab. 3.32). Bei einer Granulozytenzahl unter 500/mm^3 sind engmaschige Kontrolle des Blutbildes sowie eine körperliche Untersuchung zur frühzeitigen Identifikation potentieller Infektionsquellen erforderlich. Durch die Einführung der Granulozyten stimulierenden Faktoren (☞ Tab. 3.33) konnten die Inzidenz und der Schweregrad der febrilen Neutropenie im Rahmen einer myelosuppressiven Chemotherapie signifikant reduziert werden, indem sie die Regeneration

Verfügbare Kolonien-stimulierende Faktoren (CSF) und Dosierungsvorschläge
• Granulozyten-Kolonie-stimulierender Faktor (G-CSF) - Filgrastim (Neupogen®, Ratiograstim®, Lenograstim (Granocyte®) 5 µg/kgKG/Tag - pegyliertes Filgrastim (Pelmeg®, Pelgraz®, Neulasta®, Ziextenzo®) 6 mg einmalig - Lipegfilgrastim (Lonquex®) 6 mg einmalig
Die **Applikation von G-CSF** erfolgt subkutan • als Prophylaxe (Filgrastim, Lenograstim) - Beginn 24-48 Stunden nach Chemotherapie für 5-10 Tage • als Prophylaxe (Pegfilgrastim, Lipegfilgrastim) - einmalige Gabe 24 Stunden nach Chemotherapieende • als Therapie eines neutropenischen Fiebers (Lenograstim, Filgrastim, Lipegfilgrastim) - bis zum Überwinden des Granulozyten-Nadirs (Granulozytenzahl >1.000/mm^3)

Tab. 3.32: Verfügbare CSF und Dosierungsvorschläge.

der neutrophilen Granulozyten beschleunigen. Die Verabreichung von G-CSF erfolgt einerseits prophylaktisch parallel zu intensivierten Chemotherapie-Protokollen oder therapeutisch im Rahmen einer gravierenden bzw. febrilen Neutropenie bei Hochrisikopatienten.

Anämie: Als effektive Behandlung der tumorbedingten und chemotherapieassoziierten Anämie stehen die Gruppe der Erythropoetine zur Verfügung (☞ Tab. 3.33). Gemäß internationaler und nationaler Leitlinien ist die Gabe von Erythropoetinen bei tumor- oder chemotherapiebedingter Anämie unter einem Hämoglobinwert von 10 g/dl oder bei schweren anämiebedingten Symptomen bei Werten von 10-12 g/dl empfohlen. Von einer Steigerung des Hämoglobinwertes über 13,0 g/dl mit Hilfe von rh-EPO ist aufgrund rezent beschriebener Hinweise auf das Vorliegen von Erythropoetin-Rezeptoren in Tumorzellen abzuraten.

Rekombinante humane Erythropoetine
• Applikation 3x pro Woche*: - Erythropoetin-alpha (Erypo®) 150 µg/m² (oder 10.000 IE), 3x/Woche • Applikation 1x pro Woche*: - Darbepoetin-alpha (Aranesp®) 2,25 µg (oder 150 µg), 1x/Woche - Erythropoetin-beta (NeoRecormon®) 30.000 IE, 1x/Woche • Applikation alle 3 Wochen: - Darbepoetin-alpha (Aranesp®) 500 µg, 1x/alle 3 Wochen

Tab. 3.33: Verfügbare rekombinante humane Erythropoetine.
* Verdoppelung der Dosis, wenn Hämoglobinanstieg innerhalb von 4 Wochen <1 g/dl.

Thrombopenie: Zur Behandlung bzw. Prophylaxe der Thrombopenie stehen bislang noch keine Wachstumsfaktoren mit Ausnahme von Romiplostim (Nplate®) und Eltrombopag (Revolade®), welche nur für die Behandlung einer Immunthrombozytopenie zugelassen sind, zur Verfügung, sodass hier nur die Substitution der Thrombozyten bei gravierendem Abfall oder Blutungsneigung möglich ist.

Die **Thrombozytensubstitution** ist indiziert bei:

- Thrombozyten <10.000/mm³ ohne zusätzlichen Risikofaktor
- Thrombozyten <20.000/mm³ plus einem der folgenden zusätzlichen Risikofaktoren:
  - Fieber
  - Blutung
  - zusätzliche Einnahme eines Thrombozytenaggregationshemmers
  - zusätzliche plasmatische Gerinnungsstörung

Literatur

1. Eisenhauer EA et al. New response evaluation criteria in solid tumours: revised RECIST guideline (version 1.1). Eur J Cancer. 2009;45:228-247.

2. Brunet JF et al. A new member of the immunoglobulin-superfamily, CTLA-4. Nature. 1987;328:267-270.

3. Ishida Y et al. Induced expression of PD-1, a novel member of the immunoglobulin gene superfamily, upon programmed cell death. EMBO J 1992;11:3887-3895.

4. Ellis G et al. Comprehensive geriatric assessment for older adults admitted to hospital. Cochrane Database Syst Rev. 2011;7:CD006211.

5. Wildiers H et al. International Society of Geriatric Oncology consensus on geriatric assessment in older patients with cancer. J Clin Oncol. 2014;32:2595-2603.

6. Balducci L, Extermann M. Management of cancer in the older person: a practical approach. Oncologist. 2000; 5:224-237.

7. Bellera CA et al. Screening older cancer patients: first evaluation of the G8-screening tool. Ann Oncol. 2012; 23:2166-2172.

3.11. Palliative Radioonkologie

Ziel einer Radiotherapie im Rahmen der interdisziplinären (alle Vertreter der medizinischen Fächer) und interprofessionellen (Pflege, klinischen Psychologie Sozialarbeit sowie Hausärzte) Palliativversorgung ist es immer, eine belastende Symptomatik zu verhindern, zu beheben oder zumindest zu lindern. Hingegen ist es *nicht* die primäre Intention, eine Lebensverlängerung zu erzielen. In manchen Fällen jedoch kann die Überlebenszeit durch die Behandlung positiv beeinflusst werden. Zahlreiche, heute zur Verfügung stehende Therapieoptionen können chronische Krankheitsverläufe ermöglichen, die dann – zumindest in den Phasen der Therapiepausen – durchaus mit guter Lebensqualität einhergehen.

3.11.1. Behandlungsprinzipien

Es muss uns bewusst sein, dass eine palliative Betreuung nicht den unbedingten Einsatz aller verfügbaren Möglichkeiten und Mittel bedeutet, sondern dass mitunter der Therapierückzug eine würdevolle und angemessene Abschieds- und Sterbephase optimal vorbereiten oder einleiten kann. Neben Behandlungsstandards und regionalen Behandlungsempfehlungen, die uns meist als Entscheidungshilfen dienen, müssen wir aber auch das Ausmaß der Tumorerkrankung, Vortherapien, Behandlungsreserven und Begleiterkrankungen sowie persönliche Aspekte beachten und in Betracht ziehen.

Lässt man all diese Überlegungen einfließen, so ergeben sich in der palliativen Radioonkologie folgende Behandlungsoptionen:

1. Krebskranke mit weit fortgeschrittener Tumorerkrankung und reduziertem Allgemeinzustand

Diese Personen haben oft viele Therapien hinter sich und sind entsprechend geschwächt und kaum belastbar. Außerdem bestehen oft kaum noch Behandlungsoptionen. Ziel einer Intervention ist eine möglichst rasche und schonende Symptomkontrolle. In Einzelfällen sind mit höher dosierten Präzisionstechniken (Körperstereotaxie) erfreuliche Ergebnisse zu erzielen.

2. Patienten mit verhältnismäßig geringer Tumorlast und Oligometastasierung

Diese haben zumeist noch Therapieoptionen offen, eine verhältnismäßig gute Prognose und wenig Beschwerden. Hier kommen zunehmend moderne und komplexe Bestrahlungstechniken zum Einsatz, die durch die Standardausstattungen der Linearbeschleuniger (LINAC) der letzten Generation mittlerweile an allen österreichischen Standorten verfügbar sind. Neben einer Tumorkonsolidierung und der Verlängerung der Therapiepausen scheint mitunter ein Überlebensvorteil in einer Palliativsituation erreichbar zu sein. In diesen Fällen sind auch aufwändigere und belastende Verfahren gerechtfertigt. Diese sollten dann nach folgenden Grundsätzen erfolgen:

- Die Behandlungsdauer ist so kurz wie möglich zu halten, um Patienten nicht unnötig lang an medizinische Institutionen zu binden. Daher ist einer Hypofraktionierung unbedingt der Vorzug zu geben
- Bestrahlungstechniken und komfortable Lagerung am LINAC sollen die Belastung der symptomatischen Patienten maximal reduzieren
- Die modernen technischen Features ermöglichen auch in einer palliativen Situation rasche Anwendung, auch von komplexen Techniken mit hohen Einzeldosen bei gleichzeitiger Schonung der umliegenden Risikoorgane
- Das therapeutische Ziel sollte dabei die Verhinderung von Nebenwirkungen und mittelfristigen Toxizitäten sein und weniger die optimierte Tumorkontrolle
- Eine Indikation für die simultane Gabe von Chemo- und Immuntherapeutika ist sehr kritisch und zurückhaltend zu stellen. Der Großteil der modernen Onkologika ist nicht in Kombination mit Radiotherapie getestet – es besteht das Risiko unerwarteter Nebenwirkungen. Eine enge Kommunikation mit allen an der Therapie beteiligten Fachrichtungen ist hier unbedingt anzustreben

3.11.2. Spezielle Indikationen

3.11.2.1. Knochenmetastasen

In den vergangenen Jahrzehnten hat der Anteil von Patienten mit Knochenmetastasen für palliative Bestrahlungsindikationen etwas abgenommen. Das liegt einerseits an der Entwicklung vielfältiger tumorspezifischer Optionen (z.B. Multiples Myelom, metastasiertes kolorektales Karzinom, progredientes Mammakarzinom), hauptsächlich aber an der Einführung osteoprotektiver Medikamente (Bisphosphonate, Denosumab). Es gibt hier aber auch regionale Unterschiede, die oft mit der Verfügbarkeit einer radioonkologischen Infrastruktur gekoppelt sind.

Durch die Bestrahlung von symptomatischen Knochenmetastasen ist in ca. 50-80 % der Fälle ein schmerzlindernder Effekt zu erwarten. Darüber hinaus können auch pathologische Frakturen bei osteolytischen Knochenmetastasen verhindert werden (☞ Abb. 3.16a+b). Dies konnte vor allem für Patientinnen und Patienten mit Mamma-, Lungen- und Prostatakarzinomen nachgewiesen werden.

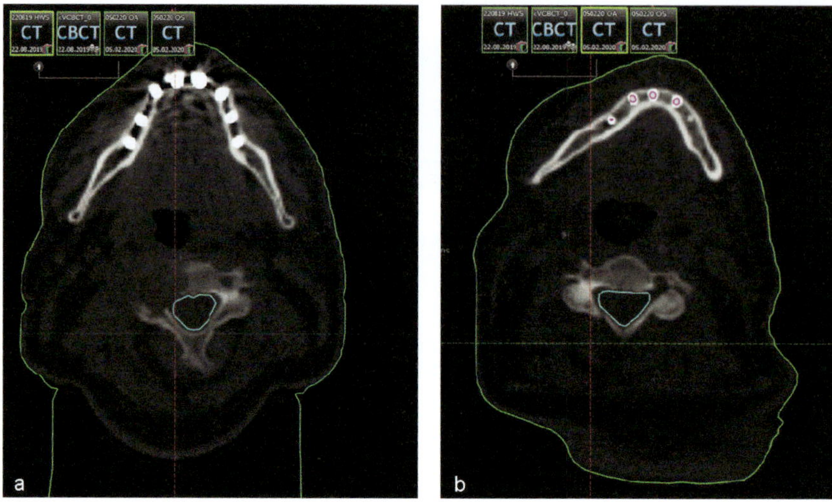

Abb. 3.16a+b: Beispiel RT 1 x 8 Gy der Osteolyse eines Halswirbelkörpers (**a**) und Reossifikation nach drei Monaten (**b**) bei Bronchialkarzinom.

Empfohlene Fraktionierungen

- **1 x 8 Gy:** Wirkungseintritt ist etwas rascher, die analgetische Wirkung ist ident zu den Schemata mit mehr Fraktionen, allerdings muss mit einer höheren Rate an Schmerzrezidiven gerechnet werden. Eine Re-Irradiatio ist üblicherweise sehr gut möglich. Bei kurzer Lebenserwartung ist dieses Therapieschema unbedingt zu bevorzugen
- **5 x 4 Gy:** bei großen Volumina
- **10 x 3 Gy** oder **20 x 2 Gy:** Wenn zusätzlich bei osteolytischen Läsionen die stabilisierende Wirkung der Radiotherapie im Sinne einer Rekalzifizierung angestrebt wird und eine Lebenserwartungen von mehr als 3 Monaten anzunehmen ist. Dieser Effekt tritt frühestens nach 10-12 Wochen ein. Die Anwendung dieser Fraktionierungen hat seit Einführung der osteoprotektiven Substanzen merklich an Bedeutung verloren
- **Standardfraktionierung** (2 Gy Einzeldosis): Diese kommt heute entweder für die postoperative Sicherung einer Osteosynthese oder bei entsprechendem Weichteiltumoranteil in Betracht, ebenso bei singulären Metastasen (hier in zunehmender Konkurrenz zur stereotaktischen Radiotherapie)
- **Stereotaktische Radiotherapie:** Diese wird heute zumeist in Zentren angeboten und bietet eine gute und sichere Option speziell für jüngere Patienten; 5 x 8 Gy im Metastasenbereich und 5 x 4 Gy im ganzen Wirbelkörper (Guckenberger et al.) oder 1 x 16-18 Gy (RTOG 0631) werden hierbei beispielsweise verwendet

3.11.2.2. Querschnittsymptomatik bei epiduralen und intraspinalen Metastasen

Bei soliden Tumoren sollte einer raschen Laminektomie der Vorzug gegeben werden. Die primäre Strahlentherapie hat ihren Einsatz in erster Linie bei malignen Lymphomen und Plasmozytomen. Beide Verfahren werden häufig miteinander kombiniert – jedenfalls unter gleichzeitiger Gabe hoher Glukokortikoiddosen.

Entscheidend für die Prognose ist das Intervall zwischen dem Auftreten der klinischen Symptomatik und dem Therapiebeginn. Je früher mit der Bestrahlung begonnen wird, desto eher kann eine Rückbildung der Symptomatik erzielt werden, wobei die Ansprechraten sehr unterschiedlich sind:

- gehfähige Patienten: 80 % Erhalt der Gehfähigkeit
- Paraparese: 40 % Chance auf Besserung
- Paraplegie: 7 % Chance auf Besserung

Daher empfehlen sich die interdisziplinäre Festlegung eines Notfallprocedere und die Bereitstellung von Voraussetzungen für eine Akutbestrahlung.

3.11.2.3. Hirnmetastasen

Mehr als 20 % aller Patienten mit systemischen Malignomen entwickeln zerebrale Metastasen.

Mit einer steigenden Inzidenz aufgrund verbesserter Therapien der systemischen Tumorerkrankung und damit längerem Überleben ist zu rechnen.

Beispiele

- Das Bronchialkarzinom als sehr häufiger Tumor ist für etwa 50 % aller Hirnmetastasen verantwortlich
- Beim Subtyp des kleinzelligen Lungenkrebses ist während des Behandlungsverlaufs in ~85 % mit einer zerebralen Filisierung zu rechnen. Daher besteht sowohl bei limitierter als auch bei extensiver Tumorausdehnung nach Ansprechen auf Chemotherapie die Indikation für eine prophylaktische Ganzhirnbestrahlung
- Mammakarzinom 15-20 %
- Gastrointestinale Tumore, Melanom und urogenitale Tumore etwa je 5-10 %
- Unbekannte Primärtumore 10 %

Hirnmetastasen manifestieren sich durch

- Kopfschmerz (50 %)
- Hemiparese (50 %)
- Organisches Psychosyndrom (30 %)
- Krampfanfälle (15-20 %)
- Hirnnervenparesen oder Hirndruckzeichen

Die Indikation zur Bestrahlung ergibt sich aufgrund der neurologischen Symptomatik bzw. der Hirndruckzeichen. Bei multiplen Hirnmetastasen kommt die alleinige Bestrahlung zur Anwendung, unterstützt durch antiödematöse Maßnahmen (Kortikoide, Mannit-Infusionen, Shunt-Operationen). Solitäre Herde werden, falls es deren Lokalisation erlaubt, in Kombination mit einem neurochirurgischen und/oder radiochirurgischen Eingriff behandelt. Bei asymptomatischen Patienten ist die Durchführung sorgfältig und zurückhaltend abzuwägen – immer in Relation zum Karnofsky-Index (KPS), den Komorbiditäten, der Tumorsituation und der Prognose.

Zur Einschätzung der Prognose bei Hirnmetastasen wird die RPA-Klassifizierung (*Recursive Partition Analysis*) herangezogen (☞ Tab. 3.34).

Einige Monate nach Ganzhirnbestrahlung ist mit relevanten neurokognitiven Einbußen zu rechnen, sowie mit akuten und subakuten Beeinträchtigungen des Gehörs und des Gleichgewichtsorganes. Der Haarverlust ist für viele Patienten ebenfalls ein wichtiges Kriterium in der Entscheidung für oder gegen eine Radiatio.

Fraktionierungen und Spezialtechniken

- **10 x 3 Gy, 12 x 2,5 Gy oder 5 x 4 Gy:** Ganzhirnbestrahlung bei multiplen supra- und infratentoriellen Metastasen sowie bei einer Meningeosis carcinomatosa (Anwendung der Helmfeldtechnik, um Hirnnervendurchtrittswege zu inkludieren)
- **Radiochirurgie:** einzeitig, hochkonformal und hochdosiert, gleichwertige Alternative zur Operation
- **Fraktionierte stereotaktische Radiotherapie:** Diese wird bevorzugt angewendet bei größeren Tumorvolumina, Oligometastasierung und Nähe zu heiklen Nachbarstrukturen
- **VMAT** (*Volumetric Arc Therapy*): Hochkomplexe dynamische Bestrahlungstechniken ermöglichen eine homogene Ganzhirnbestrahlung mit Simultan Integriertem Boost (SIB) auf die Läsionen bei gleichzeitiger Schonung empfindlicher Strukturen wie Hirnstamm, Chiasma, Hippocampus und Innenohr. Planbeispiel: 15 x 2 Gy Ganzhirnbestrahlung und auf die SIB-Volumina 15 x 3,5 Gy
- **Prophylaktische Ganzhirnradiatio:** bei kleinzelligem Bronchuskarzinomen und Non-Hodgkin-Lymphomen des Hodens mit niedriger Einzeldosis zum radiobiologischen Schutz des Hirngewebes

RPA-Klasse	Definition	Mediane Überlebenszeit (in Monaten)
I	Karnofsky-Index ≥70, Alter <65 Jahre, Tumorerkrankung kontrolliert	7,1
II	Primärtumor nicht kontrolliert, extrazerebrale Metastasen	4,2
III	Karnofsky-Index <70	2,3

Tab. 3.34: RPA-Klassifizierung (*Recursive Partition Analysis*) zur Einschätzung der Prognose bei Hirnmetastasen.

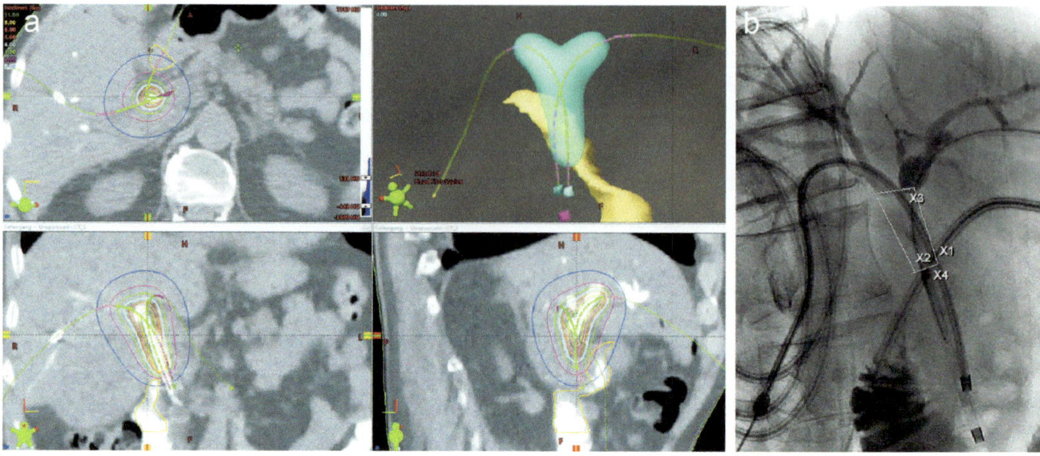

Abb. 3.17a+b: **a**: Isodosendarstellung einer intraluminalen Brachytherapie via PTC bei einem Klatskin-Tumor. **b**: Perkutane transhepatische Cholangiodrainage (RTCD) für eine intraluminale Brachytherapie bei einem Klatskin-Tumor.

3.11.2.4. Stenosierende Tumore

Bei fortgeschrittenen Ösophagustumoren ist die eingeschränkte bis unmögliche Nahrungspassage für den Patienten ein großes Problem. Maligne Bronchusstenosen führen zu Atemnot und hartnäckigen poststenotischen Entzündungen. In diesen Fällen stellt neben der Teletherapie die Brachytherapie eine wenig belastende Methode dar, um durch kleinvolumige Applikation höherer Einzeldosen eine Rekanalisation des verschlossenen Lumens zu erreichen.

Weitere Indikationen sind obstruierende Gallengangskarzinome. Dabei wird gemeinsam mit der interventionellen Radiologie über einen perkutanen transhepatischen Zugang der zentrale Tumor bestrahlt, um die Funktion der danach platzierten Stents möglichst lange sicher zu stellen (☞ Abb. 3.17+b).

3.11.2.5. Einflussstauung

Fortgeschrittene primäre Tumoren sowie Lymphknotenmetastasen im Mediastinum und in den Supraklavikulargruben können zum klinischen Bild der oberen Einflussstauung führen. Analog dazu entwickelt sich eine untere Einflussstauung durch Tumormassen im Retroperitoneum bzw. im Beckenbereich. Eine akut eingeleitete, strahlentherapeutische Behandlung kann in der Regel rasche Hilfe gewährleisten, insbesondere bei Vorliegen strahlensensibler Tumore wie kleinzelligen Bronchuskarzinomen oder malignen Lymphomen. Vor Einleiten einer Akutbestrahlung ist die Möglichkeit einer interventionellen Rekanalisation und gegebenenfalls Stent-Legung zu diskutieren, da dadurch die symptomlindernde Wirkung rascher eintritt.

3.11.2.6. Tumorbedingte Blutungen

Genitale Blutungen, die durch Tumore des Cavum und der Cervix uteri sowie der Vagina bedingt sein können, stellen eine belastende bis vital bedrohliche Situation für die Patientin dar. Das angestrebte Ziel, nämlich die Blutung zu stoppen, kann mittels Brachytherapie und/oder moderat hyperfraktioniert-akzelerierten Teletherapieserien am besten erreicht werden. Blutgefäßarrosionen treten aber auch bei Karzinomen anderer Hohlorgane (Bronchien, Harnblase) auf und können zu relevanten Blutverlusten führen. Eine Blutstillung durch radiotherapeutische Intervention ist in etlichen Situationen möglich. Bei besonders starken Blutungen, die den raschen und wiederholten Einsatz von Blutprodukten notwendig machen, ist die Möglichkeit einer interventionellen Embolisation interdisziplinär zu diskutieren.

3.11.2.7. Hauttumore und Weichteilmetastasen

Neben der Schmerzsymptomatik stellen diese Tumoren für die Patienten in der Regel ein erhebliches kosmetisches und pflegerisches Problem dar. In Abhängigkeit vom histologischen Befund sowie der Tumorausdehnung kann auch in diesen Fällen

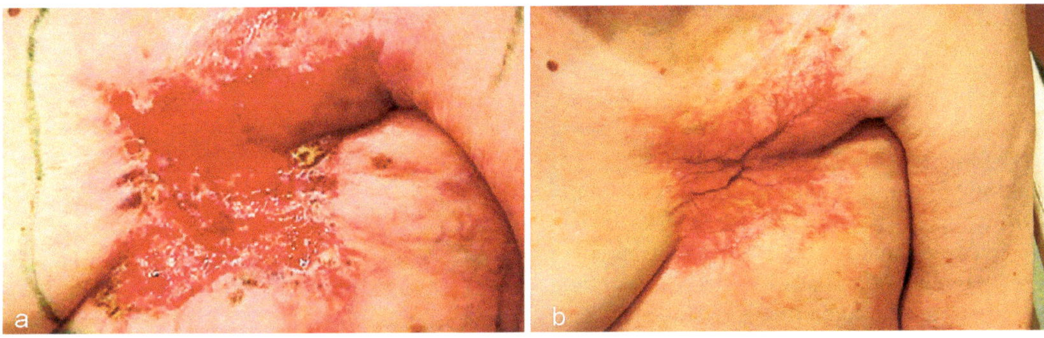

Abb. 3.18a+b: Beispiel für die palliative RT eines exulzerierten Mammakarzinoms.

mit einem guten Ansprechen auf die Radiotherapie gerechnet werden.

Bei älteren Patienten mit eingeschränkter Mobilität oder Bettlägerigkeit, denen eine chirurgische Option nicht mehr zumutbar ist, kann eine Radiotherapie zu einer Verbesserung führen. Elektronenbestrahlungen in fünf oder sechs Sitzungen oder eine Brachytherapie mit hoher Einzeldosis (~6 Gy) sind effektiv und wenig belastend (☞ Abb. 3.18a+b). Häufig treten bei älteren Personen Plattenepithelkarzinome der Haut auf, vornehmlich im Gesicht und an der Kopfhaut, auch in diesen Fällen können durch Elektronenbestrahlungen gute Ergebnisse erzielt werden (☞ Abb. 3.19a+b).

3.11.2.8. Tumorrezidive nach kurativer Radiatio oder Radiochemotherapie

In individuell selektierten Fällen kann von einer neuerlichen Strahlentherapie ein positiver Effekt erwartet werden. Rezidive in einem bereits relevant vorbestrahlten Volumen sind komplex zu behandeln. Eventuelle operative Eingriffe erfolgen in einem vorgeschädigten Gewebe mit schlechter Gefäßversorgung und narbiger Fibrosierung der Bindegewebsschichten. Es muss mit Blutungskomplikationen und schwerwiegenden Wundheilungsstörungen gerechnet werden – auch nach aufwändigen Rekonstruktionstechniken mit gefäßgestielten Lappenplastiken. Immer ist die bereits verabreichte Dosis im Planungsprozess zu berücksichtigen. In solchen Fällen ist vorzugsweise der Einsatz von Spezialtechniken (SBRT, Brachytherapie, Protonen-MedAustron) angezeigt. Bei den Überlegungen sind der zeitliche Abstand zur Erstthérapie, das aktuelle Tumorvolumen und die bestehende Vorbelastung der kritischen Nachbarorgane zu berücksichtigen.

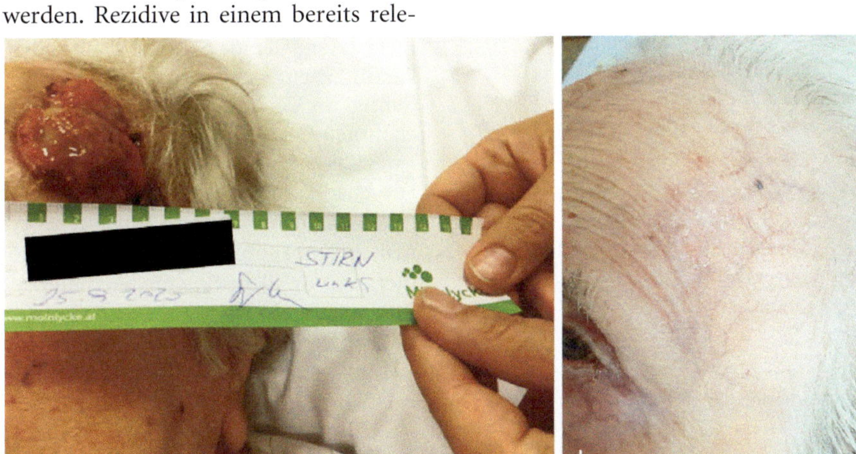

Abb. 3.19a+b: **a**: Plattenepithelkarzinom bei einer pflegebedürftigen Patientin. **b**: Zustand 8 Wochen nach 5 x 6 Gy Elektronenbestrahlung.

3.11.3. Zusammenfassung

Die Radioonkologie ist Teil des Versorgungskonzepts in der Palliativbetreuung. Im Rahmen der Betreuung von unheilbar Kranken ist eine sorgfältige Abwägung von Nutzen und Risiko der Behandlung, unter Einbeziehung der Wünsche des Betroffenen, in besonderem Maße erforderlich. Bei entsprechenden Indikationsstellungen kann eine Bestrahlung durchaus zu einer Verbesserung der Lebensqualität und unter Umständen auch zu einer Lebensverlängerung für die Patienten führen. Eine enge Kooperation zwischen Hospiz- und Palliativeinrichtungen einerseits und den Zentren für Radioonkologie andererseits ist daher anzustreben.

Literatur

1. Adamietz A. Palliation unter volkswirtschaftlichem Aspekt. Radioonkologische Aspekte in der palliativen Tumortherapie. Onkologische Seminare lokoregionaler Therapie. Zuckschwerdt, München, 1995:97-104.

2. Dunst J. Messung von Lebensqualität bei palliativer Radiotherapie. Radioonkologische Aspekte in der palliativen Tumortherapie. Onkologische Seminare loko–regionaler Therapie. Zuckschwerdt, München, 1995:3-9.

3. Debono B et al. The “Friday peak” in surgical referrals for spinal metastases: lessons not learned. A retrospective analysis of 201 consecutive cases at a tertiary center. Acta Neurochir (Wien) 2019.

4. Yu E. Cancer Pain: Assesment and Management. In: Principles and Pratice in Radiation Oncology, C.A.Perez, Brady`s Seventh Edition, Wolters Kluwer, 2019:2171-2178.

5. Chhabra A. Palliation of Brain and Spinal Cord Metastases. In: Principles and Pratice in Radiation Oncology, C.A. Perez Brady`s Seventh Edition, Wolters Kluwer 2019:2134-2147.

6. Howell DD et al. Single-Fraction Radiotherapy Versus Multifraction Radiotherapy for Palliation of Painful Vertebral Bone Metastases—Equivalent Efficacy, Less Toxicity, More Convenient. A Subset Analysis of Radiation Therapy Oncology Group Trial. Cancer. 2013; 119 (4):888-96.

7. Harris A. Palliation of Bone Metastases. In: Principles and Pratice in Radiation Oncology, C.A.Perez, Brady`s Seventh Edition, Wolters Kluwer, 2019:2148-2162.

8. Ottstadt M. Palliative Therapie/Knochenmetastasen. In: Strahlentherapie kompakt. Elsevier/Urban und Fischer 3. Auflage, 2019:311-312.

9. Ottstadt M. Palliative Therapie/Myelonkompression. In: Strahlentherapie kompakt. Elsevier/Urban und Fischer 3. Auflage 2019, pp. 312-313.

10. Tanksley et al. Rationale for fractionated SRS and Single SRS Session. In Stereotactic Radiosurgery and Stereotactic Body Radiation Therapy. Springer Verlag, 2019, Approches 31-40.

11. Tree AC et al. Stereotactic body radiotherapy for oligometastases. Lancet Oncol. 2013;14(1):e28-37.

12. Pitroda SP et al. Integration of radiotherapy and immunotherapy for treatment of oligometastases. Lancet Oncol. 2019;20(8):e434-e442.

3.12. Radionuklidtherapie

Metastasen im knöchernen Skelett stellen eine häufige Manifestation bei Karzinomen dar. Die Auswirkungen sind ausgeprägte Schmerzen, pathologische Frakturen, spinale Kompressions-Syndrome und Hyperkalzämie, wodurch das Allgemeinbefinden der betroffenen Patienten und deren Lebensqualität, Mobilität und Selbstständigkeit deutlich beeinträchtigt werden [1]. Gerade die chronischen, in der Regel sehr starken Schmerzen führen neben der dadurch reduzierten Lebensqualität nachhaltig auch zu psychischer Beeinträchtigung mit Depression, Angst und Isolation, welche die Betreuung der Patienten erschwert und nachhaltig negativ beeinflusst [2]. Obwohl jedes Karzinom zu Knochenmetastasen führen kann, verursachen Prostata-, Mamma-, Bronchial- und Nierenzellkarzinomen etwa 80 % aller Knochenmetastasen. Gerade beim Prostata- oder Mammakarzinom entwickeln mehr als die Hälfte der Patienten im Verlauf der Erkrankung multiple Knochenmetastasen [3].

Die medikamentöse Therapie von Karzinomen mit ossären Metastasen umfasst neben Hormonen, Bisphosphonate, Glukokortikoide, Chemotherapie vor allem eine medikamentöse Schmerztherapie. Auch kann eine externe Bestrahlung einzelner Knochenmetastasen in einem hohen Prozentsatz eine Schmerzreduktion innerhalb weniger Tage erreichen. Bei multilokulärer ossärer Metastasierung sind Teilkörperbestrahlungen möglich, jedoch limitieren die Nebenwirkungen (Panzytopenie, gastrointestinale Symptome etc.) diese Therapieoption.

3.12.1. Therapie mit knochenaffinem Radiopharmaka – Prinzip

Bei der palliativen nuklearmedizinischen Therapie von Knochenmetastasen geht es darum, eine möglichst hohe Strahlendosis in die Knochenmetastasen einzubringen bei gleichzeitiger Schonung des Knochenmarks. Knochenaffine Radionuklide mit α- oder β-Strahlung reichern sich im gesamten Skelett an. In Bereichen mit gesteigerter Osteoblastentätigkeit kommt es zu einer verstärkten Akkumulation dieser Substanzen. Osteoblastische Metastasen werden vor allem bei Prostatakarzinomen jedoch auch bei Mammakarzinomen und anderen Tumorleiden beobachtet. Vor einer Therapie mit Radionukliden muss daher diese vermehrte Akkumulation in Metastasen mittels eines diagnostischen Knochenszintigramms belegt werden (☞ Abb. 3.20a+b).

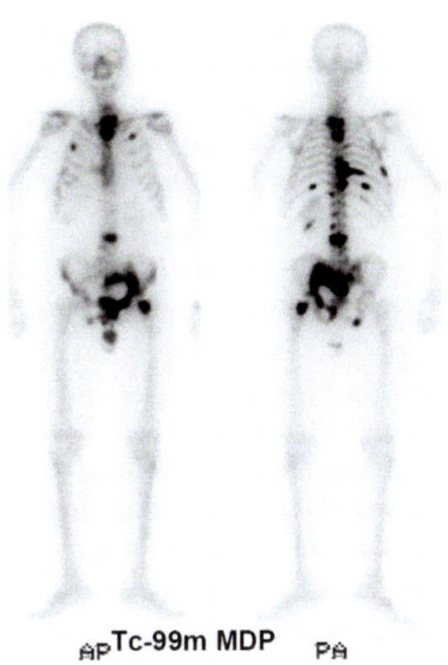

a

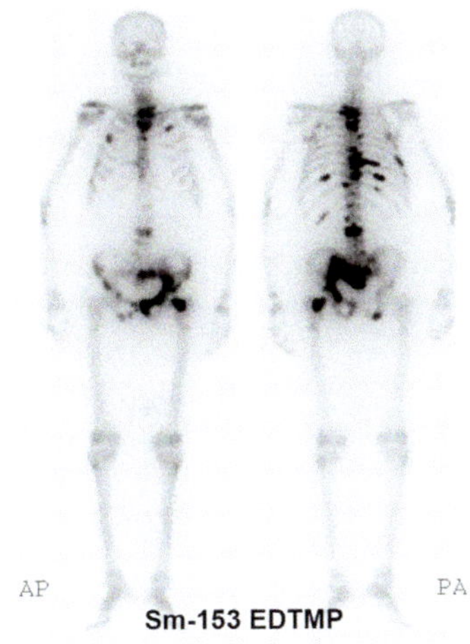

b

Abb. 3.20a+b: Prostatakarzinom eines 65-jährigen Patienten mit multiplen ossären Metastasen. Im diagnostischen Knochenganzkörperzsintigramm stellen sich multiple Knochenmetastasen dar (**a**). Eine palliative Schmerztherapie mit 3.200 MBq Sm-153 EDTMP zeigte eine idente Traceraufnahme (**b**) im Vergleich zum diagnostischen Knochenszintigramm (**a**). Die Therapie bewirkte nachfolgend eine Reduktion der Schmerzsymptomatik über mehrere Monate.

Die Wirkung an den Metastasen wird entweder durch α-Strahlung oder β-Strahlen erreicht. Durch die beschränkte Reichweite der α-Strahlung (1-2mm) bzw. β-Strahlen (etwa 3-4 mm) im Gewebe wird das Knochenmark weitgehend geschont. Die α- bzw. β-Strahlen bewirken Nekrosen eines bestimmten Anteils der Zellen in den Metastasen mit Reduktion des lokalen Gewebsdrucks. Eine Strahlenwirkung auf Zellen, welche eine Rolle bei der Schmerzentstehung bzw. Modulation spielen, wird ebenfalls angenommen. Therapieziel ist eine Schmerzminderung für mehrere Monate (durchschnittlich 4-6 Monate). Der Therapieansatz ist rein palliativ, ein kuratives Therapieziel kann damit nicht angestrebt werden. In einzelnen Studien wird jedoch eine Verlängerung der Überlebenszeit angeführt.

Zur Therapie stehen seit Jahren verschiedene Radiopharmaka mit β-Strahlung zur Verfügung (Sm-153 EDTMP, Re-186 HEDP, Sr-89). Eine weitere Therapieoption bei Patienten mit Prostatakarzinom und Knochenmetastasen, bei denen es unter Hormontherapie zu einem Fortschreiten der Erkrankung kommt und keine Organ- oder sehr große Lymphknotenmetastasen vorliegen, besteht nunmehr mit Ra-223, einem α-Strahler.

3.12.2. Therapievoraussetzungen

Voraussetzungen zur Therapie sind [4]:

- ossäre Schmerzsymptomatik mit deutlicher Einschränkung der Lebensqualität trotz Einsatz von Opiaten
- Mehrspeicherung von diagnostischen knochenaffinen Radiopharmaka in den Knochenmetastasen
- zu vermutende Lebenserwartung von drei Monaten
- Karnofsky-Index ≥50
- Leukozyten ≥2.400/mm³ und Thrombozyten ≥60.000/mm³
- Schwangerschaft ausgeschlossen
- renale Insuffizienz, pathologische Frakturen, ausgeprägte Kompression des Rückenmarks durch Metastasen sind relative Kontraindikationen

Die Durchführung einer Therapie mit Radionukliden erfolgt in der Regel auf einer Station, die für die Applikation offener Radionuklide eingerichtet ist [4]. Bei entsprechenden Voraussetzungen kann die Therapie auch ambulant auf einer Abteilung für Nuklearmedizin durchgeführt werden. Die Radionuklide werden über einen venösen Zugang appliziert und weitgehend innerhalb der ersten Tage nach Therapiedurchführung über den Harntrakt ausgeschieden. Bei jenen Substanzen mit einem γ-Strahlenanteil (Sm-153 EDTMP, Re-186 HEDP) erfolgt 4-5 Tage nach der Therapie ein posttherapeutisches Knochenszintigramm zur bildlichen Darstellung der Verteilung des Radionuklids in den Knochenmetastasen (☞ Abb. 3.20b). Eine Therapie mit Ra-223 erfolgt in 6 Gaben ambulant mit einem zeitlichen Abstand von jeweils einem Monat. Auch bei dieser Therapieoption wird vor dem ersten und nach dem sechsten Zyklus eine Skelettszintigraphie durchgeführt, um das Speicherverhalten und die Ausdehnung des Tumorbefalls vor Therapiebeginn sowie das Ansprechen auf die Radium-223 Gabe zu ermitteln.

3.12.3. Wirkung

Ein Ansprechen auf eine Therapie mit Radionukliken kann in bis zu 70-80 Prozent angenommen werden, wobei etwa 30-50 Prozent der behandelten Patienten über eine deutliche Schmerzreduktion bzw. Schmerzfreiheit berichteten [4-9].

Basierend auf den divergierenden Halbwertszeiten der verschiedenen Radiopharmaka ergeben sich unterschiedliche Zeitintervalle bis zum Wirkungseintritt bzw. anzunehmende Wirkdauern der Therapie. Für Sr-89 ist ein Wirkungseintritt nach etwa zwei bis drei Wochen und eine mittlere Dauer der Therapiewirkung von sechs Monaten anzunehmen. Aufgrund der deutlich kürzeren Halbwertszeit von Sm-153 EDTMP versus Sr-89 kommt es bei dieser Substanz schon in der Regel nach einer Woche zu einer Schmerzreduktion, jedoch kann nur mit einer mittleren Wirkdauer von 16 Wochen gerechnet werden [4].

Obwohl einzelne Studien einen Abfall von Tumormarkern [7] oder Knochenumbaumarkern [7, 10] nach palliativer Schmerztherapie mit Radiopharmaka feststellen konnten und in Einzelfällen sogar eine Verminderung von Knochenmetastasen berichteten [11, 12], kann dies in der Regel nicht als Therapieziel angenommen bzw. erwartet werden. Eine Verlängerung der Überlebenszeit wurde jedoch nur in einzelnen wenigen Studien berichtet [13].

3.12.4. Nebenwirkungen

Nebenwirkungen einer palliativen Schmerztherapie mit Radiopharmaka sind selten [4, 5]. Die Nebenwirkungsrate bei den neuen Substanzen Sm-153 EDTMP und Re-186 HEDP wird in der Literatur als geringer gegenüber Sr-89 beschrieben [4]. Als wichtigste Nebenwirkung kann ein reversibler Abfall der Leukozyten und Thrombozyten durch die Strahlenexposition des Knochenmarks vorkommen, insbesondere bei Patienten mit schon bestehender Knochenmarkverdrängung durch Metastasen, kürzlich durchgeführter externer Radiatio oder Chemotherapie [4]. Im Regelfall ist der Abfall gering, unbeherrschbare Komplikationen (z.B. Blutungen, Infektionen mit Sepsis) wurden in der Literatur bislang nicht beschrieben. Der stärkste Abfall ergibt sich bei den neuen Substanzen Sm-153 EDTMP und Re-186 HEDP in der Regel 3-5 Wochen nach der Therapiedurchführung, eine vollständige Normalisierung der Leukozyten- und Thrombozytenzahlen konnte acht Wochen nach Therapiedurchführung beobachtet werden [4, 13]. Bei Sr-89 treten Blutbildveränderungen etwas später auf (maximaler Abfall nach 6 Wochen) und können auch länger anhalten [5]. Um Nebenwirkungen auf das Blutbild rechtzeitig zu erfassen, sollen Blutbildkontrollen in ein- bis zweiwöchigen Abständen über die Dauer von drei Monaten nach Therapie erfolgen.

Eine weitere Nebenwirkung, die bei 10-30 Prozent der behandelten Patienten auftritt, ist eine geringe und kurzfristige Zunahme der Schmerzintensität wenige Tage nach Applikation des Radiopharmakons (flare Phänomen). Das Auftreten eines flare Phänomens ist jedoch in der Regel mit einem guten Ansprechen auf die Therapie assoziiert.

3.12.5. Therapiewiederholungen

Mehrmalige Therapien mit Radionuklidpharmaka sind möglich, sofern auch Rahmenbedingungen für eine Folgetherapie gewährleistet werden könen. Die Ansprechrate bei einer Zweittherapie liegt im Bereich von etwa 50 %.

3.12.6. Zeitabstände zu anderen Therapieformen

In der Literatur wird von der gleichzeitigen Durchführung einer palliativen Schmerztherapie mit Radiopharmaka und einer Chemotherapie wegen unkalkulierbarer Nebenwirkungen auf das myeloproliferative Knochenmark abgeraten und Zeitintervalle zwischen diesen Therapien empfohlen. Eine Therapie mit Bisphosphonaten bzw. anderen antiresorptiven Medikamenten (z.B. Denosumab) sollte zumindest drei bis vier Wochen vor Durchführung einer palliativen Schmerztherapie mit Radiopharmaka abgesetzt werden, damit die Traceraufnahme des Radiopharmakons nicht durch diese osteoklastenhemmende Medikation vermindert wird.

3.12.7. Praktisches Vorgehen

Eine optimierte Betreuung von Patienten mit multiplen Knochenmetastasen muss durch die Zusammenarbeit verschiedener Spezialisten unterschiedlicher Fachgebiete interdisziplinär erreicht werden: Onkologen, Organonkologen und Strahlentherapeuten, Orthopäden, (interventionelle) Radiologen und Nuklearmediziner, Palliativmediziner und dem betreuenden Hausarzt [15]. Eine zentrale Bedeutung bei der Entscheidungsfindung und Planung von Therapien bei onkologischen Patienten nehmen mittlerweile die Tumorboards ein, wodurch ein multimodales und fachübergreifendes Management erreicht werden kann [16].

Die Abwägung der einzelnen therapeutischen Optionen zueinander und mögliche Therapiekombinationen (z.B. medikamentöse Schmerztherapie, externe Radiatio und Radiopharmaka) sollte vorrangiges Ziel einer multidisziplinären Zusammenarbeit sein [15, 17]. Aktuell wird die Radionuklidtherapie bei schmerzhaften Knochenmetastasen in zu geringem Ausmaß eingesetzt [15]. Wegen der hohen Ansprechrate knochenaffiner Radionuklide sollte diese Therapieform im Krankheitsverlauf jedoch zeitgerecht (nicht zu spät) eingesetzt werden bzw. einen fixen Platz in der therapeutischen Betreuung von Patienten mit Knochenschmerzen bedingt durch multiple Knochenmetastasen einnehmen.

Literatur

1. Paterson AHG. Bone metastases in breast cancer, prostate cancer and myeloma. Bone. 1987; 8(Suppl 1):17-22.

2. Cleeland CS. The impact of pain on patients with cancer. Cancer. 1984;54:35-41.

3. Jacobs SC. Spread of prostatic cancer to bone. Urology. 1983;21:337-344.

4. Fischer M. Leitlinie für die Radionuklidtherapie bei schmerzhaften Knochenmetastasen. Nuklearmedizin 1999;38:270-272. Link: AWMF-online: http://www.uni-duesseldorf.de/awmf/ll/031-029.htm Leitlinien der Deutschen Gesellschaft für Nuklearmedizin. Radionuklidtherapie bei schmerzhaften Knochenmetastasen.

5. Quilty PM, Kirk D, Bolger JJ et al. A comparison of the palliative effects of strontium-89 and external beam radiotherapy in metastatic prostate cancer. Radiother Oncol. 1994;31:33-40.

6. Robinson RG, Spicer JA, Preston DF et al. Treatment of metastatic bone pain with strontium-89. Nucl Med Biol. 1987;14:219-222.

7. Porter AT, McEvan AJ, Powe JE et al. Results of a randomized phase-III trial to evaluate the efficiacy of strontium-89 adjuvant to local field external beam irradiation in the management of endocrine resistant metastatic prostate cancer. Int J Radiation Oncology Biol Phys. 1993;25:805-813.

8. Laing AH, Ackery DM, Bayly J et al. Strontium-89 chloride for pain palliation in prostatic sceletal malignancy. Br J Radiol. 1991;64:816-822.

9. McEvan AJ. Unsealed source therapy of painful bone metastases: an update. Sem Nucl Med. 1997;27:165-182.

10. Papatheofanis FJ. Quantification of biochemical markers of bone resorption following strontium-89-

chloride therapy for metastatic prostatic carcinoma. J Nucl Med. 1997;38:1175-1179.

11. Uchiyama M Narita H, Makino M et al. Strontium therapy and imaging with bremsstrahlung in bone metastases. Clin Nucl Med. 1997;22:605-609.

12. Palmedo H, Grünwald F, Wagner U et al. Remission of bone metastases after combined chemotherapy and radionuclide therapy with Re-186 HEDP. Clin Nucl Med. 1998; 23:501-50427.

13. Manafi-Farid R, Masoumi F, Divband G et al. Targeted Palliative Radionuclide Therapy for Metastatic Bone Pain. J Clin Med. 2020;9:2622.

14. Resche I, Chatal JF, Pecking A et al. A dose-controlled study of Sm-153 Ethylenediaminetetramethylenephosphonate (EDTMP) in the treatment of patients with painful metastases. Eur J Cancer. 1997;33:1583-1591.

15. Hillegonds DJ, Franklin S, Shelton DK, et al. The management of painful bone metastases with an emphasis on radionuclide therapy. J Natl Med Assoc. 2007;99:785-794.

16. Coleman R, Abrahamsson PA, Hadji P: Handbook of Cancer-Related Bone Disease, 2. Aufl. Bristol: BioScientifica 2012.

17. McEvan AJ. Palliation of bone pain. In: Murray IPC and Ell P (Eds). Nuclear Medicine in clinical diagnosis and treatment. Churchhill Livingston 1994, pp. 877-892.

3.13. Palliative Chirurgie

3.13.1. Einleitung

In der palliativen Behandlung gastrointestinaler Neoplasien spielen chirurgische Verfahren eine wichtige Rolle. Das konventionelle operative Spektrum wird durch minimal-invasive, interventionelle und endoskopische Eingriffsmöglichkeiten entscheidend erweitert. Auf belastende Laparotomien kann damit oftmals verzichtet werden. Durch das geringere Zugangstrauma profitieren die Patienten mit kürzerer Rekonvaleszenz und geringerer Hospitalisationsdauer. Mit den Verbesserungen auf dem Sektor der Anästhesiologie und Intensivmedizin und durch Einbeziehen der Inneren und Physikalischen Medizin wurde in den letzten Jahrzehnten eine perioperative Infrastruktur geschaffen, die es ermöglicht, hochbetagte, aber auch schwerkranke Patienten erfolgreich zu operieren.

Durch moderne diagnostische Verfahren herrscht bei den allermeisten Eingriffen bereits präoperativ Klarheit, ob chirurgische Radikalität erzielbar ist. Besonders in der palliativen Situation müssen chirurgische Maßnahmen an die jeweilige Situation des Patienten angeglichen werden. Sinnvoll sind individuell angepasste Interventionen, die interdisziplinär abzustimmen sind und die durchaus ein gewisses Maß an Improvisationsvermögen erfordern können [1]. Oberstes Ziel muss sein, die Lebensqualität möglichst lange aufrechtzuerhalten und die psychosoziale Eingebundenheit des Patienten zu unterstützen.

Das Abwägen des Zumutbaren ist ein wichtiger therapeutischer Aspekt. Missverständnisse zwischen Arzt und Patient müssen durch intensive Aufklärungsarbeit erkannt und ausgeräumt werden. Die Erwartungshaltung eines unheilbar Kranken übersteigt auch manchmal die therapeutischen Möglichkeiten des Arztes. Es kann zu Unverständnis vonseiten des Patienten und der Angehörigen darüber kommen, wieso eine große Operation bloß zur Linderung der Beschwerden beiträgt, ohne aber die Grundkrankheit zu beseitigen.

Die Patienten, die Angehörigen, aber auch die zuweisenden Kollegen, müssen darüber informiert sein, dass palliative Eingriffe eine nicht zu unterschätzende Rate an Komplikationen haben können (30-Tage Morbidität 29 %, 30-Tage Mortalität 11 %) [2].

3.13.2. Aufgaben der Chirurgie in der palliativen Medizin

In der palliativen Chirurgie des Verdauungstrakts richtet sich das therapeutische Augenmerk auf die Behandlung der gastrointestinalen Obstruktion, des Verschlussikterus und der Behandlung von Beschwerden, die durch Lebermetastasen verursacht sind. Weitere Aufgabenbereiche sind Eingriffe bei akuten Tumorblutungen, bei Tumorperforation oder -fistelbildung sowie Interventionen und Operationen zur Schmerzreduktion.

3.13.3. Maligne gastrointestinale Obstruktion

Durch invasives Tumorwachstum bedingte Obstruktionen im GI-Trakt machen unterschiedliche Beschwerdebilder. Die Manifestationsorte der Obstruktion verteilen sich innerhalb des Verdauungstrakts mit unterschiedlicher Häufigkeit: Dünndarm (59 %), Dickdarm und Rektum (29 %) sowie Magen und Duodenum (7 %) [3].

Im oberen GI-Trakt reichen die Beschwerden von der Dysphagie bis zum rezidivierenden Erbrechen mit Aspiration. Im aboralen Verdauungstrakt rangieren die Beschwerden zwischen stenosebedingten Distensionsschmerzen und dem klinischen Vollbild eines Ileus. Zur Ätiologie ist anzuführen, dass das Kolorektal- und das Ovarialkarzinom die größte Verursachergruppe darstellen. Das maligne Melanom und das Mammakarzinom gehören zu den häufigsten extraintestinalen Malignomen, die zu intestinaler Obstruktion führen können.

Obwohl Chirurgen in der täglichen Routine sehr häufig mit diesem klinischen Bild konfrontiert sind, handelt es sich dabei aber nur selten um echte Notfälle [4]. In den überwiegenden Fällen werden Patienten vorstellig, die unter den Folgen ihrer inkompletten intestinalen Obstruktionen leiden und die durch intensivierte konservative Behandlung (z.B. passagere Magensonde, Infusionstherapie, Elektrolytsubstitution, Oktreotid, Kortison, Laxantien etc.) über diese kritische Situation gebracht werden können. Für die wenigen, die eine echte Intervention zur Behebung der Beschwerden benötigen, muss evaluiert werden, welcher Eingriff (chirurgisch, interventionell oder endoskopisch) für sie zumutbar und geeignet ist.

Nicht außer Acht lassen darf man, dass hinter einer vermeintlich karzinombedingten Passagestörung auch einmal eine benigne Ursache (z.B. Adhäsionen, Briden) stehen kann. Dieser Aspekt sollte jedenfalls immer in oben genannte Evaluation einfließen und ist unter anderem der Grund schlechthin, in jedem Fall eine genaue Abklärung bei Pa-

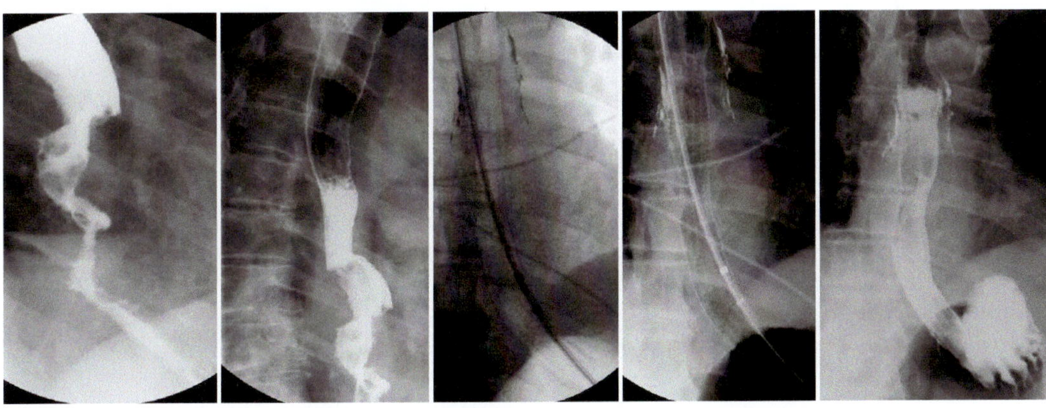

Abb. 3.21: Erfolgreiche gastroskopische Stentplatzierung unter Durchleuchtungskontrolle bei einem distalen Ösophaguskarzinom. Durch die Überstentung der Cardia ist mit deutlichem Reflux zu rechnen.

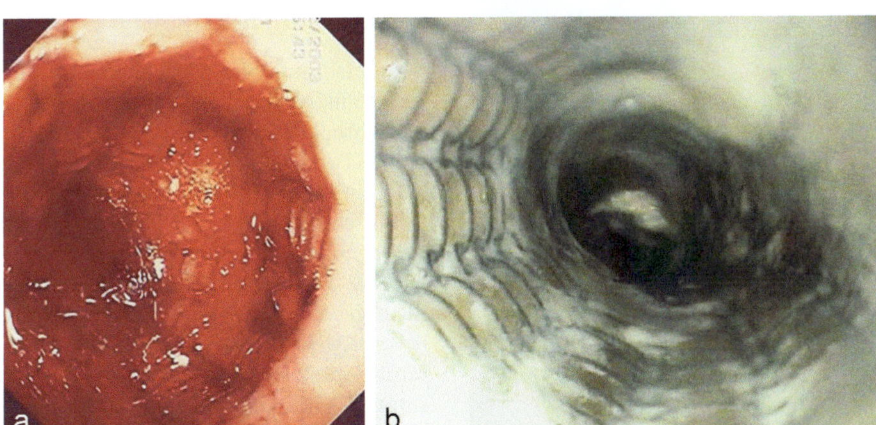

Abb. 3.22a+b: **a**: Frisch applizierter Stent. Durch die Manipulation kommt es zur Irritation des gesunden aber vor allem des tumorös veränderten Gewebes. Kurzfristige Episoden mit Meläna sind möglich, die nach kurzer Zeit abklingen. **b**: Endoskopischer Blick auf seit längerer Zeit liegendem Stent.

tienten mit gastrointestinaler Passagestörung durchzuführen [5].

In der Folge werden nun bezogen auf Organgruppen Problemstellungen und Therapiemöglichkeiten erörtert.

3.13.4. Ösophaguskarzinom

Palliative Chirurgie beim Ösophaguskarzinom (z.B. inkomplette Primärtumorresektion, Bypass-OP durch Magenhochzug) ist nur selten indiziert.

Die begrenzte Aussicht auf radikale Heilung des Ösophaguskarzinoms macht eine große Zahl der betroffenen Patienten zu Kandidaten für palliative nicht-operative Maßnahmen. Höchste Priorität hat die schnelle Behebung der Dysphagie und ihrer Folgen. Die endoskopische Implantation von Ösophagusprothesen ist diesbezüglich in 90 % der Fälle effektiv und hat gegenüber allen anderen Methoden wie der Brachytherapie den Vorteil des sofortigen Wirkungseintritts [6].

Stents (☞ Abb. 3.21-3.23) können durch die Tumorverkleinerung im Rahmen der Radiotherapie und durch die mechanische Belastung des Schluckakts dislozieren und gehen üblicherweise per vias naturales komplikationslos ab. Im Langzeitverlauf ist eine endoskopische Reintervention mit neuerlicher Stentung bei ca. 30 % der Patienten notwendig [7].

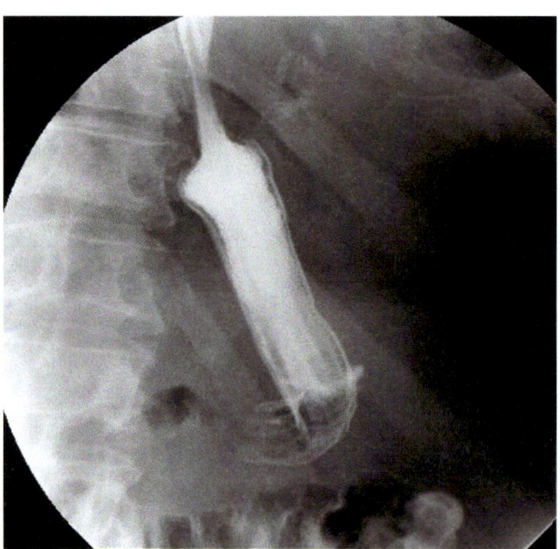

Abb. 3.23: In den Magen dislozierter Stent mit Knickbildung mit Notwendigkeit der Reintervention.

Auch für die Behandlung von tumor- oder behandlungsbedingten ösophagobronchialen Fisteln ist die endoskopische Prothetik die Therapie der ersten Wahl [8].

Die Brachytherapie, wenn möglich in Kombination mit Chemotherapie, stellt ein sehr effizientes Verfahren dar. Bei höhergradigen Lumenobstruktionen stehen Laser- oder Argonplasmakoagulation als Rekanalisationsverfahren zur Verfügung.

Eine ultimative Behandlungsmöglichkeit ist die Anlage einer perkutanten endoskopischen Gastrostomie (PEG-Sonde), die eine hyperkalorische Ernährung ermöglicht. Bei nicht passierbarer Speiseröhre kann der Magen zur Sondenimplantation Ultraschall- oder CT-gezielt punktiert werden. Die operative Variante der PEG-Sonde ist die Anlage einer sog. Witzelfistel.

Die perkutane Gastrostomie spielt auch eine gewisse Rolle in der Behandlung von Patienten mit inkurablem Ileus. Aufgestauter Mageninhalt, der zu wiederholtem Erbrechen führen würde, wird über die PEG-Sonde abgeleitet. Dem Patienten wird das permanente Tragen einer nasogastralen Sonde erspart und gleichzeitig ermöglicht, zumindest Flüssigkeiten zu sich nehmen zu können. Der Einsatz der PEG-Sonde mit dieser Indikation ergibt sich erfahrungsgemäß erst in der letzten Krankheitsphase eines Patienten mit maligner gastrointestinaler Obstruktion und kann dann aber eine beträchtliche Leidenslinderung bewirken.

3.13.5. Magenkarzinom

Beim nicht kurablen Magenkarzinom sollten palliative Eingriffe drohenden oder bereits eingetretenen Komplikationen wie Blutung, Stenose, ausgeprägte Tumornekrose oder Perforation vorbehalten sein. Wenn chirurgisch indiziert und auch technisch sinnvoll durchführbar, ist die palliative Resektion als chirurgisches Verfahren ärztlich vertretbar. Limitierte Resektionen haben ähnlich niedrige Mortalitäts- und Morbiditätsraten wie beispielsweise Umgehungsoperationen (Gastrojejunostomie), sodass sie als palliative Maßnahmen sinnvoll sind. Die palliative Entfernung des Tumors kann zudem das Auftreten weiterer lokaler Tumorkomplikationen wie beispielsweise Folgen des Tumorzerfalls, Abszessbildung etc. verzögern [9-11].

Beim Kardiakarzinom steht die endoskopische Palliation im Vordergrund. Mit der Überbrückung der Kardiaregion durch einen Stent (☞ Abb. 3.21) ist gastroösophagealer Reflux unvermeidlich und muss mittherapiert werden.

Blutende Magenkarzinome können, falls operative Maßnahmen nicht in Frage kommen, endoskopisch behandelt werden. Zur Verfügung stehen gastroskopische Thermokoagulation, Sklerotherapie oder etwa auch Klebstoffapplikation.

Höchst problematisch kann die obstruierende peritoneale Aussaat beim Magenkarzinom sein. Die Tumormassen im Oberbauch bilden einen (langstreckigen) Block zwischen Ösophagus und unterem GI-Trakt. Chronische Regurgitationen selbst von Speichel sind die Folge. Bei Misslingen eines Stentversuchs bleibt lediglich die Katheterjejunjostomie zur enteralen Ernährung.

3.13.6. Primäre und sekundäre Lebermalignome

Seltene Indikationen für einen palliativen chirurgischen Eingriff im Rahmen primärer oder sekundärer Geschwülste der Leber finden sich bei spontanen Tumoreinblutungen oder bei – insbesondere beim hepatozellulären Karzinom auftretender – Ruptur der Leberkapsel mit intraperitonealer Blutung. In Abhängigkeit von der Situation sollte immer ein angiografisch-interventioneller Therapieversuch mit Embolisation in Erwägung gezogen werden.

Die palliative Resektion primärer oder sekundärer Lebergeschwülste hat fast keinen Stellenwert (Indikation: symptomatische, hormonell aktive Karzinoidmetastasen). Unter palliativer Zielsetzung können in Abhängigkeit von Tumorgröße, -anzahl und -entität perkutane Verfahren wie Alkoholinstillation, Radiofrequenz/Mikrowellenablation und transarterielle Chemoembolisation angewendet werden. Diese Verfahren sind nur Teil des palliativonkologischen Therapiekonzepts für primäre und sekundäre Lebertumore. Ihre exakte Rolle im palliativen und (potentiell) kurativen Setting ist in ständiger Veränderung begriffen und bedarf der laufenden Evaluierung durch kontrollierte Studien [12,13].

3.13.7. Gallenwegs- und Gallengangskarzinom

Operative Verfahren zur palliativen Ableitung des Verschlussikterus sind heutzutage selten indiziert, da hochentwickelte endoskopische oder perkutaninterventionelle Methoden existieren. Bei zentraler maligner biliärer Obstruktion ist die perkutane Drainage und Stentplatzierung zu bevorzugen (PTCD), während bei inoperablen, papillennahen Läsionen die endoskopische Stentung indiziert ist. Auch kombinierte Verfahren können zur Anwendung kommen. Plastikstents inkrustieren nach 3-6 Monaten und müssen dann ausgewechselt werden. Bei längerer Lebenserwartung sollten Metallgitterstents verwendet werden. Ihre Offenheitsdauer beträgt bis zu 12 Monate. Aufgrund ihres größeren Durchmessers kommt es praktisch nicht zur Verlegung des Stentlumens. Hauptokklusionsursache ist das Einwachsen des Tumors in das Stentlumen. Somit ist die Offenheitsdauer des

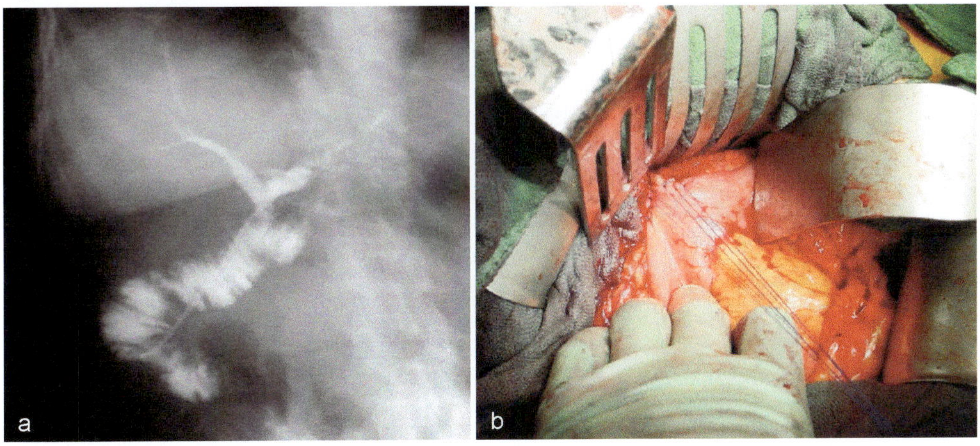

Abb. 3.24a+b: **a**: Hepaticojejunostomie in der Cholangiografie. **b**: intraoperative Abbildung.

Stents von der jeweiligen Tumorbiologie abhängig [14].

3.13.8. Pankreaskarzinom

Aufgrund Inkurabilität kommen bei ca. 80 % der Patienten mit diagnostiziertem Pankreas- und perampullären Karzinom rein palliative Maßnahmen zum Einsatz. Diese sind Maßnahmen zur Behandlung des Verschlussikterus und der Magenausgangsstenose. Der Stellenwert der chirurgischen biliodigestiven Anastomose wird, wie bei den Gallengangskarzinomen, durch endoskopische und perkutane Stenteinlagen relativiert. Die Indikation beschränkt sich vornehmlich auf Operationen, in denen eine inkurable Tumorsituation vorgefunden wird und lediglich eine palliative Ableitung des aufgestauten Gallengangssystems erzielt werden kann. Biliodigestive Anastomosen (☞ Abb. 3.24a+b) gewähren grundsätzlich ein langanhaltendes Funktionieren der Galleableitung.

Intraoperativ muss jedenfalls abgewogen werden, ob gemeinsam mit der biliodigestiven Anastomose

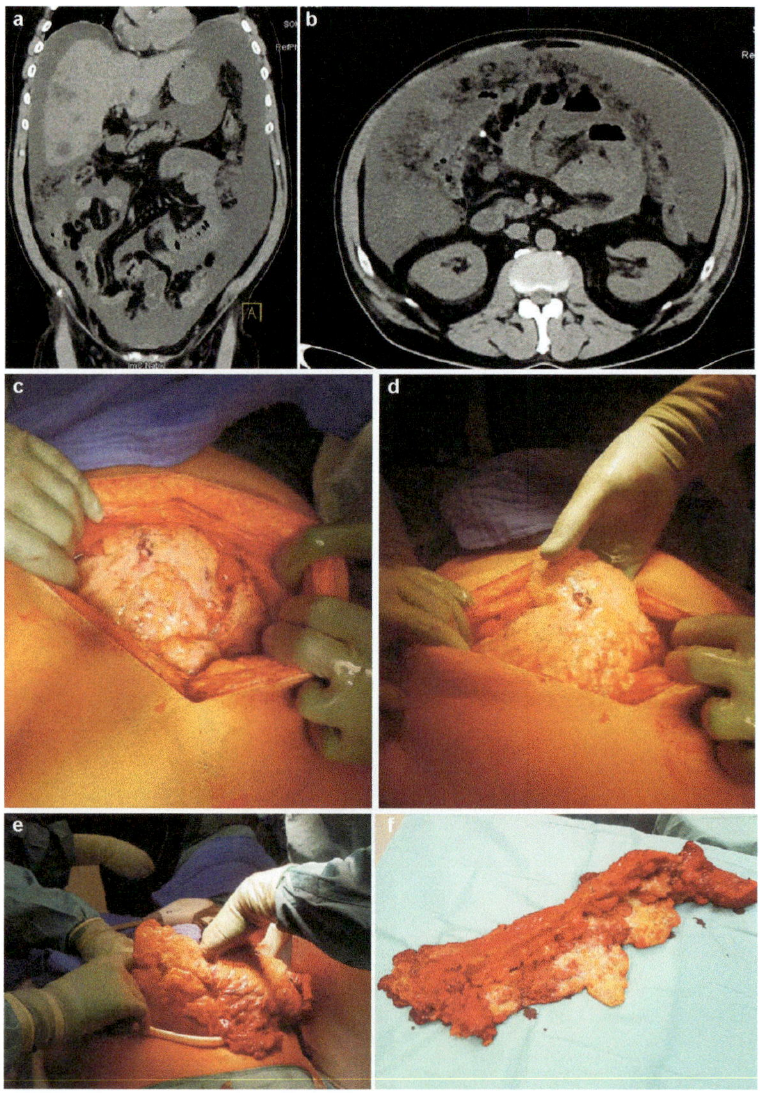

Abb. 3.25a-f: **a+b**: Perforiertes metastasiertes Coecumkarzinom mit freier Luft im Abdomen (CT). **c-f**: Erweiterte Hemikolektomie rechts bei perforiertem metastasiertem Coecumkarzinom 2 Tage nach Beginn der Chemotherapie.

eine Magenableitung (Gastroenteroanastomose) anzulegen ist, da ein beträchtlicher Teil der Patienten mit Ikterus, die zum Zeitpunkt der OP noch keine Magenausgangsstenose haben, diese im weiteren Verlauf der Krankheit noch entwickeln [15].

Zur bewusst palliativen Duodenopankreatektomie kommt es in Ausnahmefällen. Es handelt sich um Eingriffe, die in kurativer Absicht durchgeführt wurden und deren histologisches Endresultat einen Tumorbefall der Schnittränder attestiert. Bei geringen Mortalitäts- und Morbiditätszahlen, wie sie in Zentren für Pankreaschirurgie ausgewiesen werden, stellen auch diese ausgedehnten Eingriffe für den Patienten keinen Nachteil dar. Im Gegenteil bescheinigen einige Studien einen Überlebensvorteil nach R1- und R2-Resektion gegenüber dem palliativen Bypassverfahren [16, 17].

3.13.9. Kolorektales Karzinom

Beim metastasierten Kolorektalkarzinom (☞ Abb. 3.25a-f) richtet sich die chirurgische Therapie nach dem Beschwerdebild. Die Symptomatik wird in erster Linie vom Primärtumor verursacht und umfasst Blutung, Obstruktion, Perforation, Fistel- und Kloakenbildung. Der asymptomatische Patient bedarf primär einer konservativen Behandlung im Sinne einer palliativen Chemotherapie. Bezüglich des Nutzens einer palliativen Resektion des asymptomatischen metastasierten Primärtumors findet sich in der Literatur eine Vielzahl kontroversieller Ansichten [18-20].

Therapieoptionen beim nicht-resektablen symptomatischen Kolorektaltumor sind die Anlage einer enteroenteralen Umgehungsanastomose oder eines Anus praeter. Bei metastasierten, aber ansonsten lokal resektablen symptomatischen Tumoren bietet sich idealerweise die laparoskopische Resektion an.

Selbst aufwändige Multiorganresektionen sind in Zentren mit niedriger perioperativer Morbidität und Mortalität gerechtfertigt, da sie zu Schmerzfreiheit und Verhinderung oder Beseitigung von Blutungen, Kloaken und Fisteln führen.

Selbstexpandierende Kolorektalstents werden in der Akutsituation des Ileus zur Dekompression des distentierten Darms, aber auch in der Palliation verwendet. Diese endoluminalen Rekanalisationsverfahren sind etabliert und wirkungsvoll. Sie eignen sich besonders bei Tumoren des Sigmoids und des Rektums. Das Einsetzen der Stents erfolgt endoskopisch, fallweise unter Durchleuchtungskontrolle. Im Bereich von Darmkrümmungen, Flexuren und der Ampulla recti kann es zu Schwierigkeiten der Stentpositionierung und -verankerung kommen. Metaanalysen zeigten eine klinische Erfolgsrate nach Stentapplikation von 88 %. Eine Perforation trat in 4 Prozent auf, eine Stentmigration in 10 %. Die Rate der Reobstruktion betrug 10 % [21-24].

3.13.10. Schlussbemerkung

Fortschritte in der Chirurgie, interdisziplinäre Zusammenarbeit mit den anderen medizinischen Fächern und die Entwicklung nicht-operativer interventioneller Methoden haben für schwerkranke Patienten viele Vorteile gebracht. Selbst bei infauster Gesamtprognose sind vielfach große operative Eingriffe möglich und können erfolgreich durchgeführt werden. Die vorliegende Übersicht soll eine Aufzählung und Erörterung häufiger viszeralchirurgischer Problemstellungen liefern.

Interventionelle und chirurgische palliative Methoden stehen in keiner Konkurrenz mehr zueinander, sondern ergänzen einander zu einem maximal breiten Behandlungsspektrum. Palliative operative Verfahren bieten bei entsprechend ausgewählten Patienten gute Langzeitergebnisse mit hoher Lebensqualität [22].

Es bedarf profunder ärztlicher Erfahrung und Subtilität, zu entscheiden, welche Methode hinsichtlich Prognose, Allgemeinzustand und der körperlichen Konstitution des Kranken die passende ist.

Die therapeutische Entscheidungsfindung muss im interdisziplinären Forum stattfinden. Jegliche Intervention sollte in ein multimodales Therapiekonzept eingebunden sein.

Mehr noch als sonst liegt in der chirurgischen Behandlung unheilbar kranker Menschen wesentliche Bedeutung in der ärztlich-menschlichen Zuwendung, beginnend schon bei der stationären Aufnahme an bis hin zur Nachbetreuung.

Literatur

1. Krouse RS, McCahill LE, Easson AM, et al. When the Sun can Set on an Unoperated Bowel Obstruction: Management of Malignant Bowel Obstruction. J Am Coll Surg. 2002;195: 411-422.

2. Miner TJ, Brennan MF, Jaques DP. A Prospective, Symptom Related, Outcomes Analysis of 1022 Palliative Procedures for Advanced Cancer. Ann Surg. 2004; 240 (4):719-727.

3. Junginger Th, Ketterer K. Palliativtherapie bei gastrointestinaler Obstruktion. Chirurg. 1999;70:1397-1401.

4. Ripamonti CI. Easson AM, Gerdes H. Management of malignant bowel obstruction. Eur J Cancer. 2008;44: 1105-1115.

5. Helyer L, Easson AM. Surgical Approaches to Malignant Bowel Obstruction. J Support Oncol. 2008;6(3): 105-113.

6. Rueth N, Shaw D. et al, Esophageal Stenting and Radiotherapy: A Multimodal Approach for the Palliation of Symptomatic Malignant Dysphagia. Ann Surg Oncol. 2012;19:4223-4228.

7. Halpern A, McCarter M. Palliative Management of Gastric and Esophageal Cancer Surg Clin North Am. 2019;99(3):555-569.

8. Meier P, Manns M. Maligne Passagestörungen. Chirurg 2006;77:203-209.

9. Hartgrink HH, Putter H, Klein Kranenbarg E, Bonenkamp JJ, van de Velde CHJ. Value of Palliative Resection in Gastric Cancer. BJSurg. 2002;89:1438-1443.

10. Brandl A, Pachmayr E. et al. Chirurgische Therapie beim peritoneal metastasierten Magenkarzinom. Chirurg 2018;89:669-677.

11. Terashima M, Fujitani K. et al. Survival analysis of a prospective multicenter observational study on surgical palliation among patients receiving treatment for malignant gastric outlet obstruction caused by incurable advanced gastric cancer. Gastric Cancer. 2021;24:224-231.

12. Tiong L, Maddern G.J. Systematic review and meta-analysis of survival and disease recurrence after radiofrequency ablation for hepatocellular carcinoma. BJSurg. 2011;98:1210-1224.

13. Ruers T, Van Coevorden F et al. Local Treatment of Unresectable Colorectal Liver Metastases: Results of a Randomized Phase II Trial. J Natl Cancer Inst. 2017;1: 109(9).

14. Baron TH. Palliation of Malignant Obstructive Jaundice. Gastroenterol Clin N Am. 2006; 35:101-112.

15. Van Heek et al. The Need for a Prophylactic Gastrojejunostomy for Unresectable Periampullary Cancer. Ann Surg. 2003;238:894-905.

16. Köninger J, Wente MN, Müller MW, Gutt CN, Friess H, Büchler MW. R2 Resection in Pancreatic cancer. Does it make sense. Langenbecks Arch Surg. 2008;393(6):929-34.

17. Pencovich et al. Palliative Bypass Surgery for Patients with Advanced Pancreatic Adenocarcionoma: Experience from a Tertiary Center. World J Surg Oncology. 2020; 18(1):63.

18. Kanemitsu Y, Shitara K. et al, Primary Tumour Resection Plus Chemotherapy Versus Chemotherapy Alone for Colorectal Cancer Patients with Asymptomatic, Synchronous Unresectable Metastases. J Clin Oncol. 39: 1098-1107.

19. Beller S, Schlag P. Hat die palliative Resektion bei gastrointestinalen Tumoren noch einen Stellenwert? Chirurg. 2006;77:219-225.

20. Sterpetti A, Costi U. et al. National Statistics about Resection of the Primary Tumor in Asymptomatic Patients with Stage IV Colorectal Cancer and Unresectable Metastases. Need for Improvement in Data Collection. A Systematic Review. Surg Oncol. 2020;33:11-18.

21. Mann CD et al. Nonresectional palliative surgery for patients with advanced colorectal cancer. Colorectal Dis. 2010;12:1039-1043.

22. van Hooft JE, Veld JV et al. Self-expandable Metal Stents for Obstructing Colonic and Extracolonic Cancer ESGE Guideline-Update 2020. Endoscopy. 2020;52(5): 389-407.

23. Faragher IG, Chaitowitz IM, Stupart DA. Long-term results of palliative stenting or surgery for incurable obstructing colonic cancer. Colorectal Dis. 2008;10(7):668-72.

24. Zhang Y et al. Comparison of efficacy between uncovered and covered selfexpanding metallic stents in malignant bowel obstruction: a systematic review and metaanalysis. Colorectal Dis. 2012;14:e367-e374.

3.14. Palliative Therapie inkurabler Malignome im HNO-Bereich

Atmung, Nahrungsaufnahme und Kommunikation sind evolutionär so stark verknüpft, dass die Überlagerungen von Respiration, Ingestion, Mastikation und Deglutition einerseits und das Erscheinungsbild, Gestik, Mimik und Lautsprache andererseits berücksichtigt werden müssen, um bei schweren Erkrankungen an dieser Nahtstelle des Individuums zu seiner ökologischen und sozialen Umwelt eine bedürfnisgerechte Hilfe bieten zu können [7].

Das Gros der Erkrankungen bilden Karzinome des oberen Aerodigestivtraktes, vor allem in Mundhöhle, Rachen und Kehlkopf.

Der tabak- und alkoholbestimmte ätiologische Hintergrund wirkt auch noch Jahre nach Konsumbeendigung fort und liegt einer Rate von etwa 15 % tabakassoziierten Mehrfachtumoren zugrunde, die neben dem HNO-Bereich auch Bronchien, Ösophagus und die harnableitenden Wege betreffen. Die Karzinogenese der oropharyngealen Tumoren wird durch meist latent verlaufende HPV-Infektionen gefördert.

Zervikofaziale kutane Malignome, unter dem ätiologischen Einfluss kumulativer Lichtexposition und auch durch die demografische Entwicklung im Zunehmen begriffen, betreffen von Anfang an das äußere Erscheinungsbild der meist älteren Patienten. Krebserkrankungen verursachen ein spezifisches Störungsmuster, dass der Patient schlecht verdrängen oder verbergen kann. Störungen der Stimme, der Sprachartikulation, des Schluckens, des Aussehens, Sekretabsonderungen und Tumorfötor führen zu sozialer Isolation. Massiver Gewichtsverlust kann den konsumierenden Verlauf der Erkrankung stark beschleunigen. Neurologische Symptome durch Schädelbasisbefall können die Symptomatik erheblich verschlechtern, Asphyxie und Arrosionsblutungen können perakut zum Tod führen.

Die Erfordernisse einer Palliation sollten stets im Dreigestirn der WHO-Krankheitsdefinition nach Körperfunktionen, Organstrukturen und Aktivitäten erkannt werden, die in der neuen Fassung positiv als *functions, structures, activity and participations* beschrieben werden (*International Classification of Functioning, Disability and Health, ICF – Funktionsfähigkeit, Behinderung und Gesundheit*) [9].

- Gegen direkte *Tumorsymptome* gerichtete Therapien schöpfen aus demselben Repertoire wie die kurativ orientierte Therapie. So können entstellende Tumoren, entstammend aus dem Gesichtsbereich, weiters auch Tumoren, die weiter Richtung Schädelbasis infiltrieren oder auch obstruierend wachsen und den Atem- oder Schluckweg verlegen, durch eine entsprechende chirurgische, radiologische oder auch chemotherapeutische und Antikörpertherpaie zurückgedrängt werden [12].
- *Funktionell* orientierte Behandlungen gehen aus dem Erfahrungsschatz der symptomatischen supportiven Therapie, der Adaptation und der Rehabilitation hervor. Sie umfassen eine breit gefächerte interdisziplinäre Betreuung mit Auswahl geeigneter Hilfsmittel, in leichteren Fällen unter überlegter Beiziehung von Selbsthilfegruppen.
- Die Unterstützung durch die Familie, Freunde und Bekannte des schwer oder unheilbar Erkrankten richtet sich nach den persönlichen Wünschen, Erwartungen und Fähigkeiten des Patienten.
- Die Beschwerdelinderung erfordert eine laufende Abgleichung der therapeutischen Möglichkeiten an die vom Patienten empfundene Erleichterung. Mit steigender Erfordernis einer palliativen Therapie sinkt naturgemäß auch deren therapeutische Breite. Die organspezifische Symptomatik sollte stets von der allgemeinen Beschwerdesymptomatik abgegrenzt werden: Ist z. B. eine Gewichtsabnahme durch Inanition (Mangelernährung) oder Tumorkachexie bedingt, eine Dyspnoe laryngeal oder kardiopulmonal, eine Anämie hämorrhagisch oder paraneoplastisch?

Die Bewertung einer Schmerzsymptomatik erfordert ein Verständnis ihrer Pathogenese. Rehabilitationsmöglichkeiten von Stimm-, Sprach-, Hör- oder Sehstörungen sollten frühzeitig erkannt und eingesetzt werden.

Die wichtigsten Palliationsziele im Kopf-Halsbereich sind Schmerzfreiheit, Sicherung der Atemwege, Ernährung, Kommunikation, Hämostase und psychische Stabilität und Vermeidung von Entstellung [1, 4, 5,13].

- *Schmerzen* können in ausgewählten Fällen in Ergänzung der allgemeinen medikamentösen Stufentherapie chirurgisch oder tumorkausal behandelt werden: Resektion umschriebener niedrig maligner Tumoren (Tumordebulking), Bestrahlung oder Chemotherapie oder auch Therapie mittels neuerer Antikörpertherapien, Behandlung der ossären Metastasen (Biphosphonate, monoklonale Antikörper) oder Therapie meningealer Infiltrationen- z.B. radioneurochirurgisch oder mittels intrathekaler Chemotherapie [15].
- *Dyspnoe, Dysphagie* und *Aspiration* sind charakteristische Symptome fortgeschrittener Kopf-Hals-Malignome.

- *Stimmverlust* erfordert die Berücksichtigung der verbliebenen kommunikativen Fähigkeiten wie Hörvermögen, Sehvermögen, Alphabetbeherrschung und Schreibmotorik(Zuhilfenahme von Schreibtafeln) und Einsatz eines Elektrolarynx.
- *Tumorarrosionsblutungen* können an exulzerierten Haut- oder Schleimhautflächen und auch in der Tiefe auftreten. Massive Blutungen müssen meist unter starker Sedierung und Analgesie ihrer letalen Spontanentwicklung überlassen werden. Eine beratende Vorbereitung auch der Angehöörigen kann diese dramatische Komplikation leichter ertragen und verarbeiten lassen.
- *Entstellende Schwellungen durch ausgedehntes Tumorwachstum oder Lymphödem, Exulzerationen* und *fötider Tumorzerfall* sind klassische Symptome fortschreitender Tumorerkrankungen, die früher regelmäßiger beobachtet wurden. Sie stellen hohe Anforderungen an die palliative Therapie dar.
- *Depression, Angst* und *Erschütterungen der körperlichen und sozialen Identität* erfordern emotionale, psychologische und psychiatrische Unterstützung [2].
- Chirurgie, Strahlentherapie, Chemotherapie, Logopädie, Psycholog/-innen und geschulte Pflege können allein oder kombiniert in der palliativen Therapie von Kopf-Hals-Malignomen eingesetzt werden.
- Chirurgische Intervention: Sicherung der Atem- und Schluckwege mittels Tracheotomie, Blutstillung und zur Reduktion entstellender Tumormanifestationen, Atmungs- oder stimmverbessernde Eingriffe an der Glottis. Resektionen werden vom HNO-Arzt vorgenommen. Stenosen oder Insuffizienzen der Glottis werden außer von Kopf-Hals-Tumoren auch von Tumoren des oberen Mediastinums verursacht (Bronchus, Ösophagus, Schilddrüse) und können ebenfalls chirurgisch angegangen werden.
- *Glottiserweiterung bei bilateraler Recurrensparese*: Bei bilateraler Recurrensparese mit Atemnot kann eine Abduktion oder Lateralpositionierung einer Stimmlippe als Alternative zur Tracheotomie durchgeführt werden, in erster Linie die endoskopische Resektion des Processus vocalis cart. arytaenoideae [3, 14]; dabei ist aber zu bedenken, dass eine stark reduzierte Stimmgebung daraus resultiert.
- *Medialisation oder Augmentation einer exkavierten Stimmlippe bei unilateraler Parese*: Bei einer einseitigen Stimmlippenparese kann die Exkavation der betroffenen Stimmlippe durch eine logopädische Therapie eine Verbesserung bewirken. Die Stimme bleibt aber meist behaucht, und auch der Hustenstoß und die Kraftentfaltung der Extremitäten bleiben schwach. Eine Auffüllung der gelähmten Stimmlippe mit Restylane kann eine deutliche Besserung der Stimmgebung bewirken. Eine hohe Vagusparese verursacht überdies eine Aspiration. Bei eingeschränktem Glottisschluss kann hier chirurgisch rehabilitiert werden: transzervikal als *laryngeal framework surgery* durch Medialisation des lateralisierten Stimmlippenrandes oder endoskopisch durch Auffüllung der Exkavation [6, 10, 14]. Vor allem der allgemein geschwächte Patient empfindet dadurch Erleichterung

Tracheotomie und Trachealstents

Fortgeschrittene Tumoren im HNO-Bereich verursachen meist früher oder später eine Atemwegsstenose oder eine Speichelaspiration. Die Tracheotomie ist ein bewährter elektiver Eingriff, der trotz der einschneidenden Veränderung der Lebensumstände große Erleichterung schaffen kann. Gelegentlich muss sie selbst am hospitalisierten Patienten als Akuteingriff vorgenommen werden. Eine chirurgische Tracheotomie mit ihrem stabilem Tracheostoma eignet sich für die unbefristete Palliativbetreuung besser als eine dilatative. In ausgewählten Fällen von Trachealstenosen kann unter vorläufigem Verzicht auf eine Tracheotomie ein Stent eingesetzt werden [10]: Dessen Erfolg hängt von der Kraft des Patienten ab, die Unterbrechung des mukoziliären Transports durch den Stent mit seinem Hustenstoß zu überbrücken.

Endoskopische Lumenerweiterung, Ösophagusstents, Perkutane endoskopische Gastrostomie (PEG)

In ausgewählten Fällen kann ein obturierter zervikaler Atem- oder Schluckweg endoskopisch vorübergehend, gelegentlich wiederholt, wegbar gemacht werden. Stents können mit Erfolg in den unteren zwei Dritteln des Ösophagus eingesetzt werden, eignen sich aber nicht für den zervikalen Ösophagus.

Die Indikation zur PEG sollte zeitgerecht getroffen werden, solange der Schluckweg noch mit einem

Gastroskop passierbar ist. In Spätstadien muss ein endoskopischer, radiologisch-interventioneller oder offener Eingriff erfolgen.

▶ Resektion symptomatischer Tumoren

Umschriebene Primärtumoren oder Lymphknotenmetastasen können, meist mit Defektdeckung durch Lokal- oder Fern- oder Verschiebelappen, in Einzelfällen zur Abwendung schwerwiegender Symptome, exstirpiert werden.

▶ Blutstillung

Endoskopische Elektrokoagulation und die Ligatur der A. carotis externa über eine Zervikotomie können eine nicht allzu starke Arrosionsblutung stillen.

Gelegentlich folgen darauf monatelange blutungsfreie Intervalle. In selektierten Fällen bietet sich eine endoarterielle Embolisation auf dem Wege einer interventionellen Angiographie an.

Strahlen-, Chemo- und Immuntherapie

Schmerzlinderung, vor allem in Knochen und Dura, Tumorverkleinerung, Reduktion von Stauungen und Ödemen sind die Möglichkeiten einer palliativen Strahlentherapie. Bei ausreichendem Allgemeinzustand kann eine Beschwerdelinderung auch chemotherapeutisch mit bis zu 50 % Remissionen und Überlebenszeiten von etwa 6 Monaten erreicht werden (20 % ein Jahr) [8, 12]. Auch die neueren Immuntherapien und Checkpoint-Inhibitoren kommen zum Einsatz.

Medikamentöse Therapie

Die Symptomatik des Kopf-Hals-Befalls kann die Möglichkeiten der Ernährung auf enterale, transdermale oder parenterale Wege einschränken. In der Terminalphase kann eine Rehydrierung durch Ödeme und Lungenstauung eingeschränkt werden [1, 8].

Logopädische Therapie

Schluckrehabilitation durch Körperhaltung und Bewegungsabläufe sind in der palliativen Betreuung weniger aussichtsreich als in der posttherapeutischen Rehabilitation. Eine Adaptation von Nahrungskonsistenz, Geschirr und Besteck können eine aspirationsassoziierte Dysphagie deutlich bessern. Stimm- und Atemtraining können in ausgewählten Fällen mit bescheidenen Erwartungen versucht werden. Aufklärung des Pflegepersonals über eine eventuelle Schwerhörigkeit mit Veranlassung einer Hörgeräteanpassung oder Ermöglichung schriftlicher Verständigung können schwerhörige Patienten sichtbar aufleben lassen.

Die Institution, die eine Tumorbehandlung beginnt, sollte auch in der Lage sein, die Betreuung einer Rezidiverkrankung durchzuführen oder sicherzustellen. Ein guter Kontakt zu Angehörigen, Freunden und Bekannten oder Institutionen, die die Palliativbetreuung zeitweise oder auf Dauer übernehmen, sichert den Erfolg dieser Betreuung.

Literatur

1. Bausewein C, Rémi C, Twycross R, Wilcock A (Hrsg). Arzneimitteltherapie in der Palliativmedizin. Urban & Fischer, München 2005.

2. Bronheim H. Psychotherapy of the otolaryngology patient. Gen Hosp Psychiatry. 1994;16(2):112-118.

3. Dennis DP, Kashima H. Carbon dioxide laser posterior cordectomy for treatment of bilateral vocal cord paralysis. Ann Otol Rhinol Laryngol. 1989;98:930-934.

4. Deutsche Gesellschaft für Palliativmedizin.

5. Forbes K. Palliative care in patients with cancer of the head and neck. Clin Otolaryngol. 1997;22:117-122.

6. Friedrich G. Titanium vocal fold medializing implant: introducing a novel implant system for external vocal fold medialization. Ann Otol Rhinol Laryngol. 1999; 108:79-86.

7. Gentilucci M, Corballis MC. From manual gesture to speech: a gradual transition. Neurosc Biobehav Rev. 2006;30:949-960.

8. Goldstein NE, Genden E, Morrison RS. Palliative care for patients with head and neck cancer. JAMA 2008; 299(15):1818-1825.

9. International Classification of Functioning, Disability and Health (ICF). WHO 2001.

10. Jones LM, Mair EA, Fitzpatrick TM, Lyon RD, Feuerstein IM. Multidisciplinary airway stent team: a comprehensive approach and protocol for tracheobronchial stent treatment. Ann Otol Rhinol Laryngol. 2000;109 (10):889-98.

11. Laccourreye O et al. Intracordal injection of autologous fat in patients with unilateral laryngeal nerve paralysis, long term results from the patient's perspective. Laryngosope 2003;113:541-545.

12. National Comprehensive Cancer Network.

13. Österreichische Palliativgesellschaft.

14. Sulica L, Blitzer A (Eds). Vocal fold paralysis. Springer Berlin Heidelberg New York 2006.

15. Walzl A, Haberland B, Wollenberg B, Bausewein C. Therapie chronischer Schmerzen bei Patienten mit Kopf-Hals-Tumoren. HNO. 2006;54:803-818.

3.15. Gynäkologie

In der gynäkologischen Onkologie beschäftigen wir uns mit dem Mammakarzinom und den Krebserkrankungen des weiblichen Genitale, also dem Ovarialkarzinom, Uteruskarzinom (Korpus und Zervix) sowie den selteneren Vulva-, Vaginal- und Tubenkarzinomen. Die gynäkologischen Krebserkrankungen machen etwa 40 % aller Krebserkrankungen der Frau aus. Das Mammakarzinom ist mit 5.600 Neuerkrankungen pro Jahr die häufigste Krebserkrankung der Frau überhaupt. Ein Ovarialkarzinoms wird in Österreich jährlich etwa 1.000 Mal neu diagnostiziert, die Neuerkrankungen beim Korpuskarzinom liegen bei etwa 500 pro Jahr, die Zahl der jährlichen Neuerkrankungen der übrigen, eher seltenen, Karzinome beträgt etwa 100 [1].

Mammakarzinom

Trotz verbesserter Früherkennung und adjuvanter Therapie rezidivieren 30-40 % aller Brustkrebsfälle. Handelt es sich bei einem Lokalrezidiv in der Brust oder der regionalen axillären Lymphknoten noch um eine potenziell kurative Situation, so muss auch heute noch davon ausgegangen werden, dass die metastasierte Erkrankung nicht heilbar ist. Das Behandlungsprinzip in der metastasierten Situation befolgt daher die Richtlinie der bestmöglichen Erhaltung der Lebensqualität. Das Grundprinzip der Behandlung und Begleitung der Frauen im metastasierten Stadium besteht aus der tumorzerstörenden Behandlung, bei der wir heute die medikamentöse Therapie, die Strahlentherapie und in ausgesuchten Fällen auch die operative Therapie einsetzen. Das zweite Behandlungsprinzip ist die Linderung klinischer Beschwerden durch die supportiven Begleitmaßnahmen.

Die häufigsten Metastasen beim Mammakarzinom treten in den Knochen auf. Weitere Metastasenlokalisationen sind bevorzugt die Leber, Lunge, Lymphknoten, Haut und das zentrale Nervensystem [2]. Grundsätzlich wird die tumorzerstörende Therapieentscheidung auf der Basis folgender Tumorcharakteristika getroffen: Hormonrezeptorstatus, Her2neu-Status, Zeitintervall zwischen Erstdiagnose und Auftreten der Metastasen, klinische Beschwerdesymptomatik, adjuvante und andere Vortherapie, klinischer Allgemeinzustand der Patientin, Alter der Patientin und ihre Begleiterkrankungen.

▶ Das hormonrezeptorpositive Mammakarzinom

Im Primärtumor ist der Östrogen- und/oder Progesteronrezeptor positiv. Zumeist entwickelt sich bei diesen Frauen ein Rezidiv erst einige Jahre nach der Diagnose. Es können auch Metastasen 10 oder 15 Jahre nach der Erstbehandlung auftreten, daher sprechen wir heute beim hormonrezeptorpositiven Mammakarzinom von einer chronischen Erkrankung. Für diese Frauen ist auch im metastasierten Stadium die antihormonelle Behandlung die Therapie der Wahl, außer es besteht eine massive klinische Beschwerdesymptomatik durch die Metastasierung und dadurch auch eine dringende Notwendigkeit für eine möglichst rasche Remission. In diesen Fällen setzt man bevorzugt die zytostatische Therapie in Form einer Kombinationstherapie ein. Grundsätzlich ist die Antihormontherapie eine nebenwirkungsarme Therapie mit guter Wirksamkeit beim hormonrezeptorpositiven Mammakarzinom. In den letzten Jahren wurden die therapeutischen Möglichkeiten durch die Entwicklung der Gruppe der CDK 4/6-Inhibitoren erweitert, die heute als Standard für die Erstlinientherapie beim hormonrezeptorpositiven Mammakarzinom in Kombination mit der antihormonellen Therapie eingesetzt werden. Hier stehen in der Postmenopause die Aromatasehemmer [3], bei Progredienz der Wechsel auf das Antiöstrogen Faslodex (eine i.m.-Injektion alle 4 Wochen) sowie bei neuerlicher Progredienz auch der Einsatz des Antiöstrogens Tamoxifen zur Verfügung. Oft gelingt es durch den Einsatz dieser antihormonellen Kombinationstherapien, bei den Patientinnen über viele Jahre Beschwerdefreiheit zu erzielen.

▶ Das hormonrezeptornegative Mammakarzinom

Hier kommt überwiegend die zytostatische Chemotherapie zum Einsatz. Es stehen uns zahlreiche wirksame Substanzen zur Verfügung, die entweder als Monotherapie in sequentieller Form gegeben werden, oder bei hohem Leidensdruck und entsprechender schwerer klinischer Symptomatik auch in Form von Zweierkombinationen. Mit der Kombinationstherapie erzielt man zwar häufiger

Remissionen der Metastasen, jedoch bei deutlich höherer Toxizität. Die Monotherapie zeichnet sich durch eine bessere Verträglichkeit aus, und obwohl die Remissionsraten nicht so hoch sind, wirkt sich das praktisch nicht negativ auf die Überlebenszeit oder noch wichtiger auf die Zeit bis zur neuerlichen Progredienz aus.

Die am häufigsten verwendeten Substanzen sind die Anthrazykline, die Taxane, das Gemcitabin, seit kurzer Zeit auch das Carboplatin, vor allem beim sogenannten triple-negativen Karzinom (negativer Östrogen-, Progesteron- und Her2neu-Rezeptor), aber auch orale Therapien wie das Capecitabin oder das Vinorelbin. Die Therapie wird bis zur neuerlichen Progredienz gegeben, oder wenn aufgrund der Toxizität die Patientin die Therapie beenden möchte. Oft werden aber auch Therapiepausen eingeschaltet, was im Sinne einer optimalen Lebensqualität mitunter erforderlich ist. Auch hier gab es in den letzten Jahren eine Weiterentwicklung. Wir empfehlen bei Frauen mit triplenegativem Mammakarzinom eine genetische Analyse, um eine Mutation des BRCA1- oder BRCA2-Gens (= BReath CAncer Gene) zu diagnostizieren. Für diese Frauen steht mit der Gruppe der Poly-(ADP-ribose)-Polymerasen-Inhibitoren (PARP) eine sehr wirksame zusätzliche Therapie zur Verfügung.

Das Her2neu-positive Mammakarzinom

Seit einigen Jahren sind die Antikörper Pertuzumab und Trastuzumab wirksame Therapien gegen das Her2neu-positive Mammkarzinom. Die Her2neu-positiven, metastasierten Mammakarzinom-Patientinnen werden daher üblicherweise mit einer Kombination eines Zytostatikums mit Trastuzumab (Herceptin®) oder Pertuzumab behandelt [4]. Im Falle einer Progredienz wird das Zytostatikum gewechselt, aber es gibt Hinweise, dass die Patientinnen von der Fortsetzung der Antikörpertherapie weiterhin profitieren. Neuere Antikörper wie das Tucatinib stehen ebenfalls bereits zur Verfügung.

In jüngster Zeit konnte auch gezeigt werden, dass die zusätzliche Gabe eines Antikörpers gegen die Gefäßneubildung (Bevacizumab, Avastin®) eine weitere Verbesserung des Ansprechens erzielen kann [5]. Hier ist die wissenschaftliche Diskussion über die Wirksamkeit noch nicht abgeschlossen.

An zusätzlichen begleitenden Maßnahmen hat sich die Gabe von Bisphosphonaten als wirksamer Schutz vor Knochenkomplikationen erwiesen, sowie in jüngerer Zeit auch das Denosumab zur Blockade der Osteoklastenaktivität. Bei ausgeprägter Schmerzsymptomatik muss auch an pathologische Frakturen gedacht werden, die oftmals operativ saniert werden können. Die gezielte Bestrahlung von Wirbelsäulenmetastasen ist ebenfalls ein wertvolles palliativmedizinisches Instrumentarium zur Schmerzbekämpfung.

Bei viszeralen Metastasen im Bereich der Lunge tritt oft ein begleitender Pleuraerguss mit typischer Dyspnoe auf. Hier ist der Erfolg einer tumorzerstörenden Therapie durch das Sistieren des Ergusses gut beurteilbar, zusätzlich ist jedoch die Entlastung durch Punktion, sowie bei rezidivierendem Auftreten auch die Pleurodese eine wichtige ergänzende Methode.

Bei einzelnen ZNS-Metastasen oder auch bei Lebermetastasen ist die operative Entfernung durchaus sinnvoll, wenn gleichzeitig nicht ein ausgedehnter weiterer Metastasierungsstatus gegeben ist. Vor allem bei der Leber wird diese Operation zumeist nach einer neoadjuvanten Chemotherapie durchgeführt, bei der ZNS-Metastasierung gibt die klinische Symptomatik das Tempo zur Operation vor. Bei drohender Querschnittssymptomatik durch Wirbelsäulenmetastasen handelt es sich um eine akute Situation; hier besteht rascher Handlungsbedarf, will man irreversible neurologische Ausfälle vermeiden.

Das Ovarialkarzinom

Das Ovarialkarzinom ist das Problemkarzinom der Frau, da es in etwa 70 % der Fälle erst im fortgeschrittenen Stadium diagnostiziert wird, eine Früherkennung ist derzeit nicht möglich. Auch wenn das Ovarialkarzinom sehr gut auf eine zytostatische Therapie anspricht, kommt es bei 60-70 % der Frauen im Stadium III zu einem Tumorrezidiv, bei dem eine Heilung ebenfalls nicht mehr möglich ist. Im Vordergrund steht das Rezdiv im Bauchraum, oft verbunden mit einer Aszitesbildung und den Zeichen eines Ileus. Tritt das Rezidiv innerhalb von 12 Monaten nach der Erstdiagnose auf, so sprechen wir von einem platinresistenten Karzinom mit sehr schlechter Prognose. Ein Ansprechen auf eine tumorzerstörende Therapie ist dann in weniger als 15 % der Fälle zu erwarten. Es steht daher die Lebensqualität der Patientin absolut im Vordergrund der Betreuung. Bei einem längeren rezidivfreien Intervall ist immerhin in bis zu 50 % mit einem Ansprechen auf eine neuerliche zytostatische Therapie zu rechnen. Bei wirksamer Zweittherapie kann ein Sistieren der Aszitesbildung erzielt werden, was zu einer wesentlichen Verbesserung der Lebensqualität beiträgt. Mit dem Angiogenesehemmer Bevacizumab steht uns gerade bei Aszitesbildung ein weiterer Antikörper für die medikamentöse Therapie zur Verfügung. Es zeigt sich eine hohe Wirksamkeit hinsichtlich des Sistierens sowohl der Aszitesbildung als auch bei Pleuraergüssen.

Etwa 50% aller Ovarialkarzinome zeigen eine genetische Mutation im BRCA1- oder BRCA2-Gen oder in anderen Reparaturgenen auf, eine sogenannte homologe Rekombinationsdefizienz (HRD). Bei diesen Tumoren ist eine Therapie mit PARP-Inhibitoren (Olaparib, Niraparib, Rucaparib) indiziert und auch zugelassen, meist als Erhaltungstherapie einer platinhaltigen *Second Line*-Therapie.

Das zweite Hauptproblem beim Rezidiv des Ovarialkarzinoms ist die Ileusgefahr. Kommt es durch die Karzinose oder durch Rezidivtumore zum mechanischen Ileus, so ist die Indikation zur Operation mit einer Entlastungskolostomie zu überprüfen und gegen eine konservative Therapie abzuwägen. Bei so weit fortgeschrittenen Tumorerkrankungen ist eine Entlastungskolostomie oft gar nicht mehr möglich und auch nicht sinnvoll. In diesen Fällen muss versucht werden, mit konservativen Maßnahmen wie Magensonde, parenteraler Ernährung, wirksamer Analgetikatherapie und Somatostatingabe die klinische Symptomatik bestmöglich zu lindern.

Manchmal ist auch die operative Entfernung eines Tumorrezidives sinnvoll, vor allem dann, wenn eine vollständige Entfernung ohne postoperativ verbleibenden Resttumor möglich ist und wenn das Intervall nach der Erstoperation mehr als 12 Monate beträgt. Diese Situation tritt häufiger bei jenen Tumoren auf, die nach einem längeren Zeitintervall von zwei bis drei Jahren ein isoliertes Rezidiv entwickeln.

Das Korpuskarzinom

Da es zumeist im Stadium I oder II diagnostiziert wird, sehen wir das rezidivierende oder metastasierende Stadium relativ selten. Die häufigsten Rezidivlokalisationen sind das Lokalrezidiv, die Lunge und die Lymphknoten. Das isolierte Rezidiv des Scheidenendes ist durch Operation oder lokale Brachytherapie in einem hohen Prozentsatz noch kurativ behandelbar. Es kann ebenso wie beim Ovarialkarzinom auch zur Peritonealkarzinose und zu Aszites kommen. Das Korpuskarzinom kann auch mit Zytostatika im metastasierten Stadium behandelt werden, allerdings sind die Ansprechraten nicht so hoch wie beim Ovarialkarzinom. Meist handelt es sich um Patientinnen im fortgeschrittenen Alter, die für eine Chemotherapie nicht geeignet sind. Im Vordergrund stehen palliative Maßnahmen wie Aszitespunktion, lokale Bestrahlung und eine begleitende Schmerztherapie. Bei Ileussymptomatik ist gleich vorzugehen wie beim Ovarialkarzinom.

Das Zervixkarzinom

Es könnte durch den Krebsabstrich und in Zukunft noch mehr durch die zusätzliche HPV Impfung weitgehend vermieden werden, dennoch sterben derzeit ca. 200 Frauen pro Jahr in Österreich an einem fortgeschrittenen Zervixkarzinom. Das Beckenwandrezidiv ist die häufigste Rezidivlokalisation und als unheilbar anzusehen. Das isolierte zentrale Scheidenstumpfrezidiv dagegen kann operativ entfernt werden und hat eine kurative Chance in 50 %. Das rezidivierende Zervixkarzinom kann gezielt bestrahlt und auch systemisch durch Chemotherapie behandelt werden. Man erzielt damit jedoch nur eine kurzfristige Linderung der Beschwerden. Vor allem die Bildung von Rectovaginalfisteln oder Vesicovaginalfisteln sind gefürchtete Rezidivlokalisationen, die mit dem Verlust der Kontrolle über die Körperausscheidung von Stuhl und Harn einhergehen, wodurch ein drastischer Verlust der Lebensqualität gegeben ist. In diesen Fällen ist jedenfalls eine Trockenlegung durch ein Stoma und auch durch eine Harnableitung perkutan durchzuführen, um damit die Geruchsbelästigung zu vermeiden. Durch diese Maßnahmen kann auch die soziale Isolation als eines der Hauptprobleme gebessert werden. Im Vordergrund steht oft die Schmerzproblematik durch das Einwachsen des Beckenwandrezidivs in die Nervengeflechte des Rückenmarks. Hier ist an eine regionale Schmerzausschaltung in Ergänzung zu einer entsprechenden systemischen Analgetikatherapie zu denken.

Zusammenfassung

Die palliativmedizinische Versorgung von Frauen mit Mammakarzinom oder gynäkologischen Karzinomen in einem unheilbaren Tumorstadium beruht auf dem Prinzip der Erhaltung einer möglichst akzeptablen Lebensqualität für den Zeitraum der verbleibenden Lebenszeit, die mitunter auch mehrere Jahre betragen kann. In diesem Zusammenhang sind Wirksamkeit und Nebenwirkungen der verschiedenen Behandlungsmöglichkeiten gegeneinander abzuwägen. Supportive Maßnahmen haben einen sehr hohen Stellenwert und stehen immer auch im Mittelpunkt aller therapeutischer Überlegungen und Handlungen. Voraussetzung für eine qualitätsvolle Betreuung ist eine offene und ehrliche Kommunikationskultur zwischen der betroffenen Frau und dem Behandlungsteam, um partnerschaftlich gemeinsame Entscheidungen treffen zu können.

Literatur

1. Statistik Austria, Malignome (Neuerkrankungen pro Jahr) nach Lokalisation und Geschlecht 2018. Auf www.statistik.at/web_de/statistiken/menschen_und_gesellschaft/gesundheit/krebserkrankungen

2. Beslija S, Bonneterre J, Burtsien H, Cocquyt V, Gnant M, Goodwin P, Heinemann V, Jassem J, Köstler WJ, Krainer M, Menard S, Petit T, Petruzelka L, Possinger K, Schmid P, Stadtmauer E, Stockler M, Van Belle S, Vogl C, Wilcken N, Wiltschke C, Zielinski CC, Zwierzina H. Second Consensus on Medical Treatment of Metastastatic Breast Cancer. Ann Oncol. 2007;18:215-225.

3. Mouridsen H, Gershanovich M, Sun Y. Superior efficacy of letrozole versus Tamoxifenas first line therapy of advanced breast cancer in postmenopausal women: results of a phase-III-study of the international Letrozole Breast Cancer Group. J Clin Oncol. 2001;19:2596-2606.

4. Slamon DJ, Leyland-Jones B, Shak S. Use of Chemotherapy plus a monoclonal antibody against HER 2 for metastatic breast cancer that overexpresses HER 2. N Engl J Med. 2001;344:783-792.

5. Miller KD, Chap LI, Holmes FA. Randomized phase III trial of Capecitabine compared with bevacizumab plus capecitabine in patients with previously treated metastatic breast cancer. J Clin Oncol. 2005;23:792-799.

3.16. Palliativmedizinisches Management urologischer Erkrankungen

3.16.1. Einleitung

In der palliativmedizinischen Versorgung steht vor allem die Erhaltung einer guten Lebensqualität im Vordergrund. Der Umfang der urologischen Symptomenkontrolle sollte sich sowohl am Allgemeinzustand, dem Alter und der Compliance der Patienten als auch am Ausmaß der Erkrankung sowie den verbleibenden Therapiemöglichkeiten orientieren. Therapie und Diagnostik im palliativen Setting der Urologie erfolgen dabei grundsätzlich symptomorientiert. Pathologische Befunde oder Symptome, die die Patienten nicht belasten (z.B. asymptomatische Harnstauungsniere), sollten nicht behandelt werden.

Urologische Symptome treten überwiegend im Verlauf fortgeschrittener maligner Erkrankungen der Beckenorgane wie auch als deren mögliche Behandlungsfolgen (z.B. narbige Stenosen oder Kloakenbildung nach Bestrahlung) auf. In einer Analyse von Radbruch et al. fanden sich bei 1.087 Patienten, welche auf eine Palliativstation aufgenommen wurden, bei 7,5 % urologische Symptome [1]. Insgesamt waren bei 5,1 % der Aufnahmen Grunderkrankungen des männlichen Genitaltraktes und bei 6,1 % solche des Harntraktes ursächlich [1]. Hierbei stellt insbesondere die Obstruktion der Harnwege ein vorrangiges Problem dar, da sowohl eine zunehmende supravesikale als auch subvesikale Obstruktion zu einem Nierenversagen und damit schlussendlich zum Tod führen.

3.16.2. Supravesikale Obstruktion

Eine supravesikale Obstruktion imponiert in der Bildgebung als Ausweitung des Nierenbeckenhohlraumsystems (NBKS) und wird als Hydronephrose bezeichnet. Darüber hinaus kann der Harnleiter bis zu einer etwaigen Engstelle weitgestellt sein. Anderseits ist nicht jede Hydronephrose durch eine Obstruktion bedingt. Eine Ausweitung des NBKS kann anlagebedingt als sog. ampulläres Nierenbecken oder als Restzustand nach einem operativen Eingriff am Nierenbecken (z.B. nach einer Nierenbeckenplastik) vorliegen. Zur Differenzierung wird die Nierenszintigraphie eingesetzt, welche in der dynamischen Phase Aufschluss über das Vorliegen einer Obstruktion gibt [2].

Die häufigsten Ursachen für eine supravesikale Obstruktion durch Kompression oder Obliteration stellen Karzinome der Harnblase, der Harnleiter und der Prostata sowie auch maligne Erkrankungen der weiblichen Geschlechtsorgane (z.B. Cervixkarzinom) und des Darms dar. Ebenso kann eine Bestrahlung der jeweiligen Beckenorgane auch noch nach Jahren durch Fibrosierung zu Stenosen der Harnleiter führen.

Die Indikation für eine Entlastung der gestauten Niere ist bei Symptomatik wie Schmerzen und Fieber gegeben, um einer etwaigen Urosepsis vorzubeugen. Bei einer alleinigen Erhöhung der Nierenfunktionsparameter sollte sich das Procedere nach der Prognose und dem Zustand des Patienten richten. Wird z.B. noch eine palliative Chemotherapie mit nephrotoxischen Substanzen geplant, ist eine entsprechende Harnableitung erforderlich. Bei infauster Prognose und begrenzter Lebenserwartung hingegen ist die Indikation zurückhaltend zu stellen [3]. Am häufigsten werden in der palliativmedizinischen Situation innere Harnleiterschienen (Ureterstents, ☞ Abb. 3.26a) und äußere Ableitungen wie die perkutane Nephrostomie (☞ Abb. 3.26b) angewandt. Jede Methode weist die für sie typischen Vor- und Nachteile auf.

Ureterstent

Die Anlage und der Wechsel von Ureterstents erfolgen meist in Sedoanalgesie. Bei entsprechender Compliance kann dies bei manchen Patienten auch unter ambulanten Bedingungen erfolgen. Das Einbringen der Ureterstents kann retrograd via Zystoskopie oder antegrad nach Punktion der Niere erfolgen. Bei unüberwindbaren Hindernissen wie Tumore oder ausgeprägter narbiger Stenosen ist die Anlage eines Ureterstents oft nicht möglich. Diese Situation findet sich insbesondere bei lokaler Tumorprogression eines Harnblasen- oder Prostatakarzinoms.

Liegende Ureterstents können Dyskomfort durch Schmerzen und Blasenkrämpfe hervorrufen, welche durch Spasmoanalgetika symptomatisch behandelt werden. Ebenso sind Harnwegsinfektionen sowie Dysfunktionen durch Verstopfungen mit Detritus möglich, die einen Wechsel erfordern. Eine seltene Komplikation meist sehr lange liegender Ureterstents stellt die Arrosion der Arteria iliaca communis dar, die zu einer massiven Makrohämaturie führen kann. Die Liegedauer der Stents beträgt je nach Materialbeschaffenheit zwischen drei bis maximal zwölf Monate.

Perkutane Nephrostomie

Die Anlage kann in Sedo- oder Lokalanästhesie meist unter sonographischer Kontrolle, in Ausnahmefällen auch CT-gezielt, erfolgen. Ein späterer Wechsel der Drainage ist über einen Führungs-

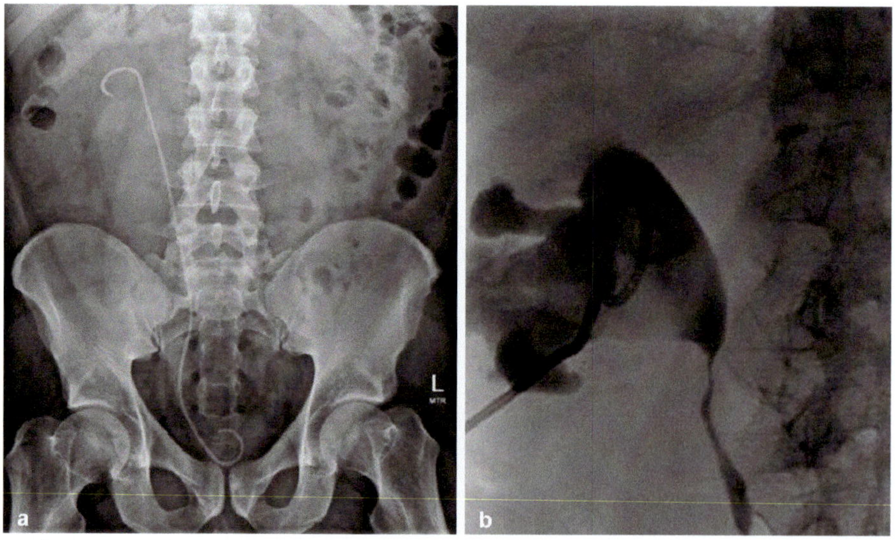

Abb. 3.26a+b: **a**: Liegender Ureterstent. **b**: Nephrostomie.

draht zügig und erfahrungsgemäß ohne Analgesie möglich. Moderne Nephrostomie-Drains weisen eine innere Fixierung auf, wodurch eine Dislokation verhindert wird. Die Harnmenge der abgeleiteten Niere kann unmittelbar festgestellt werden, ebenso können etwaige Dysfunktionen schnell erkannt und durch Aspiration behoben werden. Ein relevanter Aspekt der Ableitung nach außen für Betroffene ist es, dass der erforderliche Harnsammelbeutel zu einer Veränderung der äußerlichen Erscheinung und des Körpergefühls führt. Bei dementen Patienten kann es durch Unachtsamkeit oder durch Manipulation zur Dislokation der Drainage kommen. Der Harn weist, ähnlich wie bei Dauerkathetern, nach einer gewissen Zeit faktisch immer Zeichen einer Drainage-assoziierten Bakteriurie auf, die jedoch nur bei Symptomatik eine entsprechende Therapie erfordert. Die Liegedauer beträgt üblicherweise drei Monate, ein regelmäßiger Verbandwechsel ist erforderlich.

3.16.3. Subvesikale Obstruktion

Eine subvesikale Obstruktion kann einerseits akut durch Harnsperre, andererseits als chronische Harnretention infolge zunehmender Restharnmengen auftreten. Diese chronische Harnretention geht oft mit einer Inkontinenz einher ("Überlaufblase"). Schlussendlich führt jede subvesikale Obstruktion zu einer Niereninsuffizienz.

Meist wird eine subvesikale Obstruktion durch Anlage eines Dauerkatheters behoben. Alternativ kann ein suprapubischer Katheter gesetzt werden. Bei der Anlage eines transurethralen Katheters kann es bei unsachgemäßer Handhabung zu Verletzungen der Harnröhre mit eventueller Ausbildung einer *fausse route* kommen. Eine forcierte Katheteranlage sollte immer vermieden werden. Oft ist statt eines Nelaton-Katheters die Verwendung eines Tiemann-Katheters, der eine gebogene Katheterspitze aufweist, hilfreich, um eine richtige Positionierung zu erzielen. Mögliche Komplikationen durch einen liegenden Dauerkatheter sind Infektionen der Urethra, der Prostata und der Nebenhoden sowie bei langer Liegedauer auch Katheter-assoziierte Hypospadien. Als Reaktion auf den Dauerkatheter kann es durch schmerzhafte Kontraktionen des Detrusors zum Vorbeipressen von Urin am Katheter kommen. Diese Katheter-assoziierten Blasenkrämpfe können durch Anticholinergika (z.B. Trospiumchlorid) behandelt werden.

Die Anlage eines suprapubischen Katheters sollte bei einer voraussichtlich längerdauernden oder permanenten Harnableitung erwogen werden, wobei die Pflege problemloser ist als bei transurethralen Dauerkathetern. Darüber hinaus ist der suprapubische Katheter für die meisten Patienten angenehmer zu tragen. Absolute Kontraindikationen für die Anlage eines suprapubischen Katheters sind eine für die Punktion ungenügend gefüllte Harnblase, Harnblasentumore, Hauterkrankungen im Punktionsbereich und Gerinnungsstörungen. Adipositas und abdominelle Voroperationen im Unterbauch stellen relative Kontraindikationen dar. Die Anlage eines suprapubischen Katheters ist auch mit Risiken assoziiert. Es kann zu Blutungen in und neben der Harnblase oder durch eine Fehlpunktion zu ernsten Verletzungen benachbarter Organe, insbesondere des Darms, kommen [2].

Die Katheter werden bereits nach einer Verweildauer von einer Woche mit Bakterien besiedelt, auf der Oberfläche der Katheter bildet sich ein Biofilm. Nach spätestens einem Monat tritt bei allen Patienten eine Bakteriurie auf [4]. Asymptomatische Harnwegsinfekte werden grundsätzlich nicht behandelt. Eine unangemessene Therapie der Katheter-assoziierten asymptomatischen Bakteriurie fördert die Antibiotikaresistenz und Infektionen mit *Clostridium difficile* [5, 6]. Regelmäßiges Spülen des Dauerkatheters ist nicht notwendig [5]. Ein Unterschied im Hinblick auf Katheter-assoziierte Infektionen zwischen beiden Formen der Harnableitung scheint nicht gegeben zu sein [7]. Dauerkatheter sollten in vierwöchigem Intervall, suprapubische Katheter nach sechs Wochen gewechselt werden, um Inkrustationen zu vermeiden [3]. Mit ausreichender Flüssigkeitszufuhr und Ansäuern des Urins kann versucht werden, symptomatischen Infektionen vorzubeugen.

Eine palliative transurethrale Resektion der Prostata (TUR-P) bei einem obstruktiven Prostatakarzinom kann wieder zu einer Spontanmiktion führen. Es ist jedoch im Vergleich zur TUR-P der gutartigen Prostata mit schlechteren klinischen Ergebnissen und höheren Reoperationsraten zu rechnen [8].

3.16.4. Harninkontinenz

Die Häufigkeit für eine Harninkontinenz steigt mit zunehmendem Alter an. In einer Analyse der deutschen Bevölkerung lag die Inzidenz der Harninkontinenz bei über 60-Jährigen bei 23 %, wobei Frauen mit 27,1 % gegenüber den Männern mit 17,9 % öfters betroffen waren [9]. In Pflegeheimen weist die Harninkontinenz sogar eine Prävalenz zwischen 43 und 77 % auf [10].

In einer Palliativsituation kann eine Harninkontinenz aufgrund der allgemeinen Schwäche von Patienten auftreten oder sich als Folge einer vorbestehenden Erkrankung (z.B. Infiltration eines Prostatakarzinoms in den Schließmuskel) oder Operation (z.B. palliative TUR-P) entwickeln. Ätiologisch werden mehrere Formen unterschieden: Belastungsinkontinenz, Dranginkontinenz, Mischform oder Inkontinenz bei chronischer Harnretention.

- Eine Belastungsharninkontinenz tritt auf, wenn der Harnblasendruck den Harnröhrenverschlussdruck bei körperlicher Belastung übersteigt
- Bei der Dranginkontinenz führen ungehemmte Kontraktionen des Detrusors zu einem unfreiwilligen Harnabgang
- Die Mischharninkontinenz stellt eine Kombination aus Belastungs- und Dranginkontinenz dar
- Bei der chronischen Harnretention mit Harninkontinenz erfolgt durch zunehmende Restharnmengen eine pralle Füllung der Harnblase bis der Füllungsdruck den Verschlussdruck übersteigt, es kommt zum Harnabgang ohne Kontraktion des Harnblasenmuskels [2]. Diese Form ist durch Harnträufeln ohne spürbaren Harndrang gekennzeichnet

Im Rahmen der Abklärung sollten zumindest eine Harnuntersuchung zum Ausschluss eines Infektes und eine Sonographie der Harnblase erfolgen. Der weitere Umfang der Diagnostik richtet sich nach der Prognose und der daraus resultierenden therapeutischen Konsequenz.

Die Möglichkeiten der Behandlung der Harninkontinenz sind vielfältig. Bei Palliativatienten werden sich diese wohl auf ein Minimum beschränken. So kann eine Dranginkontinenz unter anderem mit Anticholinergika behandelt werden [2]. Anzumerken ist, dass diese Substanzgruppe mit einer erhöhten Rate an Demenz einhergeht und bei dementiellen Erkrankungen nicht eingesetzt werden sollte [2, 11]. Die Harninkontinenz kann mit entsprechender Schutzunterwäsche, den Inkontinenzeinlagen, versorgt werden. Durch das feuchte Milieu ist jedoch die Gefahr von Hautmazerationen und Dermatitiden gegeben. Bei Männern besteht auch die Möglichkeit der Verwendung eines Kondomurinals. Als weitere Alternative werden Dauerkatheter oder suprapubische Katheter verwendet.

3.16.5. Makrohämaturie

Die Ursachen einer Makrohämaturie können durchaus unterschiedlich sein, oft als Folge von bereits vorbekannten Tumoren des unteren Harntraktes oder einer hämorrhagischen Zystitis. Das Vorgehen bei einer Makrohämaturie richtet sich nach der Lokalisation und der Ausprägung der Blutbeimengung. Eine ausgeprägte bzw. länger anhaltende Makrohämaturie führt zu einer akuten oder chronischen Anämie, die entsprechend den gängigen Kriterien eine Substitution von Erythrozytenkonzentraten erfordern kann. Eine oftmals bestehende Antikoagulation sollte auf ihre Notwendigkeit reevaluiert und ggf. ein *Bridging* (Umstellung von oralen Antikoagulantien auf Heparin subkutan) durchgeführt werden.

Bei bislang noch nicht bekannter Blutungsquelle wird in Abhängigkeit des Allgemeinzustandes und der Prognose des Patienten eine Harnkultur mit Antibiogramm durchgeführt, in weiterer Folge eventuell eine Zystoskopie und eine etwaige Bildgebung des Harntraktes. Grundsätzlich sollte sich das Ausmaß der Diagnostik nach der möglichen therapeutischen Konsequenz richten.

Bei einer gering ausgeprägten und nicht substitutionspflichtigen Makrohämaturie wird vorerst ein mehrlumiger Spülkatheter angelegt und ein Sistieren der Blutung abgewartet. Eine ausgeprägte Makrohämaturie oder eine Blasentamponade machen jedoch immer eine unmittelbare Intervention nötig. Bei stärkeren Blutungen des unteren Harntraktes ist meist eine Evakuation und anschließende transurethrale Koagulation bzw. Resektion des blutenden Gewebes erforderlich. Bei Blutungen aus dem oberen Harntrakt, z.B. hervorgerufen durch fortgeschrittene Nierentumore, kann durch eine Embolisation der Niere ein Sistieren erreicht werden [12]. Diese Technik kann auch bei wiederholten Blutungen aus dem unteren Harntrakt versucht werden, wenn vorangegangene transurethrale Koagulationen bzw. Resektionen erfolglos blieben. Eine weitere Möglichkeit besteht in der Instillation von Alaun [13]. Als Ultima Ratio kann eine palliative Zystektomie (operative Entfernung der Harnblase) oder Exenteration (Entfernung der Harnblase und der umliegenden Organe des kleinen Beckens bei malignen Tumoren) erwogen werden. Diese Eingriffe weisen jedoch eine hohe Morbidität auf und sollten in einer palliativen Situation einer sehr strengen Indikationsstellung unterliegen.

3.16.6. Fistel- und Kloakenbildung

Fortgeschrittene Tumore, aber auch ausgeprägte Schäden nach einer Bestrahlung der Beckenorgane können zu einer Fistel- oder Kloakenbildung führen. Ohne Zweifel handelt sich dabei für die Betroffenen um eine sehr schwerwiegende und die Lebensqualität massiv beeinträchtigende Situation.

Zur Linderung dieser belastenden Symptomatik kann Patientinnen mit einer vesiko-vaginalen Fistel eine palliative Zystektomie zur lokalen Sanierung angeboten werden. Eine Alternative wäre das laparoskopische Klippen der Harnleiter und in weiterer Folge eine Ableitung der Nieren mittels Nephrostomie, um den ungewollten Harnverlust über die Scheide zu unterbinden. Die Sanierung einer Kloake erfordert hingegen eine Exenteration, bei welchem ein Uro- als auch ein Colostoma angelegt werden. Darüber hinaus ist eine plastische Rekonstruktion des Beckenbodens erforderlich. Ein derartiger langdauernder Eingriff stellt eine erhebliche Belastung für den Organismus dar und ist mit einer sehr hohen Morbidität verbunden.

Den meisten Palliativpatientinnen sind die beschriebenen operativen Verfahren nicht mehr zumutbar, eine Linderung kann durch lokale pflegerische Maßnahmen erzielt werden. Wichtig ist vor allem eine sorgfältige Wundversorgung. Entsprechend den Erfahrungen in Hospiz- und Palliativeinrichtungen werden zur Schmerzlinderung Morphingel oder systemische Analgetika eingesetzt. Mit der lokalen oder systemischen Anwendung von Metronidazol kann die für die Betroffenen sehr belastende Geruchsbildung reduziert werden.

3.16.7. Palliative Therapie urologischer Tumore

Bei Männern ist das Prostatakarzinom die häufigste maligne Tumorerkrankung. 25 % aller Krebserkrankungen beim Mann sind bösartige Neubildungen der Prostata. Jeder achte Krebstodesfall bei Männern ist auf ein Prostatakarzinom zurückzuführen. Harnblasen- und Nierenzellkarzinome treten wesentlich seltener auf, wobei mehr Männer als Frauen betroffen sind, die Mortalität liegt jedoch im Vergleich zum Prostatakarzinom deutlich höher [14].

Prostatakarzinom

Asymptomatische Patienten mit einer geringen Lebenserwartung, die ein lokalisiertes Prostatakarzinom haben, werden beobachtet (*watchful waiting*), eine Therapie wird erst bei Einsetzen einer Symptomatik eingeleitet [15]. Metastasierte Prostatakarzinome sind nicht heilbar und werden seit der 1941 erfolgten Erstbeschreibung durch Huggins und Hodges mit einem Testosteronentzug (Androgen-Deprivationstherapie [ADT], umgangssprachlich "Hormontherapie") palliativ behandelt [16]. Die ADT kann chirurgisch oder medikamentös erfolgen. Ziel ist eine Senkung des Testosteronspiegels zumindest unter 0,5 ng/ml, wodurch das Fortschreiten der Erkrankung verzögert werden kann. Ein Abfall des PSA (Prostataspezifisches Antigen) nach siebenmonatiger Therapie unter 0,2 ng/ml stellt ein prognostisch günstiges Zeichen mit einer mittleren Überlebensrate von 75 Monaten dar, wohingegen ein PSA >4 ng/ml mit einem mittleren Überleben von nur 13 Monaten einhergeht [17].

In den letzten Jahren wurden die Möglichkeiten der Therapien durch Taxan-basierte Chemotherapien (Docetaxel, Cabazitaxel), Abirateron und Androgenrezeptorblocker der 2. Generation (z.B. Enzalutamid, Apalutamid, Daralutamid) erheblich erweitert. Dem aktuellen Stand der Behandlung des metastasierten Prostatakarzinoms entspricht mittlerweile eine Kombinationstherapie dieser Medikamente mit einer ADT [15]. Bereits nach sechsmonatiger Therapiedauer geht eine ADT mit einer erhöhten Rate an Diabetes mellitus und an kardiovaskulärer Morbidität einher [18]. Weitere häufige Nebenwirkungen sind Müdigkeit, Hitzewallungen, Verlust der erektilen Funktion und eine Abnahme der Knochendichte mit der Gefahr von Frakturen [15].

Das Prostatakarzinom metastasiert bevorzugt in das Skelettsystem, kann daher zu pathologischen Frakturen und schlimmstenfalls zur Querschnittslähmung führen. Um diese gravierenden Komplikationen zu verhindern, werden beim metastasierten kastrationsresistenten Prostatakarzinom protektive Medikamente wie Zoledronsäure oder Denosumab eingesetzt [15]. Diese Substanzen sollten jedoch nur bei einem sanierten Zahnstatus verabreicht werden, da sie mit einem erhöhten Risiko für Kieferosteonekrosen einhergehen. Weitere Möglichkeiten stellen die Radionuklidtherapie mit Radium-223 oder eine Radioligandentherapie mit Lutetium-177 dar. Schmerzhafte Knochenmetasen können lokal bestrahlt werden. Darüber hinaus ist eine rechtzeitige und sorgfältige medikamentöse Schmerztherapie unbedingt erforderlich.

Harnblasenkarzinom

Auf Grund der hohen Morbidität und des fraglichen klinischen Benefits ist die Indikation zur palliativen Cystektomie grundsätzlich streng zu stellen und wird am ehesten bei anhaltenden Makrohämaturien in Betracht kommen [19]. Fortgeschrittene Harnblasenkarzinome führen oftmals zu Harnstauungsnieren, die bevorzugt mit einer Nephrostomie versorgt werden. Die Behandlung metastasierter Harnblasenkarzinome erfolgt bei adäquater Nierenfunktion mit einer Cisplatin-basierten Chemotherapie. Falls diese nicht möglich ist, kann als Alternative eine Immuntherapie angeboten werden, die auch als Zweitlinien-Therapie eingesetzt wird. Bei Knochenmetastasen werden Zoledronsäure oder Denosumab verabreicht [20].

Nierenzellkarzinom

Die Behandlung der metastasierten Nierentumore erfolgt nach einer Risikostratifizierung entweder mit einer Immuntherapie oder einer Therapie mit Tyrosinkinase-Inhibitoren (TKI) bzw. mit einer Kombination beider Substanzgruppen [21, 22].

Prinzipiell kann bei metastasierten Tumoren eine zytoreduktive Tumornephrektomie durchgeführt werden. Hier ist allerdings eine sorgfältige Einschätzung des Risikos zwingend notwendig. Ein derartiges therapeutisches Vorgehen scheint nur bei Patienten mit geringer Tumorlast und gutem Allgemeinzustand erfolgsversprechend zu sein. Bei jenen hingegen mit einem mittleren bzw. hohen Risikoprofil zeigt sich durch eine Operation kein Benefit gegenüber einer rein konservativen Behandlung [21, 23]. Patienten mit metachronen Metastasen können einer Metastasektomie unterzogen werden. Von einem derartigen Eingriff können insbesondere Patienten mit solitären oder nur vereinzelten Metastasen profitieren, wenn es gelingt, diese Metastasen komplett zu resezieren [24].

3.16.8. Zusammenfassung

Ein beträchtlicher Teil von Hospiz- und Palliativpatienten leidet an urologischen Symptomen – sei es durch Tumore des Urogenitaltrakts und deren Folgen sowie durch Komplikationen nach bereits erfolgten Behandlungen. Darüber hinaus sind geschwächte, unheilbar kranke Patienten in der letzten Lebensphase häufig von Harninkontinenz und/oder Harnretention betroffen. Wie in allen Bereichen der palliativen Betreuung ist auch in der urologischen Symtomenkontrolle eine sorgfältige Abwägung von Nutzen, Risiko und Belastung hinsichtlich weiterführender Diagnostik und therapeutischen Maßnahmen erforderlich.

Literatur

1. Radbruch L, Nauck F, Fuchs M, Neuwöhner K, Schulenberg D, Lindena G et al. What is palliative care in Germany? Results from a representative survey. J Pain Symptom Manage. 2002;23(6):471-83.

2. Manski D. Urologielehrbuch. Ausgabe 2020, Dirk Manski.

3. Krege S, Schenck M. Urologische Aspekte in der Palliativmedizin. Onkologe. 2007;13(7):602-8.

4. Tenke P, Kovacs B, Johansen TEB, Matsumoto T, Tambyah PA, Naber KG. European and Asian guidelines on management and prevention of catheter-associated urinary tract infections. Int J Antimicrob Agents. 2008; 31:68-78.

5. Lo E, Nicolle LE, Coffin SE, Gould C, Maragakis LL, Meddings J et al. Strategies to prevent catheter-associated urinary tract infections in acute care hospitals: 2014 update. Infect Control Hosp Epidemiol. 2014;35 (S2):S32-S47.

6. Trautner BW, Cope M, Cevallos ME, Cadle RM, Darouiche RO, Musher DM, Trautner WT. Inappropriate treatment of catheter-associated asymptomatic bacteriuria in a tertiary care hospital. Clin Infect Dis. 2009; 48(9):1182-8.

7. Hunter KF, Bharmal A, Moore KNJN, urodynamics. Long-term bladder drainage: Suprapubic catheter versus other methods: A scoping review. Neurourol Urodyn. 2013;32(7):944-51.

8. Crain DS, Amling CL, Kane CJ. Palliative transurethral prostate resection for bladder outlet obstruction in pa-

tients with locally advanced prostate cancer. J Urol. 2004; 171(2 Pt 1):668-71.

9. Beutel M, Hessel A, Schwarz R, Brähler E. Prävalenz der Urininkontinenz in der deutschen Bevölkerung. Der Urologe, Ausgabe A. 2005;44(3):232-8.

10. Offermans MP, Du Moulin MF, Hamers JP, Dassen T, Halfens RJ. Prevalence of urinary incontinence and associated risk factors in nursing home residents: a systematic review. Neurourol Urodyn. 2009;28(4):288-94.

11. Gray SL, Anderson ML, Dublin S, Hanlon JT, Hubbard R, Walker R, et al. Cumulative use of strong anticholinergics and incident dementia: a prospective cohort study. JAMA Intern Med. 2015;175(3):401-7.

12. Ginat DT, Saad WE, Turba UC. Transcatheter renal artery embolization for management of renal and adrenal tumors. Tech Vasc Interv Radiol. 2010;13(2):75-88.

13. Abt D, Bywater M, Engeler DS, Schmid HP. Therapeutic options for intractable hematuria in advanced bladder cancer. Int J Urol. 2013;20(7):651-60.

14. Krebserkrankungen in Österreich. 2020 auf https://www.statistik.at

15. Mottet N, Cornford P, van den Bergh RCN, Briers E, De Santis M, Gillessen S, Grummet J, Henry AM, van der Kwast TH, Lam TB, Mason MD, O'Hanlon S, Oprea-Lager DE, Ploussard G, van der Poel HG, Rouvière O, Schoots IG, Tilki D, Wiegel T. European Association of Urology (EAU) Guidelines on Prostate Cancer 2021 [07.04.2021]. Available from: https://uroweb.org/guideline/prostate-cancer/

16. Huggins C, Hodges CV. Studies on prostatic cancer. Cancer Res. 1941;1:297.

17. Hussain M, Tangen CM, Higano C, Schelhammer PF, Faulkner J, Crawford ED, et al. Absolute prostate-specific antigen value after androgen deprivation is a strong independent predictor of survival in new metastatic prostate cancer: data from Southwest Oncology Group Trial 9346 (INT-0162). J Clin Oncol. 2006;24 (24):3984-90.

18. Keating NL, O'Malley AJ, Freedland SJ, Smith MR. Diabetes and cardiovascular disease during androgen deprivation therapy: observational study of veterans with prostate cancer. J Natl Cancer Inst. 2010;102(1):39-46.

19. Abufaraj M, Dalbagni G, Daneshmand S, Horenblas S, Kamat AM, Kanzaki R, et al. The Role of Surgery in Metastatic Bladder Cancer: A Systematic Review. Eur Urol. 2018;73(4):543-57.

20. Witjes JA, Bruins HM, Cathomas R, Compérat E, Cowan NC, et al. EAU Guidelines on Muscle-invasive and Metastatic Bladder Cancer 2021 [07.04.2021]. Available from: https://uroweb.org/guideline/bladder-cancer-muscle-invasive-and-metastatic/.

21. Ljungberg B, Bedke J, Bex A, Capitanio U, et al. EAU Guidelines on Renal Cell Carcinoma 2021 [10.04.2021]. Available from: https://uroweb.org/guideline/renal-cell-carcinoma/.

22. Heng DY, Xie W, Regan MM, Warren MA, Golshayan AR, Sahi C, et al. Prognostic factors for overall survival in patients with metastatic renal cell carcinoma treated with vascular endothelial growth factor-targeted agents: results from a large, multicenter study. J Clin Oncol. 2009;27(34):5794-9.

23. Méjean A, Ravaud A, Thezenas S, Colas S, Beauval JB, Bensalah K, et al. Sunitinib Alone or after Nephrectomy in Metastatic Renal-Cell Carcinoma. New Engl J Med. 2018;379(5):417-27.

24. Zhao Y, Li J, Li C, Fan J, Liu L. Prognostic factors for overall survival after lung metastasectomy in renal cell cancer patients: A systematic review and meta-analysis. Int J Surg. 2017;41:70-7.

3.17. Aspekte der Stomaversorgung in der Palliativbetreuung

Die häufigsten Indikationen für die Anlage eines Stomas sind Karzinome im Darm- und Blasenbereich, Strahlenschäden sowie chronisch-entzündliche Darmerkrankungen.

3.17.1. Bedeutung für den Patienten

Organfunktionen wie die Stuhl- bzw. Harnentleerung spielen eine wichtige Rolle in unserem täglichen Leben und wirken sich daher auch unmittelbar auf unser Körpergefühl aus. Belastungen durch ein Stoma sind für den einzelnen Stomaträger vielfältig und unterschiedlich. Die ständige Präsenz des Stomas macht es ihm nahezu unmöglich, seine lebensbedrohliche Erkrankung zu verdrängen.

Stomaträger haben eine Behinderung besonderer Art. Die Entleerung erfolgt anatomisch ungewöhnlich und ist zudem völlig unkontrollierbar. Dies kann zur Folge haben, dass sich Betroffene zurückziehen, soziale Kontakte abbrechen, und dass sie sich oft als "unzumutbar" für andere Menschen erleben. Der Kontinenzverlust kann als schwerwiegende Belastung für die Persönlichkeitssphäre erlebt werden.

3.17.2. Bedeutung für die Angehörigen

Die Anlage eines Stomas hat immer eine Auswirkung auf Beziehungen und die Gestaltung des sozialen Lebens. Ausgehend vom Konzept der ganzheitlichen Palliativbetreuung werden auf Wunsch des Stomaträgers die Angehörigen miteinbezogen. Dies sollte durch eine Kontinenz- und Stomaberatung (KSB) erfolgen. Kontinenz- und Stomaberater sind diplomierte Gesundheits- und Krankenpflegepersonen mit einer fachspezifischen Weiterbildung.

3.17.3. Bedeutung für die Kontinenz- und Stomaberatung

Die Pflegenden müssen sich bewusst sein, dass die Anlage eines Stomas nicht zur Heilung des Stomaträgers beiträgt, wodurch eine besondere Herausforderung in der Betreuung gegeben ist. Es gilt, mit Kreativität und Einfühlungsvermögen die individuelle Gestaltung der neuen Lebenssituation professionell zu begleiten. Die Aufgaben des Kontinenz- und Stomaberaters bestehen in der prä- und postoperativen Begleitung sowie in der ambulanten Weiterbetreuung. Ziel ist es, dem Stomaträger bei der teilweisen Wiederherstellung beeinträchtigter Entleerungsfunktionen zu unterstützen und ihn im Umgang mit der Stomaversorgung zu schulen.

Die Betreuung von Stomaträgern kann sich durchaus unterschiedlich gestalten. Manche setzen sich aktiv mit der Versorgung ihres Stomas auseinander, andere sind auf eine Betreuungsperson angewiesen. Wichtig ist die Akzeptanz der Pflegenden, dass Patienten, die die Anlage eines Stomas benötigen, oft negative Reaktionen wie Verzweiflung, Wut oder Scham zeigen. Ziel der Betreuung ist die Verbesserung bzw. Erhaltung der Lebensqualität der lebensbedrohlich erkrankten Menschen und ihrer Angehörigen unter Wahrung der Würde und Autonomie der Betroffenen.

3.17.4. Stomapflege

Aufgaben des Kontinenz- und Stomaberaters im Rahmen der Anlage eines Stomas:

Mitwirkung bei der präoperativen Stomamarkierung

Bei geplanten Eingriffen kommt der **präoperativen Stomamarkierung** für eine korrekte Anlage des Stomas eine äußerst wichtige Rolle hinsichtlich der postoperativen Versorgung zu. Bei ordnungsgemäßem Sitz des Stomas und einer guten Wundheilung treten für den Stomaträger rein versorgungstechnisch keine Probleme auf.

Es ist die Aufgabe des Kontinenz- und Stomaberaters gemeinsam mit dem Operateur eine geeignete Lokalisation festzulegen. Die Lage des Stomas ist für den zukünftigen Stomaträger von besonderer Bedeutung. Das Stoma soll vom Stomaträger gut einsehbar sein und nicht in einer Hautfalte liegen. Wenn diese Faktoren nicht berücksichtigt werden, besteht die Gefahr, dass der Stomaträger auf eine "Fremdversorgung" angewiesen ist. Dies ist gleichbedeutend mit Abhängigkeit und einer Minderung der Lebensqualität.

▶ Lokalisationen (☞ Tab. 3.35)

Wenn keine Rektumexstirpation erfolgt ist, kann **theoretisch** eine Rekonstruktion nach Monaten vorgenommen werden. Mit Zusagen und fixen Terminen für eine Rückoperation sollte gegenüber Palliativpatienten und ihren Angehörigen vorsichtig umgegangen werden, da damit oft falsche Hoffnungen auf eine eventuelle Heilung geweckt werden.

Pflegerische Aspekte in der Stomaversorgung

Richtlinien für den Versorgungswechsel ☞ Tab. 3.36. Die **angegebenen Wechselintervalle** beziehen sich auf eine komplikationsfreie, optimal plat-

Art	Lage	Aussehen	Zeit
1. Kolostomie*	Linker Unterbauch	ca. 2 mm über Hautniveau	temporär/permanent
2. Transversostomie*	Rechter oder linker Oberbauch	ca. 5 mm über Hautniveau	temporär
3. Ileostomie*	Rechter Unterbauch	prominent	temporär/permanent
4. Ileumkonduit#	Rechter Unterbauch	prominent	permanent
5. Kolonkonduit#	Linker Unterbauch	prominent	permanent

Tab. 3.35: Lokalisationen der Stomaanlage. Eine Stomaanlage kann endständig# und/oder doppelläufig*, permanent oder temporär angelegt sein.

Art – Ausscheidung	Versorgung	Wechsel
1./2. – **fest**	einteilig geschlossen	1-2x/24 Std.
1./2. – fest/**breiig**	einteilig offen	ca. 2 Tage
	zweiteilig offen/geschlossen	4-5 Tage
3. – breiig-**flüssig**	einteilig offen	max. 2 Tage
	zweiteilig offen	max. 2 Tage
4./5. – **flüssig**-schleimig*	einteilig Rücklaufsperre + Ablassventil	max. 2 Tage
	zweiteilig Rücklaufsperre + Ablassventil	max. 2 Tage

Tab. 3.36: Richtlinien für den Versorgungswechsel in der Stomaversorgung.
* Ileum- bzw. Kolonkonduit sondert Schleim ab!

zierte Stomaanlage. Befindet sich ein Stoma in einer Falte und im bzw. unter Hautniveau, sind kürzere Wechselintervalle und spezielle Hilfsmittel erforderlich.

Der **Wechsel** der Versorgung erfolgt im Stehen oder Liegen, ist aber auch im Sitzen möglich. Es ist ratsam, vor der ersten Flüssigkeitsaufnahme die Versorgung des Ileum- bzw. Kolonkonduits zu wechseln.

Die **Reinigung** des Stomas und der parastomalen Haut wird mit Wasser und ph-neutraler, nicht rückfettender Seife durchgeführt. Sie ist abhängig von der Art des Stomas:

- intestinales Stoma von außen nach innen
- Ileum- oder Kolonkonduit von innen nach außen

Leichte Blutungen der Stomaschleimhaut sind normal.

Die parastomale Behaarung ist mit einem Einmal-Rasierer (ohne parfümierten Gleitstreifen) zu entfernen.

Nach der Eingewöhnungsphase kann der Stomaträger mit oder ohne Versorgung duschen, auch das Baden ist mit der Beutelversorgung möglich.

Durch regelmäßiges Nachmessen des Stomas (Durchmesser) mittels Schablone erfolgt die **Anpassung** der Versorgung. Die Hautschutzplatte soll das Stoma exakt umschließen, ohne die Stomaschleimhaut einzuengen.

Die **Entfernung der Stomanähte erfolgt etwa um den 10. Tag**, da zu lange belassene Nähte zu Entzündungen führen können. Die Entfernung erfolgt in der Regel durch den Arzt oder durch den Kontinenz- und Stomaberater auf ärztliche Anordnung.

Die **Dokumentation** beinhaltet folgende Punkte:

- Ressourcen und der Grad der Selbstständigkeit des Stomaträgers sowie seine psychische Situation
- Beschreibung des Stomas und der peristomalen Haut
- Auflistung der benötigten Hilfsmittel und
- Wechselintervalle

Kommt es zu einer vorzeitigen Ablösung der Stomaversorgung, sind die Ursachen zu dokumentieren, damit die weitere Vorgehensweise (Anpassung der Stomaversorgung) gesichert ist.

Bei der **Entlassung** in die häusliche Umgebung bekommt der Stomaträger einen Stomapass. Dieser enthält alle für ihn relevanten Daten und Angaben zu Stomahilfsmitteln. Seitens der Kontinenz- und Stomaberatung werden diese Hilfsmittel organisiert und der Kontakt mit einem Sanitätshaus hergestellt. Ambulante Kontrollen werden vereinbart und können auch bei Bedarf jederzeit vom Stomaträger in Anspruch genommen werden, um rasch auf veränderte Situationen (wie z.B. Umstellung der Stomaversorgung bei Gewichtszu- oder abnahme) reagieren zu können.

Menschen in der letzten Lebensphase sind meist durch ihre unheilbare Erkrankung physisch und psychisch extrem belastet, das Tragen eines Stomas stellt für viele eine zusätzliche drastische Einschränkung der Lebensqualität dar. Speziell in der **Hospiz- und Palliativversorgung** hat es sich daher bewährt, die Expertise von Kontinenz- und Stomaberatern in die Betreuung von Patienten mit Problemen bei einer Stromversorgung einzubeziehen.

Literatur

1. Gruber G. In: Ganzheitliche Pflege bei Patienten mit Stoma. Springer-Verlag, 2017.

2. Wiesinger G, Stoll-Salzer E. In: Stoma- und Kontinenzberatung. Thieme-Verlag, 2. Auflage, 2012.

3. Peters-Pawlik M. In: Praxishandbuch Stomapflege. Ullstein Medical, 1998.

4. van Dijk C, Dijkstra (2006): Kraftlosigkeit anerkennen. In: Pflegezeitschrift 6/2006.

Weiterführende Informationen

Verein zur pflegewissenschaftlichen Förderung der Kontinenz-Stoma-Beratung in Österreich auf https://www.kontinenz-stoma.at

Selbsthilfegruppen für Stomaträger unter https://www.ilco.at oder https://www.ilco.de

3.18. Einsatz des Ultraschalls in der Palliativmedizin

Palliativpatienten haben meist Jahre intensiver Therapie hinter sich, die begleitet sind von aufwändiger Diagnostik und engmaschigen Kontrolluntersuchungen. *Palliative Care* stellt den Mensch mit seinen körperlichen, seelischen und sozialen Bedürfnissen in den Mittelpunkt und schafft somit einen Gegenpol zur sehr technisch gewordenen Schulmedizin. Gleichzeitig wird der Anspruch erhoben, chronisch kranke Patienten bereits früh im Krankheitsverlauf (*early integration*) zu unterstützen und eine gute Symptomkontrolle zu ermöglichen.

Wieviel bildgebende Diagnostik braucht es in der Palliativmedizin? Müssen neu auftretende Metastasen festgestellt werden, wenn sich keine therapeutischen Konsequenzen aus diesem Befund ergeben? Wann ist eine oftmals auch belastende bildgebende Diagnostik bei solchen Patienten gerechtfertigt?

Der Ultraschall erfüllt viele Anforderungen: Er ist breit verfügbar, verursacht keine Strahlenbelastung und ist am Krankenbett durchführbar. Die Sonographie ist auch das einzige bildgebende Verfahren, bei der sich der Arzt während der Untersuchung mit dem Patienten unterhalten kann. Für viele Patienten ist es nach Jahren der engmaschigen Kontrollen auch während der Palliativ Begleitung wichtig, "*dass man gelegentlich nachschaut*", um Fragen nach dem Krankheitsverlauf und der Ursache von Beschwerden bestmöglich beantworten zu können, so beispielsweise:

- Liegt eine Obstipation oder ein kompletter Ileus vor?
- Ist die Atemnot durch einen Pleuraerguss verursacht?
- Entsprechen die Schmerzen im Oberbauch einem Leberkapsel-Spannungsschmerz?

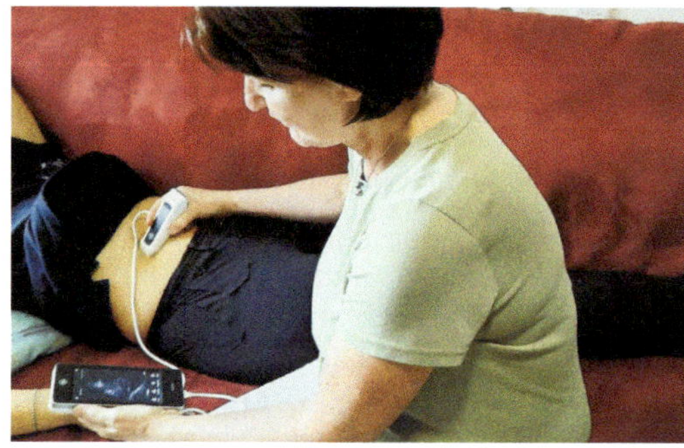

Abb. 3.27: Durchführung der Sonographie mittels tragbarer Geräte direkt am Patientenbett.

In der Hand des klinisch tätigen Arztes lassen sich viele dieser Fragen mittels Sonographie beantworten. Neben dem Abdomen-Ultraschall und der Thorax-Sonographie gewinnt auch die Gelenk- und Weichteil-Sonographie zunehmend an Bedeutung [4].

Der Begriff *point-of-care ultrasound* (POCUS) stammt ursprünglich aus der Notfall Medizin und wird als zielgerichteten Ultraschall am Krankenbett zur Verbesserung der Symptomkontrolle definiert [11].

Die Erfahrungen aus der Notfall- und Intensivmedizin [1, 3, 18, 19] werden zunehmend auch im Hospiz- und Palliativbereich angewendet [5].

In der Beurteilung von Aszitesflüssigkeit oder Pleuraergüssen mit der Frage einer therapeutischen Punktion hat sich der portable Ultraschall im Alltag vielerorts etabliert. Die vielfältigen Anwendungsgebiete des Ultraschalls auch bei Hausbesuchen zu nutzen, ist bei Mobilen Palliativteams oder geriatrischen Hausbesuchen von großer Bedeutung [2].

Vergleiche mit hoch auflösenden US-Geräten zeigen, dass im Bereich der Thorax- und Abdomen-Sonographie (mit Ausnahme des Darmes) die Gesamtübereinstimmung der Befunde im Bereich von 90 % liegt [12, 20].

Vorteile der Bedside-Sonographie:

- Untersuchung am Krankenbett
- Kommunikation mit dem Patienten möglich
- Rasche Verfügbarkeit
- Keine langen Transportwege
- Möglichkeit der US-gezielten Intervention

Am Thorax ist neben dem Erkennen von Flüssigkeitsansammlungen in der Pleurahöhle der Nachweis von entzündlichen Konsolidierungen (Pneumonie) oder von peripheren Lungeninfarkten von klinischer Bedeutung. Auch die Darstellung eines Pneumothorax oder einer Plexus brachialis-Infiltration durch Lymphknotenmetastasen kann hilfreich sein [7, 13, 14] (☞ Tab. 3.37).

Im Abdomen stellen sich häufig Fragen nach der Darmmotilität (Obstipation, Ileus?), mechanischen Abflusshindernissen der Gallenwege oder des Nierenbeckens, Kompressionen von Gefäßen durch Lymphknotenpakete oder dem Vorhandensein entzündlicher Prozesse (Abszess, Cholezystitis u.a., ☞ Tab. 3.37) [9, 16].

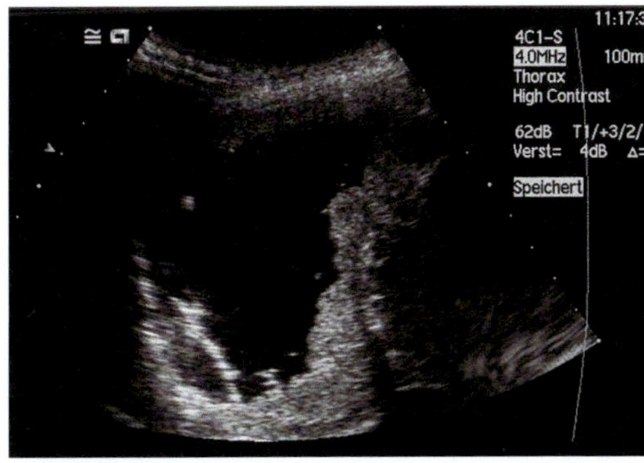

Abb. 3.28: Maligner Pleuraerguss bei Pleurakarzinose eines Ovarialkarzinoms.

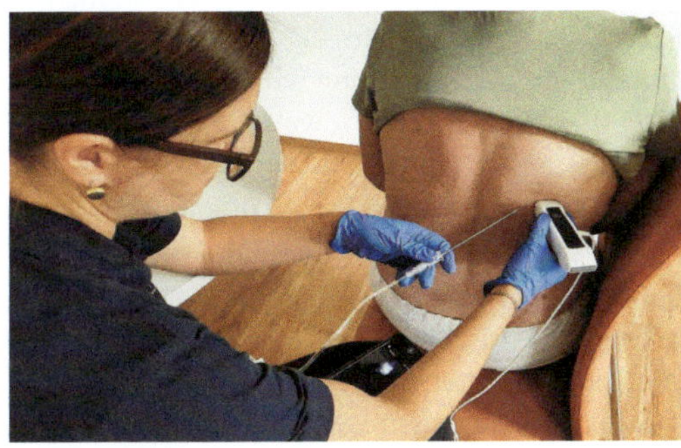

Abb. 3.29: Pleuraerguss-Punktion unter sonographischer Kontrolle.

Sonographisch darstellbare Befunde am Thorax			
• Pleuraergüsse, Pleuraempyem	• Pneumonie	• Lungenembolie	• Lungenmetastasen
• Pneumothorax	• Ossäre Läsionen der Rippen (Frakturen, Osteolysen)	• Perikarderguss	• Interstitielles Lungenwasser
Sonographisch darstellbare, häufige Befunde im Abdomen			
• Aszites, Peritonealkarzinose	• Lebermetastasen	• Abszedierungen	• Lymphknotenmetastasen
• Retentionsmagen, gestörte Darmmotilität, Ileus	• Nierenstauung, Retentionsblase	• Mechanische Cholestase, Cholezystitis	• Divertikulitis, Enterocolitis
Sonstige Befunde (Weichteil- und Gefäßsonogaraphie)			
• Thrombosen	• Weichteilhämatome, Gelenkergüsse, Tendosynovitis	• Frakturen	• Lymphknoten- und subkutane Metastasen
• Darstellung der V. jugularis interna (Zentraler Venenkatheter)			

Tab. 3.37: Sonographisch darstellbare Befunde.

Die Weichteil- und Gelenk-Sonographie findet zunehmend Bedeutung, vor allem bei immobilen Patienten mit der Gefahr von Stürzen: Liegt ein Muskelhämatom vor oder lassen sich Rippenbrüche oder Frakturen der langen Röhrenknochen darstellen? Ist ein Gelenkerguss vorhanden? Während für die meisten Indikationen im Abdomen oder im Thoraxbereich der Einsatz eines 2,5-5,0 MHz-Schallkopfes ausreicht, benötigt man zur Weichteil- und Gefäßdiagnostik (Ausschluss von Thrombosen) höher auflösende (10,0 MHz) Ultraschallsonden.

Patienten schätzen die Verfügbarkeit der Sonographie. Sie vermittelt ihnen Sicherheit und ist, vor allem als Untersuchung am Krankenbett, wenig belastend [9]. Auch die Möglichkeit zum Gespräch während der Untersuchung wird als positiv beurteilt [16]. Immer öfter fragen Patienten gezielt nach einer sonographischen Verlaufskontrolle.

Auch wenn die diagnostischen Möglichkeiten mittels Ultraschall vielfältig sind, bleibt die wesentliche Frage bei Palliativpatienten doch diejenige nach therapeutischen Konsequenzen, die sich direkt aus dem Untersuchungsbefund ergeben – sei es in Form medikamentöser Behandlungen, Punktionen oder Drainagen. Der Nachweis einer schmerzhaften Knochenmetastase kann z.B. strahlentherapeutische Möglichkeiten eröffnen, das Erkennen eines Ileus eine Indikation für eine Ableitungs-PEG-Sonde darstellen.

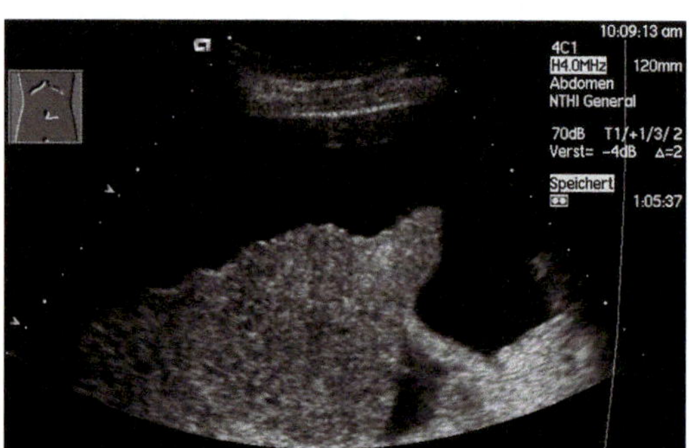

Abb. 3.30: Reichlich Aszites um die Leber.

Eigene Auswertungen von 200 US-Untersuchungen bei Palliativpatienten ergaben, dass sich in zwei Dritteln der Fälle direkte therapeutische Konsequenzen für die Patienten ergaben [9]. Palliativpatienten leiden zum überwiegenden Teil an Tumorerkrankungen mit weit fortgeschrittener Metastasierung. Das Auftreten von Pleura- oder Perikardergüssen und Aszites führt zu schwerwiegenden Symptomen wie Atemnot, Schmerzen, Übelkeit/Erbrechen und Beeinträchtigung der Darmperistaltik. Das rasche Erkennen und die Möglichkeit der therapeutischen Intervention sind die Basis einer guten Symptomkontrolle. Die Ultraschall-gezielte Drainage von Pleura und Perikardergüssen bzw. Aszites ist ein risikoarmer, wenig belastender Eingriff, welcher am Patientenbett durchführbar ist und auch schwer kranken Patienten rasche Erleichterung bringt [2, 10, 13, 17]. Neben der Einmalpunktion gewinnt auch die Ultraschall gezielte Anlage von untertunnelten Kathetersystemen (PeuriX-Drains) bei rezidivierend auftretetenden Ergüssen an Bedeutung [6].

Seltenere Interventionen beinhalten das Legen eines suprapubischen Katheters, einer PEG-Sonde, eines Nephrostomie-Katheters oder Abszessdrainagen.

Auch die Punktion der Vena jugularis interna zum Platzieren eines zentralen Venenkatheters (z.B. für parenterale Ernährung) ist unter Ultraschallsicht komplikationsarm möglich [15].

Gezielte Interventionen unter Ultraschallsicht:

- Pleurapunktion Anlage von untertunnelten Kathetern
- Aszitesdrainage
- Perikardpunktion
- Abszessdrainage
- Suprapubischer Katheter
- PEG-Sonde
- Anlage eines zentralen Venenkatheters (Vena jug. interna)

Point-of-care ultrasound ist aber nicht nur für die Fragestellung therapeutischen Interventionen interessant. Bei den häufigsten Symptomen lohnt sich die Anwendung des Ultraschalls als Basisbildgebung, um ein besseres Verständnis für die Ursache zu bekommen und damit eine gezieltere medikamentöse Behandlung durchführen zu können.

Am Beispiel der Atemnot zeigt sich, dass es therapeutisch einen wesentlichen Unterschied macht, ob die Dyspnoe durch große Pleuraergüsse verursacht wird, ob eine Tumoratelektase oder eine Pneumonie vorliegt oder ob ein Lungeninfarkt für die Atemnot verantwortlich ist. Nicht umsonst wird der Bedside-Ultraschall gerne auch als "verlängertes Stethoskop" des Klinikers bezeichnet.

Viele Patienten stellen auch Fragen nach der Lebenserwartung und nach möglichen Komplikationen, die auftreten können. Hier kann ein orientierender Ultraschall hilfreich sein für eine Prognosesbschätzung. So kann z.B. der Nachweis einer nicht behandelbaren Tumorobstruktion dazu beitragen, lebensverlängernde Therapien im Sinne einer Änderung des Therapieziels zu beenden.

Auch für die Feststellung "therapierefraktärer Symptome" als Begründung einer palliativen Sedierung ist die klinische Einschätzung alleine bei Schmerzen oder Atemnot oft nicht ausreichend. Hier ist es hilfreich, sich bildgebend "abzusichern" und andere Behandlungsoptionen auszuschließen, ehe die Sedierungstherapie begonnen wird.

Atemnot
• Tumorbedingte Pleuraergüsse • Kardiale Dekompensation • Hinweise für eine Lungenembolie • Pneumonie, Pneumothorax
Bauchschmerzen, Übelkeit/Erbrechen
• Aszites • Darmobstruktion, Obstipation, • Retentionsblase, Nierenstauung • Darmperforation, • Metastasenleber
Beinödeme
• Lymphödem (Lymphknotenpakete) • Thrombose • Hämatom
Ikterus
• Mechanische Cholestase • Metastasenleber
Fieber
• Pneumonie • Enterocolitis, Divertikulitis, Cholezystitis • Abszedierung

Tab. 3.38: Wichtige Symptome, bei denen die Sonographie hilfreich sein kann.

Zusammenfassend lässt sich feststellen, dass der Einsatz des Ultraschalls dazu beiträgt, den Patienten mit seinen Symptomen ernst zu nehmen, indem wichtige Befunde am Krankenbett erhoben werden, die direkt in therapeutische Entscheidungen einfließen. Dies trägt wesentlich zum Ziel einer optimalen Symptomkontrolle bei.

Literatur

1. Beaulieu Y. Bedside echocardiography in the assessment of the critically ill. Crit Care Med. 2007;35(5):235-249.

2. Bonnel A, Baston C, Wallace P, Panebiaanco N, Kinosian B. Using point-of-care ultrasound on home visits: the home-orientated ultrasound experience (HOUSE). J Am Ger Soc. 2019;67:2662-2663.

3. Breakey N, Osterwalder J, Mathis G, Lehmann B, Sauter T. Point of Care ultrasound for rapid assessment and treatment of palliative care patients in acute medical settings. Eur J Intern Med. 2020;81:7-14.

4. Champagne N, Eadie L, Regan L, Wilson P. The effectiveness of ultrasound in the detection of fractures in adults with suspected upper or lower limb injury: a systemic review and subgroup meta-analysis. BMC Emergency Med. 2019;19(17):1-15.

5. Chernack B, Knowlton S, Kohler M. The Use of Ultrasound in Palliative Care and Hospice. Am J Hosp Palliat Care. 2017;34(4):385-391.

6. Fysh ETH, Waterer GW, Kendall PA, Bremner PR, Dina S, Geelhoed E, McCarney K, Morey S, Millward M, Musk AWB, Lee YCG. Indwelling pleural catheters reduce inpatient days over pleurodesis for malignant pleural effusion. Chest. 2012;142(2):394-400.

7. Gehmacher O, Mathis G, Kopf A, Scheier M. Ultrasound imaging of pneumonia. Ultrasound Med Biol. 1995;21(9):1119-1122.

8. Grove G, Holden D. Case report: point-of-care ultrasound influencing treatment in palliative care. Eur J Palliat Care. 2016;23:114-115.

9. Hackspiel S. Bedside Sonographie bei Palliativpatienten. Dissertation, Medizin Universität Innsbruck, 2007: S. 60-87.

10. Jones PW, Moyers JP, Rogers JT, Rodriguez RM, Lee YC, Light RW. Ultrasound guided thoracocentesis: is it a safer method? Chest. 2003;123(2):418-23.

11. Kendall JL, Hoffenberg SR, Smith RS. History of emergency and critical care ultrasound: the evolution of a new imaging paradigm. Crit Care Med. 2007;35(5): 126-130.

12. Knebel F, Eddicks S, Sanad W, Walde T, Baumann G, Borges AC. Diagnostische Genauigkeit neuer tragbarer

Echokardiographiegeräte mit Doppler und Harmonic Imaging. Intensivmed. 2005;42:449-456.

13. Mathis G. Lungen- und Pleurasonographie. 5. Auflage 2010, Springer Verlag Berlin Heidelberg.

14. Mathis G, Blank W, Reißig A, Lechleitner P, Reuß J, Schuler A, Beckh S. Thoracic Ultrasound for diagnosing pulmonary embolism. A prospective multicenter study of 352 patients. Chest. 2005;128:1531-1538.

15. Mey U, Glasmacher A, Hahn C, Gorschlüter M, Ziske C, Mergelsberg M, Sauerbruch T, Schmidt-Wolf IG. Evaluation of an ultrasound-guided technique for central venous access via the internal jugular vein in 493 patients. Support Care Cancer. 2003;11(3):135-6.

16. Nuernberg D, Jenssen C, Fröhlich E, Ignee A, Mathis G, Dietrich C. Bedeutung der Sonografie in der Palliativmedizin (Palliative Sonografie) Teil 2. Z Gastroenterol. 2017;55(06):582-591.

17. Ross GJ, Kessler HB, Clair MR, Gatenby RA, Hartz Wh, Ross LV. Sonographically guided paracentesis for palliation of symptomatic malignant ascites. Am J Roentgenol. 1989;153(6):1309-11.

18. Rozycki GS, Pennington SD, DFerliciano DV. Surgeon-performed ultrasound in the critical care setting: its use as an extension of the physical examination to detect pleural effusion. J Trauma. 2001;50(4):636-42.

19. Schlotterbeck K, Fraunhofer J, Hübner H, Moshage W. Einsatz eines tragbaren Echokardiographiegerätes bei Notfallpatienten. Intensvmed. 2003;40:124-29.

20. Ziegler CM, Seitz K, Leicht-Biener U, Mauch M. Detection of therapeutically relevant diagnosis made by sonography of the upper abdomen: Portable versus High-end Sonographic Units. Ultraschall Med. 2004;25: 428-32.

3.19. Pädiatrische Palliativmedizin

3.19.1. Lebenslimitierende oder lebensbedrohliche Erkrankungen in der Pädiatrie

Die meisten kindlichen Todesfälle ereignen sich unmittelbar perinatal. Weitere häufige Todesursachen sind neben Unfällen und Suiziden vor allem chronische lebenslimitierende Erkrankungen wie kardiovaskuläre, neuromuskuläre und genetische Erkrankungen oder auch Krebserkrankungen. Genaue Zahlen sind schwer zu fassen, die Punktprävalenz an lebenslimitierenden Erkrankungen wird auf 12-13 Kinder pro 10.000 Einwohner geschätzt, die Mortalität liegt zwischen 1,2-3,6 pro 10.000 Lebendgeborenen [1].

Kinder und Jugendliche, die einer palliativmedizinischen Versorgung bedürfen, lassen sich in 4 Gruppen einteilen:

1. Lebensbedrohliche Erkrankungen, für die eine kurative Therapie verfügbar ist, welche jedoch auch versagen kann. Die Palliativversorgung kann parallel zu einer kurativ ausgerichteten Therapie und/oder bei Therapieversagen erforderlich sein (*Beispiel*: Tumorerkrankung).

2. Erkrankungen, bei denen ein frühzeitiger Tod unvermeidlich ist. Lange Phasen intensiver Therapien haben eine Lebensverlängerung und eine Teilnahme an normalen Aktivitäten des täglichen Lebens zum Ziel (*Beispiel*: Mukoviszidose).

3. Progrediente Erkrankungen ohne die Möglichkeit einer kurativen Therapie. Die Therapie erfolgt ausschließlich palliativ und erstreckt sich häufig über viele Jahre (*Beispiel*: Muskeldystrophie).

4. Irreversible, jedoch nicht progrediente Erkrankungen, die regelhaft Komplikationen zeigen und wahrscheinlich zum vorzeitigen Tod führen (*Beispiel*: schwerwiegende Zerebralparese).

Auch im Kindes- und Jugendalter kommen die Grundsätze der Palliativmedizin zur Anwendung. Linderung von Schmerzen und anderen belastenden Krankheitssymptomen sowie die Begleitung der gesamten Familie sind auf der Kinderintensivstation, den neuropädiatrischen, onkologischen, nephrologischen, kardiologischen und anderen pädiatrischen Krankenstationen ebenso wichtig wie in der häuslichen Umgebung und in Pflegeeinrichtungen.

Entlastende Angebote während des oft jahrelang andauernden Krankheitsprozesses sowie die Geschwisterarbeit spielen eine herausragende Rolle [2].

3.19.2. Definition der pädiatrischen Palliativversorgung

IMPaCCT (*International Meeting for Palliative Care in Children, Trento*), welches im Jahr 2007 zu einer Arbeitsgruppe der EAPC wurde, adaptierte die WHO-Definition, welche sowohl für onkologische als auch für andere chronische Erkrankungen in der Pädiatrie angewandt werden kann [3].

Unter Palliativversorgung versteht man aktive und umfassende Versorgung von Kindern und Jugendlichen mit lebenslimitierenden Erkrankungen.

- Die Versorgung berücksichtigt Körper, Seele und Geist des Kindes gleichermaßen und gewährleistet die Unterstützung der gesamten betroffenen Familie
- Sie beginnt mit Diagnosestellung und ist unabhängig davon, ob das Kind eine Therapie mit kurativer Zielsetzung erhält
- Es ist Aufgabe der professionellen Helfer, das Ausmaß der physischen, psychischen sowie sozialen Belastung des Kindes einzuschätzen und zu minimieren
- Wirkungsvolle pädiatrische Palliativversorgung ist nur mit einem breiten multidisziplinären Ansatz möglich, der die Familie und alle öffentlichen Ressourcen mit einbezieht. Sie kann auch bei knappen Ressourcen erfolgreich implementiert werden. Pädiatrische Palliativversorgung kann in Krankenhäusern der höchsten Versorgungsstufe wie auch zuhause beim Patienten erbracht werden

3.19.3. Schmerz- und Symptommanagement in der pädiatrischen Palliativversorgung

Wie auch in der Erwachsenenmedizin sind Schmerzen ein Hauptsymptom in der Lebensendphase. Dies betrifft nicht nur Kinder mit onkologischen Erkrankungen, sondern auch nicht-onkologische lebenslimitierende oder lebensbedrohliche Erkrankungen.

Dauerhafte Symptome und Schmerzen erfordern eine suffiziente Therapie und die Behandlung von Durchbruchschmerzen ist erforderlich. Zu erwartende Nebenwirkungen von Arzneimitteln müssen kommuniziert und entsprechend antizipiert werden. Auch im Kindesalter kommt das WHO-Stufenschema zur Anwendung, wobei je nach Intensität des Schmerzes bereits initial die WHO-Stufe 3 zur Anwendung kommen kann [4]. Auch nicht-medikamentöse Methoden wie kognitive, verhaltensorientierte oder physikalische Therapien sind integraler Bestandteil der Schmerztherapie.

3.19.4. Ethische Aspekte und gesetzliche Kinderrechte in der pädiatrischen Palliativversorgung

Diese wurden erstmals in der ACT-Charta [5] publiziert, von IMPaCCT 2007 [3] adaptiert und überarbeitet und in insgesamt sieben Punkte gegliedert. Zusammenfassend wird Hauptaugenmerk wurde auf die Gleichheit aller Kinder und Jugendlicher, ungeachtet ihrer Herkunft und der finanziellen Möglichkeiten, gelegt. Ebenso ist besondere Rücksicht auf ihre Würde, auf ihr Recht auf Privatsphäre und ihre altersentsprechenden Bedürfnisse zu nehmen. Die Eltern sind unbedingt als die primär Versorgenden anzuerkennen, sie sind ebenso wie die Kinder – entsprechend Alter und Entwicklungsstand – zu informieren und in alle Entscheidungen der Palliativversorgung miteinzubeziehen. Grundlage aller Kommunikation muss ein sensibler, altersgerechter Zugang sein, geprägt von Ehrlichkeit und Offenheit. Das gemeinsame Zuhause der Familie sollte, wenn irgendwie möglich, zentraler Ort der Versorgung bleiben. Die Versorgung im Krankenhaus sollte unbedingt in kindergerechter Umgebung von pädiatrisch geschulten Mitarbeitern durchgeführt werden. Die Betreuung der gesamten Familie während der Erkrankung des Kindes sowie über den Tod hinaus durch die Trauerphase ist integraler Bestandteil der pädiatrischen Palliativversorgung. Jedes Kind hat Anrecht auf Bildung und Förderung, zu spielen und altersentsprechenden kindgerechten Aktivitäten nachzugehen.

3.19.5. Prinzip der Nachträglichkeit: Die Vergangenheit

Ausgelöst durch die Konfrontation mit dem möglichen Tod des Kindes wird in den Angehörigen ein in die Vergangenheit gerichteter Prozess ausgelöst, der als Ziel das Verständnis der Gegenwart hat. Es wird die Kette der Gedankenverbindungen, die mit dem Kind, der Krankheit "Krebs" und dem Bereich "Sterben und Tod" in Verbindung sind, rückwirkend überprüft und neu bewertet [6]. Die Vergangenheit gewinnt somit nachträglich eine neue Bedeutung und wird neu strukturiert. Diesen Prozess des Begreifens kann man durchaus als Trauerprozess bezeichnen, da – innerlich und oft unbemerkt – von der Umgebung Abschied von wichtigen Teilen der Vergangenheit und eine Neustrukturierung der Gegenwart mit einer neuen

Ausrichtung in die Zukunft vorgenommen wird. In dem von Sigmund Freud bereits am Ende des 19. Jahrhunderts gefundenen seelischen "Prinzip der Nachträglichkeit" liegt der Versuch der Seele, die "Lücken" in den gedanklichen Verbindungen mit neuen Konstruktionen zu überbrücken und losgelöste Affekte neu zu binden. Das "Prinzip der Nachträglichkeit" stellt somit einen umfassenden seelischen Heilungsvorgang dar.

Andererseits geht das "Prinzip der Nachträglichkeit" selektiv und nach dem Ähnlichkeitsprinzip vor. Es werden Ereignisse in Bezug auf das Kind in der Vergangenheit ausgesucht, welche als kausal für die Diagnose "Krebs" gelten könnten. "Aug' um Aug', Zahn um Zahn" lautet das älteste Rechtsprinzip – das Talionsprinzip –, welches hier zur Anwendung kommt. Aus ihrer inneren Verflochtenheit mit dem Kind werden Ereignisse um das Kind neu bewertet und nachträglich kausal für das Entstehen der malignen Krankheit verantwortlich. Die Folge sind schwere Schuldgefühle und Selbstvorwürfe der Eltern.

In dieser Auseinandersetzung mit dem eigenen Leben liegt oft der Gedanke der Eltern an einen Suizid im Falle des Ablebens des Kindes, da sie sich so schuldhaft fühlen, sodass ein Weiterleben nicht mehr denkbar und der eigene Tod als gerechte Strafe für ihr scheinbares Versagen erscheint. In der klinischen Praxis zeigt sich, dass offensichtlich Mütter aufgrund der biologischen und psychosozialen engeren Verbundenheit mit dem Kind stärker von den Folgen des "Prinzips der Nachträglichkeit" betroffen sind als Väter.

3.19.6. Antizipatorische Trauer: Die Zukunft

Ein zentraler Begriff im Verständnis von psychologischen Vorgängen um das schwerkranke Kind ist der der "antizipatorischen (vorgreifenden) Trauer" von Lindemann [7]. Er wurde später von Bürgin [8, 9] aufgenommen und auf das Gebiet der pädiatrischen Onkologie übertragen. Er bedeutet, dass das kommende (mögliche oder sichere) Sterben bzw. der Tod sowohl vom Patienten als auch den Angehörigen vorweggenommen wird. Bedingt durch das mögliche Sterben wird selbst bei günstiger Prognose ein innerer Prozess der Auseinandersetzung eingeleitet, der psychologisch gesehen nicht verhindert werden kann. Der mögliche reale Tod ist das Damokles-Schwert, unter dem sowohl die Patienten als auch die Eltern leben. Das Rezidiv der Krankheit bzw. die Entscheidung zum Übergang von der kurativen zur palliativen Behandlung stellen vor dem tatsächlichen Sterben des Patienten, die "kleinen", vorweggenommenen "Tode" dar.

Der ärztlichen Gesprächsführung kommt aus psychologischer Sicht in diesem Sinne herausragende Stellung zu, da das ärztliche Gespräch die Trennung von äußerer und innerer, seelischer Realität vornimmt. Die medizinische Aufklärung klärt Inneres und Äußeres, trennt zwischen der Welt der Phantasie und der Welt der empirisch gewonnenen Fakten. Es ist der Tod als "Phantasma" und der Tod als "reales Faktum" zu unterscheiden. An diesem Unterschied gruppiert sich die seelische Verarbeitung der Diagnose "Krebs". Wie oben unter "Das Prinzip der Nachträglichkeit" ausgeführt, stellt die Mitteilung "Krebs" einen assoziativen Kurzschluss mit allen dazu passenden inhaltlichen Bereichen her und aktiviert diese. Das sogenannte "innere Wissen" bzw. die "Vorahnungen" der Krebspatienten und deren Angehörigen um den baldigen Tod ist eine unmittelbare Folge der antizipatorischen Trauerarbeit. Die Vorwegnahme des eigenen Todes und damit verbundene innere Umstrukturierung als betroffener Patient oder als Angehöriger wird auch "*work of worry* (= Besorgnisarbeit)" bezeichnet. Unter der Drohung der möglichen oder realen kommenden Ereignisse werden innere Reserven mobilisiert und Pläne des Überlebens und der Bewältigung entworfen.

3.19.7. Entwicklungspsychologische Aspekte der Begriffe "Sterben" und "Tod"

Das Wissen um die Entwicklungspsychologie von Sterben und Tod ist für die klinische Tätigkeit und die professionelle Betreuung des krebskranken Kindes von entscheidender Bedeutung [10]. Die Bedeutung von Leben, Sterben und Tod ist wie viele andere menschliche Dimensionen kulturell bedingt, d.h. sie wird im Zuge der ontogenetischen Entwicklung in der Interaktion von engerer und weiterer soziokultureller Umgebung, den eigenen Auffassungen und Einstellungen entwickelt. Diese Vorstellungen unterliegen einem fortlaufenden Reifungsprozess und gehen mit der Entwicklung der intellektuellen Dimension parallel einher. Eine eindeutige Abgrenzung der Entwicklungsphasen nach Altersstufen ist dabei aber nur ungefähr möglich, da es beträchtliche interindividuelle Varianten in der Entwicklung gibt. Im Wesentlichen beziehen sich die Untersuchungen auf verschiedene Merkmale, welche die Begriffe "Leben" und "Sterben" ausmachen. Die meisten Untersuchungen greifen auf psychoanalytische Erkenntnisse [8, 11] bzw. auf die umfangreichen entwicklungspsychologischen Untersuchungsreihen von Piaget [12] zurück. Zu diesen einzelnen Merkmalen zählen der Unterschied zwischen "belebt und unbelebt", die Entwicklung von "Objektkonstanz und Zeiterleben", der Irreversibilität des Todes, der möglichen Todesursachen, der Universalität des Todes sowie der Vorstellung der Trennung von "Körper-Seele". Generell kann festgehalten werden, dass diese Merkmale ungefähr erst mit dem Beginn der Pubertät mehr oder weniger ausgeprägt sind. Die Kenntnis dieser entwicklungspsychologischen Dimension ist allerdings für die Art und Weise des Gespräches mit dem Kind über die Krankheit und den Tod eine Voraussetzung [13].

3.19.8. Zusammenfassung

Den Bedürfnissen von Kindern und Jugendlichen mit lebenslimitierenden und lebensbedrohlichen Erkrankungen kann nur im Rahmen eines umfassenden und integrativen Versorgungsmodells unter Beteiligung geschulter, multidisziplinärer pädiatrischer Palliativteams positiv begegnet werden.

Literatur

1. Zernikow B. Palliativversorgung von Kindern, Jugendlichen und jungen Erwachsenen, Springer Verlag Berlin, 2008.

2. Brausewein C, Roller S, Voltz R. Leitfaden Palliativmedizin, Verlag Urban&Fischer, 2. Auflage 2004.

3. Craig F, Abu-Saad Huijer H, Benini F, Kuttner L, Wood C, Feraris PC, Zernikow B IMPaCCT: Standards of paediatric palliative Care. Schmerz. 2008;22(4):401-8.

4. World Health Organization. Cancer pain relief and palliative care in children. Geneva, WHO, 1998.

5. A guide to the Development of children`s palliative care services. Association for children with Life-Threatening or Terminal Conditions and their Families (ACT) and the Royal College of Paediatrics and Child Health (RCPCH), 2003, Bristol, UK.

6. Topf R, Bergsträßer E. Palliative Betreuung und Behandlung. In: Pädiatrische Hämatologie und Onkologie. 1112-1123, Springer-Verlag, Heidelberg, 2006.

7. Lindemann E. Jenseits von Trauer. Verlag für Med. Psychologie. Göttingen, 1985.

8. Bürgin D. Das Kind, die lebensbedrohliche Krankheit und der Tod. Verlag Hans Huber, Bern, 1981.

9. Bürgin D. Pädiatrische Psycho-Onkologie. In: Meerwein F (Hrsg). Einführung in die Psycho-Onkologie. Verlag Hans Huber, Bern.

10. Topf R. Medizinische Aufklärung als psychosoziale Notwendigkeit – Tiefenpsychologische Aspekte in der medizinischen Behandlung krebskranker Kinder. Kinderanalyse 1997;3:285-311.

11. Rimbault G. Kinder sprechen vom Tod. Klinische Probleme der Trauer. Edition Suhrkamp, 1981.

12. Piaget J. Das Weltbild des Kindes. dtv, 1999.

13. Topf R, Trimmel J, Vachalek L, Felsberger C, Gadner H. Das Psychosoziale Betreuungskonzept der Pädiatrischen Onkologie des St. Anna-Kinderspitals Wien. Paediatr Paedol. 1997;32:12-23.

3.20. Geriatrische Palliativmedizin

3.20.1. Ziele der Palliativmedizin

Das Ziel der Palliativmedizin ist eine möglichst umfassende Symptomkontrolle bei schweren fortgeschrittenen Erkrankungen. Die Beschwerden der Patienten (Schmerzen, Luftnot, Übelkeit, Erbrechen, offene Wunden, Angst, Unruhe, psychisches und soziales Leid) sollen gelindert und damit eine möglichst hohe Lebensqualität erzielt werden.

Eventuelle lebensverlängernde Therapien werden, natürlich immer in Absprache mit dem Patienten, nicht durchgeführt, wenn diese mit einem unverhältnismäßigen Leid einhergehen würden. Das palliative Denken bejaht das Leben, akzeptiert aber dennoch den Tod als eine natürliche, dem Leben immer innewohnende Gegebenheit.

3.20.2. Ziele der Geriatrie

Die klinische Geriatrie hat sich neben den klassischen Alterssyndromen (Instabilität, Immobilität, intellektueller Abbau, Inkontinenz), insbesondere in den Bereichen Multimorbidität, *Frailty* (Altersgebrechlichkeit), Polypharmazie (gleichzeitige Einnahme mehrerer Medikamente), Sturzerkrankung, Delir im Alter und Ernährung in den letzten Jahren enorm weiterentwickelt und ist mittlerweile als wichtiges klinisches Fach im Konzert der Medizin etabliert.

Seitens der *European Union of Medical Specialists* (EUMS) – *Geriatric Medicine Section* wurde 2008 für die geriatrische Palliativmedizin folgende offizielle Definition festgelegt:

"*Geriatrie ist die medizinische Spezialdisziplin, die sich mit physischen, psychischen, funktionellen und sozialen Aspekten der medizinischen Betreuung alter Menschen befasst. Dazu gehören die Behandlung alter Patienten bei akuten und chronischen Erkrankungen, die präventiven Zielsetzungen, (früh-)rehabilitative Fragestellungen und spezielle, auch palliative Fragestellungen am Lebensende. Diese Gruppe alter Patienten weist eine hohe Vulnerabilität ("Frailty") auf und leidet an multiplen aktiven Krankheiten, weshalb eine umfassende Betreuung erforderlich ist. Krankheiten im Alter können sich different präsentieren und sind deshalb oft besonders schwierig zu diagnostizieren. Das Ansprechen auf eine Behandlung ist oft verzögert, häufig besteht ein Bedarf nach gleichzeitiger sozialer Unterstützung. Geriatrische Medizin geht daher über einen organzentrierten Zugang hinaus und bietet eine zusätzliche Behandlung in einem interdisziplinären Team an. Hauptziel dieser Behandlung ist die Optimierung des funktionellen Status des alten Menschen mit Verbesserung der Lebensqualität und Autonomie. Die geriatrische Medizin ist zwar nicht spezifisch altersdefiniert, konzentriert sich jedoch auf typische bei alten Patienten gefundene Erkrankungen. Die meisten Patienten sind über 65 Jahre alt. Patienten, die am meisten von der geriatrischen Spezialdisziplin profitieren, sind in der Regel 80-jährig und älter.*" [17].

3.20.3. Geriatrie und Palliativmedizin

Die palliative Therapie alter Menschen unterscheidet sich von den Ansätzen und Methoden, die für jüngere Menschen, vor allem Krebspatienten entwickelt wurden, durch einige Besonderheiten. Diese betreffen die typischen geriatrischen Erkrankungen wie Gebrechlichkeit, Mobilitätsverlust, Gedächtnisschwäche, Depression, unwillkürlicher Harn- oder Stuhlverlust (Inkontinenz), Sturzerkrankung sowie psychische (vor allem Depression) und soziale (Einsamkeit, Isolation, Armut) Faktoren. Hinzu kommt, dass viele alte Patienten ihre Bedürfnisse nicht formulieren können oder wollen. Natürlich haben sich alte Menschen in einem langen Leben Mechanismen erarbeitet, mit Krisen umzugehen, aber in dieser Grenzsituation unseres Seins sind sie oft zu schwach, überfordert und hilflos. Die Erkrankungen, seien sie nun körperlicher, seelischer oder geistiger Natur, können von den Patienten gänzlich Besitz ergreifen, sie verändern, belasten und ihrer Autonomie berauben.

Atemnot durch Herzschwäche und Lungenerkrankungen, Schmerzen durch Arthrosen, Knochenbrüche durch Osteoporose und bösartige Erkrankungen oder Juckreiz durch die ausgetrocknete Haut treffen oft gleichzeitig aufeinander. Gebrechlichkeit beraubt sie ihrer Mobilität und lässt die Patienten stürzen, Inkontinenz führt oft zu depressiver Verstimmung, Gedächtnisschwäche hindert sie daran, ihre Symptome den Pflegern, Therapeuten und Ärzten verständlichen mitzuteilen. So kann es beispielsweise durchaus passieren, dass eine starke Unruhe, oder eine auffallende Verhaltensstörung, die eigentlich durch Schmerzen hervorgerufen wurde, von den Behandlern nicht als solche erkannt wird, und so der Patient anstelle eines Schmerzmittels ein Beruhigungsmittel erhält, das ihm in dieser Situation aber keine Linderung des Symptoms Schmerz bringt. Es braucht also ein in der Betreuung alter Menschen erfahrenes Team, um all den vielen und vielfältigen Besonderheiten in der geriatrischen Palliativmedizin gerecht zu werden.

3.20.4. Palliativversorgung für alte Menschen

Die demographische Entwicklung bringt eine starke Veränderung der Erkrankungsmuster mit sich. Alte Menschen mit chronischen Erkrankungen haben ein Anrecht auf die bestmögliche Palliativversorgung. Die palliative Betreuung ist traditionellerweise auf Menschen mit bösartigen Tumoren ausgerichtet, alte und hochbetagte Menschen jedoch sterben eher an kardiovaskulären Erkrankungen und leiden nicht an einzelnen Erkrankungen, sondern weisen sehr häufig eine Multimorbidität auf.

In einer gemeinsamen Stellungnahme der EAPC (*European Association of Palliative Care*) und der EuGMS (*European Geriatric Medical Society*) wird eine bessere Palliativversorgung für alte Menschen in Europa gefordert. Viel zu oft werden alte Menschen unnötigen Untersuchungen, Therapien, Krankenhauseinweisungen oder intensivmedizinischen Behandlungen unterzogen. Das ist belastend für die Patienten sowie ihre Familien und teuer für die Gesellschaft. Der Zugang zu einer hochwertigen Palliativversorgung für alte Menschen sowie ein enges Zusammenspiel zwischen geriatrischen und interdisziplinären Palliativteams könnten auf die Bedürfnisse dieser Patienten besser eingehen und darüber hinaus Kosten in der sozialen und Gesundheitsversorgung einsparen [47].

Folgende wichtigen Punkte und Inhalte sollten durch die Institutionen der Europäischen Union vorgegeben werden:

- Entwicklung einer Strategie zur Palliativversorgung, die alte Menschen mit chronischen Erkrankungen miteinbezieht. Dies sollte mit höchster Priorität in die nationalen Gesundheitspläne aufgenommen werden
- Steigerung des öffentlichen Bewusstseins und der Wahrnehmung für die Palliativversorgung und Stärkung der alten Menschen und ihrer Familien
- Förderung der Kooperation zwischen Geriatrie und Palliativmedizin, sowie Entwicklung von Synergien und Bereichen mit gemeinsamen Interessen
- Alle beteiligten Mitarbeiter im Gesundheitswesen, die in der Versorgung alter Menschen und deren Familien beteiligt sind, müssen über Grundkompetenzen in der Palliativversorgung und in der Geriatrie verfügen. Diese Kompetenzen sollten in die Ausbildung, Fort- und Weiterbildung integriert werden
- Die Einbindung der Betroffenen und der Öffentlichkeit in die Forschung sollte gefördert werden mit dem Ziel, die Forschungsergebnisse in die Praxis zu implementieren
- Eine EU-Plattform für den gegenseitigen Austausch und internationalen Vergleich, sowie Benchmarking der besten Praxis sollte aufgebaut werden [47]

Die geriatrische Palliativmedizin vereint die Prinzipien und die Praxis von Geriatrie und *Palliative Care*. Die Geriatrische Palliativmedizin

- arbeitet auf Basis des geriatrischen Assessments, welches die funktionellen Probleme, aber auch die Ressourcen der Patienten erfasst und baut auf Basis der Ergebnisse einen umfassenden Therapie- und Betreuungsplan auf. Sie bekennt sich zu einem individualisierten, multiprofessionellen und interdisziplinären Zugang zum alten Menschen, sowie zu seinen Angehörigen
- bezieht neben der Behandlung somatischer und psychischer Probleme auch soziale und spirituelle Aspekte sowie das persönliche Umfeld in das Betreuungskonzept mit ein
- zielt auf gute Schmerz- und Symptomkontrolle unter besonderer Berücksichtigung funktioneller und kognitiver Einschränkungen ab und verlangt daher besondere Kompetenz im Umgang mit hochbetagten, kommunikativ oder kognitiv beeinträchtigten Menschen
- erkennt die im Alter oft unterschiedliche Charakteristik von Symptomen verschiedener Erkrankungen und deren sich wechselseitige Beeinflussung
- achtet auf die Notwendigkeit einer sicheren Pharmakotherapie
- erkennt ethische Problemsituationen, nutzt zur Problemlösung unter anderem das Vier-Prinzipien-Modell (Autonomie – Schadensvermeidung – Fürsorge – Gerechtigkeit) von Childress und Beauchamp [12] sowie Strukturen wie klinische Ethikberatung (Ethikkonsilium) und Ethikboards und bezieht die alten Patienten und ihr Umfeld in den Entscheidungsprozessen mit ein
- greift die Bedürfnisse alter Patienten und ihres Umfeldes in den verschiedenen Betreuungssituationen auf (zuhause, im Krankenhaus, in einer Pflegeeinrichtung, im Hospiz)
- befasst sich mit dem Versorgungsnetz der Patienten und unterstützt An- und Zugehörige darin, mit den Herausforderungen in der Pflege und Begleitung von Menschen in ihrer letzten Lebensphase zurechtzukommen

Es gibt also eine Fülle an Möglichkeiten einer Zusammenarbeit zwischen Geriatrie, Palliativmedizin und der Hospizbewegung. Dies erfordert den Dialog zwischen und innerhalb der entsprechenden Fachgesellschaften hinsichtlich der Betreuung von schwerkranken alten Menschen. Die Herausforderungen in der Zukunft können durch eine entsprechende Zusammenarbeit sicher besser und effektiver gelöst werden [29].

3.20.5. Ethische Überlegungen

Ärzte können die Überlebenszeit ihrer Patienten in der letzten Phase des Lebens über- aber auch unterschätzen. Untersuchungen zeigen, dass die symptombezogenen Einschränkungen der Aktivität, der Selbstversorgung und Selbstbestimmung bei Patienten mit bösartigen Tumoren, gemessen am Karnofsky Index am ehesten eine richtige Einschätzung der weiteren Überlebenszeit anzeigen, während die Erfahrung des Arztes dies nicht tut [5]. Eine Umorientierung, also eine Therapiezieländerung von einer kurativen zu einer palliativen Ausrichtung erfolgt oft zu spät. Mitarbeiter in der Langzeitbetreuung äußerten diese Bedenken zu 88 %, jene in der Akutgeriatrie zu 66 % [37]. Es bestehen unter anderem folgende Gründe für Situationen, in denen ein Therapieabbruch oder ein Therapieverzicht am Lebensende sinnvoll gewesen wäre, aber nicht erfolgte:

- der Zeitpunkt der Entscheidung wurde verpasst
- die Informationslage war unvollständig
- inter- und intraprofessioneller Dissens bei Ärzten
- rein kurative Auslegung der Krankenhäuser
- Angst vor Unterlassung, Unsicherheit
- Übernahme der Entscheidung zur Therapiebegrenzung erfolgt nicht
- Nichtakzeptieren des Todes
- Dissens zwischen den Wünschen der Patienten und/oder der Angehörigen über die weitere Therapie

Verantwortung und Entscheidungen dürfen zwar vom behandelnden Arzt nicht delegiert werden, er kann sich aber vieler Informationsquellen bedienen und sich beispielsweise in einem Ethikkonsilium beraten lassen oder den Patienten in einem Ethikboard besprechen.

Ethikboard und klinische Ethikberatung

Ziel dieser Einrichtungen ist es, bei ethischen Fragestellungen zu unterstützen, Handlungsempfehlungen abzugeben und damit die tägliche Arbeit von Medizin und Pflege zu erleichtern. Zudem wird durch die strukturierte Etablierung solcher Einrichtungen auch ein Bewusstsein für Ethik in der gesamten Institution geschaffen.

Bei der klinischen Ethikberatung (Ethikkonsilium) handelt es sich um eine Teambesprechung, an der mehrere medizinische Disziplinen beteiligt sind. Dieses findet vor Ort, also auf der Station, oder in jener Einrichtung, wo der Patient betreut wird, statt. Sie richtet sich an Patienten, Angehörige, Pflegende, Ärzte, aber auch an alle anderen Mitarbeiter eines Krankenhauses, die in die Patientenbetreuung involviert sind. Kompetent und zeitnah soll geholfen werden, anstehende oder schon getroffene Entscheidungen in den verschiedenen Bereichen, wie Medizin, Pflege und Ökonomie ethisch zu reflektieren und aufzuarbeiten

Am Klinikum Klagenfurt beispielsweise ist seit Jahren ein Ethikboard eingerichtet, das interdisziplinär besetzt ist. Ärzte aus verschiedenen medizinischen Fachdisziplinen (inklusive Geriatern und Palliativmedizinern), Psychologen, Sozialarbeiter und Pfleger bilden das Kernteam. Das Ethikboard befasst sich nicht nur mit der zunehmenden ethischen Verunsicherung durch Widersprüche im Rahmen des medizinisch-technologischen Fortschritts, sondern vor allem mit den täglichen Fragestellungen, die sich für die Behandlungsteams ergeben:

- Soll alles getan werden, was getan werden kann?
- Stimmt der Behandlungsplan mit den Präferenzen, im Falle fehlender Entscheidungsfähigkeit mit dem mutmaßlichen Willen des Patienten überein?
- Was tun bei Konflikten, welche die weitere Therapie betreffen innerhalb des Teams oder mit den Angehörigen?
- Was tun bei Konflikten und den ökonomische Vorgaben?

Eine der wesentlichsten Grundlage für ethische Entscheidungen ist die Tatsache, dass Behandlungskonzepte oder Behandlungsmaßnahmen immer dem Patientenwohl dienen müssen. Sie sind dann sinnlos, wenn [27]

- das angestrebte Therapieziel nicht erreicht werden kann
- dieses Therapieziel durch den Patientenwillen nicht gedeckt ist
- die dadurch erreichbare Lebensqualität/Lebensperspektive die Belastungen
- während der Behandlung aus Patientensicht nicht rechtfertigt
- die medizinische Indikation nicht gegeben ist

3.20.6. *Frailty* und *Palliative Care*

Gebrechliche alte Menschen wirken schwach und energielos, können sich nur langsam fortbewegen und sind jederzeit gefährdet, zu stürzen oder Komplikationen einer bestehenden Erkrankung zu erleiden. *Frailty* entwickelt sich als Folge der altersbezogenen Abnahme mehrerer physiologischer Systeme und führt zu Vulnerabilität und zu plötzlichen Veränderungen des funktionellen Status bei nur geringen Auslösern. Zwischen 25 und 50 % der alten Menschen über 85 Jahre sind davon betroffen [13].

> Dieses geriatrische Syndrom wurde von Fried phänotypisch identifiziert und besteht aus fünf wesentlichen Punkten [19]:
>
> - Sarkopenie
> - Kraftverlust
> - Aktivitätseinschränkung
> - Verlangsamung
> - Malnutrition

Die betroffenen Patienten haben eine deutlich erhöhte Komplikationsrate und benötigen eine auf sie adaptierte Versorgung mit entsprechend individualisierten Interventionen und modifizierten Standards, da ansonsten die Gefahr von iatrogen herbeigeführten Abhängigkeiten und Hospitalisationen deutlich erhöht ist, wodurch die schon schwindende Autonomie noch weiter eingeschränkt werden kann [46].

Patienten mit *Frailty* tragen ein doppelt bis vierfach erhöhtes Morbiditäts- und Mortalitätsrisiko. Besonders zu erwähnen sind hierbei das Sturzrisiko, Mobilitätsverlust und Verlust der Selbsthilfefähigkeit, Hospitalisation und Tod. Eine Untersuchung bei Heimbewohnern ergab eine 1-Jahresmortalität von 3 % bei nichtgebrechlichen Bewohnern, während diese bei der am meisten von *Frailty* betroffenen Gruppe bei 20 % lag [45]. Besonders bemerkenswert ist, dass Polypharmazie mit Mortalität, Behinderung Hospitalisation und Notfallambulanzzuweisungen bei pre-frailen und frailen Patienten assoziiert ist, nicht aber bei nicht-frailen Menschen [6].

Aktuell sind unterschiedliche *Frailty-Tools* zu dessen Beschreibung in Verwendung, unter anderem die *Clinical Frailty Scale* (CFS), welche für die klinische Arbeit und zur Klassifikation bzw. zur Einteilung oder Kategorisierung der Patienten entwickelt wurde [35]. Dabei werden Patienten in sieben Gruppen eingeteilt:

- CFS 1 – *very fit*: Robuste, aktive, energetische und sehr motivierte Menschen
- CFS 2 – *well*: Ohne aktive Krankheit, aber weniger fit als ihre Altersgenossen in der Kategorie
- CFS 3 – *well*: Mit einer behandelten Komorbidität: Die Symptome einer Krankheit sind im Vergleich zu den Personen in Gruppe 4 gut kontrolliert
- CFS 4 – *apparently vulnerable*: Verlangsamung oder nicht gut kontrollierte Symptome einer Krankheit. Die Patienten sind in ihrem täglichen Leben nicht abhängig.
- CFS 5 – *mildly frail*: Geringe Hilfe in den instrumentellen Aktivitäten des täglichen Lebens (IADL)
- CFS 6 – *moderatly frail*: Hilfe in instrumentellen und nicht-instrumentellen Aktivitäten des täglichen Lebens
- CFS 7 – *severely frail*: Absolut abhängig in ihrem Alltagsleben oder terminal krank

In den Gruppen CFS 6 und 7 beträgt die Sterblichkeit binnen eines Jahres 20 %, und nach 3,5 Jahren lebt nur noch die Hälfte dieser Patientengruppe, während in der CFS-Gruppe 1-3 nach 5 Jahren 80 % der Menschen noch am Leben sind [35]. Der Grad an *Frailty* hat also einen großen Einfluss auf das weitere Leben der Patienten. In den frühen Phasen des Syndroms sind die Symptome potentiell durchaus reversibel. Das ist insofern von großer Wichtigkeit, da bei den 75- bis 79-Jährigen schon 44 % der Menschen prefrail und 4,4 % frail sind und bei den über 80-Jährigen schon knapp 55 % prefrail und 11 % frail sind. Es gilt also, die pre-fraile Gruppe rechtzeitig zu erkennen und zu behandeln, da es im weiteren Verlauf zu weitreichenden Folgen kommen kann:

- Stürze und Frakturen
- Behinderungen in den instrumentalen und basalen Aktivitäten des täglichen Lebens
- kognitives Defizit
- Inkontinenz
- erhöhter Hospitalisierungsbedarf
- erhöhte Mortalität

- zeitweiser bis kontinuierlicher Betreuungs- und Pflegebedarf
- vermehrte Institutionalisierung
- erhöhter Ressourcenbedarf
- erhöhte Kosten im Gesundheits- und Sozialsystem

Frailty ist auch verbunden mit verminderter Lebensqualität der Patienten sowie deren Angehörigen und hat wegen der erhöhten Gesundheitskosten durchaus auch eine gesundheitspolitische Dimension [14]. Aus den oben beschriebenen Graden von *Frailty* ergeben sich mannigfache Ansatzpunkte in der Betreuung, von der Prävention über das Screening bis hin zu Therapien durch akutgeriatrische stationäre, teilstationäre oder neuerdings auch ambulante Behandlungsoptionen. *Frailty* erfordert aber auch einen palliativmedizinischen und ethischen Zugang, wenn ein fortgeschrittenes oder schon weit fortgeschrittenes Krankheitsstadium erreicht wurde. Bei fortgeschrittenen Stadien (CSF 4-5) ergeben sich laufend Fragen, z.B. ob eine PEG-Sonde gelegt, ob eine kathetergestützte Aortenklappenimplantation (TAVI) durchgeführt werden soll oder der Patient bei einer akuten Verschlechterung seines Zustandes auf eine Intensivstation (ICU) verlegt werden soll.

Auf diese drei Fragestellungen wird im Folgenden näher eingegangen.

Perkutane endoskopische Gastrostomie (PEG-Sonde)

Primär wurde die PEG-Sonde durch Gauderer im Jahre 1980 für die Bedürfnisse in der Pädiatrie eingeführt. Sie hat sich in weiterer Folge auch als Methode der Wahl für die mittel- und langfristige enterale Ernährung von Patienten mit gutartigen und bösartigen Erkrankungen erwiesen, die eine adäquate orale Nahrungszufuhr verhindern. In weiterer Folge ist es zu einem breiten Einsatz bei alten Menschen gekommen, vor allem auch bei Heimpatienten, die oft an Demenz leiden. Schätzungen gehen davon aus, dass etwa bei der Hälfte der gelegten PEG-Sonden die medizinische Indikation fragwürdig war [43], zudem ist auch nicht genau bekannt, wie häufig diese angelegt werden, welche Patienten sie erhalten, mit welcher Indikation sie durchgeführt und wie hoch die Sterblichkeit nach PEG-Sondenanlage ist [49].

Neuere Daten zeigen keinen Überlebensvorteil bei Menschen mit Demenz, weswegen die Indikationsstellung auf individueller Basis unter einer Risiko-Nutzen Analyse erfolgen sollte [3]. Hier können negative Prognoseindikatoren hilfreich sein wie hohes Lebensalter, fortgeschrittene Demenz, Hypoalbuminämie oder eine Aspirationspneumonie im letzten Jahr [44]. Dabei gilt es aber immer zu beachten, dass eine enterale Ernährung durch eine PEG-Sonde (aber auch eine parenterale Ernährungs- oder Flüssigkeitstherapie) eine medizinische Therapie ist und daher genauso den Entscheidungsleitlinien unterliegt wie alle anderen medikamentösen und invasiven Therapieformen in der Medizin [15].

Die S3-Leitlinie der *Deutschen Gesellschaft für Ernährungsmedizin* (DGEM) hält zu den ethischen und rechtlichen Gesichtspunkten der künstlichen Ernährung Folgendes fest:

Die Ernährungstherapie kann in einer chronisch auf den Tod zulaufenden Entwicklung bis in die Sterbephase wirksam sein und diese auch verlängern. Die Rechtfertigung für diese Therapie ist vor dem Hintergrund, ob es sich hier vorrangig um eine Lebensverlängerung oder eine Leidensverlängerung handelt, immer wieder kritisch zu überprüfen. Gegenüber der "akutmedizinischen Anwendung" unterscheidet sich die "Ernährung auf das Lebensende hin" dennoch nicht prinzipiell. Es sind hier in gleicher Weise und unter Wahrung der Selbstbestimmung des Patienten die Kriterien des Therapiezieles und der Indikation für den Beginn und die Beendigung der Therapie zu erfüllen [32]. Wenn die terminale Phase eingetreten ist und beim Patienten eine Überlebenszeit von nur mehr Tagen besteht, ist selbstverständlich jede den Patienten belastende Intervention, die nicht ausschließlich einer Symptomenkontrolle dient, zu unterlassen. Dies gilt dann natürlich auch für eine PEG-Sonde.

Transkatheter-Aortenklappen-Implantation (TAVI)

Diese minimal-invasive Methode der Implantation einer künstlichen Aortenklappe mittels Katheters wurde erstmals im Jahre 2002 durchgeführt und wird bei Patienten eingesetzt, die sich keiner offenen kardiochirurgischen Operation unterziehen können. Die Fallzahlen sind in den letzten Jahren stark steigend. Bei alten Patienten und besonders bei Patienten mit *Frailty* ist unbedingt eine

Nutzen-Risiko-Abwägung erforderlich, um möglichst jene Gruppe zu identifizieren, die von dieser Methode auch profitiert. Im Rahmen der Entscheidungsfindung durch das betreuende Kardiologenteam ist die Einbeziehung von Geriatern sinnvoll, da dadurch auch Elemente des geriatrischen Basis-Assessments in der weiteren Therapieplanung berücksichtigt werden.

Erste Erfahrungen einer entsprechenden Kooperation der Kardiologie und der Akutgeriatrie am Klinikum Klagenfurt in Kärnten zeigen, dass dieses Vorgehen durchaus im klinischen Alltag umgesetzt werden kann. Nach einem Vorscreening durch die Kardiologen erfolgt bei Patienten mit einem CFS von 3-5 eine exakte Begutachtung durch einen Geriater. Bei der geriatrischen Evaluierung wird das Basis-Assessment um präexistente Scoring Tools wie das *Essential Frailty Toolset* (EFT) [2] und das *Novel Geriatric Frailty Score* [40] erweitert. In einem weiteren Schritt werden das kardiologische Mortalitätsrisiko ohne Intervention und die aus dem CFS, dem EFT und dem *Novel Geriatric Frailty Score* ermittelten Überlebenswahrscheinlichkeiten für die weitere Entscheidungsfindung herangezogen. Natürlich wird die Erwartungshaltung der Patienten (evtl. auch gemeinsam mit Angehörigen) miteinbezogen.

Patienten mit einem hohen Frailty-Score (CFS 6-7) kommen aufgrund ihrer höhergradigen Gebrechlichkeit und der zumeist bestehenden multiplen Komorbiditäten für ein solches invasives Verfahren in den allermeisten Fällen nicht in Frage. Sie benötigen eine intensive begleitende Therapie. Im Vordergrund steht dabei die palliativmedizinische Behandlung der für die Patienten belastenden Symptome wie beispielsweise Atemnot (☞ Kap. 3.2.). Gleichzeitig ist aber auch eine umfassende internistisch-geriatrische Betreuung erforderlich. Meist liegen bei diesen Patienten multiple Erkrankungen vor, die eine gegenseitige Interdependenz aufweisen. Dies muss vom erfahrenen geriatrischen Palliativmediziner in die Therapieentscheidungen miteinbezogen werden. Das oftmalige gleichzeitige Auftreten einer höhergradigen Niereninsuffizienz bei zunehmender Herzinsuffizienzsymptomatik erfordert eine gut balancierte Diuretikatherapie, der Albuminmangel und die Sarkopenie eine konsequente ernährungsmedizinische Intervention. Dadurch gelingt es beispielsweise, die oft hartnäckigen Pleuraergüsse soweit zu kontrollieren, dass nicht laufend belastende Punktionen durchgeführt werden müssen.

3.20.7. *Frailty* und *Intensive Care Unit* (ICU)

Das Überleben von alten und hochbetagten Patienten an der Intensivstation ist umgekehrt proportional zum Schweregrad der *Frailty*, sodass ein *Frailty-Assessment* unbedingt in die klinische Beurteilung bei der Frage nach einer Übernahme an eine ICU mitaufgenommen werden soll [18]. Alte Patienten werden nicht so häufig wie junge Patienten an einer ICU aufgenommen und haben nach Aufnahme eine höhere Mortalität. Dennoch ist der Überlebensvorteil bei dieser Patientengruppe höher als bei jüngeren Patienten [41].

In einem Konsensuspapier verschiedener Fachgesellschaften zur geriatrischen Intensivmedizin wird das Thema *Frailty* und damit verbundene wichtige Entscheidungsgrundlagen ausführlich diskutiert. Dabei wird auch auf ethische Grundprinzipien und auf die palliativmedizinische Betreuung bei alten Intensivpatienten eingegangen [30]. Folgende drei Punkte seien besonders erwähnt:

- Bei einem kritisch kranken geriatrischen Patienten soll eine indizierte Intensivtherapie so schnell wie möglich begonnen werden, da seine Funktionsreserven äußerst begrenzt sind und er sehr empfindlich auf alle krankheitsbezogenen Stressoren reagiert
- Die Integration der Palliativmedizin ist insbesondere bei betagten, kritisch Kranken ein wichtiger und notwendiger Bestandteil der Intensivmedizin. Neben optimaler Symptomlinderung und Förderung von Lebensqualität gehören die Unterstützung der Angehörigen und eine fürsorgliche Begleitung in der Sterbephase zu den Kernelementen der Palliativversorgung
- Wenn Unsicherheiten bei der medizinischen Indikationsstellung für eine Intensivtherapie bei alten bzw. sehr alten Patienten bestehen und/oder für den Patient keine klaren Behandlungsziele vorliegen, kann ein Behandlungsversuch auf der Intensivstation gerechtfertigt sein. Eine Re-Evaluierung des Therapieerfolgs, der medizinischen Indikation, des Patientenwillens und der Therapieziele soll spätestens 48 Stunden nach Beginn der Intensivtherapie und danach

täglich durchgeführt werden. In Abhängigkeit davon erfolgt entweder die Fortführung der Intensivtherapie oder eine Therapiezieländerung bzw. Therapiebegrenzung

3.20.8. Demenz und *Palliative Care*

Der deutliche Anstieg an demenzkranken Menschen in der Bevölkerung führt auch in der Palliativmedizin zur Zunahme an zu betreuenden Patienten. 1995 hatten weniger als 1 % der Hospizpatienten als Hauptdiagnose eine Demenz, 2014 waren es schon 15 % [42]. Um diesen steigenden Herausforderungen gerecht zu werden, braucht es entsprechende gerontopsychiatrische und geriatrische Strukturen mit der entsprechenden Expertise, um die betroffenen Patienten zu betreuen.

Nach der österreichischen Demenzstrategie ist die Stärkung des Wissens und der Kompetenz sowohl für Berufsgruppen im Gesundheits- und Sozialbereich als auch für An- und Zugehörige eine wesentliche und wichtige Zielsetzung, die dazu dienen soll, demenzkranke Menschen in kompetentem, kooperativem und wechselseitig verbindlichem Handeln zu unterstützen und zu betreuen. Das Wirkungsziel 7 "Qualitätssicherung und -verbesserung durch Forschung" ist wie folgt definiert: *Von der Prävention bis zu Palliative Care diagnostizieren, behandeln, betreuen und pflegen sämtliche Fachkräfte auf Basis wissenschaftlicher/qualitätsorientierter Kriterien und berücksichtigen die individuellen Bedürfnisse der Menschen mit Demenz.* Hier wird die Kompetenz in *Palliative Care* für Menschen mit Demenz also ausdrücklich erwähnt [11].

Bei Patienten mit fortgeschrittener Demenz ist der Krankheitsverlauf wesentlich variabler und schwerer vorherzusagen als bei Tumorerkrankungen, und die Betroffenen können ihre Beschwerden und Bedürfnisse nur sehr eingeschränkt oder nonverbal mitteilen. Zudem sind Angehörige als Pflegende und stellvertretend Entscheidende besonderen Belastungen ausgesetzt [21]. Die Erkrankung zeigt in allen Stadien durchaus eine Heterogenität der Ausprägung, vor allem in der in der frühen Phase, bewegt sich aber in der letzten Phase bei allen Demenzformen hin zu einem unerbittlichen funktionellen Abbau, zur Frailty und Sarkopenie. Es treten zusätzliche medizinischen Komplikationen auf, und die Betroffenen haben ein mittleres Überleben von nur mehr fünf Jahren [50]. Somit hat die Demenzkrankheit eine ähnliche Prognose wie eine fortgeschrittene Krebserkrankung oder Herzinsuffizienz.

Bei Patienten mit einer Abhängigkeit in allen Aktivitäten des täglichen Lebens, Harn- und Stuhlinkontinenz sowie einer Spracheinschränkung auf unter sechs Wörtern liegt beim zusätzlichen Vorliegen eines weiteren medizinischen Problems (Aspirationspneumonie, Harnwegsinfektion, wiederholte Sepsis, Dekubitus III-IV) oder eines Ernährungsproblems (10 % Gewichtsverlust in den letzten sechs Monaten, Serumalbumin <2,5 g/dl) die weitere Überlebenszeit überhaupt nur mehr bei sechs Monaten [42]. Die leider ungünstige Prognose der Erkrankung erfordert Überlegungen und vor allem rechtzeitige Gespräche im Sinne einer *Advanced Care Planning.* Dazu sollten zeitgerecht die Möglichkeiten des Vorsorgedialoges, aber auch die bestehenden gesetzlichen Strukturen (Vorsorgevollmacht, Erwachsenenschutzvertretung, Patientenverfügung) genutzt werden.

Ein Aufklärungsgespräch und eine eventuell nachfolgende Teambesprechung können bei der Entscheidungsfindung ebenso hilfreich sein wie die Besprechung in einem Ethikboard. Eine gelungene Kommunikation mit und über die Patienten wird am ehesten zum Konsens und damit auch zu einer für den Patienten annehmbaren und ertragbaren Lösung führen [27].

Das Vermitteln von schwerwiegenden, weitreichenden Diagnosen erfordert das ehrliche, aber sehr oft auch das schwierige Gespräch. Schwierig für den Arzt und schwierig für den Betroffenen. Notwendig ist eine entsprechende, ernsthafte Vorbereitung, das "Abholen" des Patienten zum Gespräch, das Geben von Zeit, Mut und Hoffnung, aber auch das aktive Nachfragen. Wenn das Schweraussprechliche, das Unaussprechliche gesagt ist, benötigen schwerkranke Menschen laufend unseren Beistand [51].

Diese Gespräche finden leider meist unzureichend statt. Untersuchungen zeigen, dass nur jeder fünfte Angehörige über die Prognose von Patienten mit fortgeschrittener Erkrankung aufgeklärt wird. Dieser Faktor, verbunden mit einer sicher noch unzureichenden palliativen Ausrichtung der Therapie bei schwer demenzkranken Menschen, führt sehr oft noch zu einer Übertherapie bei diesen Patienten. Eine Untersuchung an 323 Pflegeheimbewohnern mit fortgeschrittener Demenz ergab, dass bei 40,7 % der Betroffenen in den letzten drei Monaten ihres Lebens noch eine der folgenden belastenden Interventionen durchgeführt wurde: parenterale Ernährung, PEG-Sonde, Transfer in ein Krankenhaus oder in eine Notfallambulanz.

3.20.9. Demenz und Delir

Bei Patienten mit hochgradiger Demenz kann das Erfassen eines Delirs durchaus schwierig sein, da von den klassischen Kriterien nur das akute Auftreten und allenfalls der fluktuierende Verlauf beurteilt werden können, während die Symptome Aufmerksamkeitsstörungen, formale Denkstörungen und veränderte Bewusstseinslage oft nicht (mehr) beurteilt werden können.

Besonders bei Akutinterventionen wie z.B. einem Transport ins Krankenhaus können sich teils sehr prolongiert (über Monate) verlaufende Delirien entwickeln. Diese als Transfertraumata beschriebenen Probleme können durch die Vermeidung von unnötigen Transporten verhindert werden. Ein multimodales Interventionsprogram kann die Rate der Überstellungen in ein Krankenhaus deutlich absenken [24].

Menschen mit Demenz haben eine hohe Prädisposition für die Entwicklung eines Delirs. Wichtig ist das Eruieren von auslösenden und potentiell reversiblen Faktoren wie Medikamentennebenwirkungen bzw. -interaktionen, Infektionen (v.a. pulmonale Infektionen und Harnwegsinfekte), Dehydratation, Elektrolytstörungen, Hyper- und Hypoglykämien und Blutverlust. Auch in den letzten Lebensmonaten ist das hypoaktive Delir deutlich häufiger als das hyperaktive, was die Diagnose erschwert [8].

Besonders beachtet werden muss das hohe delirogene Potential von Harnblasenverweilkathetern und körpernahen Fixierungen. Letztere dürfen nur eingesetzt werden, wenn gelindere Mittel nicht zu einer Beruhigung der Situation ausreichen, sie sind selbstverständlich auch nach dem Heimaufenthaltsgesetz der Behörde zu melden. Neben der Stressvermeidung durch unnötige Interventionen sind eine ruhige Umgebung, sowie ein geschultes und verständnisvolles Betreuungsteam wichtig.

An medikamentöser Therapie ist nach wie vor niedrigdosiertes Haloperidol das Mittel der Wahl (1-2 mg oral alle 2-4 Stunden), wobei die Dosis bei alten Patienten und bei Vorliegen von *Frailty* niedriger (0,25-0,5 mg) liegen sollte. Problematisch ist eventuell das Auftreten von extrapyramidalmotorischen Nebenwirkungen, sodass die Dosis weiter reduziert oder auf ein atypisches Neuroleptikum gewechselt werden muss [42].

3.20.10. Verhaltensstörungen bei Demenz

In einer Untersuchung in Sidney zeigten über 90 % der Pflegeheimbewohner mit Demenz Verhaltensstörungen, vor allem jene mit einer fortgeschrittenen Erkrankung. Bei 60 % lagen Psychosen vor, 42 % hatten eine Depression, bei 82 % traten Aggressionen und Verhaltensstörungen auf [9]. Im Verlauf der Demenzerkrankung nehmen Halluzinationen und Wahn eher ab, Ablehnungen gegenüber Pflegetätigkeiten sind hingegen in den letzten Lebensmonaten durchaus häufiger.

Patienten mit fortgeschrittener Demenz können sich oft nicht mehr verbal äußern. Bei ihnen können sich stresserzeugende Faktoren (z.B. Schmerz, Atemnot, Angst) in einer Veränderung des Verhaltens, wie Schreien, Weinen und Fremdaggression äußern. Hier sind die Beobachtungen des Pflegeteams, aber auch von nahen Angehörigen wichtig und hilfreich, es müssen aber auch Fremdbeobachtungsinstrumente (beispielsweise für die Schmerzdiagnostik) eingesetzt werden.

Ein interdisziplinärer und aufeinander abgestimmter Prozess in der palliativen Betreuung dieser Patienten ist eine Grundvoraussetzung, um einerseits unnötigen Stress zu verhindern, andererseits um ihren Bedürfnissen gerecht zu werden. Ein auf diese Patientengruppe adaptiertes geriatrisches Assessment ist daher besonders wichtig und sollte in der palliativen Betreuung alter und dementer Patienten als Betreuungsstandard gelten. nicht-medikamentöse Therapieformen sollten bevorzugt eingesetzt werden, Antipsychotika gelten nicht als erste Wahl zur Behandlung von Verhaltensstörungen bei Demenz [36].

3.20.11. Demenz und Schmerz

Chronische Schmerzen treten bei Menschen mit Demenz sehr häufige auf, wobei mit einer Prävalenz von über 50 % bei zuhause lebenden und mit über 80 % bei Pflegeheimbewohnern ausgegangen werden muss [1]. Eine Querschnittserhebung bei 425 Bewohnern in zwölf österreichischen Altenpflegeheimen ergab eine sehr hohe Schmerzprävalenz von 37,9-73,1 %. 81 % litten täglich an Schmerzen und waren davon bereits über ein Jahr betroffen [38].

Auch die Studiengruppe des Projektes "TransPro" zur Vermeidung von unnötigen Transporten aus Pflegeheimen in das Krankenhaus beschreibt eine hohe Schmerzprävalenz in Pflegeheimen. Hier zeigten 26 % der befragten Bewohner ausgeprägte Schmerzzustände, nur 22 % waren schmerzfrei. Der Schmerz korrelierte mit der Anzahl an Diagnosen und der Menge der verabreichten Medikamente [25].

Der Schmerz wird bei Menschen mit Demenz und Kommunikationsbeeinträchtigungen oft erst sehr spät oder gar nicht erkannt. Ein großer Anteil von Personen mit Demenz und Nichttumorschmerzen erhält keine pharmakologische Behandlung gegen den Schmerz. Alte Menschen mit moderater, mittelstarker und starker Demenz und Personen mit Behinderungen gehören zu jenen Patientengruppen mit dem höchsten Risiko für eine nicht-suffiziente Schmerztherapie [39].

Neben der Erfahrung der klinisch tätigen Personen, Schmerzen wahrzunehmen, zu beobachten und zu behandeln, kommt der Zusammenarbeit mit Angehörigen und Pflegepersonal bei der Schmerzbeurteilung eine große Bedeutung zu [23, 48]. Bei alten Menschen – insbesondere, wenn eine Demenz oder eine kommunikative Einschränkung vorliegt – gibt es eine Reihe von Besonderheiten und fehlenden Warnsignalen, die es schwieriger machen können, Schmerzen zu erkennen. Dazu gehören etwa Veränderungen bzw. ein eingeschränktes Repertoire in Mimik und Gestik, oder die Tatsache, dass Schmerzen von Betroffenen nicht oder nur indirekt angesprochen werden [34].

Die wichtigste Ursache für die Unterbehandlung bei alten Patienten – ob mit oder ohne kognitive(r) Beeinträchtigung – ist die weit verbreitete unzureichende Schmerzerfassung [10], obwohl zahlreiche validierte Instrumente und Scores zur Schmerzerhebung zur Verfügung stehen. Für alte Schmerzpatienten sind besonders VAS, VRS und NRS geeignet. Für Menschen mit Hörproblemen kann die VAS, bei Sehproblemen die VRS bzw. NRS von Vorteil sein [7]. Für verbal und kognitiv eingeschränkte Patienten sind inzwischen weitere Scores und Skalen entwickelt worden.

In einer Analyse von 28 verschiedenen Assessmenttools für die klinische Praxis der Schmerzerfassung von Menschen mit Demenz zeigte sich dabei keine eindeutige Überlegenheit eines einzelnen Instrumentes [26].

In der Praxis haben sich unter anderem folgende drei Instrumente bewährt:

- BESD (Beurteilung von Schmerz bei Demenz) [4]. Es ist dies die deutsche Fassung der PAINAD-Scale (*Pain Assesement in Advanced Dementia*).
- Doloplus-2-Skala: Sie wurde in der deutschsprachige Version evaluiert [20] und erfasst somatische, psychomotorische und psychosoziale Auswirkungen von Schmerzen in einer 30-punktigen Skala
- Doloplus-2-Short-Skala: Sie stellt die die Kurzform der Doloplus-2-Skala dar und wurde ebenso in deutscher Sprache evaluiert [28]

Bezüglich der Besonderheiten der Schmerztherapie in der Palliativmedizin darf auf das entsprechende Buchkapitel 2. verwiesen werden.

3.20.12. Polypharmazie und *Palliative Care* in der Geriatrie

Die Geriatrie beschäftigt sich intensiv mit dem Thema Polypharmazie, da sich die Frage nach sinnvollen und weniger sinnvollen, aber auch nach potentiell schädlichen Auswirkungen von Medikamenten auf den alten Patienten laufend stellt. In Österreich steigt die Prävalenz der Polypharmazie in der Altersgruppe der 80- bis 89-Jährigen sehr stark an: 28 % erhalten 6-10 verordnete Wirkstoffe, etwa 8 % erhalten 11-15 verschiedene Arzneimittel und 3 % haben Verordnungen von mehr als 15 unterschiedlichen Medikamenten [16].

In der palliativen Betreuungssituation sind neben der Beachtung der Pharmakokinetik und der potentiellen Medikamenteninteraktionen viele differentialtherapeutische Überlegungen notwendig, wobei der Einsatz von Pharmazeutika primär immer auf die Symptomlinderung ausgerichtet sein muss. Interdisziplinär beschickte Polypharmazieboards, wie es beispielsweise am Klinikum Klagenfurt seit Jahren eingerichtet ist, können beim Vorliegen einer Polypharmazie hilfreich unterstützen. Weitere Möglichkeiten sind die Nutzung diverser Listen und Kriterien im Umgang mit Multimedikation:

- FORTA (*Fit fOR The Aged*)-Liste: Es handelt sich dabei um eine Übersicht von Positiv- und Negativempfehlungen. Die aktuellste Liste wurde 2019 publiziert [33] und ist in Schriftform und als App nutzbar
- START-STOPP-Kriterien: Es handelt sich dabei um eine Liste von potentiell geeigneten und eventuell zu unterlassenen Medikationen sowie von potentiell inadäquaten Medikationen [31]
- MAI-Index (*Medication Appropriateness Index*): In neun Fragen werden Indikation, Dosierung, Nutzen-Schadenspotential und Interaktionen strukturiert bearbeitet [22]

3.20.13. *Choosing Wisely* – Mehr ist nicht immer besser!

Hinsichtlich der Überversorgung von alten Patienten hat sich mit *Choosing Wisely* weltweit eine breite Initiative gebildet. Im deutschsprachigen Raum wird sie auch "Gemeinsam Klug Entscheiden" genannt. In Österreich wurden für die Geriatrie fünf Themenbereiche als besonders wichtig für den alten Patienten definiert, beschrieben und publiziert [36]:

- Ein Harnblasenverweilkatheter sollte bei Inkontinenz (unwillkürlicher Harnverlust) und zur Bilanzierung (außer bei kritischer Erkrankung, Verlegung der Harnröhre, im Hospizbereich und weniger als 2 Tage vor urologischen Prozeduren) nicht gesetzt oder belassen werden. Die Ausscheidungsmenge kann durch Wiegen erfolgen
- Eine PEG-Sonde sollte bei Patienten mit fortgeschrittener Demenz nicht gelegt werden. Stattdessen soll eine Essensunterstützung angeboten werden
- Keine Antibiotikagabe bei Bakterien im Harn, die keine Symptome erzeugen. Diese sind nur bei spezifischen Symptomen indiziert
- Keine Gabe von Antipsychotika (Nervendämpfungsmittel) als erste Wahl bei Verhaltensstörung bei Demenz
- Eine Suche für Brust-, Kolorektal-, Prostata- und Lungenkrebs durchzuführen, ohne die Lebenserwartung und das Testrisiko, eine allfällige Überdiagnose und Überbehandlung in die Überlegung miteinzubeziehen, wird nicht empfohlen

3.20.14. Zusammenfassung

Der vermutete Patientenwille, der für das Handeln des Arztes immer das höchste Gut sein muss, kann in der palliativen Betreuung alter Menschen möglicherweise nicht mehr hinterfragbar sein, eine vorherige Willenserklärung seitens der Patienten ist meist nicht vorhanden. Vor allem in der Geriatrie ist der interdisziplinäre Ansatz besonders wichtig, wodurch ein Diskurs hinsichtlich der Entscheidungsfindung in einem multidimensionalen, multiprofessionellen Prozess im Behandlungsteam gemeinsam mit den Angehörigen der Patienten geführt wird. In allen unseren Überlegungen ist es von besonderer Bedeutung, die Würde der uns anvertrauten Patienten zu wahren. Die Würde und die Freiheit des Menschen sind sein höchstes Gut, von höchstem Wert und unantastbar!

Literatur

1. Achterberg WP, Gambassi G, Finne-Soveri H, Liperoti R, Noro A, Frijters DH, Cherubini A, Dell'Aquila G, Ribbe MW. Pain in European long-term care facilities: cross-national study in Finland, Italy and The Netherlands. Pain. 2010;148: 70-4.

2. Afilalo J, Lauck S, Kim DH, Lefèvre T, Piazza N, Lachapelle K, Martucci G, Lamy A, Labinaz M, Peterson MD, Arora RC, Noiseux N, Rassi A, Palacios IF, Généreux P, Lindman BR, Asgar AW, Kim CA, Trnkus A, Morais JA, Langlois Y, Rudski LG, Morin JF, Popma JJ, Webb JG, Perrault LP. Frailty in Older Adults Undergoing Aortic Valve Replacement: The FRAILTY-AVR Study. J Am Coll Cardiol. 2017;70:689-700.

3. Ayman AR, Khoury T, Cohen J, Chen S, Yaari S, Daher S, Benson AA, Mizrahi M. PEG Insertion in Patients With Dementia Does Not Improve Nutritional Status and Has Worse Outcomes as Compared With PEG Insertion for Other Indications. J Clin Gastroenterol. 2017; 51:417-420.

4. Basler HD, Hüger D, Kunz R, Luckmann J, Lukas A, Nikolaus T, Schuler MS. Beurteilung von Schmerz bei Demenz (BESD). Schmerz. 2006;20:519-526.

5. Benson KRK, Aggarwal S, Carter JN, Von Eyben R, Pradhan P, Prionas ND, Bui JL, Soltys SG, Hancock S, Gensheimer MF, Koong AC, Chang DT.Predicting Survival for Patients With Metastatic Disease. Int J Radiat Oncol Biol Phys. 2020;106:52-60.

6. Bonaga B, Sánchez-Jurado PM, Martínez-Reig M, Ariza G, Rodríguez-Mañas L, Gnjidic D, Salvador T, Abizanda P. Frailty, Polypharmacy, and Health Outcomes in Older Adults: The Frailty and Dependence in Albacete Study. J Am Med Dir Assoc. 2018;19:46-52.

7. Booker SQ, Herr KA. Assessment and Measurement of Pain in Adults in Later Life. Clin Geriatr Med. 2016;32: 677-692.

8. Breitbart W, Alici Y. Agitation and delirium at the end of life. JAMA. 2008;300:2898-2910.

9. Brodaty H, Draper B, Saab D, Low LF, Richards V, Paton H, Lie D. Psychosis, depression and behavioural disturbances in Sydney nursing home residents: prevalence and predictors. Int J Geriatr Psychiatry. 2001;16:504-512.

10. Bruckenthal P. Assessment of pain in the elderly adult. Clin Geriatr Med. 2008;24:213-36, v-vi.

11. Bundesministeriums für Soziales, Gesundheit, Pflege und Konsumentenschutz (BMSGPK) 2020. https://broschuerenservice.sozialministerium.at. Zugriff am 05.02. 2021

12. Childress JF, Beauchamp TL. Principles of biomedical ethics. Oxford University Press, New York, 2001.

13. Clegg A, Young J, Iliffe S, Rikkert MO, Rockwood K. Frailty in elderly people. Lancet. 2013;381:752-762.

14. de Saint-Hubert M, Swine C. Evolving definitions of frailty. Aging Health. 2007; Vol. 3, No. 5.

15. Druml C, Ballmer PE, Druml W, Oehmichen F, Shenkin A, Singer P, Soeters P, Weimann A, Bischoff SC. ESPEN guideline on ethical aspects of artificial nutrition and hydration. Clin Nutr. 2016;35:545-56.

16. Eisenmann A, Antony K, Brunner-Ziegler S, Pertl D. Wirksamkeit von Maßnahmen zur Reduktion unerwünschter Folgen der Polypharmazie. Gesundheit Österreich, Wien, 2017.

17. European Union of Medical Specialists 2008. Geriatric Medicine – Section of the UEMS (uemsgeriatricmedicine.org), Zugriff am 05.02.2021.

18. Flaatten H, De Lange DW, Morandi A, Andersen FH, Artigas A, Bertolini G, Boumendil A, Cecconi M, Christensen S, Faraldi L. The impact of frailty on ICU and 30-day mortality and the level of care in very elderly patients (≥ 80 years). Intensive Care Med. 2017;43:1820-1828.

19. Fried LP, Tangen CM, Walston J, Newman AB, Hirsch C, Gottdiener J, Seeman T, Tracy R, Kop WJ, Burke G, Mcburnie MA. Frailty in older adults: evidence for a phenotype. J Gerontol A Biol Sci Med Sci. 2001;56: M146-56.

20. Gatternig K, Hammerschlag A, Kager I, Likar R, Pipam W, Sittl R, Stampfer-Lackner W, Pinter G. Schmerzmessung bei kognitiv beeinträchtigten Patienten mit der Doloplus-2-Skala. Geriatrische Notfallversorgung, Springer, 2013.

21. Gerhard C. Palliative Behandlung bei fortgeschrittener Demenz. Zeitschrift für Palliativmedizin 2008;9: EV_028.

22. Hanlon JT, Schmader KE, Samsa GP, Weinberger M, Uttech KM, Lewis IK, Cohen HJ, Feussner JR. A method for assessing drug therapy appropriateness. J Clin Epidemiol. 1992;45:1045-51.

23. Hutchinson K, Moreland AM, Williams ACDC, Weinman J, Horne R. Exploring beliefs and practice of opioid prescribing for persistent non-cancer pain by general practitioners. Eur J Pain. 2007;11:93-98.

24. Kada O, Brunner E, Likar R, Pinter G, Leutgeb I, Francisci N, Pfeiffer B, Janig H. [From the nursing home to hospital and back again... A mixed methods study on hospital transfers from nursing homes]. Z Evid Fortbild Qual Gesundhwes. 2001;105:714-22.

25. Kada O, Janig H, Likar R, Cernic K, Pinter G. Reducing avoidable hospital transfers from nursing homes in Austria: project outline and baseline results. Gerontol Geriatr Med. 2017;3:2333721417696671.

26. Lichtner V, Dowding D, Esterhuizen P, Closs SJ, Long AF, Corbett A, Briggs M. Pain assessment for people with dementia: a systematic review of systematic reviews of pain assessment tools. BMC Geriatrics. 2014; 14:138.

27. Likar R, Murko G, Pinter G. 42 Ethische Entscheidungen am Lebensende – ein interdisziplinärer medizinrechtlicher Dialog. Ethische Herausforderungen des Alters: Ein interdisziplinäres, fallorientiertes Praxisbuch für Medizin, Pflege und Gesundheitsberufe, 451, 2019.

28. Likar R, Pipam W, Neuwersch S, Köstenberger M, Pinter G, Gatternig C, Marksteiner J. Schmerzmessung bei kognitiv beeinträchtigten Patienten mit der Doloshort-Skala. Schmerz. 2015;29:440-444.

29. McCormick WC. Report of the Geriatrics Hospice and Palliative Medicine Work Group: American Geriatrics Society and American Academy of Hospice and Palliative Medicine Leadership Collaboration. J Am Geriatr Soc. 2012;60:583-587.

30. Michels G, Sieber CC, Marx G, Roller-Wirnsberger R, Joannidis M, Müller-Werdan U, Müllges W, Gahn G, Pfister R, Thürmann PA, Wirth R, Fresenborg J, Kuntz L, Simon ST, Janssens U, Heppner HJ. [Geriatric intensive care : Consensus paper of DGIIN, DIVI, DGAI, DGGG, ÖGGG, ÖGIAIN, DGP, DGEM, DGD, DGNI, DGIM, DGKliPha and DGG]. Z Gerontol Geriatr. 2019;52:440-456.

31. O'Mahony D, O'Sullivan D, Byrne S, O'Connor MN, Ryan C, Gallagher P. STOPP/START criteria for potentially inappropriate prescribing in older people: version 2. Age Ageing. 2015;44:213-8.

32. Oehmichen F, Ballmer P, Druml C, Junek R, Kolb C, Körner U, Paul N, Rothärmel S, Schneider G, Weimann A. Leitlinie der Deutschen Gesellschaft für Ernährungsmedizin (DGEM). Aktuel Ernährungsmed. 2013;38: 112-117.

33. Pazan F, Weiss C, Wehling M. The FORTA (Fit fOR The Aged) List 2018: Third Version of a Validated Clinical Tool for Improved Drug Treatment in Older People. Drugs Aging. 2019;36:481-484.

34. Pinter G, Likar R, Kada O, Janig H, Schippinger W, Cernic K. Der ältere Patient im klinischen Alltag: ein Praxislehrbuch der Akutgeriatrie. Kohlhammer Verlag, 2016.

35. Rockwood K, Song X, Macknight C, Bergman H, Hogan DB, Mcdowell I, Mitnitski A. A global clinical measure of fitness and frailty in elderly people. CMAJ. 2005; 173:489-95.

36. Schippinger W, Glechner A, Horvath K, Sommeregger U, Frühwald T, Dovjak P, Pinter G, Iglseder B, Mrak P, Müller W, Ohrenberger G, Mann E, Böhmdorfer B, Roller-Wirnsberger R. Optimizing medical care for geriatric patients in Austria: defining a top five list of "Choosing Wisely" recommendations using the Delphi technique. Eur Geriatr Med. 2018;9:783-793.

37. Schleger HA, Pargger H, Reiter-Theil S. "Futility" - Übertherapie am Lebensende? Gründe für ausbleibende Therapiebegrenzung in Geriatrie und Intensivmedizin. Zeitschrift für Palliativmedizin. 2008;9:7-75.

38. Schreier MM, Stering U, Pitzer S, Iglseder B, Osterbrink J. [Pain and pain-assessment in nursing homes : Results of the OSiA study]. Schmerz. 2015;29:203-10.

39. Shega JW, Hougham GW, Stocking CB, Cox-Hayley D, Sachs GA. Management of noncancer pain in community-dwelling persons with dementia. J Am Geriatr Soc. 2006;54:1892-1897.

40. Skaar E, Eide LSP, Norekvål TM, Ranhoff AH, Nordrehaug JE, Forman DE, Schoenenberger AW, Hufthammer KO, Kuiper KK, Bleie Ø, Packer EJS, Langørgen J, Haaverstad R, Schaufel MA. A novel geriatric assessment frailty score predicts 2-year mortality after transcatheter aortic valve implantation. Eur Heart J Qual Care Clin Outcomes. 2019;5:153-160.

41. Sprung CL, Artigas A, Kesecioglu J, Pezzi A, Wiis J, Pirracchio R, Baras M, Edbrooke DL, Pesenti A, Bakker J. The Eldicus prospective, observational study of triage decision making in European intensive care units. Part II: intensive care benefit for the elderly. Crit Care Med. 2012;40:132-138.

42. Stewart JT, Schultz SK. Palliative Care for Dementia. Psychiatr Clin North Am. 2018;41:141-151.

43. Stratling M, Schmucker P, Bartmann F. Gut gemeint ist nicht immer gut gemacht. Deutsches Arzteblatt Köln. 2005;102:1718.

44. Synofzik M. [Tube-feeding in advanced dementia. An evidence-based ethical analysis]. Nervenarzt. 2007; 78:418-28.

45. Theou O, Sluggett JK, Bell JS, Lalic S, Cooper T, Robson L, Morley JE, Rockwood K, Visvanathan R. Frailty, Hospitalization, and Mortality in Residential Aged Care. J Gerontol Series A 2017;73:1090-1096.

46. Vellas B. Implementing frailty screening, assessment, and sustained intervention: The experience of the gérontopôle. J Nutr Health Aging. 2015;19:673-680.

47. WHO 2011. Palliative care for older people: better practices.

48. Wilder-Smith OH. Opioid use in the elderly. Eur J Pain. 2005;9:137-140.

49. Wirth R, Volkert D, Bauer JM, Schulz RJ, Borchelt M, Fleischhauer C, Steinhagen-Thiessen E, Sieber CC. [PEG tube placement in German geriatric wards – a retrospective data-base analysis]. Z Gerontol Geriatr. 2007;40:21-30.

50. Wolf-Klein G, Pekmezaris R, Chin L, Weiner J. Conceptualizing Alzheimer's disease as a terminal medical illness. Am J Hosp Palliat Med. 2007;24:77-82.

51. Bucka-Lassen E. Das schwere Gespräch. Deutscher Ärzte Verlag, Köln, 2005.

3.21. Palliativpflege – persönliche Haltung und Wissen

Wann Palliativpflege beginnt und wo sie endet – darüber könnte man jetzt zu philosophieren beginnen. Doch Fakt ist, dass Palliativpflege viel mehr ist als nur eine medizinische Fachrichtung. Sie ist eine Lebenseinstellung und das bewusste Befassen mit der Endlichkeit jedes einzelnen Menschen. Wo sie für mich persönlich speziell bei terminalen Situationen beginnt, lässt sich klar festhalten: bei der sogenannten Initialberührung. Mit dieser trete ich bei jedem Patienten in Kontakt und beende den Kontakt auch wieder. Immer mit derselben Intensität, Zeit und Qualität, um dem Patienten zu verdeutlichen, wer sich nun in seinem inneren Kreis befindet und um ihm die Zeit einzuräumen, sich auf die Situation einzustellen. Palliativpflege ist unter keinem Gesichtspunkt nur eine "Pflege", sondern beginnt bei der kleinsten Interaktion, bedeutet größtmögliche Wertschätzung, dem Patienten mit größten Respekt gegenüber zu treten und ihm trotz seiner Situation bestmögliche Autonomie und Selbstbestimmtheit einzuräumen als auch ihm auf Augenhöhe zu begegnen.

Natürlich lässt sich die Palliativmedizin klar definieren. Der Begriff leitet sich aus dem Lateinischen ab, und "palliativ" im genaueren Fokus leitet sich von *palliare* ab, was so viel bedeutet wie "einen

Mantel um etwas legen". So ist diese Fachrichtung darauf spezialisiert, Symptome von Schwerstkranken zu lindern und ihnen den bestmöglichen Erhalt ihrer Lebensqualität zu gewährleisten. Dies kann nur erfolgen, wenn mehrere Berufsgruppen multiprofessionell zusammenarbeiten. Patienten werden ganzheitlich betrachtet, also ihre Probleme hinsichtlich der physischen, psychosozialen und spirituellen Dimensionen im Blick behalten. Die Maßnahmen, die getroffen werden, zielen immer auf den Erhalt der Lebensqualität hin, Angehörige werden aktiv in den Prozess eingebunden, und es wird zugelassen, dass der Tod ein Teil des Lebens ist, welcher unausweichlich jedem bevorsteht. Umso wesentlicher ist es, dem palliativen Patienten seine Lebensqualität bis zuletzt bestmöglich zu gewähren, denn sein eigener Lebenssinn wird in der terminalen Phase einer Erkrankung auf den Prüfstand gestellt.

Doch was bedeutet Lebensqualität? Wie lässt sie sich messen?

Laut WHO ist Lebensqualität "*die subjektive Wahrnehmung einer Person über ihre Stellung im Leben in Relation zur Kultur und den Wertsystemen in denen sie lebt und in Bezug auf ihre Ziele, Erwartungen, Standards und Anliegen.*" Doch was lässt sich in der Begleitung Schwerstkranker in dieser Hinsicht beobachten? Es zeigt sich, dass sich die Werte im Wandel befinden, wenn Menschen sich in einer solchen Situation wiederfinden. Altruistische Werte wie Sorge um die Familie rücken in den Vordergrund, und selbstbezogene Werte wie Anerkennung verschwinden in den Hintergrund. Im Laufe der Zeit sind viele Messinstrumente zur Erhebung der Lebensqualität entwickelt worden. Hauptsächlich handelt es sich hier um Fragebögen, doch leider sind jene wie beispielsweise das *Sickness Impact Profile*, kurz SIP, nicht zielführend für Palliativpatienten. Eine gute Alternative ist das sogenannte *McGill Qualitiy of Life Questionnaire*, kurz MQOL. Dieser Fragebogen befasst sich einerseits mit der Lebensqualität im Gesamten und global gesehen, aber differenziert sich auch im Weiteren. Er hinterfragt das körperliche Befinden des Patienten, geht aber auch auf seine Gefühle und Gedanken ein und beschäftigt sich mit den sozialen Aspekten. Denn eines lässt sich definitiv festhalten: Lebensqualität ist individuell, und jeder stellt sich andere Fragen und deutet seinen Lebenssinn anders.

Doch was ist der sogenannte Lebenssinn?

"Sent" ist aus dem indogermanischen Wortstamm und leitet sich aus dem uns bekannten Wort "Sinn" ab. Es heißt so viel wie "eine Richtung nehmen". Mit dem Sinn des Lebens befasst man sich zumeist erst, wenn man sich in einer deutlichen Lebenskrise befindet, und man beginnt, sich Fragen über das eigene Sein zu stellen. Daraus resultiert dann die Frage, in welche Richtung man im Leben gehen soll beziehungsweise welche Richtung man überhaupt noch nehmen kann. Diese Auseinandersetzung mit seinem eigenen Lebenssinn ist eine der größten Herausforderungen schwerstkranker und terminal erkrankter Menschen.

Und hier ist die Palliativpflegefachkraft besonders gefordert, denn Palliativpflege ist viel mehr als "nur Pflege".

> "*Wenn wir nicht heilen können, dann können wir lindern. Und wenn wir nicht mehr lindern können, dann können wir trösten. Und wenn wir nicht mehr trösten können, dann sind wir immer noch da*" (Einhorn 2007).

Palliativpflege unterscheidet sich von all den uns bekannten Pflegekonzepten doch deutlich, denn ihr Fokus ist der Erhalt der oben genannten Lebensqualität. Denn Wünsche und Bedürfnisse von Palliativpatienten können sich aufgrund ihrer existentiellen Situation sehr rasch ändern, und eine Pflegefachkraft in diesem Bereich bedarf besonderer Flexibilität und Sensibilität, sich auf die ergebenden Situationen bestmöglich und schnell einstellen zu können und die Bedürfnisse des Kranken konsequent in den Mittelpunkt der Arbeit zu stellen. Die besonderen Merkmale der Palliativpflege sind, dass sie einerseits die Angehörigen der Patienten aktiv in den Pflegeprozess einbindet, sie den allergrößten Respekt vor dem Recht der Autonomie des Patienten lebt und die größtmögliche Achtung vor der individuellen Würde des jeweiligen Menschen hat.

Pflegende wirken in diesem Kontext nicht nur als Unterstützer bei körperlichen Einschränkungen wie zum Beispiel der Pflege bei Inkontinenz oder der uns allen bekannten Ganzkörperpflege. Sie leistet im Wesentlichen den Beitrag zum Erhalt der Selbstachtung und der Würde des jeweiligen Patienten, auch bei Wunden und sich ergebenden existentiellen Leids. Wo die Grundpflege aufhört, beginnt der aktive Einsatz der Pallliativpflege, denn sie ist präsent und leistet Beistand in Situationen wie Verzweiflung und auch spiritueller Not. Palliativpflege befasst sich somit mit der Unterstützung der Patienten und ihren Angehörigen, sie schult und leitet an, wie zum Beispiel beim Umgang mit einer PEG-Sonde, um zuhause bestmöglich zurecht zu kommen. Doch liegt ihr Fokus auch in der Zeit des Sterbens. Hier ist es wesentlich, angemessene Rahmenbedingungen zu schaffen, um den Patienten und ihren Angehörigen die Zeit des Sterbens erlebbar zu machen und diese schwere Zeit so wertvoll wie nur möglich zu gestalten. Denn wie Renz-Polster in seiner Arbeit 2008 schreibt, hängt es von der Kompetenz des medizinischen Personals ab, wie der Umgang mit dem Sterben erfolgt. Ob es bloß als Versagen biochemischer Reaktionen verstanden wird oder ob es doch als Abschied und Abschluss eines Menschenlebens verstanden und erlebt werden kann. So ergeben sich drei Phasen der palliativen Betreuung.

Krankheitsorientierte Palliation

Einerseits gibt es die krankheitsorientierte Palliation. Diese beschäftigt sich mit der Balance zwischen Nutzen und Belastung einer durchgeführten Therapie. Beispielsweise zeigt ein Patient einen erhöhten intrakraniellen Druck aufgrund von Hirnmetastasen, und daraufhin erfolgt eine Bestrahlung, um dem Patienten den daraus resultierenden Kopfschmerz zu lindern. Doch in Folge dieser Therapie entstehen womöglich andere leidvolle Symptome wie Übelkeit und Erbrechen, und so muss abgewogen werden, wie weiter vorgegangen wird. Ist dieser Therapieansatz mit den neu entstandenen Symptomen besser oder sollte man die Vorgehensweise und den Ansatz überdenken?

Symptomorientierte Palliation

Dann gibt es die symptomorientierte Palliation. Wie der Name schon verdeutlicht, befasst sie sich mit den Symptomen des Erkrankten. Sie beschäftigt sich jedoch nicht nur mit den physischen Symptomen, die sich ergeben. Sie erkennt den Zusammenhang zwischen spirituellen, somatischen und psychosozialen Belastungen an. Die Lebensqualität und die Symptomlinderung stehen an oberster Stelle.

Terminale Betreuung

Die terminale Betreuung hat zur Aufgabe, dem sich in der terminalen Phase befindlichen Patienten ein bestmögliches Wohlbefinden zu ermöglichen. Eine vertrauensvolle Pflegebeziehung zwischen den Betroffenen, ihren Angehörigen und der Pflegefachkraft ist hier in einer solchen Krisensituation eine sehr tragende Struktur. So lässt sich auch festhalten, dass Palliativpflege auch die zwischenmenschliche Beziehung als zentralen Aspekt anführen kann.

Somit lässt sich folgendes festhalten: *Palliative Care*

- betrachtet das Sterben als normalen Prozess und bejaht das Leben
- implementiert psychische als auch spirituelle Gesichtspunkte
- bietet bestmögliche Symptomlinderung, jedoch ohne den Tod zu beschleunigen noch ihn zu verzögern
- ist multiprofessionelles Arbeiten, um den Bedürfnissen des Patienten gerecht werden zu können
- kann bereits früh als Begleitung von unterschiedlichsten Therapieansätzen Anwendung finden wie unter laufender Chemo- und Strahlentherapie
- verhilft den Patienten zur bestmöglichen Autonomie und Selbstbestimmtheit bis zum Tode
- steht als Begleiter und helfende Hand beim Umgang seelischer Probleme zur Seite; nicht nur für den Betroffenen, sondern auch für sein Umfeld
- setzt sich zum Ziel, die Lebensqualität und diese bestmöglich zu erhalten und schafft es so, meist einen positiven Einfluss auf den Krankheitsverlauf zu nehmen
- beteiligt sich auch an Forschungen

Wer bedarf einer solchen Betreuung? Es lässt sich festhalten, dass *Palliativ Care* unabhängig vom Alter stattfindet. Es handelt sich um Menschen mit einer lebensbegrenzenden chronischen Erkrankung. Diese umfassen nicht nur Tumorerkrankungen – nein, dies umfasst ein viel größeres Spektrum an Patienten. So zählen auch Patienten mit nicht heilbaren Herz-Kreislauf-Erkrankungen oder mit terminaler Niereninsuffizienz dazu, auch solche mit neurologischen Erkrankungen wie Multipler Sklerose und Amyotropher Lateralsklerose, aber auch Patienten mit verschiedensten Lungenerkrankungen wie beispielsweise COPD. Auch ältere multimorbide Personen mit den unterschiedlichsten chronischen Erkrankungen können von einem frühen Einsatz von *Palliative Care* profitieren.

> Ziel der *Palliative Care* ist die bestmögliche Symptomkontrolle und die Erhaltung der Lebensqualität.

Wie zuvor schon erwähnt zeigt sich, dass Lebensqualität für jeden Menschen eine andere Bedeutung hat und sich auch anders zeigt. Um dies anschaulicher zu gestalten hier ein Fallbeispiel.

Patientenbeispiel

Frau H. ist 69 Jahre alt und an einem Urothelkarzinom erkrankt. Vor 3 Wochen fühlte sie sich zunehmend schlapp, müde und wurde von zunehmenden Schmerzen geplagt. So entschied sie gemeinsam mit ihrem Gatten, doch den Weg ins Krankenhaus anzutreten. Dort wurde sie auf einer internistischen Station aufgenommen und behandelt. Da die Schmerzen schwer einzustellen waren, zog man den Schmerzdienst des Krankenhauses hinzu, und Frau H. erhielt im weiteren Verlauf eine Schmerzpumpe, deren Einsatz ihr deutliche Linderung verschaffen konnte. Wie sie später erzählte, waren die Schmerzen kaum auszuhalten, und erst die Pumpe ließ sie wieder lächeln. Der Aufenthalt verlängerte sich trotz der gebesserten Schmerzen, da Frau H's. Allgemeinzustand immer reduzierter wurde. Alltägliches wie Anziehen wurde immer anstrengender. Zuhause betreute sie im Vorfeld bereits ihr Gatte und unterstützte sie in allen Belangen, in denen sie nicht mehr so gut zurecht kam. Ungefähr nach 2 Wochen kam es aufgrund der fortschreitenden Erkrankung zu einem inkompletten Querschnitt. Frau H. konnte ihre Beine nicht mehr bewegen. Wie sie später erzählte, vernahm sie lediglich ein leichtes Kribbeln, konne dies aber auch nicht immer adäquat zuordnen. Wie Frau H. und ihr Gatte später berichteten, kam es aufgrund von Knochenmetastasen zu Wirbeleinbrüchen, welche diese neue Situation verursachten. Das Ärzteteam klärte Frau H. und ihren Gatten nach umfangreichen Untersuchungen dahingehend auf, dass ein kurativer Ansatz hier nicht mehr gegeben sei und sie sich somit im palliativen Setting befinden würde. Nach dem ersten Schock, wie Frau H. es anschließend beschrieb, wurde nach mehreren Gesprächen die Überstellung auf die Palliativstation vorbereitet. Frau H. erklärte später, dass sie Angst hatte, da sie sich nie aktiv mit einer solchen Station und Situation habe auseinandergesetzt und sie nicht wisse, was nun genau auf sie zukommen würde. Nach der Überstellung auf die Palliativstation in Begleitung ihres Gatten, habe sie jedoch sehr schnell erkannt, dass die Überstellung nicht automatisch den Tod bedeutet hatte, wie sie es befürchtet hatte, sondern sie hier individueller auf ihre Bedürfnisse eingehen konnten.

Leider zeigte sich, dass Frau H. sehr unter ihrer Situation – konkret der Immobilität – zu leiden hatte. Das multiprofessionelle Team versuchte verschiedenste Ansätze, um eine Mobilisation zu gewährleisten, und Frau H. versuchte immer, aktiv und positiv daran teilzuhaben. Doch trotz Physiotherapie, Schmerzpumpe und einem geschulten Pflegefachpersonal waren die Schmerzen leider immer zu stark, um eine Mobilisation zu bewerkstelligen. Frau H. war sehr verbissen, wie es in Gesprächen erkennen liess. Sie wollte unbedingt aus dem Bett heraus. Da dies jedoch nicht möglich war, wurde sie immer introvertierter und wortkarger. Eines Nachmittags widmete sich eine Pflegefachkraft Frau H. und hinterfragte ihre Verschlossenheit. Sie ging auf Ursachenforschung und hinterfragte gezielt, was für Frau H. denn Lebensqualität bedeuten würde. Und dann fiel es plötzlich wie Schuppen von den Augen. Frau H. begann zu erzählen, wie sie leben würde und ihre größte Lebensqualität darin bestehen würde, wenn sie sich am Nachmittag in ihren Wintergarten zurückziehen und einfach den wundervollen Ausblick genießen konnte. Hier konnte sie alles vergessen, sie selbst sein und ihen Träumereien freien Lauf lassen und Ideen nachgehen. Sie wurde wehmütig und erklärte, da sie ja nun ans Bett gefesselt sei und spüren würde, dass ihr Zustand sich verschlechterte. Sie wisse nun, dass sie ihren geliebten Wintergarten nie wiedersehen würde und sie sich nicht verabschieden könne. Ihre Stimme wurde leise und kurz und kaum ein Ton war zu vernehmen, als sie schweren Herzens sagte, sie habe keine Lebensqualität mehr, denn nicht mehr aufstehen zu können mache ihr bewusst, dass sie hier sterben würde und ihr geliebter Wintergarten nun nur noch ein Traum sei.

Da sich der Zustand von Frau H. von Tag zu Tag deutlich verschlechterte, begann das multiprofessionelle Team der Palliativstation im Hintergrund zu arbeiten. Es wurde mit dem Gatten von Frau H. gesprochen, und man wollte ihr die Lebensqualität, nach der sie sich sehnte, zurück geben beziehungsweise ihren letzten Wunsch erfüllen. Es wurden Begleiter aus den ärztlichen Reihen organisiert, Pflegefachkräfte und ein Rettungsfahrzeug des Palliativvereins bereitgestellt. Als alles bestmöglich organisiert war, wurde Frau H. informiert, denn am nächsten Tag sollte sie ihren geliebten Wintergarten wiedersehen. In dieser Nacht war kaum an Schlaf zu denken, wie Frau H. später schilderte. Sie wirkte wie ausgewechselt, strahlte über das ganze Gesicht und konnte es kaum fassen. Und dann war die Stunde gekommen: Sie wurde auf die Trage transferiert, und das Team und ihr Gatte machten sich gemeinsam auf den Weg. Wie die Pflegefachkraft anschließend erzählte, war es überwältigend. Frau H. strahlte und weinte zugleich, ihr Gatte habe im Vorfeld Kuchen und Kaffee organisiert, was alle zusammen in dem wundervollen Wintergarten mit herrlicher Aussicht genossen. Als sich die erste Aufregung legte, zog das Team sich zurück und ermöglichte es Frau H. somit, ihren geliebten Rückzugsort noch einmal alleine zu genießen und ihren Träumereien freien Lauf zu lassen.

Als Frau H. anschließend auf die Station zurück kam, war sie überwältigt, und plötzlich kam ein Satz, mit dem niemand gerechnet hatte. Sie erklärte, dass sie nun bereit wäre zu sterben, denn ihr größter Wunsch, sich von ihrem Lieblingsplatz zu verabschieden, wurde ihr erfüllt. Sie habe nochmals einen Tag voller Lebensfreude erfahren. Und wie es Frau H. prophezeite, so sollte es dann auch einige Tage später kommen: Frau H. verstarb im Beisein ihres Gatten auf der Palliativstation.

Dieser kurze Einblick in die Geschichte von Frau H. soll verdeutlichen, dass Lebensqualität trotz Schmerzen nicht bedeuten muss, dass man nur diese in den Fokus legt und behandeln muss. Lebensqualität ist so viel mehr als ein Symptom. Es kann ein Ort sein, eine geliebte Person, die man nochmals sehen möchte, oder der Genuss eines Lebensmittels. Lebensqualität ist individuell und facettenreich, und um diese Lebensqualität bestmöglich hinterfragen zu können, bedarf es geschulten Personals, um auch in Zukunft anderen Menschen ihre letzten Wünsche erfüllen zu können.

Literatur

1. Anneser J. Palliativmedizin. Basics. 1. Auflage. München, Urban & Fischer Verlag, 2013.

2. Feichtner A. Palliativpflege in der Praxis. Wissen und Anwendungen. 2. Auflage. Wien, Facultas Universitätsverlag, 2018.

3.22. Physiotherapie in der *Palliative Care*

3.22.1. Symptom – Aktivität – Partizipation: Die drei Ebenden der Zieldefinition

Die Abwesenheit oder Linderung von Symptomen bedeutet im palliativen Setting nicht automatisch, dass dadurch die Lebensqualität verbessert ist. Viele schwerkranke und sterbende Menschen beschreiben ihre Ängste bzw. Ziele zwar auch auf einer **Symptomebene** (z.B. die Angst vor nicht ausreichend kontrollierten Schmerzen oder vor Atemnot), aber zusätzlich und nicht selten vor allem auf den **Ebenen der Aktivität** (z.B. das Bedürfnis, so lange wie möglich oder wieder selbstständig die Toilette benützen oder weiter den Haushalt führen zu können) und der **sozialen Partizipation** (z.B. die Rolle als Großelternteil ausüben zu können oder etwa die Angst, anderen zur Last zu fallen).

Die Kontrolle der Symptome ist häufig eine wichtige Voraussetzung, um diese Ziele zu erreichen. Genauso wichtig sind allerdings therapeutische Angebote, die Patienten dabei unterstützen, ihre Aktivitäten zu verbessern bzw. zu erhalten und soziale Partizipation zu ermöglichen. In vielen Fällen reicht die Symptomkontrolle alleine nicht aus, da Patienten durch Krankheit, Inaktivität oder auch Angst vor Bewegung oder "etwas Falsches zu machen" ihre Kraft, Ausdauer und Sicherheit verloren haben. Diesen generellen Verlust von Kraft und Ausdauer nennt man Dekonditionierung.

Leider erhalten schwerkranke oder sterbende Patienten oft den Rat, sich zu schonen, obwohl dies üblicherweise zu einer Verschlechterung ihres Zustandes führt. Oft entwickeln Palliativpatienten ein so genanntes "Angst-Vermeidungsverhalten", da sie glauben (oder gehört haben), dass Bewegung und Aktivität schädlich sind. Die Abb. 3.31 zeigt

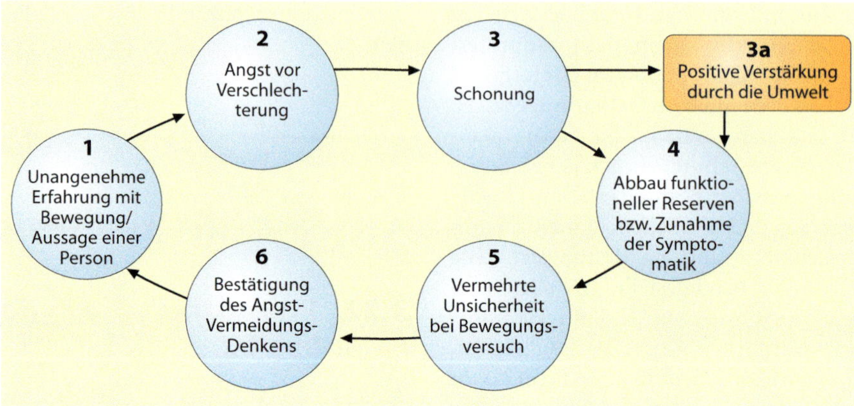

Abb. 3.31: Der Teufelskreis des Angst-Vermeidungsverhaltens.

diesen Kreislauf, der sich auf Dauer negativ auf das Aktivitätsniveau und die Teilhabe der Patienten auswirkt. Zudem ist bekannt, dass Patienten mit geringeren körperlichen Funktionen üblicherweise eine höhere Symptomlast aufweisen.

Die Physiotherapie kann auf allen drei Ebenen (Symptom, Aktivität und Partizipation) Therapiemöglichkeiten anbieten und Patienten dabei helfen, individuelle Ziele zu erreichen. Die nichtmedikamentöse Behandlung von spezifischen Symptomen wird nachfolgend ebenfalls in diesem Kapitel beleuchtet.

3.22.2. Die Wichtigkeit der körperlichen Aktivität bei Palliativpatienten

Um Ziele erreichen zu können, die mit einer Verbesserung der Aktivität und Partizipation einhergehen, sind gewisse körperliche Grundvoraussetzungen entscheidend. Zu diesen gehören Kraft, Ausdauer und weitere körperliche Fähigkeiten wie Gleichgewicht oder Beweglichkeit. Diese können auch bei palliativen Erkrankungen sehr gut verbessert werden. Die Patienten selbst würden sich ebenfalls wünschen, mehr solcher Trainingsangebote zu erhalten. Lowe et al. und Oldervoll et al. beschreiben, dass nicht weniger als 92 % der Patienten mit fortgeschrittenen Krebserkrankungen an körperlichen Übungs- und Trainingsprogrammen teilnehmen möchten und auch in der Lage dazu sind. Dies gilt auch für Menschen mit einer Lebenserwartung von unter einem Jahr. Selbst Patienten mit einer terminalen Krebserkrankung in den letzten drei Lebenstagen möchten gerne körperlich aktiv sein. Aus dieser Studie ging hervor, dass sich 88 % dieser Patienten eine verbesserte Mobilität wünschen. In einer Untersuchung von Oldervoll et al. beschreiben die Teilnehmer solcher Trainingsangebote, dass diese positive Auswirkungen auf die Durchführung von Aktivitäten des täglichen Lebens und die Stimmung hatten. Andere Patienten berichteten von positiven psychosozialen Effekten: Förderung der Selbstständigkeit, Raum und Möglichkeit zur Reflexion, förderliche Beziehungen, Teilen von Informationen sowie ein größeres Vertrauen in die eigenen körperlichen Fähigkeiten. Die Befürchtung, dass Training gefährlich ist oder unerwünschte Komplikationen auftreten ist unbegründet. Training in der Palliativsituation ist nachgewiesenermaßen eine sehr sichere Intervention.

3.22.3. Der richtige Zeitpunkt für Physiotherapie

Angesichts der großen Bedeutung von Bewegung, Aktivität und Partizipation für die Lebensqualität von Palliativpatienten mit den unterschiedlichsten Grunderkrankungen und in den verschiedenen Altersstufen sollte Physiotherapie frühzeitig angedacht werden. Die Erfahrung der Autoren und auch die Literatur zeigen, dass Physiotherapie üblicherweise zu spät angedacht wird. Zwar können auch in späteren Phasen der Erkrankung physiotherapeutische Maßnahmen hilfreich und zielführend sein, wobei dann die Symptomkontrolle oder die Begleitung in Phasen der kontinuierlichen Verschlechterung der Aktivität und Partizipation im Vordergrund stehen. Die Abb. 3.32 zeigt wichtige physiotherapeutische Ansätze und Ziele im Krankheitsverlauf und im Kontext der Funktionsfähigkeit von Palliativpatienten.

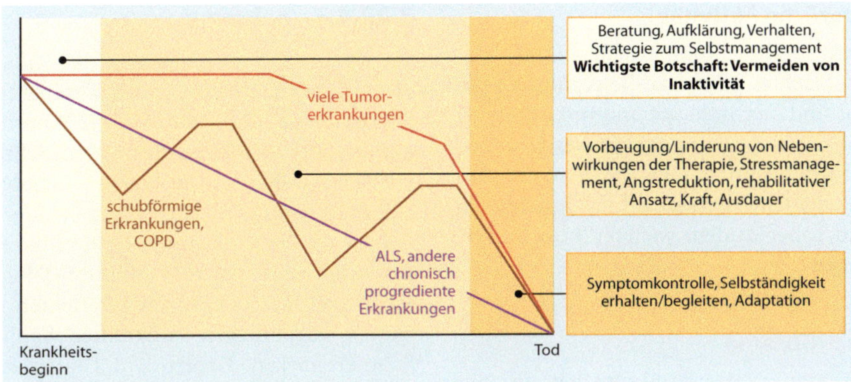

Abb. 3.32: Physiotherapeutische Ansätze und Ziele im Krankheitsverlauf.

Eine der wichtigsten Botschaften sowohl für Leser dieses Kapitels als auch für schwerkranke Patienten ist, dass – wann immer möglich – Inaktivität vermieden werden soll.

Die Auswirkung von Inaktivität ist enorm. Bereits ein Tag absoluter Bettruhe bei multimorbiden, hochaltrigen oder auch anderweitig schwer kranken Menschen führt zu 3-5 % Kraftverlust pro Tag. In kurzer Zeit führt dies zu vermehrter Hilfsbedürftigkeit und Abbau von Reserven, die Patienten angesichts schwerer Erkrankungen und anstrengender Therapien aber dringend bräuchten.

Hier geht es nicht nur um die Lebensqualität der Patienten, um die Symptomkontrolle oder die Beratung und Unterstützung der An- und Zugehörigen. Die Arbeit der Physiotherapie bewirkt auch strategische Veränderungen, denn die durch die Physiotherapie erlangte Selbständigkeit und Mobilität der Patienten minimiert die Abhängigkeit zu Pflege- und Hilfsdiensten, es werden weniger Medikamente benötigt, und Aufenthalte im Krankenhaus werden reduziert. Dies sind Faktoren, die Kosten einsparen.

3.22.4. Indikationen für Physiotherapie

3.22.4.1. Fatigue

Da Fatigue eines der häufigsten Symptome von Patienten mit lebenszeitlimitierenden Erkrankungen ist, hat es im Alltag oft auch besonders starke, aber nicht immer erkannte Auswirkungen. Fatigue geht mit Bewegungs- und Aktivitätsreduktion einher und führt in besonderem Ausmaß zur Dekonditionierung, was die Patienten in ihren Aktivitäten des täglichen Lebens einschränkt. Auch die Auswirkungen auf die soziale Teilhabe durch Erschöpfung, Müdigkeit und reduzierte Aufmerksamkeit sind erheblich.

Sofern es sich um eine primäre und keine sekundäre Fatigue handelt (die zum Beispiel durch Dehydrierung, Fieber, Anämie verursacht werden und wo dementsprechend kausale Behandlungsansätze versucht werden können), spielen die nachfolgenden Interventionen in der Physiotherapie, aber auch generell im interdisziplinären Team eine besondere Rolle.

1. Behandlung der anderen Symptome

Da Fatigue oft in Symptomclustern auftritt (z.B. Fatigue + Atemnot + Husten oder Fatigue + Schmerz + Schlafstörungen oder Fatigue + Angst + Atemnot) und diese sich gegenseitig negativ aber auch positiv beeinflussen können, kann die Physiotherapie auch alle anderen Symptome gut mitbehandeln und somit indirekt auf das Ausmaß von Fatigue wirken.

2. Edukation

Besonders wichtig sind die Beratung und Schulung der Patienten, der An- und Zugehörigen und auch des Teams, was Fatigue (nicht) ist. Weitere Inhalte dieser Beratung sind zum Beispiel, wie eine gute Schlafhygiene erreicht werden kann, wie Aufgaben und auch Tage bzw. Wochen so geplant und strukturiert werden können, damit ausreichend Energie vorhanden ist. Patienten sollen auch ehestmöglich über neu auftretenden Symptomen berichten, damit frühzeitig eine Symptombehandlung stattfinden kann.

3. Körperliche Aktivität

Fatigue wird durch Schonung nicht besser, sondern eher schlechter. Aktivität, Bewegung bis hin zu Training sind hier indiziert und müssen angeboten sowie deren Wirkung erklärt werden. Ausdauer- und Krafttraining – angepasst an den Zustand der Patienten – wirken auf das Erleben der Fatigue und haben zudem weitere "positive Nebenwirkungen".

3.22.4.2. Atemnot und andere Atmungsprobleme

Eine eingeschränkte Atemfunktion hat negative Auswirkungen auf viele Aktivitäten des täglichen Lebens und der sozialen Teilhabe. Dabei ist wichtig zu bedenken, dass vor allem Atemnot oft sehr elementare Funktionen wie zum Beispiel das Sprechen oder auch die Nahrungsaufnahme beeinträchtigt.

Je nach Ursache der respiratorischen Funktionsstörungen kann die Physiotherapie verschiedene passive und auch aktive Maßnahmen anbieten. Zuweisungsgründe sind obstruktive Funktionsstörungen, Funktionsstörungen, die mit Sekret in den Atemwegen einhergehen, Folgen von Atmungsproblemen wie reduzierte Mobilität, Dekonditionierung oder etwa Verspannungen.

Auch bei Atemnot kann die Physiotherapie sehr hilfreich sein. Zum einen ist der edukative Anteil wichtig, denn die oft mit der Atemnot einhergehende Angst braucht eine gute und patientengerechte Information. Häufig führt Angst vor Atemnot zur Reduktion von Bewegung und Aktivität, was auf Dauer allerdings die Atemnot bei Belastung verstärkt. Die Physiotherapie unterstützt Patienten dabei, ein realistisches Bewegungs- und Aktivitätsniveau zu erreichen und erarbeitet mit den betroffenen Personen Strategien wie Atemkontrolltechniken, Entspannungstechniken oder angepasstes Training und schult Atemhilfsmittel beziehungsweise Atemtrainingsgeräte, die wichtige nicht-pharmakologische Interventionen in atemnotfreien Zeiten, aber auch in Phasen der Atemnot darstellen. Es werden Strategien erarbeitet, welche nicht-pharmakologischen Interventionen in atemnotfreien Zeiten, aber auch in den Phasen der Atemnot hilfreich sind, welche Atemkontrolltechniken zur Verfügung stehen, und die Physiotherapie wird so Hilfsmittel und Entspannung, aber auch angepasstes Training ermöglichen.

3.22.4.3. Schmerz

Gerade bei Schmerzen, die in der *Palliative Care* viel Aufmerksamkeit erhalten, darf nicht vergessen werden, dass eine gute Symptomkontrolle nicht automatisch heißt, dass die mit dem Schmerz assoziierten weiteren Probleme behoben sind. Schmerz, vor allem länger bestehender Schmerz hat wie die oben genannten Symptome erhebliche Auswirkungen auf die Funktionsfähigkeit und Partizipation. Zudem haben Patienten mit reduzierten körperlichen Funktionen häufig höhere Schmerzstärken. Neben dem Teufelskreis "*reduzierte körperliche Funktion und höherer Schmerz*" wirkt das in Abb. 3.32 beschriebene Angst-Vermeidungsverhalten und in weiterer Folge die beschriebenen Folgen Dekonditionierung, geringere Stabilität, reduzierte Kraft oder erhöhter Sturzgefahr. Dies führt schließlich wieder zu stärkerer Symptomlast bei Bewegungsversuchen.

Physiotherapeuten stehen je nach Schmerzursachen (tumorbedingt, therapiebedingt, tumorunabhängig oder tumorassoziiert) und in allen Krankheitsstadien eine Vielzahl an passiven und aktiven Techniken und Interventionen zur Verfügung, die zum einen direkte Auswirkung auf die Schmerzintensität oder Schmerzwahrnehmung und auch auf die Funktions- und Aktivitätsmöglichkeiten der Patienten haben.

Das ganzheitliche Phänomen Schmerz, welches Ciceley Saunders als "*Total Pain*" bezeichnet, verdeutlicht, dass die Linderung von Schmerzen wesentlich mehr therapeutische Zugänge braucht als nur den pharmakologischen Zugang.

3.22.4.4. Obstipation

Die unregelmäßige beziehungsweise fehlende Entleerung von Stuhl ist ein wichtiges Thema in palliativen Betreuungssituationen. Immobilität und der damit verbundene Bewegungsmangel, verminderte Nahrungsaufnahme, Flüssigkeitsmangel, Medikamente und raumfordernde Prozesse sind häufige Ursachen von Obstipation.

Von Seiten der Physiotherapie können Kolonmassagen, warme Füße durch aufsteigende Teilbäder, Atemtechniken, Wärmeapplikationen auf den Bauch, Fußreflexzonentherapie, Entspannungsübungen, Dehnübungen der Adduktoren bzw. des Musculus piriformis und der Glutealmuskulatur hier Linderung verschaffen.

Eine möglichst effektiv arbeitende Bauchmuskulatur und ein Beckenboden, den Patienten gut kontrollieren können, haben ebenfalls Auswirkungen darauf, wie gut Patienten beim Stuhlgang pressen bzw. loslassen können. Insofern kann Bauchmuskel- und Beckenbodentraining eine sinnvolle Intervention bei Obstipation sein.

Viele dieser Techniken können auch so umgesetzt werden, dass die Patienten sie selbst durchführen können. Dies ist insofern wichtig, da Obstipation oft mit Scham verbunden ist. Hier ist der Ansatz der Selbstbefähigung sehr entscheidend.

Neben all diesen Interventionen gilt auch bei Palliativpatienten mit Obstipation, die allgemeine Mobilität und das Aktivitätsniveau zu erhöhen und die Wichtigkeit der Bewegung zu betonen. Je mehr sie sich bewegen, desto mehr wird auch die Motilität des Darms gefördert.

3.22.4.5. Ödeme

Die Ursachen für eine Störung des Lymphflusses kann bei palliativen Patienten unterschiedlichster Natur sein. Nicht nur raumfordernde und strukturzerstörende Prozesse sind Auslöser für ein Lymphödem; auch Narben, die durch Bestrahlungen, Operationen oder Infusionen entstehen, können Ödembildungen begünstigen. Neben diesen mechanischen Komplikationen gibt es noch andere Ursachen wie Leberschäden, Nierenerkrankungen, Bewegungsmangel durch Kraftverlust/Muskelatrophie und dadurch fehlender Muskelpumpe, Lungen- oder Herzinsuffizienz, Albuminmangel oder Hungerödem.

Menschen mit Lymphödemen beschreiben die betroffenen Extremitäten als schwer, unförmig, entstellend und schmerzhaft. So verursacht ein Lymphödem nicht nur funktionelle Schäden, sondern auch seelische Belastungen, die bis hin zur sozialen Isolation und zu psychischen Problemen führen können. Bewegungen und Lagewechsel werden schwieriger, was die Patienten in eine Immobilität zwingt, welche das Ödem noch mehr fördert. Es gilt zu beachten, dass Lymphödeme nicht nur an Armen oder Beinen auftreten können, sondern den gesamten Organismus betreffen und auch Dyspnoe, eingeschränkter Körperwahrnehmung und Sensibilitätsstörungen hervorrufen können. Außerdem limitiert ein Lymphödem durch Eiweißeinlagerungen und Neubildung von Bindegewebsfasern die Beweglichkeit. Durch die veränderte Trophik (Sklerosierung der Haut) treten bei kleinsten Verletzungen Wundheilungsstörungen auf, da Krankheitserreger sehr leicht durch die schon angegriffene Haut eintreten können.

Palliativpatienten mit Lymphödemen sollten eine besonders aufmerksame pflegerische Zuwendung erhalten. Es gilt Verletzungen wie Schnittwunden, Kratzer oder Insektenstiche zu vermeiden. Keine Injektionen, Blutabnahmen oder Blutdruckmessungen an der betroffenen Extremität durchführen! Die Hautpflege spielt eine wichtige Rolle und ist eine der vier Hauptkomponenten der komplexen physikalischen Entstauungstherapie. Eine große Bedeutung an der Reduktion von Lymphödemen hat die manuelle Lymphdrainage (MLD). Dabei werden die oberflächlichen Lymphbahnen unter der Haut mit sanften Griffen durch Physiotherapeuten in Kombination mit Atemtechniken des Patienten stimuliert und angeregt. Die manuelle Lymphdrainage kann auch apparativ ersetzt werden durch pneumatische Manschetten, die mit Luftkammern ausgestattet sind und so Druck auf das Gewebe erzeugen, um Lymphflüssigkeiten von distal nach proximal zu transportieren. Diese Behandlungsmaßnahmen sind dann indiziert, wenn die Ausschwemmung der Ödeme internistisch gewährleistet werden kann. Hand in Hand mit der MLD erfolgt die Kompressionstherapie mittels Kurzzugbandagen oder Kompressionsstrümpfen. Die vierte Säule bildet die entstauende Bewegungstherapie, die durch Physiotherapeuten angeleitet wird. Dabei soll sich der Patient möglichst normal bewegen. Sollte dies nicht möglich sein ist auch die passive Bewegungstherapie eine Option.

Um ein gutes Ergebnis erzielen zu können, ist langes Stehen oder langes Sitzen zu vermeiden, ebenso wie das Heben und Tragen von schweren Gegenständen.

3.22.4.6. Neurologische Symptome

Die Palette der neurologischen Symptome in der *Palliative Care* ist vielfältig. Muskuläre Symptome wie Paresen, Myopathien, Myoklonien oder Muskelkrämpfe stehen ganz oben auf der Liste, dicht gefolgt von sensiblen Symptomen wie Parästhesien, Hypästhesien oder neuropathischen Schmerzen. Sehr häufig sind auch sensorische (Schwindel, Hörvermögen und Visusbeeinträchtigungen), autonome (Orthostase, neurogene Blasen-Mastdarmstörungen oder Herzrhythmusstörungen), bulbäre (Doppelbilder, Fazialisparese, Dysarthrie oder Dysphagie), pseudobulbäre (Lachen/Weinen), kortikale (neuropsychologische Störungen), subkortikale oder zerebelläre Symptome (extrapyramidale Bewegungsstörungen, zentrales Fieber, Wesensveränderung oder Bewusstseinsstörungen).

Physiotherapeuten können neurologische Symptome von Patienten korrekt identifizieren und einordnen, damit eine adäquate therapeutische Behandlung erfolgen kann und spielen demnach eine wichtige Rolle im multiprofessionellen Team. Zu Beginn stehen die Optimierung der muskulären Restfunktionen und die Hilfsmittelversorgung zur Verbesserung der Lebensqualität und Erleichterung der Aktivitäten des täglichen Lebens im Vordergrund. Mit Fortschreiten der Erkrankung gewinnt die Edukation und Einbindung der An- und Zugehörigen immer mehr an Bedeutung. Die neurologische Behandlung insbesondere bei Palliativpatienten unterscheidet sich von herkömmlichen Physiotherapien insofern, dass der Zustand des Patienten täglich neu evaluiert werden muss und mit ihm abgestimmt wird.

3.22.4.7. Weitere physiotherapeutische Indikationsstellungen

Bei folgenden Situationen sollte bei Palliativpatienten ebenfalls an Physiotherapie gedacht werden:

- Sturz: vorangegangene Stürze oder Sturzgefahr/reduziertes Gleichgewicht/Angst vor Bewegung
- Gangunsicherheit
- Dekonditionierung
- Sensibilitätsstörungen
- Hilfsmittelversorgung /-abklärung
- Unruhe/Agitiertheit
- Herausforderungen bei Lagerungen und Transfers
- Beratung von An- und Zugehörigen
- eingeschränkte Mobilität
- eingeschränkte Partizipation

3.22.5. Wo Physiotherapeuten arbeiten: Grundversorgung bis spezialisierte Versorgung

90 % der Menschen möchte gerne zuhause sterben und nur 10 % in einem Krankenhaus oder Pflegeheim. Die Realität sieht in Österreich allerdings anders aus: 2019 sind in Österreich 48,9 % im Krankenhaus verstorben, 25,2 % zuhause, 20,1 % in Pflegeheimen und 5,7 % anderorts.

Die Verweildauer im Akutkrankenhaus beträgt im Durchschnitt nur mehr zehn bis vierzehn Tage, wodurch sich das Sterben zunehmend in den extramuralen Bereich verlagert. Da sich aber die Lebenssituationen der Menschen in den vergangenen Jahren vom Leben in Großfamilien zu Leben in Singlehaushalten entwickelt hat, kann die Versorgung durch An- und Zugehörige oft nicht gewährleistet werden. Um aber einen Verbleib zuhause zu gewährleisten, bedarf es einer professionellen physiotherapeutischen Versorgung, weil die Verbesserung oder der bestmögliche Erhalt der Mobilität von Palliativpatienten ein entscheidender Faktor für das Verweilen im häuslichen Bereich sichern kann.

Immer wichtiger wird die Rolle des Physiotherapeuten als spezialisierter Allorunder im interdisziplinären Team.

Zusätzlich fungieren Physiotherapeuten als edukative Teammitglieder durch die praktische Veranlagung, lösungsorientiert zu arbeiten. Dies kommt dem gesamten Team zugute, auch weit über die Grenzen des multiprofessionellen Teams hinaus. So kann auch der praktische Arzt, die Pflegekräfte und psychosoziale Dienste im niedergelassen Bereich davon profitieren. Spezialisierte Physiotherapeuten findet man auch in Führungs- und Managementpositionen, welche nach einer akademischen Weiterbildung großes Interesse haben, globaler mitzuwirken und in der *Palliative Care*-Szene mit ihren Visionen und ihrem Engagement die Palliativversorgung weiterzuentwickeln.

Neben der Versorgung der Palliativpatienten sehen Vertreter der Physiotherapie in der *Palliative Care* auch die Aus- und Weiterbildung der Kollegen als wichtiges Standbein zur Weiterentwicklung in der *Palliative Care*.

In allen Bachelor-Studiengängen in Österreich ist das Fach Physiotherapie in der *Palliative Care* bereits integriert [Grein 2018, unveröffentlichte Umfrage].

Möchte sich ein Physiotherapeut weiter vertiefen, gibt es in Österreich die Möglichkeit eines 3-stufigen Universitätslehrganges, welcher mit der Graduierung "*Master of Science*" abschließt. Die ersten beiden Stufen Basiskurs und Vertiefungslehrgang können dabei einzeln absolviert und als in sich abgeschlossene Ausbildung besucht werden. Ab Oktober 2022 gibt es eine eigene multiprofessionelle 2-semestrige Vertiefungsstufe für medizinisch-therapeutische Berufsgruppen (Physiotherapie, Ergotherapie, Logopädie und Diätologie).

Spezialisierte Physiotherapeuten findet man in der Therapeuten-Suchmaschine vom Dachverband Physio Austria oder man wendet sich direkt an spezialisierte Einrichtungen, welche meistens gut vernetzt sind und spezialisierte Physiotherapeuten weiterempfehlen können.

Literatur

Agnew N. Preoperative cardiopulmonary exercise testing. BJA Educ. 2010;10(2):33-7.

Anneser J, Borasio GD, Johnston W, Oliver D, Winkler A, Führer M, Wasner M, Jox RJ, Tönjes S. Palliative Care bei Amyotropher Lateralsklerose: Von der Diagnose bis zur Trauerbegleitung (Münchner Reihe Palliative Care: Palliativmedizin – Palliativpflege – Hospizarbeit, 13, Band 13). W. Kohlhammer GmbH, 2018.

Bausewein C, Roller S, Voltz R. Leitfaden Palliative Care: Palliativmedizin und Hospizbegleitung (Unveränderte Aufl.). Urban & Fischer Verlag/Elsevier GmbH, 2018.

Cobbe S. Fatigue. In: Nieland P und Simader R. Physiotherapie in der Palliative Care. Rehabilitation am Lebensende. München, Elsevier, 2021.

Crevenna R. Kompendium Physikalische Medizin und Rehabilitation, Diagnostische und therapeutische Konzepte. Springer, Berlin Heidelberg, 2016.

DVHÖ 2021. Universitätslehrgang Palliative Care. Abruf am 22.05.2021.

Eidenberger M, Nieland P. Obstipation. In: Nieland P und Simader R. Physiotherapie in der Palliative Care. Rehabilitation am Lebensende. München, Elsevier, 2021.

Loder-Fink B. Die ICF als Grundlage für die klientenzentrierte Arbeit in der Palliative Care. In: Nieland P und Simader R. Physiotherapie in der Palliative Care. Rehabilitation am Lebensende. München, Elsevier, 2021.

Lowe SS et al. Physical activity interests and preferences in palliative cancer patients. Support Care Cancer. 2010; 18(11):1469-1475.

Nieland P et al. Was wir noch tun können: Rehabilitation am Lebensende, Physiotherapie in der Palliative Care. Elsevier Urban & Fischer, München, 2013.

Older PO, Levett DZ. Cardiopulmonary exercise testing and surgery. Ann Am Thorac Soc. 2017;14(Supplement_1):S74-S83.

Oldervoll LM. et al. The effect of a physical exercise program in palliative care: a phase II study. J Pain Symptom Manage. 2006;31(5):421-30.

Oldervoll LM. et al. Are palliative cancer patients willing and able to participate in a physical exercise program? Palliat Support Care. 2005;3(4):281-7.

Rankin J et al. Rehabilitation in Cancer Care, 2008.

Schmitz A, Schulz-Quach C. Schmerz. In: Schnell MW, Schulz-Quach C. Basiswissen Palliativmedizin (Springer-Lehrbuch, 3., völlig überarb. Aufl., Springer, 2019.

Simader R, Dahlin Y. Der richtige Zeitpunkt für Physiotherapie: Je früher, desto besser. In: Nieland P, Simader R (Hrsg.). Physiotherapie in der Palliative Care. Rehabilitation am Lebensende. 2. Auflage, Elsevier, 2021.

Sheill G. Trainingstherapie bei fortgeschrittenen onkologischen Erkrankungen. In: Nieland P, Simader R. Physiotherapie in der Palliative Care. Rehabilitation am Lebensende. München, Elsevier, 2021.

Taylor J, Talbot-Rice H. Atemnot. In: Nieland P, Simader R (Hrsg.). Physiotherapie in der Palliative Care. Rehabilitation am Lebensende. 2. Auflage, Elsevier, 2021.

Van den Broek J et al. Schmerz. In: Nieland P, Simader R (Hrsg.). Physiotherapie in der Palliative Care. Rehabilitation am Lebensende. 2. Auflage, Elsevier, 2021.

3.23. Ergotherapie in der *Palliative Care*

3.23.1. Was ist Ergotherapie?

Ergotherapie ist neben anderen MTD-Berufen ein gesetzlich geregelter Gesundheitsberuf (ergotherapie austria, https://www.ergotherapie.at) und leistet einen wichtigen Beitrag zur Versorgung von Menschen mit unterschiedlichen gesundheitlichen Themenstellungen.

> Die Ergotherapie – abgeleitet vom Griechischen *ergein* (handeln, tätig sein) – geht davon aus, dass "tätig sein" ein menschliches Grundbedürfnis ist, und dass gezielt eingesetzte Tätigkeit gesundheitsfördernde und therapeutische Wirkung hat. Deshalb unterstützt und begleitet Ergotherapie Menschen jeden Alters, die in ihrer Handlungsfähigkeit eingeschränkt sind und/oder diese erhalten oder erweitern möchten.

Handlung zu ermöglichen ist ein wesentliches Kernelement der Ergotherapie. Als Handlungen verstehen Ergotherapeuten alle Tätigkeiten und Aufgaben des täglichen Lebens, die von Betroffenen als individuell sinnvoll und bedeutsam eingestuft werden.

Das Ermöglichen und Ausführen von bedeutungsvollen Handlungen in den unterschiedlichen Lebensbereichen wie Selbstversorgung, Freizeit/Erholung und Produktivität trägt somit zu einem weiteren wichtigen Ziel der Ergotherapie, die Lebensqualität durch die Teilhabe an sinnstiftenden Aktivitäten zu verbessern, bei. "Das primäre Ziel der Ergotherapie ist es, Menschen in die Lage zu versetzen, an Aktivitäten des täglichen Lebens zu partizipieren".

3.23.2. Ergotherapie in der *Palliative Care* und Hospizarbeit

Die Grundprinzipien der Ergotherapie überschneiden sich mit den grundlegenden Anliegen der *Palliative Care*. In der Positionserklärung zur Palliativversorgung des Weltverbands der Ergotherapeuten wird auf das Recht der Betroffenen auf Teilhabe am Leben und auf das Beibehalten bedeutsamer Handlungsrollen hingewiesen. Die Partizipation am Alltag unter Berücksichtigung vorhandener Ressourcen, individueller Anliegen und persönlicher Handlungswünsche und -möglichkeiten kommt den besonderen Bedürfnissen von schwerkranken und sterbenden Menschen im Sinne der biopsychosozialen Sicht von Gesundheit entgegen.

Betroffene Menschen haben den Wunsch, aktiv Einfluss auf ihre Versorgung zu nehmen und ihr Leben durch bewusst gesetzte Handlungen zu gestalten. Diesen Wunsch im persönlichen Alltag umzusetzen, kann durch die Teilnahme an bedeutungsvollen Handlungen gelingen. Ergotherapeuten und betroffene Menschen identifizieren gemeinsam alltagsrelevante, handlungsbezogene Anliegen und formulieren dementsprechend Ziele. Dieses gemeinsame und an den Anliegen der Betroffenen und deren Angehörigen orientierte Vorgehen prägt den gesamten ergotherapeutischen Prozess. Das Erfassen der aktuellen gesundheitlichen Situation sowie des Lebenskontextes stehen am Beginn der Behandlung.

Ergotherapie in der *Palliative Care* findet in unterschiedlichen Settings statt, so unter anderem in stationären Einrichtungen (Krankenhaus, Langzeitbetreuungseinrichtungen, Rehabilitationszentren, Palliativstationen und Hospizzentren), in Ergotherapiepraxen und im häuslichen Kontext.

Die Etablierung der Ergotherapie als fester Bestandteil in der palliativen Versorgung entwickelte sich in der vergangenen zwei Dekaden zu einem eigenen Aufgabenfeld der Berufsgruppe.

3.23.3. Handeln am Ende des Lebens

Schwere und lebensbedrohliche oder lebensbeendende Erkrankungen wirken sich nicht nur auf Körperfunktionen und -strukturen aus, sondern vor allem auch auf die individuelle Bewältigung des Alltags, auf Handlungsfähigkeit und Partizipation.

Die Partizipation *an* und die Durchführung *von* individuell bedeutsamen Handlungen und Aktivitäten stellt schwerstkranke Menschen und ihr soziales Umfeld vor besondere Herausforderungen und erfordert eine erweiterte Sichtweise, bei der die gängige Kategorisierung von Handlungen in die Lebensbereiche Selbstversorgung, Produktivität und Freizeit nicht ausreichend ist. Ausgehend von ihrer handlungswissenschaftlichen Basis legt die Ergotherapie ihren Fokus insbesondere bei Menschen mit lebensbedrohenden Erkrankungen auf Erlebensdimensionen von Handlungen und geht im Sinne der Klientenzentrierung von Handlungen aus, die

- dem Bedürfnis nach Erholung, Ruhe und stärkenden Erfahrungen im Alltag entgegenkommen
- die das Erleben von Zugehörigkeit und Verbundenheit sowie das Empfinden, einen Beitrag zur Gemeinschaft zu leisten, unterstützen
- die bewusstes, selbstbestimmtes Tätig-Sein trotz bestehender körperlicher Einschränkungen und damit verbunden Selbstwirksamkeitserfahrung ermöglichen
- die mit Bezug zur Kohärenz und Kontinuität des eigenen Lebens einen hoffnungsvollen Blick in die Zukunft zulassen

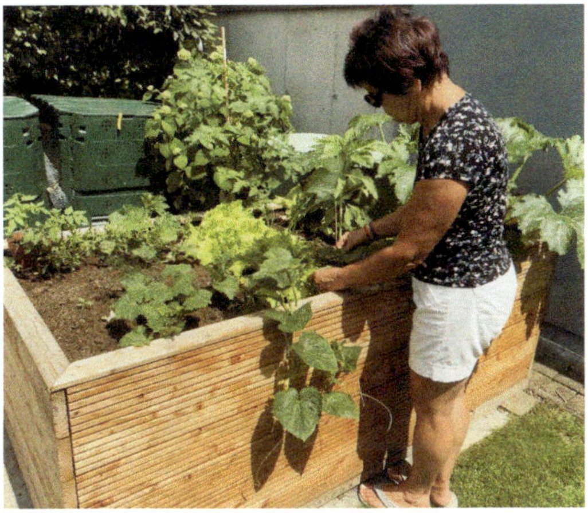

Abb. 3.33: Bedeutungsvolle Betätigung am Beispiel Gartenarbeit (Quelle: Loder-Fink, privat).

Für die ergotherapeutische Arbeit in der Palliativversorgung erweitert der handlungswissenschaftliche Blickwinkel damit das Verständnis von Aktivität und Partizipation nach ICF (Internationale Klassifikation der Funktionsfähigkeit). Das Kompetenzspektrum der Ergotherapie erstreckt sich somit von der Einschätzung der individuellen Bedeutung von Handlungen für den einzelnen Menschen über die Analyse der Handlungsperformanz in unterschiedlichen Lebens- und Krankheitsphasen bis hin zum konkreten Ermöglichen von Handlung im persönlichen Alltag der Betroffenen und ihrer Angehörigen.

3.23.4. Ergotherapeutische Interventionen

Die handlungsbezogenen gesundheitlichen Themenstellungen und Symptome in der palliativen Versorgung sind vielfältig und komplex und erfordern eine klientenzentrierte Vorgehensweise sowie ein breit gefächertes Fachwissen. Die zum Einsatz kommenden ergotherapeutischen Interventionen sind in Abhängigkeit von der zugrundliegenden und/oder bestehenden Grunderkrankung und den daraus resultierenden Auswirkungen auf den individuellen Alltag der betroffenen Person zu sehen. Sie sind abgestimmt auf die Anforderungen der definierten Zielhandlungen gleichermaßen wie auf die relevanten Umweltfaktoren im Sinne einer Ressourcenanalyse und auf das jeweilige Behandlungssetting.

Die folgenden Beispiele illustrieren mögliche ergotherapeutische Interventionen im Bereich der palliativen Versorgung:

- **Training von basalen Aktivitäten des täglichen Lebens** (bADL) wie Ankleiden, Toilettenbenutzung, Duschen/Baden und Essen und Trinken
- **Training von erweiterten instrumentellen Aktivitäten** des täglichen Lebens (iADL) wie z.B. Essenszubereitung, Haushaltsführung, jegliche Aktivitäten aus den Bereichen Mobilität, Sexualität, Freizeit und Produktivität

Handlungsorientiertes, alltagsbezogenes Gesundheits- und Selbstmanagement

- Erarbeiten von Strategien im Umgang mit Symptomen wie Fatigue, Schmerz und Kurzatmigkeit, die während der Durchführung von Alltags- und Freizeitaktivitäten auftreten (z.B. alltags- und handlungsorientiertes Fatigue-Management, *Energy-Conservation*-Prinzipien, bedarfsgerechter Einsatz von Entspannungstechniken in ausgewählten Alltagssituationen)
- Unterstützen beim Entwickeln von Kompensationstechniken, die Alltags- und Freizeitaktivitäten, Sexualität, Mobilität sowie individuell priorisierte produktive oder spirituelle Handlungen ermöglichen
- Adaptierung von im Alltag gewohnten und geschätzten Alltagsgegenständen

Hilfsmittelberatung, Hilfsmittelanpassung, Hilfsmittelversorgung

- Schulung des Gebrauchs in Zusammenarbeit mit der betroffenen Person und den relevanten sozialen Bezugssystemen (einschließlich Betreuungsdienste)
- Wohnraumadaptierungen und Anpassung der Umgebung zur Förderung von Aktivität
- Ermitteln von notwendigen Hilfsmitteln durch Handlungsperformanzanalysen, die selbstbestimmtes Handeln in sicherer und effektiver Weise unterstützen oder die aktive Beteiligung an deren Durchführung ermöglichen
- Entwickeln von weiteren, spezifischen Maßnahmen und Strategien, um den Gebrauch der Hilfsmittel beim Ausführen der entsprechenden Handlungen zu gewährleisten und Entlastung und Zufriedenheit für alle Beteiligten im Alltag sicherzustellen

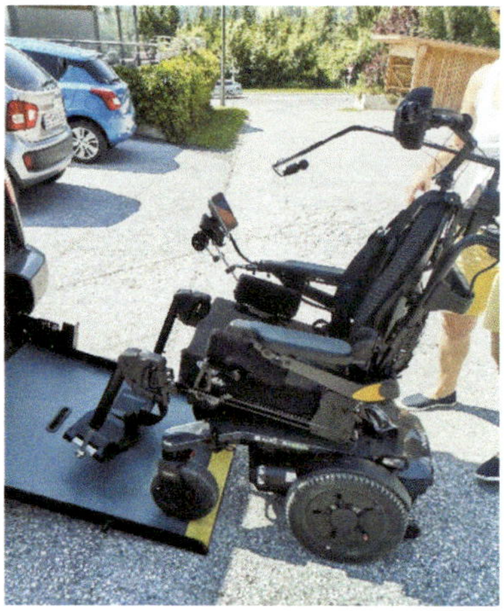

Abb. 3.34: Elektrorollstuhl auf Autorampe (Quelle: Nienhusmeier, privat).

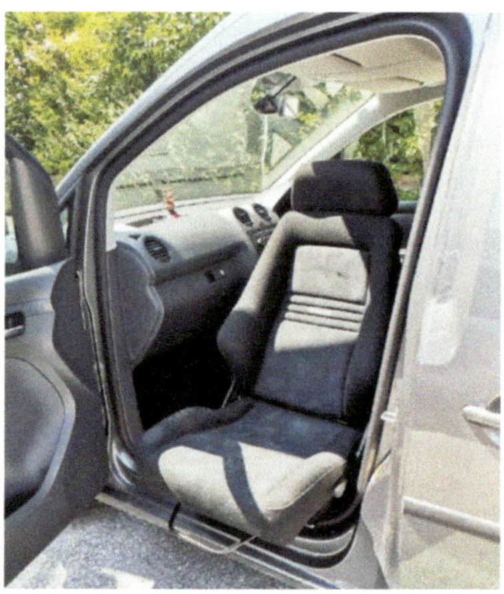

Abb. 3.35: Schwenkbarer Beifahrersitz eines Autos (Quelle: Nienhusmeier, privat).

Lagerung/Positionierung

- Erarbeiten von unterschiedlichen Positionierungen, die helfen, das Wohlbefinden der betroffenen Menschen zu verbessern und zum Beispiel bei Atemnot oder Schmerzen Erleichterung zu schaffen
- Entwickeln von ergonomischen Lagerungs- und Positionierungsmöglichkeiten in Zusammenarbeit mit dem betroffenen Menschen und seinen Betreuungspersonen, die die Durchführung von Aktivitäten auch im Falle von (teilweiser) Bettlägerigkeit oder dauerhafter Rollstuhlnutzung möglich und im Alltag schonend und weitgehend belastungsarm umzusetzen sind

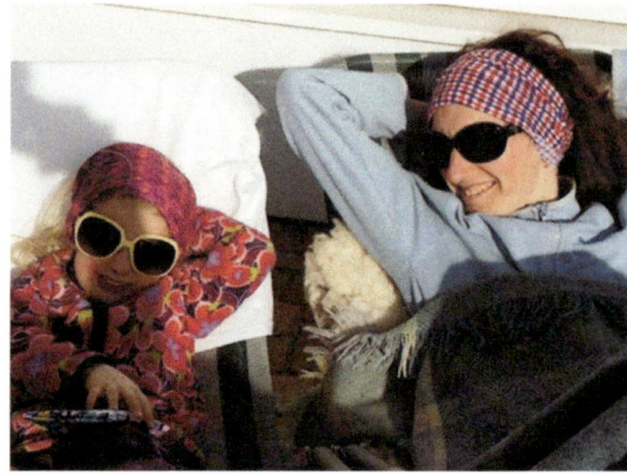

Abb. 3.36: Teilhaben am Familienleben im Liegen (Quelle: Kriegseisen-Peruzzi, privat).

Adaptierung, Modifizierung und Graduierung relevanter Alltagshandlungen (Handlungsperformanzanalyse)

- Anpassen der von der betroffenen Person als persönlich bedeutungsvoll definierten Handlungen an die verfügbaren Fähigkeiten und Ressourcen auf körperlicher, neurokognitiver und psychosozialer Ebene
- Regelmäßiges Überprüfen von Handlungen und Teilhandlungen im Krankheitsverlauf und bedarfs- und bedürfnisgerechtes Abstufen von Anforderungsgraden an die sich verändernde Handlungsfähigkeit der betroffenen Person und des beteiligten sozialen Umfelds

Unterstützung und Begleitung von Angehörigen

- Klären von Erwartungen, Bedürfnissen und Wünschen der relevanten sozialen Bezugssysteme hinsichtlich deren Handlungsrollen als Betreuungspersonen und pflegende Angehörige
- Instruieren und Schulen von Betreuungspersonen im Hinblick auf den Transfer von notwendigen Aktivitäten im Rahmen des häuslichen Betreuungsalltags
- Handlungs- und ressourcenorientiertes ergotherapeutisches Coaching bei der Teilhabe an Handlungen, die vom betroffenen Menschen und seinem sozialen Umfeld als stärkend und bedeutsam für die jeweilige aktuelle Lebenssituation definiert werden und das bewusste Erleben von Ruhe und Entspannung, Gemeinschaft und Verbundenheit, Kompetenz und Selbstwirksamkeit ermöglichen

3.23.5. Rolle der Ergotherapie in der *Palliative Care* im multiprofessionellen Team

Laut Weltgesundheitsorganisation kommt die *Palliative Care* bei einem breiten Spektrum an Erkrankungen zum Einsatz. Sowohl die erhöhte Lebenserwartung als auch die Zunahme von nichtübertragbaren chronischen Erkrankungen steigern den Bedarf an palliativer Versorgung.

Der spezifisch handlungsorientierte Blickwinkel und das entsprechende Fachwissen von Ergotherapeuten erweitern das multiprofessionelle Team in der *Palliative Care* und Hospizarbeit um den Aspekt der individuellen Handlungsfähigkeit. Handlungsanliegen, Ziele und Wünsche von betroffenen Menschen werden definiert, strukturiert analysiert, erfasst, umgesetzt und evaluiert. Die Ergotherapie trägt somit im multiprofessionellen Team dazu bei, dass Selbstwirksamkeit und Lebensqualität für betroffene Menschen in ihrem individuellen Alltag erlebbar und Handlungsfähigkeit vor dem Hintergrund einer begrenzten Lebenszeit möglich bleibt.

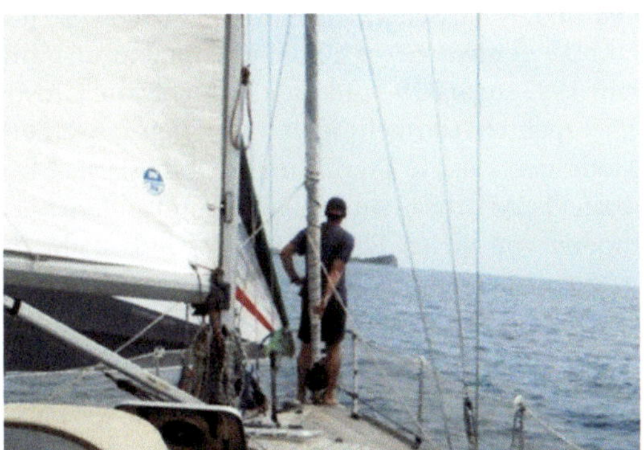

Abb. 3.37: Beibehalten einer bedeutungsvollen Handlung (Quelle: Kriegseisen-Peruzzi, privat).

Literatur

AOTA (The American Occupational Therapy Association, 2015). The Role of Occupational Therapy in Palliatve and Hospice Care. http://www.aota.org/-/media/corporate/files/aboutot/professionals/whatisot/pa/facts/factsheet_palliativecare.pdf

Badger S, Macleod R, Honey A. It's not about treatment, it's how to improve your life: the lives experience of occupational therapy in palliative care. Palliat Support Care 2016;14:225-31.

CAOT (Canadian Association of Occupational Therapists 2017). CAOT Position Statement: Occupational Therapy and End-of-Life-Care. https://www.caot.ca/document/3705/O %20- %20OT %20and %20End %20 of %20Life %20Care.pdf

Costa U. Sinnvolle Handlung als gesundheitsförderndер Wirkfaktor. Ergebnisse KRAH-basierter Therapie. ergoscience. 2014;9(2):46-56.

DACHS. Ergotherapie. Was bietet sie heute und in Zukunft? Claudiana, 2006.

Deutsches Institut für Medizinische Dokumentation und Information (DIMDI). Internationale Klassifikation der Funktionsfähigkeit, Behinderung und Gesundheit. WHO, 2005.

ergotherapie austria. Grundlagen der Ergotherapie, 2021. https://www.ergotherapie.at/grundlagen-der-ergotherapie

Eriksson L, Öster I, Lindberg M. The meaning of occupation for clients in palliative care when in hospital. Palliat Support Care. 2016;14:541-52.

Eychmüller S. (Hrsg.) Palliativmedizin. Essentials. Das 1x1 der Palliative Care. Hogrefe. 2020.

Förster A. Palliative Care – ein Handlungsfeld für Ergotherapeuten. In: von dem Berge E, Förster A, Kirsch G (Hrsg.). Ergotherapie in der Palliative Care (S. 49-50). Schulz Kirchner Verlag, 2018.

Hammell KW. Deviating from the norm: A skeptical interrogation of the ICF. Br J Occup Ther. 2004;67:408-411.

Hammell KW. Self-care, productivity and leisure, or dimensions of occupational experience? Rethinking occupational "categories". Can J Occup Ther. 2009;76(2): 107-114.

Hammill K, Bye R, Cook C. Occupational therapy for people living with a life-limiting illness: a thematic review. Br J Occup Ther. 2014;77(11):582-589.

Hemmingsson H, Jonsson H. An occupational perspective on the concept of participation in the International Classification of Functioning, Disability, and Health – some critical remarks. Am J Occup Ther. 2005;59 (5): 569-76.

Keesing S, Rosenwax L. Establishing a role for occupational therapists in end-of-life care in Western Australia. Aust Occup Ther J. 2013;60(5):370-373.

Mills K, Payne A. Enabling occupation at the end of life: A literature review. Palliat Support Care. 2015;13: 1755-1769.

Polatajko HJ, Davis J, Stewart D, Cantin N, Amorosa B, Purdie L, Zimmermann D. Specifying the domain of concern: Occupation a score. In: Townsend EA, Polatajko H (Eds.) Enabling Occupation II. Advancing an occupational therapy vision for health, well-being, & justice through occupation. CAOT, 2013.

Tavemark S, Hermansson LN, Blomberg K. Enabling activity in palliative care: focus groups among occupational therapists. BMC Palliat Care. 2019;18(1):17.

WFOT (Weltverband der Ergotherapeutinnen und Ergotherapeuten) Statement on human rights. World Federation of Occupational Therapists, 2011. Verfügbar unter https://wfot.org/ResourceCentre.aspx.

WFOT (Weltverband der Ergotherapeutinnen und Ergotherapeuten) Position Statement: Occupational Therapy in End of Life Care, 2016. Verfügbar unter https://wfot.org/assets/resources/Occupational-Therapy-in-End-of-Life-Care.pdf

WHO (World Health Organization). Palliative Care, 2020. https://www.who.int/news-room/fact-sheets/detail/palliative-care

3.24. Komplementärmethoden in der Palliativmedizin

Es sollte nur eine Medizin geben – nämlich jene, die den Patienten in seiner jeweiligen Situation am schnellsten und effektivsten sowie nebenwirkungsarm und kostengünstig helfen kann. In dieser visionären Sicht ergänzen sich somit alle medizinischen Behandlungsmethoden. Da diese Methodenvielfalt für eine einzelne Person schwer überschaubar ist, ist bei fachübergreifenden Krankheitszuständen eine Zusammenarbeit der einzelnen Therapiedisziplinen notwendig. Ein *Teamwork* setzt Freude am Helfen, Neugierde und Offenheit gegenüber allen Therapierichtungen sowie tolerantes Verhalten voraus. Das über 2.000-jährige Wissen der traditionellen chinesischen Medizin (TCM), das mindestens 4.000-jährige Bestehen der indischen Ayurveda-Medizin und die über 200 Jahre alte erfahrungsreiche Homöopathie haben weltweit ihren festen Platz im Bewusstsein der Menschen. Laut WHO liegt die Homöopathie international in den Ländern mit niedrigem Einkommen an zweiter Stelle der Therapieanwendungen, wobei die jeweils regional vorkommenden pflanzlichen Therapien am häufigsten verwendet werden. Hingegen ist in den Ländern mit einem höheren Einkommensniveau die westliche Medizin (Konventionelle Medizin) die führende Therapieform, gefolgt von der homöopathischen Medizin. Auf Grund dieser Unterschiede ergeben sich daher für die Weltgesundheitsorganisation drei wesentliche Zielsetzungen [1]:

1. Wissensvermittlung über die Möglichkeiten von T&CM (Traditionelle und komplementärmedizinische Methoden) durch nationale Gesundheitsgremien.

2. Qualitätskontrolle in der Anwendung von Arzneimitteln; entsprechende Ausbildungsrichtlinien für Praktizierende.

3. Integration von T&CM-Angeboten in die allgemeine Gesundheitsversorgung.

Wir sind daher alle aufgefordert, diesen gemeinsamen Weg zum Wohle unserer Patienten zu beschreiten.

Der englische Autor und Kritiker Edzard Ernst (2006) schreibt in seinem Buch "*The Desktop Guide to Complementary and Alternative Medicine (CAM): An evidence-based approach*" über die Notwendigkeit der Komplementärmethoden in der Palliativmedizin: "*Ich habe immer gesagt, dass CAM sehr hochwertig in der palliativen Krebspflege sein kann. Aromatherapie, Massagetherapie, Akupunktur und andere Behandlungsmethoden können die Lebensqualität bei Krebspatienten verbessern*" [2]. Diese CAM-(*Complementary Alternative Medicine*)Therapien gewinnen immer mehr an Bedeutung. Nach Schätzungen haben in den USA im Jahr 1990 etwa 427 Millionen Kontakte und im Jahr 1997 sogar 629 Millionen Kontakte mit CAM-Therapeuten stattgefunden [3]. Ebenso werden Methoden wie die **Traditionelle Chinesische Medizin (TCM)**, die Naturheilkunde und andere Methoden von vielen Patienten zusehends mehr in Anspruch genommen. So verwenden in Österreich etwa 60 % der Bevölkerung mindestens einmal im Jahr homöopathische Arzneien. Zu einem führt die Anwendung dieser Methoden zu einer Verbesserung der Lebensqualität [4], zum anderen konnte gezeigt werden, dass TCM bei manchen Karzinompatienten das Leben verlängert. Die 2-Jahres-Überlebensrate von Lungenkrebspatienten, die mit einer individualisierten Behandlung nach den Grundsätzen der **TCM** betreut wurden, war signifikant höher im Vergleich zu den Patienten in der Kontrollgruppe (56 % vs. 16 %) [5].

Eine kürzlich im *The Oncologist* erschienene prospektive, randomisierte, placebokontrollierte, doppelblinde, dreiarmige Multicenterstudie zur additiven homöopathischen Therapie bei Palliativpatienten mit nicht-kleinzelligem Lungenkarzinom (NSCLC), durchgeführt von Univ. Prof. Michael Frass, Medizinische Universität Wien, konnte einen eindeutigen Effekt der zusätzlichen homöopathischen Behandlung hinsichtlich der Lebensqualität und der Überlebenszeit belegen [6]. Frass kommt zu folgenden Ergebnissen: Lebensqualität (Qol) sowie Funktions- und Symptomskalen zeigten nach 9 und 18 Wochen eine deutliche Verbesserung in der homöopathisch behandelten Patientengruppe (p<.001) im Vergleich zur Placebo-Gruppe. Die mediane Überlebenszeit war signifikant höher in der Homöopathie-Gruppe (435 Tage), dies sowohl im Vergleich zur Placebo-Gruppe (257 Tage; p=.010) als auch gegenüber der Kontrollgruppe (228 Tage; p<.001). Diese Studie zeigte eine signifikant höhere Überlebensrate in der Homöopathie-Gruppe (p=.020) gegenüber jener in der Placebo- und Kontrollgruppe. Eine höhere Lebensqualität könnte zu dem *Prolonged Survival* beigetragen haben. Diese Studie lässt darauf schließen, dass Homöopathie nicht nur die Lebensqualität, sondern auch das Überleben positiv beeinflusst. Weitere Studien, die sich mit der homöopathischen Behandlung bei anderen Tumorentitäten befassen, sind nach Meinung der Autoren notwendig.

Der Gebrauch von CAM ist vor allem in der Behandlung von Krebs weitverbreitet [3]. Allerdings bestehen unterschiedlichste Meinungen über diese Methoden. Cassileth und Deng berichten über zweifelhafte Alternativtherapien. Dazu zählen sie unter anderem Diäten und Vitamingaben, sogenannte "Krebsheilmittel", Energietherapien, biologische Behandlungen, Nahrungsergänzungsmittel und pflanzliche Heilmittel [3].

Innerhalb der CAM-Therapien kann man zwei Therapiearten unterscheiden:

- Zu den **passiven** zählen u.a. Hintergrundmusik, Massagetherapie und Akupunktur
- Zu den **aktiven Therapieformen** gehören Selbsthypnose, Yoga und Meditation

Bei diesen Therapieformen spielt vor allem die Präferenz der Patienten eine große Rolle, viele bevorzugen eher passive Therapien [7]. Weltweit bestehen keine einheitlichen Definitionen und Richtlinien über die verschiedenen Methoden. In Europa sind z.B. Pflanzenheilkunde, Hydrotherapie und Massage feste Bestandteile der konventionellen Medizin. Ebenso steigt die Nachfrage nach folgenden Therapieformen: Akupunktur, Chiropraktik, Manuelle Medizin, Homöopathie, Neuraltherapie, Hypnotherapie, Pflanzenheilkunde und Osteopathie. Die Österreichische Ärztekammer verleiht nach Absolvierung einer genau definierten, postpromotionellen Ausbildung ein Diplom für Komplementärmedizin für die jeweiligen Therapierichtungen wie z.B. Homöopathie, Neuraltherapie, Manuelle Medizin, Akupunktur, Traditionelle Chinesische Medizin und Ayurveda [8].

Molassiotis et al. publizierten eine Studie über Komplementär- und Alternativmedizin bei Brustkrebspatientinnen in Europa, in der verschiedene CAM-Methoden verwendet wurden. Dazu zählten u.a. Pflanzenheilkunde, Entspannung, Akupunktur, Qi Gong, Ayurveda, Naturheilkunde, Yoga und Massage. Die am meisten verwendeten CAM-Therapien bei der Diagnose Krebs waren Pflanzenheilkunde und medizinische Tees, Entspannungstechniken, spirituelle Therapien und Homöopathie [7].

In einer Metaanalyse wurde die Effizienz der CAM-Modalitäten evaluiert; davon waren elf Studien randomisiert kontrolliert, zwei nicht-randomisiert und acht *Case Reports.* In dem Paper wurde die Effizienz der folgenden sechs verschiedenen CAM-Therapien als Behandlungsmethoden gegen Schmerzen untersucht: **Transkutane Elektrische Nerven-Stimulation (TENS), Akupunktur, Massage, Verhaltens- und Entspannungstechniken, Musiktherapie und psychologische Therapien.** Durch alle diese CAM-Therapien wurde bei den Patienten eine Schmerzlinderung erzielt. Entspannungstechniken, TENS und Akupunktur können den starken Schmerz bei sterbenden Patienten lindern [9]. Akupunktur und Atmungs-Umschulung bewirken eine Erleichterung der Dyspnoe bei COPD [10, 11]. Einige CAM-Therapien haben weniger Nebenwirkungen als traditionelle Behandlungsformen, sind kulturell verankert und wirken sich dadurch positiv auf das Befinden von Patienten aus. So sind die Autoren dieses Artikels der Meinung, dass CAM-Therapien nützliche Alternativmethoden oder Begleitmethoden in der Palliativmedizin darstellen [10].

Einen beeindruckenden Beitrag zu diesem Thema lieferten Lee et al., indem sie eine *Single Case*-Studie bei einem 35-jährigen Mann mit einer fortgeschrittenen, metastasierten Krebserkrankung (*Karnofsky Performance Scale*, KPS: 40) durchführten. Mittels sogenannter **Qi-Therapie** konnten positive Auswirkungen auf Schmerz, Erbrechen, Dyspnoe, Erschöpfung, Appetitlosigkeit, Insomnie, tägliche Aktivität und psychologische Ausgeglichenheit erzielt werden. Nach der ersten Qi-Therapie-Sitzung stellte der Patient die Medikation ein und konnte alleine sitzen; nach der vierten Sitzung konnte der Patient gehen und die Toilette ohne Hilfe benutzen (Verbesserung des KPS auf 70) [12].

Durch **Massagen** können z.B. Rückenschmerzen, Depressionen und Angstzustände gut behandelt werden. Positive Auswirkungen wurden bei Brustkrebspatientinnen festgestellt [2]. **Massagetherapien** oder **Reflexzonenmassagen** (Fußmassagen) führen zu einer Linderung bei chronischem Krebsschmerz und sind bereits vermehrt in die Behandlungsangebote von Krankenhäusern integriert [5].

Akupunktur beeinflusst sowohl das nervale als auch das muskuläre System und kommt daher bei verschiedenen Beschwerden zum Einsatz. Akupunktur kann zur Verringerung der durch eine Chemotherapie induzierten Übelkeit beitragen. Das Wirkungsspektrum der Akupunktur reicht vom Akutschmerz bis hin zum chronischen Schmerz. Darüber hinaus kann einer Linderung der Symptomatik bei Asthma, Übelkeit, Erbrechen, Tinnitus und Depressionen erzielt werden. Positive Auswirkungen zeigen sich auch in der Schlaganfallrehabilitation, bei Hyperaktivität und bei Suchtverhalten [13].

Im Bereich des Symptom-Managements bei Krebspatienten können Anwendungen einer **aurikularen Akupunktur**, die **therapeutische Berührung** und **Hypnose** hilfreich sein, um besser mit dem Krebsschmerz umzugehen. **Musiktherapie**, **Massagen** und **Hypnose** tragen zur Linderung von Angstzuständen bei. Sowohl die Akupunktur als auch Massagen spielen eine therapeutische Rolle hinsichtlich der Fatigue-Symptomatik bei Krebs [14].

Obwohl die **Homöopathische Medizin** sehr häufig verwendet wird, ist die Wirkungsweise des homöopathischen Prinzips noch nicht geklärt, die Effizienz jedoch sehr wohl in vielen Studien belegt. Seit 1991 wurden mindestens zehn Meta-Analysen publiziert, die eine Wirksamkeit der Homöopathie nachwiesen haben, wobei diese Studien dem Goldstandard der evidenzbasierten Medizin entsprochen haben [15]. In einer sehr eindrucksvollen Metaanalyse von Linde et al., die 1997 im *Lancet* erschienen ist, wurden 89 doppelblinde, randomisierte und placebokontrollierte Studien analysiert. Das Ergebnis der Studienanalyse erbrachte eindeutig den Nachweis für die Wirksamkeit der Homöopathie [16, 17].

Robert G. Hahn, Professor für Anästhesie und Intensivmedizin an der schwedischen Universität Linköping, publizierte 2014 ein Review über die bestehenden Studien zur Homöopathie [18]. Dieses stellt der Homöopathischen Medizin ein ausgezeichnetes Zeugnis aus. Prof. Hahn selbst hat keine homöopathische Ausbildung. Die stetigen, kontroversiell geführten Diskussionen motivierten ihn jedoch zur Durchführung einer groß angelegten Auswertung von Metaanalysen und gesammelten Daten aus placebokontrollierten klinischen Homöopathie-Studien. Er kam dabei zu folgendem Ergebnis: Um den Schluss ziehen zu können, dass Homöopathie keine klinische Wirkung hat, müssten 90 Prozent aller anderen vorhandenen klinischen Studien, bei denen fehlerhafte statistische Methoden angewendet wurden, in Frage gestellt werden. Nach Meinung des Autors sollten in Zukunft vermehrt fundierte Studien über die Wirksamkeit der Homöopathie mit exakt definierten Patientengruppen und Krankheitsbildern durchgeführt werden.

Viel mediale Aufmerksamkeit erhielt die erste Veröffentlichung des **Australischen Homöopathie-Reports** im Jahre 2015, der sich aber als *Fake* entpuppte [19]. Schwere Vorwürfe gegenüber dem staatlichen Forschungsrat Australiens erhob 2017 der Direktor des Londoner *Homeopathy Research Instituts* (HRI), Dr. Alexander Tournier, der in einem Interview von einer "Täuschung der Öffentlichkeit" sprach [19]. Der Nationale Rat für Gesundheit und medizinische Forschung (*National Health and Medical Council for Research*, NHMCR) hatte zwei Jahre zuvor eine Übersichtsstudie (Review) zur Homöopathie mit dem Ergebnis veröffentlicht, dass Homöopathie nicht besser wirke als Placebo. "Die Ungenauigkeiten im Bericht des NHMCR sind so extrem", erklärt Tournier, "dass wir uns dazu entschlossen haben, eine gründliche Untersuchung durchzuführen, die die Hintergründe aufdeckt". Das HRI hat eine Beschwerde bei einer offiziellen *Commonwealth*-Stelle eingelegt und erste aktuelle Ergebnisse seiner Recherche veröffentlicht. Zentrale Ergebnisse der HRI-Recherche sind:

- Das Review wurde zweimal durchgeführt, was bisher nicht bekannt war. Da das erste Review nicht die gewünschten Ergebnisse gezeigt hatte, wurde ein zweites erstellt
- Die Existenz des ersten Berichtes wurde der Öffentlichkeit nie mitgeteilt sondern erst durch eine Anfrage, entsprechend dem australischen Informationsfreiheitsgesetz, aufgedeckt
- Der NHMCR hatte bekannt gegeben, dass das Review auf mehr als 1.800 Studien basiere. Tatsächlich wurden jedoch nur 176 Studien begutachtet und davon 171 vom Review ausgeschlossen. Gründe dafür waren, dass die Studien entweder nicht in englischer Sprache verfasst waren oder mit weniger als 150 Teilnehmern durchgeführt wurden
- Es blieben letztlich nur fünf Studien, auf denen das Review basierte
- Diese Kriterien waren nicht nachvollziehbar und wurden vom NHMCR bei keinem anderen Review angewendet. Das NHMCR führt selbst Studien mit weniger als 150 Teilnehmern durch

Wie kam man zum gewünschten Ergebnis?

Der Vorsitzende des NHMCR-Ausschusses, der für das Review verantwortlich war, ist Mitglied der politischen Lobby-Gruppe *Friends of Science in Medicine* (FSM), die sich aktiv gegen die Homöopathie wendet. Trotzdem unterzeichnete dieser Vorsitzende eine *Declaration of Interest*, die besagt, dass er nicht einer Organisation angehöre, "die sich für oder gegen die Homöopathie einsetzt".

Bei der Erstellung des Reviews wurde gegen die NHMCR-eigenen Regeln verstoßen; auch gegen die, dass zumindest ein Experte – in diesem Fall ein Homöopathie-Experte – dem Ausschuss angehören müsse.

Diese Vorgangsweise ähnelte der 2005 im *Lancet* publizierten Studie von Shang et al., die bereits vor über einem Jahrzehnt das "Ende der Homöopathie" postulieren wollten. Auch damals wurden nicht 220 Studien ausgewertet, wie angegeben, sondern lediglich sechs konventionelle im Vergleich zu acht Homöopathie-Studien [20].

Die zweite Veröffentlichung des Australischen Reports erfolgte im Oktober 2019. Der ursprüngliche Bericht wurde 2012 von Prof. Karen Grimmer, *University of South Australia*, Adelaide, für den NHMRC erstellt und **nicht** veröffentlicht! Darin kam die Expertin zum Ergebnis, dass es "vielversprechende Belege für die Wirksamkeit von Homöopathie" bei Fibromyalgie, Mittelohrentzündungen, postoperativem Darmverschluss, Atemwegsinfektionen und Nebenwirkungen von Krebstherapien gebe.

Die dritte Publikation des Australischen Reports ist in Vorbereitung. Es erfolgte ein offizieller Aufruf des NHMRC, bis Ende Oktober 2020 Studien aus den Jahren 2014-2019 einzubringen. Nun ist ein Australischer Homöopath, Prof. Levis, in das Komitee nominiert worden. Ein renommierter europäischer Homöopathieforscher, R. van Hasselen, ist an der Auswertung beteiligt. Das endgültige Ergebnis? Diesmal hoffentlich keine *Fake News*.

Üblicherweise ist bei einer homöopathischen Behandlung von chronischen Erkrankungen eine konstitutionelle Anamnese von mindestens einer Stunde erforderlich. Bei unerwünschten Nebenwirkungen der Karzinomtherapie haben sich einige **Arzneien** sehr bewährt. Nachsehend in aller Kürzte deren Indikationen und Wirkungen [21]:

- *Chininum arsenicosum*: bei Schwäche mit großer Ängstlichkeit, Inappetenz, Fieber, Schmerzempfindlichkeit, nach Knochenmarkstransplantation, bei Leukopenie und Chemotherapie
- *Chininum sulfuricum*: gleiche Anwendung wie von *Chininum arsenicosum*, Patienten kommen mit ihrer Erkrankung psychisch besser zurecht.
- *Radium bromatum*: alle Formen von Strahlendermatiden bis hin zu Ulcera
- *Ferrum phosphoricum*: Hypotonie bei zarten, schwachen, leicht errötenden Patienten mit prolongierter Rekonvaleszenz
- *Okoubaka*: Gedächtnisschwäche, verzögerte Rekonvaleszenz bei Diarrhoe
- *Opium*: Obstipation, hervorgerufen durch eine Schocksituation wie eine Operation oder die Mitteilung einer unangenehmen Diagnose
- *Phosphoricum acidum*: große Schwäche und depressives Verhalten

Diese Arzneien werden am besten in der Potenz C 30 verabreicht und zwar 1- bis 2-mal täglich fünf Globuli.

Ayurveda ist eine alte indische Heiltechnik, wonach Körper, Sinne, Verstand und Seele eine Einheit bilden. Zur Vermeidung von Krankheiten sind spezielle Diäten, eine gesunde Lebensweise und die Entgiftung es Körpers wichtige Kriterien. Bei Ayurveda werden Techniken wie **Yoga** und **Meditation** verwendet [3]. Bisher konnte nicht bewiesen werden, dass die Anwendung von Meditationen eine Krebserkrankung positiv beeinflussen kann. Eine Studie hat allerdings gezeigt, dass Mediationen bei Patienten die Stimmungslage verbessert und die Angstzustände gelindert werden.

Viele der erwähnten Methoden wie z.B. **Körper-Psyche-Interventionen**, **Akupunktur**, **Massagetherapie** und **Musiktherapie** wurden als Behandlungsmethoden für Stimmungsschwankungen analysiert. Durch **Entspannungstechniken**, **Entspannungsanleitungen** und **Meditation** verbesserten sich Angst, Depressionen und andere Symptome von Schmerzen [5].

Aromatherapie, **Fußbäder** und die **Reflexzonenmassage** sind bekannte fernöstliche Behandlungen zur Verbesserung des Wohlbefindens und der Gesundheit. Die Effektivität der einzelnen Behandlungsmethoden ist umstritten, auch für Beeinflussung der karzinombedingten Fatigue; eine einzige Studie zeigte, dass sich Fatigue nach der Behandlung signifikant verbessert hatte [22]. Mit einer ausschließlichen **Aromatherapie** konnten in randomisierten kontrollierten Studien keine Erfolge bezüglich der Symptomkontrolle bei Krebspatienten erzielt werden [3].

Die **Misteltherapie** ist im Bereich der Onkologie die am besten erforschte komplementärmedizinische Behandlungsmethode. Eine Vielzahl präklinischer Forschungen, klinischer Studien und Übersichtsarbeiten liegen zu Mistelbehandlungen vor [23].

Es gibt eine sehr gute Evidenz, dass die Misteltherapie zur Verbesserung der Lebensqualität, zur Verringerung der *cancer-related*-Fatigue und einer besseren Verträglichkeit onkologischer Therapien führt. Eine 2008 publizierte Cochrane-Analyse zeigte eine Verbesserung der Lebensqualität durch die Misteltherapie, allerdings blieben bei dieser Analyse 14 bereits publizierte Untersuchungen der Evidenzgrade I und II zu den Kriterien der Überlebenszeit und der Lebensqualität unberücksichtigt [24]. Die AGO (*Arbeitsgemeinschaft gynäkologische Onkologie*)-Kommission Mamma vergab für den Einsatz der Misteltherapie zur Verbesserung der Lebensqualität ein neutrale Stellungnahme ab (+/–).

Eine 2010 veröffentlichte systematische Übersichtsarbeit von Kienle et al. untersuchte 26 randomisierte und 10 nichtrandomisierte klinische Studien. Von den insgesamt 26 randomisierten Studien zeigten 22 und von den 10 der nichtrandomisierten klinischen Studien eine Verbesserung der Lebensqualität. Beschrieben wurden eine Reduzierung der Fatigue-Symptomatik, eine Steigerung des emotionalen Wohlbefindens und der Konzentration sowie eine Linderung von Übelkeit und Erbrechen.

Eine Metaanalyse von neun randomisierten und vier nichtrandomisierten klinischen Studien aus dem Jahr 2012 mit Iscador® bewies eine positive Auswirkung auf die Lebensqualität bei verschiedenen Tumorentitäten [26]. In der Praxis wird die Misteltherapie zur Verbesserung der Lebensqualität, der Überlebenszeit und der Reduzierung der Nebenwirkungen für Tumorpatienten eingesetzt.

Zusammenfassung

Einige der oben genannten Methoden und Verfahren werden häufig unter der Bezeichnung Gegenirritationsverfahren zusammengefasst [27]. Damit werden jene Verfahren bezeichnet, bei denen gezielt gesetzte Reize in der Peripherie das körpereigene Schmerzhemmsystem über den Weg des *Gate-Control*-Systems stimulieren. In den 70er Jahren wäre wissenschaftliche Forschung mit Therapien wie Homöopathie, Akupunktur, Chiropraktik, Massage, Meditation u.a. unvorstellbar gewesen. In den 90er Jahren wären evidenzbasierte Studien zu Komplementär- und Alternativmedizin nicht anerkannt worden. Auch heutzutage, in der Zeit von gut konzipierten klinischen Studien, wird immer noch behauptet, dass viele Methoden reine Placebos wären, die teilweise hinsichtlich der Effizienz und der Sicherheit wissenschaftlich zu wenig geprüft sind. Heute liegen ausreichend Daten vor, dass Placebos keine reine psychologische Wirkung haben, denn auch während einer Placebo- oder Nocebowirkung finden im Körper nachvollziehbare biochemische Veränderungen im Körper statt [28].

Die *National Comprehensive Cancer Network Guidelines* empfehlen eine zusätzliche Anwendung von nicht-pharmakologischen Methoden wie Massage, Akupunktur, Hypnose und Entspannungsübungen, wenn der Schmerz bei einem Score von unter 4 auf der numerischen Ratingskala (NRS) liegt. Sollte die Schmerzintensität zunehmen, dann erfolgen eine Re-Evaluierung der Behandlung und eine Modifikation des pharmakologischen Managements [3]. Eine Gruppe aus zehn medizinischen und psychologischen Fachgesellschaften sowie zwei Patientenselbsthilfeorganisationen hat in einem mehrstufigen Prozess Leitlinien zur Empfehlung für den zeitlich befristeten Einsatz von Akupunktur, vegetarischer Ernährung, Homöopathie, Tai Qi, Qi-Gong, Musik- und Körpertherapie innerhalb eines multimodalen Therapiekonzeptes erarbeitet. Körper-Psyche-Interventionen, die sich mit der reziproken Beziehung von Körper und Psyche befassen, können nützliche Komplementärtherapien sein, die dem Patienten helfen, sich zu entspannen, Stress abzubauen. Symptome, die mit der Krebserkrankung und dessen Behandlung assoziiert sind, werden erleichtert.

Abschließend ist festzuhalten, dass alle hier erwähnten CAM-Therapien bei Schmerz als adjuvante Therapieformen zur analgetischen Therapie gesehen werden sollten. Jede einzelne Therapie wie Qi-Therapie, Aromatherapie, TENS, Akupunktur, Massage, Hypnose, Homöopathie, Misteltherapie, Pflanzenheilkunde, Entspannungstechniken, Qi Gong, Ayurveda, Naturheilkunde und Musiktherapie zeigen positive Auswirkungen auf Patienten und tragen dazu bei, ihre Lebensqualität zu verbessern. Welche der einzelnen Methoden der Komplementär- und Alternativmedizin angewendet wird, sollte vom Arzt bzw. dem Therapeuten gemeinsam mit dem Patienten entschieden werden. Hier gilt es seitens des Arztes herauszufinden, welche adjuvante Therapieform zur Linderung des Leidens des Betroffenen beitragen könnte. Voraussetzung für Behandelnde ist das Wissen um die Anwendung, um das Wirkungsspektrum und die Nebenwirkungen der jeweils eingesetzten adjuvanten Methode. Keinesfalls darf ein Zugang zu konventionellen Therapien behindert werden, dies würde den Grundsätzen der Integrativen Medizin widersprechen.

Literatur

1. WHO. Traditional Medicine Strategy 2014-2023 (www.who.int).

2. Ernst E, Pittler MH, Wider B (Eds..) The desktop guide to complementary and alternative medicine. An evidence-based approach. Elsevier Ltd., 2006. ISBN 0-723-43383-6.

3. Cassileth BR, Deng G. Complementary and Alternative Therapies for Cancer. Oncologist. 2004;9:80-89.

4. Li JH. A study on treatment of lung cancer by combined therapy of traditional Chinese medicine and chemotherapy. Zhongguo Zhong Xi Yi Jie He Za Zhi. 1996;16 (3):136-8.

5. Deng G, Cassileth BR. Integrative Oncology: Complementary Therapies for Pain, Anxiety, and Mood Disturbance. CA Cancer J Clin. 2005;55:109-116.

6. Frass M et al. Homeopathic Treatment as an Add-On Therapy May Improve Quality of Life and Prolong Survival in Patients with Non-Small Cell Lung Cancer: A Prospective, Randomized, Placebo-Controlled, Double-Blind, Three-Arm, Multicenter Study. Oncologist. 2020; 25(12):e1930-e1955.

7. Molassiotis A, Scott JA, Kearney N, Pud D, Magri M, Selvekerova S, Bruyns I, Fernadez-Ortega P, Panteli V, Margulies A, Gudmundsdottir, Milovics L, Ozden G, Platin N, Patiraki E: Complementary and alternative medicine use in breast cancer patients in Europe. Support Care Cancer. 2006;14:260-267.

8. Pichler E. Homöopathie-Medizin der feinen Unterschiede, Verlagshaus der Ärzte, 2017. ISBN 978-3-99052-156-4.

9. Wen HL. Cancer pain treated with acupuncture and electrical stimulation. Mod Med Asia. 1977;13:12-16.

10. Pan CX, Morrison RS, Ness J, Fugh-Berman A, Leipzig RM. Complementary and Alternative Medicine in the Management of Pain, Dyspnea, and Nausea and Vomiting Near the End of Life: A Systematic Review. J Pain Symptom Manage. 2000;20(5):374-87.

11. Clini EM, Ambrosino N. Nonpharmacological treatment and relief of symptoms in COPD. Eur Respir J. 2008;32:218-228.

12. Lee MS, Yang SH, Lee KK, Moon SR: Effects of Qi therapy (external Qigong) on symptoms of advanced cancer: a single case study. Eur J Cancer Care (Engl). 2005;14(5):457-62.

13. Vickers A, Wilson P, Kleijnen J. Acupuncture. Qual Saf Health Care. 2002;11:92-97.

14. Mansky PJ, Wallerstedt DB. Complementary medicine in palliative care and cancer symptom management. Cancer J. 2006;12(5):425-31.

15. Wölk M. Eminenz und Evidenz: die Homöopathie auf dem Prüfstand der Evidence based Medicine. Masterarbeit zur Erlangung des akademischen Grades MA an der Donau Universität Krems, 2016.

16. Linde K et al. Are the clinical effects of homoeopathy placebo effects? A meta-analysis of placebo-controlled trials. Lancet. 1997;350:834-843.

17. Pichler E. Die Möglichkeiten der Homöopathie in der Schmerztherapie. Aus: Nichtmedikamentöse Schmerztherapie, Komplementäre Methoden in der Praxis. Hrsg.: Bernatzky G, Likar R, Wendtner F, Wenzel G, Ausserwinkler M, Sittl R. Springer-Verlag Wien, 2007. ISBN 978-3-211-33547-5.

18. Hahn RG. Homeopathy: meta-analyses of pooled clinical data. Forschende Komplementmed, 2013;20:376-81.

19. Homeopathy Research Institute London, 2017 (https:// www.hri-research.org/2017/04/hri-analysis-of-australian-report/).

20. Shang A, Huwiler-Müntener K, Nartey L, Jüni P, Dörig S, Sterne JA, Pewsner D, Egger M. Are the clinical effects of homoeopathy placebo effects? Comparative study of placebo-controlled trials of homoeopathy and allopathy. Lancet. 2005;366:726-732.

21. Pichler E. Documenta Homoeopathica, Band 31, Verlag W. Maudrich, 2016:97-121. ISBN 978-3-99002-027-2

22. Kohara H, Miyauchi T, Suehiro Y, Ueoka H, Takeyama H, Morita T. Combined modality treatment of aromatherapy, footsoak, and reflexology relieves fatigue in patients with cancer. J Palliat Med. 2004;7(6):791-6.

23. Paepke D. Gynäkologe 2017;50:26-30, doi 10.1007/s00129-016-3983-1. Online publiziert am 9. November 2016, Springer-Verlag Berlin Heidelberg, 2016.

24. Hornebner M. Mistletoe therapy in oncology. Cochrane Database Syst Rev. 2008;(2):CD003297.

25. Kienle GS, Keine H. Influence of viscum album L (European Mistletoe) extracts on quality of life in cancer patients: a systematic review of controlled clinical studies. Integrative Cancer Ther. 2010;9(2):142-157.

26. Büssing A et al. Quality of life and related dimensions in cancer patients treated with mistletoe extract (iscador): a meta-analysis. Evid Based Complement Alternat Med. 2012;2012:219402.

27. Radbruch L, Zech D. Gegenirritationsverfahren. In: Aulbert E, Zech D (Hrsg) Lehrbuch der Palliativmedizin. Schattauer, Stuttgart New York, 1997:523-530.

28. Likar R, Bernatzky G. Wirkung ohne Wirkstoff – der Placebo-Effekt. In: Bernatzky G, Likar R, Wendtner F, Wenzel G, Ausserwinkler M, Sittl R. (Hrsg.) Nichtmedikamentöse Schmerztherapie, komplementäre Methoden in der Praxis. Springer Wien New York, 2007:23-30. ISBN 978-3-211-33547.

3.25. Musik in der Palliativmedizin

Sowohl bei Naturvölkern als auch in den alten Hochkulturen bis hin zur griechisch-römischen Antike ist der Gebrauch von Musik in der Heilkunde bezeugt. In der christlichen Welt fanden die tradierten Vorstellungen von der Wirkung der Musik zunächst kaum Beachtung, denn Krankheit galt als göttliche Strafe für sündhaftes Verhalten. Erst das Zeitalter der Aufklärung brachte einen grundsätzlichen Wandel, indem man sich damals bemühte, alle Naturerscheinungen nach dem Kausalitätsprinzip auf Naturgesetze zurückzuführen. Hatte man die Musik bis dahin überwiegend als Träger des Wortes in kirchlicher Funktion erfahren, so wurde sie mit der Emanzipation des Bürgertums auch zu einem Bestandteil des Lebensgenusses. Man schätzte ihre Fähigkeit, den Menschen zu erfreuen, Affekte darzustellen und vielfältige Gefühle zu erregen.

Heute wissen wir, dass das Hören von bestimmter Musik sowohl bei akuten als auch bei chronischen Schmerzen eine deutliche Schmerzhemmung, eine Stressreduktion, eine Verbesserung der Befindlichkeit bei Parkinson sowie eine Verbesserung der Schlaf- und der gesamten Lebensqualität bewirkt [5, 11]. Viele Beobachtungen zeigen, dass Musik Wirkungen auf subkortikale Zentren des Gehirns ausübt und starken Einfluss auf die psychische und physiologische Situation des Organismus hat [9, 12]. Aber im Gegensatz zur medikamentösen Therapie existieren in der Therapie mit Musik kaum verbindliche Richtlinien. Völlig unerforscht ist die Langzeitwirkung der Musik. Zur Zeit wird daher in mehreren Forschungsstätten intensiv daran gearbeitet, die zwischen unterschiedlicher Musik und den psycho-physiologischen Reaktionen verschiedener Menschen bestehenden Zusammenhänge wissenschaftlich exakt zu evaluieren.

> Unter Musiktherapie versteht man die wissenschaftlich fundierte, diagnosespezifische Nutzung von Musik oder von musikalischen Elementen zu Heilzwecken.

Sie bedient sich entweder der Musikrezeption (rezeptive Musiktherapie) oder der musikalischen Aktivität des Patienten (aktive Musiktherapie), die als geleitete oder freie Improvisation durchgeführt wird. Es sind jeweils sowohl Einzel- als auch Gruppenverfahren möglich. Bei rezeptiver Musiktherapie wird überwiegend Instrumentalmusik verwendet, die durch gesprochene Entspannungsanleitungen ergänzt werden kann. Sie wird entweder von Tonträgern oder life dargeboten.

Durch mindestens zwei Faktoren kann die Wirkung der Musik erheblich beeinflusst werden: Erstens durch die Qualität der Wiedergabe und zweitens durch die persönliche Zuwendung, die ein Patient bei einer Liveaufführung erfährt. Bailey [2] stellte fest, dass es bei Krebspatienten durch Spielen von Live Musik zu einer deutlichen Verbesserung der Lebensqualität kommt. Hier gilt es, die unter den bestehenden Bedingungen bestmögliche Kombination zu finden.

Die Musiktherapie erstreckt sich in Abhängigkeit vom Charakter der verwendeten Musik in zwei verschiedene Richtungen: Entweder kann eine **Aktivierung** des Patienten angestrebt werden, wobei es sich um eine rein körperliche Aktivierung oder um eine emotionale Neuorientierung handelt, oder es wird **Entspannung** zum Ziel gesetzt, wobei es um die Lösung von körperlicher Verspannung bzw. um die Beseitigung von psychischen Spannungen wie z.B. Angst gehen kann.

Als Faustregeln für die Auswahl geeigneter Musik aus einer der genannten Kategorien kann man sich an den in der Tab. 3.39 dargestellten Zusammenhängen zwischen musikalischer Charakteristik und deren körperlicher Wirkung orientieren (☞ Tab. 3.39).

Dabei soll der Tonumfang eng sein und eine geringe harmonikale Komplexität vorliegen [7]. Es gibt allerdings etliche Fälle, in denen die Musik von diesen Regeln abweicht. Die möglichen Kombinationen der musikalischen Charakteristika Tempo, Rhythmik, Dynamik, Klangfarbe, Melodik und Harmonik sind so vielfältig, dass es nicht möglich ist, einfache schematische Zuordnungen von musikalischen Parametern und musikalischem Ausdruck vorzunehmen. Auch ist es schwierig, Empfehlungen zur Verwendung bestimmter Instrumente zu geben. Beispielsweise wird von Aldridge [1] die Harfe bevorzugt.

Während rezeptive Musiktherapie bei akuten und chronischen Schmerzen sowie bei Parkinson häufig erfolgreich verwendet wird [5, 8, 11], ist über Musik in anderen Bereichen der Palliativmedizin relativ wenig bekannt [1, 13, 14].

Entsprechend den Kriterien der *Evidence Based Medicine* sind in den letzten Jahren zahlreiche weitere Studien auf dem Gebiet der neurologischen Rehabilitation entstanden: Säkämö et al. [20] konnten zeigen, dass unmittelbar nach einem Schlaganfall Patienten von rezeptiv eingesetzter Musiksti-

Aktivierende Wirkung	Beruhigende Wirkung
Intensität	
• große Lautstärke • große Lautstärkeänderungen • starke Akzente	• geringe Lautstärke • geringe Lautstärkeänderungen • weiches Pulsieren
Zeitablauf	
• schnelles Tempo • häufige Tempowechsel • tänzerischer Dreiertakt	• Tempo in oder unterhalb der Herzfrequenz • gleichmäßiges Tempo • zweizeitige (gerade) Taktarten
Tonhöhenstruktur	
• großer Tonhöhenumfang • weite Intervalle (melodische Sprünge) • aufwärts gerichtete Intervalle	• geringer Tonhöhenumfang • enge Intervalle (Tonschritte) • abwärts gerichtete Intervalle
Klangcharakter	
• hell strahlende Klangfarbe • dissonante Zusammenklänge • weiter Bereich der Harmonik	• gedämpfte Klangfarbe • konsonante Zusammenklänge • einfache Harmonik

Tab. 3.39: Musikalische Charakteristik und deren körperliche Wirkung.

mulation dahingehend profitieren, als dass deren Stimmung und kognitive Leistungen viel schneller verbessert werden, als dies in jener Gruppe der Fall war, die keine Musikstimulation erhielt [20].

Grundsätzlich werden mindestens zwei wesentliche Indikationsbereiche genannt:

- **Die körperlich-sinnliche Wirkung:** Klänge wirken direkt auf die Physis. Dabei können sie durch Resonanzphänomene Sensationen auslösen oder abwehren. Diese Wirkung ist vor allem im Umgang mit Symptomen und zur Schmerzlinderung durch Entspannung von Bedeutung
- **Die seelische Wirkung:** Sie besteht darin, dass bei der Hörerfahrung oder auch beim Spielen Emotionen, Assoziationen, Phantasien, Bilder etc. wachgerufen werden. Diese Wirkung dient dem Zugang zum inneren Erleben [6]

Daraus ergeben sich laut Darstellung von Delhey [6] folgende Indikationen für eine Musiktherapie in der Palliativmedizin:

- Schmerz- und Angstzustände
- extreme körperliche Spannungen
- Schlaflosigkeit
- Atembeschwerden
- Rückzug, Depression
- Schwierigkeiten im Hinblick auf die Krankheitsverarbeitung.

Über die genannten Punkte hinaus kann Musik in der Palliativmedizin auch eingesetzt werden, um die Kommunikation zwischen dem Patienten und seiner Familie zu fördern [2-4].

Grundsätzliche Regeln

Bei der Entscheidung, **welche Musik** unter **welchen Bedingungen** für **welche Patienten** ausgewählt werden soll, müssen grundsätzlich die persönlichen Präferenzen des Patienten respektiert werden. Individuelle Erinnerungen und Assoziationen haben wesentlichen Einfluss auf Art und Stärke der Reaktionen. Die Bereitschaft des Patienten, sich überhaupt auf das Hören von Musik einzulassen, hängt in hohem Grade von dessen grundsätzlicher Einstellung zur Musik – genauer gesagt von dessen Wertschätzung bzw. Ablehnung musikalischer Stilrichtungen – ab. Jeder Mensch hat seine eigene Geschichte, die Einfluss sowohl auf die Medikamentenwirkung als auch auf die Musikempfindung hat!

Es könnte Musik aus folgenden Kategorien angeboten werden:

- Speziell für diesen Zweck komponierte *Entspannungsmusik*. Eine Reihe derartiger Kompositionen mit sanft und behaglich wirkenden Klängen und statischem, in sich ruhendem Charakter werden im Handel angeboten. Teilweise ist die Musik mit verbalen Anleitungen zur Selbstsuggestion unterlegt und in dieser Form besonders wirksam [17]
- Aktuelle *Pop-Musik*, die dem Patienten aus den täglichen Rundfunkprogrammen geläufig ist. Sie kann vor allem jüngeren Leuten in einer Stress-Situation von situationsbedingten Ängsten und auch von Schmerzen ablenken sowie dabei helfen, Wartezeiten bis zu einem bevorstehenden medizinischen Eingriff zu überbrücken
- Ältere *Schlager*, Evergreens: Patienten in reiferem Alter ziehen in den meisten Fällen eine vertraute, ruhige Hintergrundmusik den moderneren Musiktiteln vor
- *Volksmusik*: Landschaftstypische Instrumentalmusik kann ein Wir-Gefühl vermitteln und dem Gefühl der Verlassenheit entgegenwirken
- *Klassik*: Dieser unscharfe, aber übliche Begriff bezeichnet ein riesiges Repertoire unterschiedlichster Musikstücke, das zweifellos die größten Möglichkeiten zur Auswahl bietet. Eingängige lyrische Musikstücke mit beziehungsreichen melodischen Wendungen können den Kortex derart gefangen nehmen, dass andere Reize kaum oder gar nicht mehr ins Bewusstsein dringen, sodass eine Harmonisierung der vegetativen Prozesse und damit verbunden auch eine Schmerzlinderung eintreten kann

Instrumentalmusik ist Vokalmusik fast immer vorzuziehen, da der gesungene Text analytische Denkvorgänge auslösen kann, die den erwünschten unterbewussten Regulationsprozess beeinträchtigen können. Ein längeres Musikprogramm sollte aus einzelnen, relativ kurzen Musikstücken mit einer Dauer von etwa fünf bis acht Minuten zusammengestellt werden. Die Übergänge sind jeweils sanft ein- und auszublenden. Dadurch wird dem Patienten der Einstieg in das Programm ebenso wie dessen Beendigung zu einem gewünschten Zeitpunkt erleichtert.

Technische Möglichkeiten zur optimalen Musikwiedergabe

Unverzichtbar ist eine einwandfreie technische Qualität der wiedergegebenen Musik. Infrage kommen heute praktisch nur noch digitale Tonträger. Während früher in der Musiktherapie ohne Probleme Schellackplatten eingesetzt werden konnten, kann ein damals unvermeidliches Rauschen, Knistern oder Knacken auf Grund der heute üblichen Hörerfahrungen jede erhoffte Wirkung ins Gegenteil verkehren. Gerade die gerne verwendeten **CD-Player** sind auf Grund der leichten Entfernbarkeit bzw. mangelnder Reinigungsmöglichkeit schwierig in der Verwendung. Auch muss auf die Problematik, dass häufig zu kleine Knöpfe zur erleichterten Bedienung vorhanden sind, hingewiesen werden. Es versteht sich von selbst, dass die benutzten Geräte abwaschbar und desinfizierbar sein müssen. Diese wichtige Forderung könnte letztlich von einem für die speziellen Zwecke der Krankenhausanwendung entwickelten Gerät mit Einwegkopfhörer erfüllt werden [10]. Die Musikwiedergabe über Kopfhörer oder durch in die Kopfkissen integrierte Minilautsprecher ist derjenigen durch Raumlautsprecher vorzuziehen. Für den Patienten haben Kopfhörer den Vorteil, dass sie neben guter klanglicher Wiedergabe gegenüber Umgebungsgeräuschen abschirmen und für die Personen in der Umgebung, dass die Musik für sie keine ungewollte Geräuschkulisse bildet. Da die Hörempfindlichkeit sehr unterschiedlich ist, und auch von den individuellen Belastungen (Stress, Schmerz etc.) des einzelnen Menschen abhängt, sollte der Patient unbedingt die Möglichkeit haben, die Lautstärke nach individuellem Bedürfnis stufenlos selbst zu regeln.

Zusammenfassung

Musik kann einerseits auf ästhetische Ziele gerichtet sein und über den Hörsinn Schönes vermitteln, andererseits kann sie als *funktionale Musik* auch außermusikalischen Zwecken dienen. Liegen diese im Heil- und Pflegebereich, so spricht man im allgemeinen Sinne von *Musiktherapie*. Im speziellen Sinne ist zu unterscheiden zwischen **Musiktherapie als Fachgebiet innerhalb der Psychotherapie** und ***medico-funktionaler Musik***, die im Rahmen der medizinischen Versorgung von Patienten mit dem Ziel eingesetzt wird, die nüchterne sogenannte *Apparatemedizin* durch die gefühlsbetonten Aspekte von Musik komplementär zu ergänzen. Sie kann auf sanfte Weise Entspannungsvorgänge unterstützen, das Schmerzerleben lindern oder – allgemein ausgedrückt – wirkungsvoll dabei helfen, Störungen im biochemischen und psychischen Gleichgewicht zu überwinden.

Die Hoffnung, einen Katalog von geeigneten Musikstücken für jede medizinische Indikation zu liefern, stellt zur Zeit nach wie vor eine Vision dar. Ebenso sind die Bestrebungen, Musik als Musikament zu betrachten, bzw. Musik im Sinne eines Medikamentes per Rezept zu verschreiben noch reine Visionen, die hoffentlich bald Realität werden [15, 16]. Wissenschaftliche Studien sind zweifelsohne wichtige Informationsquellen für die sinnvolle Verwendung von Musik in der Therapie kranker Menschen [17-19].

Dennoch seien als kleine Hilfe bei der Suche nach geeigneter Musik zum Schluss einige Musiktitel angeführt, die sich vielfach bewährt haben. Diese oder andere Musikstücke könnten dem Patienten im Laufe eines Gesprächs als klingende Beispiele angeboten werden. Viele Patienten sind zwar zunächst skeptisch, doch die persönliche Zuwendung wird ihre Bereitschaft erhöhen, sich auf das Hören von Musik einzulassen. Deren wohltuende Wirkung wird sie endgültig überzeugen.

Beispiele

- Wolfgang Amadeus Mozart: Klarinettenkonzert A-dur, KV 622, 2. Satz: Adagio
- Edvard Grieg: Peer Gynt, Suite Nr. 1 op. 46, 1. Satz: Morgenstimmung
- Peter I. Tschaikowsky: Konzert Nr. 1 für Klavier und Orchester b-moll op. 23, 2. Satz
- Mehrsätzig: Antonio Vivaldi: Die vier Jahreszeiten, Konzert für Violine, Streicher und Basso continuo op. 8, Nr. 1-4

Literatur

1. Aldridge D (Hrsg.) Music therapy in palliative care. New Voices. Jessica Kingsley, London Philadelphia, 1999.

2. Bailey L. The use of live music versus tape-recorded music on hospitalised cancer patients. Music Ther. 1983; 3:17-28.

3. Bailey L. The use of songs with cancer patients and their families. Music Ther. 1984;4:5-17.

4. Bailey L. Music's soothing charms. Am J Nursing. 1985;85:1280.

5. Bernatzky G, Likar R, Wendtner F. Music and relaxation for the treatment of chronic pain. 29. Annual Meeting of the Society for Neuroscience, Miami Beach, Florida, Oct. 23–28, 1999. Abstractband part 1, vol 25, page 144, nr 60.9.

6. Delhey M. Musiktherapie. In: Aulbert E, Zech D (Hrsg.) Lehrbuch der Palliativmedizin. Schattauer, Stuttgart, 1997:916-922.

7. Gembris H. Wirkungen von Musik – musikpsychologische Forschungsergebnisse. In: Hofmann G, Trübsbach C (Hrsg.) Mensch und Musik: Diskussionsbeiträge im Schnittpunkt von Musik, Medizin, Physiologie und Psychologie. Wißner, Augsburg, 2002:9-27.

8. Godley C. The use of music therapy in pain clinics. Music Ther Perspect. 1987;4:24-27.

9. Hesse H-P. Musik und Emotion – wissenschaftliche Grundlagen des Musik-Erlebens. Springer, Wien New York, 2003.

10. Reditune Österreich Bornhauser GmbH, Guggenmoosstraße 1 b, 5020 Salzburg, Österreich (www.reditune.at).

11. Bernatzky G, Bernatzky P, Hesse H-P, Staffen W, Ladurner G. Stimulating music increases motor coordination in patients afflicted with Morbus Parkinson. Neurosci Lett 2004;361:4-8.

12. Panksepp J, Bernatzky G. Emotional sounds and the brain: the neuro-affective foundations of musical appreciation. Behav Processes. 2002;60:133-155.

13. Trauger-Querry B, Ryan Haghighi K. Balancing the focus: art and music therapy for pain control and symptom management in hospice care. Hospice J. 1999;14: 25-38.

14. Zimmermann L, Pozehl B, Duncan K, Schmitz R. Effects of music in patients who had chronic cancer pain. Western J Nursing Res. 1989;11:298-309.

15. Bernatzky G. Schmerz – Musikament: Musiktherapie und subjektive Schmerzkomponente. Universum Innere Medizin 2003;03/S17.

16. Bernatzky G. Musik auf Rezept. Österreichische Apothekerzeitun, 2006; Nr. 5: 242-247.

17. Bernatzky G, Kullich W, Wendtner F, Hesse HP, Likar R. Musik mit Entspannungsanleitung bei Patienten mit Schmerzen. In: Bernatzky et al. (Hrsg.) Nichtmedikamentöse Schmerztherapie. Springer, Wien New York, 2007. ISBN. 978-3-211-33547.

18. Bernatzky G, Strickner S. Was kann und was leistet die Musiktherapie im Lichte der Evidence Based Medicine? Denisia. 2008;23:1-4.

19. Hillecke T, Nickel A, Bolay HV. Scientific Perspectives on Music Therapy. Ann N Y Acad Sci 2005;1060: 271-282.

20. Särkämö T, Tervaniemi M, Laitinen S, Forsblom A, Soinila S, Mikkonen M, Auatti T, Hilfennoinen HM, Erilä J, Laine M, Peretz I, Hietanen M. Music listening enhances cognitive recovery and mood after middle cerebral artery stroke. Brain 2008;20:1-10.

3.26. Notfälle in der Palliativmedizin

3.26.1. Definition

Unter einem Notfall wird in der Medizin für gewöhnlich eine lebens- oder organbedrohliche Situation verstanden. Die Lebensbedrohung ist in der Palliativmedizin ubiquitär. Darum wird hier das Eintreten eines plötzlichen Ereignisses (physisch, psychosozial, spirituell), das für Patienten, Angehörige oder Betreuer existenziell bedrohlich ist und unmittelbaren Handlungsbedarf nötig macht, beschrieben.

Beispiele möglicher Notfallsituationen

- Hyperkalzämie
- obere Einflussstauung
- Rückenmarkskompression
- pathologische Frakturen
- Dyspnoe
- akuter Schmerz
- Krampfanfall
- massive Blutung
- Angst und Panik
- Obstruktion der harnableitenden Wege
- Herz-Kreislaufstillstand

Untenstehend werden die oben aufgeführten Notfallsituationen beschrieben.

Vorausschauende Planung, Kontinuität in der Begleitung und wiederholte systematische Einschätzung werden die Inzidenz von Notfallereignissen und die Dekompensation von Familiensystemen unter der Last der Umstände in der *Palliative Care* vermindern. Offene Kommunikation und Handlungsanweisungen für zu erwartende Notfälle sind wichtig. Nauck und Alt-Epping vertreten die Ansicht, dass in der *Palliative Care* besser von *Krisen* statt von *Notfällen* zu reden wäre, da Qualität und nicht Quantität für die Entscheidungen maßgeblich ist und der Tod erwartete und akzeptierte Folge einer unheilbaren Gegebenheit sei [1]. Beim Auftreten von Notfällen/Krisen und einem resultierenden Handlungszwang sind mehrere Umstände zu betrachten:

- Patientenwille
- Wünsche/Erwartungen von Patienten und Angehörigen (Stand der Aufklärung? Lebensziele? Vorausverfügung? Sachwalterschaft-Erwachsenenvertretung?)
- Wesen bzw. Eigenart des Notfalls (gravierendes Sympton, unmittelbar vital bedrohlich?)
- Allgemeinzustand des Erkrankten (Karnofsky-Index)
- Verlaufsstadium der Erkrankung, Hinweise auf die wahrscheinliche Prognose
- Aktuelle Dynamik des Verlaufs der Erkrankung
- Begleiterkrankungen und ihre Auswirkung auf Verlauf und Prognose
- Nutzens- und Schadenspotential einer Intervention (Reversibilität wahrscheinlich? Welche Auswirkung hat eine Intervention auf die Lebensqualität des Betroffenen? Kann aktive Behandlung die vom Patienten erwartete Lebensqualität aufrecht erhalten oder verbessern?)
- Welche Maßnahmen sind im entsprechenden Zeitrahmen im konkreten regionalen, kulturellen und sozioökonomischen Kontext möglich?

Vermeidbare Hospitalisierungen und akutmedizinische Interventionen sind für alle Beteiligten Stressfaktoren und führen zu Frustration und Versagensgefühlen. Unterlassene kompetente Hilfe bei potenziell reversiblen Bedingungen ist ein Desaster [2]. Patienten mit dem Etikett "palliativ" sollen nicht aus Entscheidungsprozessen ausgeschlossen werden. In einer krisenhaften Situation ist nicht die Frage "Was kann getan werden?" maßgeblich, sondern eher die Frage "Welche Behandlung ist für diesen Menschen in dieser Situation angemessen?" [1]. Im Zweifel bzw. bei Vorliegen unklarer Verhältnisse gilt der alte medizinische Grundsatz "In dubio pro vita"!

3.26.2. Hyperkalzämie

Die Hyperkalzämie (Gesamtkalzium >3,0 mmol/l) ist die häufigste metabolische Krise bei Krebserkrankungen. Die höchste Inzidenz besteht beim Multiplen Myelom und beim Mammakarzinom (40-50 %), seltener ist sie beim Bronchuskarzinom und kolorektalen Karzinom. Die Hyperkalzämie ist gewöhnlich – aber nicht zwingend – mit ossären Metastasen assoziiert [2]. Immobilisierung und Dehydratation sind ankündigende Faktoren. Übelkeit, Erbrechen und akzentuierte Appetitlosigkeit sind häufige und frühe Symptome. Infolge einer Polyurie treten Durst und Symptome der Dehydratation auf. Vom Notfall kann die Rede sein, wenn im subakuten Verlauf neurologische Symptome auftreten: Verwirrtheit, Delir, Koma.

Vorgehen bei Hyperkalzämie >3,0 mmol/l *und* klinischer Symptomatik

- Labor: Kalzium, Natrium, Kalium, Kreatinin, Blut-Harnstoff, Albumin
- Rehydratation mit NaCl 0,9 %, Menge abhängig vom kardialen Status: 2.000-3.000 ml, Zoledronat (Zometa®) 4 mg in 100 ml NaCl 0,9 % über 15 Minuten i.v. oder Pamidronat (Pamitor®) in 1.000 ml NaCl 0,9 % über 120 Minuten i.v.; Dexamethason 8 mg i.v. erwägen

Laborkontrollen für Kalzium haben in den ersten 48 Stunden keinen Sinn, da es 3-5 Tage dauert, bis sich das Serumkalzium normalisiert. Die Normokalzämie nach Bisphosphonatgabe dauert im Mittel 3 Wochen an.

3.26.3. Obere Einflussstauung (Vena-cava-superior-Obstruktion)

70 % aller oberen Einflussstauungen rühren von einem Bronchuskarzinom her. Im Verlauf dieser Tumorerkrankung ist sie in 3 % zu erwarten, bei Lymphomen in 8 %. Die Symptome sind Kurzatmigkeit, Schwellung im Gesicht (v.a. periorbital und Konjunktivaschwellung), am Hals und den oberen Extremitäten, Kopfschmerzen, die sich durch Flachlagerung und nachts im Schlaf verstärken (Hirnödem), Schwindel und gestaute, nicht pulsierende Kollateralvenen am Hals.

Vorgehen bei oberer Einflussstauung

Dexamethason 16 mg i.v. (beenden nach 5 Tagen, wenn kein klinischer Erfolg erkennbar wird). Radiotherapie bringt in 70 % Symptomlinderung, die im Mittel 3 Monate anhält. Wenn keine Bestrahlung mehr indiziert ist oder diese Maßnahme erfolglos bleibt, kann ein Stenting erwogen werden [1, 3]. Im Drainagegebiet der V. cava sup. sollten bei oberer Einflussstauung keine Subkutaninfusionen verabreicht werden. Unabhängig von der spezifischen Therapie wird eine Symptomkontrolle von Atemnot und Angst durchgeführt.

3.26.4. Rückenmarkskompression ("Maligne Querschnittsläsion")

Diese Komplikation tritt bei 5 % der Malignome auf und ist in 85 % der Fälle durch eine extradurale Pathologie – in erster Linie durch Einbruch einer Wirbelkörpermetastase in den Epiduralraum – bedingt (70 % thorakal, 20 % lumbosakral, 10 % zervikal). Das Erstsymptom, das Wochen bis Monate vor den mannigfaltig möglichen neurologischen Symptomen auftritt, ist ein Rückenschmerz. Im typischen Fall ist der Schmerz gürtelförmig ("wie ein Band") und verschlechtert sich durch Husten oder Pressen (Stuhlgang!). Fälschlicherweise werden Paresen häufig mit "allgemeiner Schwäche" und "zunehmender Immobilität im Rahmen einer Tumorerkrankung" erklärt und ein Harn- oder Stuhlverhalten den Medikamenten zugeschrieben. Die auftretenden neurologischen Symptome sind abhängig von segmentaler Höhe, Ausdehnung und Geschwindigkeit der Entwicklung. Der diagnostische Goldstandard ist das MRT: Eine Reversibilität der Funktion ist möglich, wenn die Therapie rasch innerhalb von 24-48 Stunden eingeleitet wird. Ein multidisziplinäres Management ist in diesen Fällen verpflichtend (Onkologie, Neurochirurgie, Radiologie, Pflege, Physikalische Therapie, Ergotherapie).

Vorgehen bei Rückenmarkskompression

Als ersten Bolus Dexamethason 80 mg, dann weiter mit 16 mg i.v. Die Radiotherapie ist die Therapie der Wahl. Eine neurochirurgische Dekompression ist nur unter drei Bedingungen erwägenswert:

- unbekanntes Primum → eine Histologie kann gewonnen werden
- Verschlechterung der neurologischen Symptome unter Strahlentherapie
- knöcherne Destruktion und Instabilität bedingte Myelokompression

Unter Umständen kann auch eine Chemotherapie adjuvant nützlich sein (Onkologen zuziehen).

> **Merke:** Bei bandförmigem Rückenschmerz (Husten/Pressen/Niesen) an beginnende Rückenmarkskompression denken. Das MRT ist der diagnostische Goldstandard, nur unter extremen Ausnahmebedingungen kann auf eine Kortikoidgabe verzichtet werden.

3.26.5. Pathologische Frakturen

Diese sind bei fortgeschrittenen Tumoren häufig und unter den Maßnahmen laufender Symptomenkontrolle (Schmerztherapie!) mitunter klinisch von geringer Symptomatik. Die Patienten profitieren von einer unfallchirurgischen Therapie (Osteosynthese, externe Fixation) auch bei weit fortgeschrittener Erkrankung. Ohne Fixation ist Lagerungs- und Bewegungsstabilität kaum zu erzielen, und unversorgte Frakturen sind v.a. in der ersten posttraumatischen Woche schwer und meist unbefriedigend analgetisch zu behandeln (= Plädoyer für minimal-belastende Eingriffe auch bei Bettlägerigkeit). Eine Radiotherapie beschleunigt bei pathologischen Frakturen die Heilung und verzögert das Wachstum der lokalen Knochenmetastasen. Die prophylaktische Gabe von Bisphosphonaten bei metastasierendem Mammakarzinom und Multiplem Myelom ist angezeigt, vor allem unter Behandlung mit dem Aromatasehemmer Anastrozol.

3.26.6. Dyspnoe

☞ hierzu ausführliche Ausführungen in Kap. 3.2.

3.26.7. Akuter Schmerz – Notfalltherapie mit Opioiden

Bei akutem Auftreten von Schmerz über VAS 7 und raschem Handlungsbedarf sind einige Strategien erprobt [5]:

- **Morphin 2 mg i.v. alle 2 Minuten**, bis der Patient eine deutliche Schmerzlinderung verspürt oder unerwünschte Nebenwirkungen angibt (mal 6 multiplizieren ergibt die Morphintagesdosis, die dann auf retardiertes Morphin umgerechnet werden kann). Morphin beginnt bei i.v. Gabe nach wenigen Minuten zu wirken, erreicht seinen Peak jedoch erst nach etwa 30 Minuten [5]
- **Schnelle i.v.-Fentanyltitration nach Soares in vier Stufen** [6]:
  - Stufe 1: orale Morphintagesdosis durch drei dividieren, davon 10 % der Fentanyläquivalenzdosis (Fentanyl : Morphin = 100 : 1) über 10 Sekunden i.v. Wenn nach 5 Minuten VAS 4 erreicht ist: STOP!

- Stufe 2:
  - Wenn nach 5 Minuten VAS >4 Fentanyldosis der Stufe 1 über 10 Sekunden i.v.
  - Wenn nach 5 Minuten VAS <4: STOP!
- Stufe 3: wenn nach 5 Minuten VAS >4: Stufe 2-Dosis verdoppeln und über 10 Sekunden i.v.
- Stufe 4 (jeweils 5 Minuten abwarten und VAS-Messung): Wiederholung der Dosis von Stufe 3

Patientenbeispiel

Patient mit starken Schmerzen VAS 9 und Tagesdosis 300 mg orales Morphin (=100 mg Morphin i.v.). Demzufolge sind 100 µg Fentanyl 10 % der äquivalenten Tagesdosis, und der Patient erhält in der ersten Stufe 100 µg Fentanyl (in Stufe 2: 100 µg; in Stufe 3 und 4 würde er bei einer VAS >4 200 µg Fentanyl i.v. erhalten).

- **500 µg Fentanyl in 500 ml NaCl 0,9 %, Flussrate 250 ml/h.** Monitoring von VAS, Atemfrequenz, Blutdruck, Herzfrequenz, Pulsoxymetrie und Frage nach unerwünschten Wirkungen alle 15 Minuten. STOP der Infusion bei Unterschreiten folgender Werte: Sauerstoffsättigung 94 %, VAS 4, Atemfrequenz 10. Falls für den Patienten intolerable unerwünschte Wirkungen auftreten, ist ebenfalls abzubrechen

3.26.8. Krampfanfall

Krampfanfälle treten bei 25 % der Patienten mit intrazerebralen Metastasen auf. Weitere Ursachen können sein: AIDS, metabolische Ursachen, Pharmakotoxizität (Lokalanästhetika, Antipsychotika, Blutzucker senkende Substanzen etc.). Eine prophylaktische Medikation mit Antikonvulsiva beim Vorliegen von Hirnmetastasen wird nicht empfohlen [7]. Falls bekannte Hirnmetastasen jedoch symptomatisch werden, ist Dexamethason 4-8 mg/Tag (4-4-0 mg) indiziert. Dexamethason wird nach 24-72 Stunden effektiv. Die Wirkung hält 4 Wochen an, und es verlängert in dieser Indikation das Leben um 4-6 Wochen [7]. Beim Auftreten eines ersten Krampfanfalles ist bei unbekannter Pathologie eine Bildgebung indiziert, wobei das Kontrast-MRT dem CCT überlegen ist [7]. Die weitere Diagnostik ist einem Neurologen anzuvertrauen.

Notfalltherapie

Meistens ist der Anfall bei Eintreffen des Arztes abgeklungen, und der Patient ist postiktal somnolent oder agitiert – desorientiert und ohne Einsicht für das Folgende (postepileptischer Dämmerzustand). Eine Blutzuckerkontrolle ist durchzuführen. Falls weitere Anfälle auftreten und der Patient dazwischen das Bewusstsein erlangt: Lorazepam 1 mg i.v. (Temesta®), ein Effekt sollte innerhalb von 3 Minuten eintreten. Falls erfolglos nach 5 Minuten neuerlich 1 mg injizieren. Alle anderen i.v.-gängigen Benzodiazepine wie Diazepam 10 mg (Valium®), Midazolam 5 mg (Dormicum®) oder Clonazepam (Rivotril®) sind zweite Wahl. Als Rescuemedikation kann bei häuslicher Betreuung Lorazepam (Temesta expidet®) vorgehalten werden (schriftliche Anweisung: *Bei großem Anfall in den Mund schieben, Vorsicht Bissverletzung! Wenn nach 15 Minuten oder später neuerlicher Anfall: zweite Gabe möglich. Wenn keine Wirksamkeit oder mehr als 2 Anfälle auftreten: Palliativschwester anrufen*).

3.26.9. Massive Blutungen

Klinisch signifikante Blutungen treten bei 6-10 % der Patienten mit fortgeschrittenen Malignomen auf [8]. Besondere Relevanz haben Tumore im Kopf-Halsbereich. Hämoptysen sind in 20 % der Lungenkarzinome prävalent, nur in 3 % sind sie tödlich. Die Hämatemesis beim Magenkarzinom hat eine infauste Prognose. Eine hohe Inzidenz haben durch Dauermedikation von NSAR verursachte Blutungen, besonders durch Piroxicam (Felden®) und Ketoprofen (Profenid®).

Lassen Art und Verlauf der Erkrankung die Möglichkeit der Diagnose einer bedrohlichen Blutung zu, so sollten Patient und Angehörige schonend darauf vorbereitet werden. Bei zu befürchtenden massiven Blutungen nach außen (z.B. Bronchialkarzinom, Tumoren im HNO-Bereich) sollte alles für eine Atemnottherapie und/oder palliative Sedierungstherapie vorbereitet sein. Kleinere Blutungen können versuchsweise mit einer Kompresse tamponiert werden, die mit L-Adrenalin getränkt ist. Dunkelfarbige Bettwäsche und Leintücher sind hilfreich, da die Verunreinigungen durch Blutspritzer nicht so wahrgenommen werden. Kleinere Blutmengen können mit Kompressen aufgefangen und entsorgt werden. Für größere Mengen empfiehlt sich eine Nierentasse oder ähnliches, die entleert werden kann. Soweit es möglich ist sollte man die Blutungsstelle mit einem dunklem Tuch abdecken. Das erlaubt den häufig anwesenden Angehörigen sich auf den sterbenden und nicht auf die Blutung zu konzentrieren. Erythrozytenkonzentrate sind bei solch terminalen Blutungen nicht indiziert.

3.26.10. Angst und Panik

☞ hierzu ausführliche Ausführungen in Kap. 3.5.

3.26.11. Obstruktion der harnableitenden Wege

Die Obstruktion harnableitender Wege ist sehr häufig bei Tumoren des kleinen Beckens. Verursacht wird sie entweder durch direkte Tumorinfiltration oder durch indirekte Kompression. Die Entscheidung zur Intervention sollte interdisziplinär mit Urologen und Onkologen getroffen werden. Zu bedenken sind das Stadium der Tumorerkrankung und der zu erwartende weitere Verlauf. Bei erhöhten Retentionswerten kann eine perkutane Ableitung oder das Einbringen eines Double-J-Katheter sich positiv auf die Nierenfunktion auswirken. Gegebenenfalls ist aber bei Tumoren des kleinen Beckens mit der Entwicklung einer Kloake durch nekrotisierende Tumormassen zu rechnen. Diese dann sehr symptomintensive Situation wird von vielen Patienten als ausgesprochen belastend empfunden und muss bei entsprechendem Risiko mit dem Patienten vor der Intervention diskutiert werden. Alternativ lässt sich eine symptomatische Therapie mit Opiaten und Spasmolytika meist erfolgreich durchführen.

3.26.12. Anmerkungen zur kardiopulmonalen Reanimation bei Tumorpatienten

Das Therapieziel ist für jeden Patienten zu Beginn der Behandlung festzulegen. Es ist gängige Praxis in Krankenhäusern, dass Patienten mit unheilbaren Erkrankungen von lebensrettenden Maßnahmen ausgeschlossen werden ("DNR-order" = *do-not-resuscitate*-Order). Falls dies nicht von den Ärzten routinemäßig gemacht wird, sind es häufig Mitarbeiter der Pflege, die das anregen, da es meistens die Pflegenden sind, die reglose Personen auffinden und eine klare Regelung brauchen. Von einigen Palliativstationen ist bekannt, dass auf lebensrettende Maßnahmen grundsätzlich verzichtet wird. Pauschalregelungen verletzen das ethische Prinzip der Gerechtigkeit und sind damit nicht zu befürworten. Ein wesentliches Problem liegt darin, dass die Betroffenen häufig über das Therapieziel nicht aufgeklärt werden und dass der Behandlungsverzicht damit nicht im Einvernehmen geregelt wird. Wie alle medizinischen Maßnahmen, die per se eine Körperverletzung darstellen, benötigen wir auch hier die medizinische Indikation und das Einverständnis des Patienten.

Die meisten Patienten mit fortgeschrittener Erkrankung entscheiden sich gegen eine Herzkreislaufwiederbelebung (CPR), wenn sie über das *Outcome* informiert sind: Die Wahrscheinlichkeit, dass bei Herzkreislaufstillstand außerhalb eines Krankenhauses eine definitive Reanimation erfolgt, die einen Menschen befähigt, wieder zuhause leben zu können, beträgt nach diversen Studien für die Gesamtpopulation 4,3-11,2 %. Die Population

Outcome verschlechternd	*Outcome* verbessernd
• nicht-kardiale Ursache eines HKS, z.B. Trauma, Blutung, Pulmonalembolie, Sepsis	• kardiale Ursache
• primärer Rhythmus: Asystolie	• primärer Rhythmus: Kammerflimmern
• Kollaps nicht beobachtet	• Kollaps beobachtet
• außerhalb eines Krankenhauses	• innerhalb eines Krankenhauses
• Karnofsky-Index <50	• Karnofsky-Index >50
	• Hypothermie bei Eintreten des Herzkreislaufstillstandes
• Keine oder verzögerte Reanimation	• Sofortige Reanimation
	• Frühdefibrillation

Tab. 3.40: Faktoren, welche ein Reanimationsergebnis beeinflussen.

aller Tumorpatienten hat gemäß einer rezenten Metaanalyse [9] eine Chance von 6,2 %, reanimiert werden zu können. Der Ausschluss von Tumorpatienten von Lebensrettung ist daher nicht rational begründet, sondern weltanschaulich. Eine Subgruppenanalyse zeigt, dass bei lokalisierter Erkrankung in 9,1 % reanimiert werden kann, bei metastasierter Erkrankung sinkt die Wahrscheinlichkeit auf 7,8 %. Ist der Karnofsky-Score geringer als 50, überleben nur noch 2,3 %. Da man als Arzt nicht verpflichtet werden kann, eine aussichtslose Therapie zu beginnen oder fortzuführen, bleibt die Entscheidung, eine DNR-Order zu verfügen, eine individuell zu treffende, in die der Patient und gegebenenfalls seine Angehörigen nach Möglichkeit einbezogen werden sollen.

Empfehlungen für Notärzte und Leitstellendisponenten

Die Notfallmedizin ist mit der Aufgabe betraut, menschliches Leben zu retten und zu verlängern. Sie hat eine andere Begrifflichkeit von Notfall. Ein Notfallmediziner hat große Schwierigkeiten, in der Kürze des Einsatzes die komplexe Situation eines Sterbenskranken einzuschätzen und Bedürfnisse von Patienten und Angehörigen als determinierende Faktoren in Entscheidungsprozesse einfließen zu lassen. Notärzte haben häufig keine Ausbildung in *Palliative Care.* Vor allem unerfahrene Notärzte haben Angst, durch Unterlassung fehlerhaft zu handeln und juristisch belangt zu werden. Eine Hospitalisierung hat den Hintergrund, "auf Nummer sicher" zu gehen, um selbst nicht einem Vorwurf durch Unterlassen ausgesetzt zu sein. Für einen Notarzt ist es sehr hilfreich, wenn er rasch verlässliche Informationen zum Patienten vorfindet (z.B. Arztbrief mit detaillierter Diagnose und Medikation). Es ist möglich, mit Einverständnis des Patienten wesentliche Informationen bei den Leitstellen zum Patientendatensatz vorab zu hinterlegen. So könnte ein zugezogener Notarzt bereits auf Anfahrt zum Einsatzort wesentlich patientenseitige Informationen erhalten. Eine Kurzinformation könnte etwa lauten: *Weit fortgeschrittene unheilbare Tumorerkrankung der Prostata, Knochenmetastasen, Bettlägerigkeit seit 16.08.21, starke Schmerzen, Patient möchte nach Möglichkeit zuhause bleiben.*

Es ist für den Notarzt somit sehr wertvoll, wenn er zur Besicherung seiner Handlungen eine Notiz bzw. einen Behandlungsvorschlag eines Palliativmediziners vorfindet wie z.B.: *Terminalphase einer Amyotrophen Lateralsklerose, Heimrespirator BIPAP 16/5 via Tracheostoma, PEG-Sonde. Bei Atemnot 5 mg Morphin s.c., bei Rasselatmung 1 Amp. Robinul® s.c.*

Die Angaben sollen knapp und leserlich sein (nicht handschriftlich) und einen offiziellen Briefkopf aufweisen (Name, Institution, Adresse, Telefon). Die Möglichkeit, mit dem Behandlungsteam (Palliativstation, mobiles Palliativteam) zu telefonieren, wäre der Idealzustand. Um dies zu ermöglichen gibt es *Palliativ Care*-Einrichtungen, die deutlich sichtbare, meist farbige Informationsblätter zum Patienten und dem geplanten Vorgehen in der Nähe des Bettes auflegen. Dort sind auch die Kontaktdaten vermerkt. Ein empfehlenswertes Format sind die Palliativnotfallbögen, die farblich auffällig und klar strukturiert die wichtigsten Informationen enthalten.

Falls ein Notarztteam ohne vorbereitete Information eintrifft, ist es für Angehörige empfehlenswert, aktiv auf den Notarzt zuzugehen und ihm die Diagnose des Patienten mitzuteilen. Als Notarzt neigt man dazu anzunehmen, Angehörige wünschen, dass "alles getan" wird, damit ihr erkrankter Angehöriger überleben kann. Es ist nützlich, dem Notarzt mitzuteilen, dass man vorbereitet ist, dass der Tod eintritt.

Literatur

1. Nauck F, Alt-Epping B. Emergencies in Palliative Care – a Comprehensive Approach to End of Life Crisis. Lancet Oncol. 2008;9(11):1086-91 Review.

2. Falk S, Fallon M. ABC of Palliative Care. Emergencies. BMJ. 1997;515:1525-8.

3. Chan KS, Sham MMK, Tse D, Thorsen AB. Palliative medicine in malignant respiratory diseases, pp. 587-618. In: Doyle D, Hanks G, Cherny C, Calman K. Oxford Textbook of Palliative Medicine, 3rd ed., Oxford University Press, Oxford New York, 2005.

4. Gnant MF, Mlineritsch B, Luschin-Ebengreuth G et al. Zoledronic acid prevents cancer-treatment induced bone loss in premenopausal women receiving adjuvant endocrine therapy from hormone-responsive breast cancer: a Report from the Austrian Brest and Colorectral Study Group. J Clin Oncol. 2007;25(7):820-8.

5. Mercadante S. Opioid titration in cancer pain: a critical review. Eur J Pain. 2007;11:823-30.

6. Soares LG, Martins M, Uchoa R. Intravenious fentanyl for Cancer pain: a fast titration protocol for the emergency room. J Pain Sympt Manag. 2003;26:876-81.

7. Soffietti R, Cornu P, Delatore JY et al. EFNS Guidelines on diagnosis and treatment of brain metastases: report of an EFNS Task Force. Eur J Neurol. 2006;13:674-681.

8. Prommer E. Management of bleeding in terminally ill patients. Hematology. 2005;10(3):167-75.

9. Reisfield GM, Kish Wallace S, Munsell MF et al. Survival in cancer patients undergoing in-hospital cardiopulmonary resuscitation: A metaanalysis. Resuscitation. 2006;71:152-60.

4. Kommunikation, Ethik und rechtliche Grundlagen

4.1. Lebensqualität in der *Palliative Care*

Anlässlich einer Visite bei einem 81-jährigen Patienten mit fortgeschrittenem Blasenkarzinom, der bettlägerig und sehr geschwächt ist, stelle ich mich als Hospizärztin vor. Er antwortet: "Das freut mich. Wie geht es Ihnen?" "Danke, mir geht es gut!" sage ich und frage zurück: "Und Ihnen, wie geht es Ihnen?" "Bestens!" sagt der alte Mann lächelnd, ohne auch nur einen Augenblick nachzudenken. "Was ist es denn, das es Ihnen ermöglicht zu sagen, es gehe Ihnen bestens?", frage ich. Und er, wieder ohne zu zögern: "Die Liebe meiner Frau."

Einleitung

Lebensqualität ist ein zentraler konzeptueller Begriff im Verständnis von *Palliative Care.*

Sowohl in der Definition der WHO über *Palliative Care* von 1990 als auch in der Definition von 2002 kommt der Begriff der Lebensqualität vor:

- *Palliative Care* ist die aktive und umfassende Betreuung und Behandlung für Patienten, deren Erkrankung auf kurative Behandlungsmaßnahmen nicht mehr anspricht. Im Vordergrund der Bemühungen der *Palliative Care* stehen die Kontrolle von Schmerzen und anderen Symptomen sowie von psychischen, sozialen und spirituellen Problemen. Das Ziel der *Palliative Care* ist die Erreichung der bestmöglichen Lebensqualität für die Patienten und ihre Familien (1990) [1].
- *Palliative Care* ist ein Ansatz, mit dem die Lebensqualität der Patienten und ihrer Familien verbessert werden soll, wenn sie mit einer lebensbedrohlichen Krankheit und den damit verbundenen Problemen konfrontiert sind. Dies soll durch Vorsorge und Linderung von Leiden, durch frühzeitiges Erkennen und untadelige Erfassung und Behandlung von Schmerzen und anderen physischen, psychosozialen und spirituellen Problemen erfolgen (2002) [1].

Zahlreiche Forschungsarbeiten der vergangenen Jahre haben sich mit der Lebensqualität in schwerer Krankheit und am Lebensende befasst und folgende Fragen gestellt: Was ist Lebensqualität und was bestimmt die Qualität des Lebens am Lebensende und im Sterben? Wie können wir Lebensqualität erfassen? Welche Bedeutung hat das Konzept der Lebensqualität für die klinische Praxis und die Betreuung am Lebensende?

In der Folge werden wesentliche Aspekte von Lebensqualität in schwerer Krankheit und am Lebensende sowie Forschungsergebnisse zusammengefasst.

Begriffsbestimmung

Mit dem Prozess der Individualisierung erlangt der Begriff "Lebensqualität" in der 2. Hälfte des 20. Jahrhunderts an Bedeutung: Das individuelle Leben und seine aktive Gestaltung erhalten einen bisher nicht gekannten Wert. So rückt auch das Wohlbefinden des Patienten als Ziel und Ergebnis medizinischen Handelns neben den anderen Zielen – Heilung, Lebensverlängerung, Funktionsverbesserung – mehr und mehr in den Blickpunkt medizinischen Handelns. Lebensqualität wird zum Forschungsgegenstand.

Lebensqualität meint zunächst, nach der lateinischen Bedeutung des Begriffes *qualitas*, die Beschaffenheit des Lebens. Sie wird auch definiert als Ergebnis aus der Diskrepanz zwischen den individuellen Erwartungen und Hoffnungen und den gegenwärtigen Erfahrungen [2].

In der ersten Phase der wissenschaftlichen Auseinandersetzung mit dem Thema Lebensqualität wurde Lebensqualität vor allem in Zusammenhang mit Gesundheit gesehen und erfasst.

Die gesundheitsbezogene Lebensqualität umfasst zwar körperliche, emotionelle, kognitive und soziale Aspekte sowie Rollenaspekte, aber nicht alle Teilaspekte von Lebensqualität. So wird damit nicht erfasst, was einem Menschen Freude macht und seinem Leben Sinn und Bedeutung gibt.

Führende Forscher auf dem Gebiet der Lebensqualität haben in den 80er und 90er Jahren des 20. Jahrhunderts die Subjektivität dessen erkannt, was Lebensqualität ausmacht.

Die Aussage "*Quality of life is whatever the patient says it is*", stammt von Ciaran O´Boyle, einem der führenden Forscher auf dem Gebiet der Lebensqualität. Auch andere Forscher haben sinngemäß ähnliche Aussagen gemacht: "*What the patient tells himself it is.*" (Joyce C.R.B.) [3].

Die Patienten selbst sind also die Experten für das, was ihrem Leben Qualität verleiht.

In der Lebensqualitätsforschung wurde dieser Erkenntnis durch die Einführung des Begriffes der individuellen Lebensqualität Rechnung getragen. Die Lebensqualität eines Menschen ist abhängig von seinen Lebenserfahrungen und deren Interpretation, ist abhängig vom sozialen Milieu. Mehr und mehr wird auch durch Forschung belegt, dass nicht-somatische Faktoren wie Wertvorstellungen [4] und Sinnerfahrung [5] Einfluss nehmen auf die Lebensqualität.

Es ist bemerkenswert, dass sich objektiv negative Lebensumstände nur in relativ geringem Ausmaß auf die subjektiv erlebte Lebensqualität niederschlagen. Dieses empirische Phänomen, das der Intuition widerspricht, wird als "Zufriedenheitsparadox" in der medizinischen Lebensqualitätsforschung beschrieben [6].

Lebensqualität ist also subjektiv, multidimensional, dynamisch, immer bezogen auf den Zeitpunkt, in dem nach ihr gefragt wurde. Lebensqualität wird bestimmt von der Befindlichkeit eines Menschen in seinem Hier und Jetzt.

Im Kontext von *Palliative Care* ist Lebensqualität die Beschaffenheit des Lebens am Lebensende, die Beschaffenheit des Sterbens als Teil des Lebens. Palliative Care, die Linderung, ist das Werkzeug, um in den Bereichen, die für die Lebensqualität eines Menschen am Lebensende besonders relevant sind, Unterstützung zu bieten.

Im Blick von *Palliative Care* ist auch die Lebensqualität von Angehörigen. Sie wird durch die schwere Erkrankung des nahestehenden Menschen negativ beeinflusst: Angehörige erleiden eine Beeinträchtigung der Schlafqualität, sind in ihrer Konzentrations-, Entscheidungs- und Leistungsfähigkeit eingeschränkt, beschreiben eine Abnahme der Problemlösungsfähigkeit und eine Beeinträchtigung ihres Gedächtnisses. Dadurch erleben sie sich in ihrem alltäglichen Leben als eingeschränkt [7].

Die Messung von Lebensqualität in der *Palliative Care*

Die Schwierigkeit der Erfassung von Lebensqualität ist verglichen worden mit dem Messen der Schönheit einer Rose [8]. Die Schönheit einer Rose ist mit objektiven Parametern nicht abzubilden. Ebenso wenig kann Lebensqualität in allen ihren Aspekten durch Befragung, Beschreibung und Messung erfasst werden.

Mit Fragebögen und Skalen ist also lediglich eine Annäherung an das, was Lebensqualität zu einem bestimmten Zeitpunkt für einen Menschen ausmacht, möglich.

Grundsätzlich wird die Erfassung der Lebensqualität in der *Palliative Care* mit Instrumenten durchgeführt, die zunächst in der Onkologie entwickelt und ergänzt worden sind.

Die Erfassung der gesundheitsbezogenen Lebensqualität – *Health related Quality of Life* – ist vorwiegend an Symptomen und Funktionen orientiert. So wichtig körperliche Funktionen und Befindlichkeit für die Lebensqualität auch sind [9], so ist am Lebensende das Ergebnis gesundheitsbezogener Lebensqualitätserfassung von begrenzter Aussagekraft für die subjektive Lebensqualität. In einer früheren Krankheitsphase ermöglichen diese Instrumente gute Rückschlüsse sowohl als Qualitätskontrolle für Betreuung als auch für den Krankheitsverlauf. Für Tumorpatienten etwa ist das Messverfahren mittels des EORTC QLQ C-30 [10] standardisiert und validiert. Es wurde für die Anwendung bei Patienten mit einer fortgeschrittenen Erkrankung zum EORTC QLQ-C15-PAL [11].

Auch Erfolgs-Messinstrumente, die für die Palliative Care angepasst und entwickelt worden sind, zum Beispiel die *Palliative Care Outcome Scale* (POS) oder die *Edmonton Symptom Assessment Scale* (ESAS), können in bestimmtem Umfang Informationen über die Lebensqualität liefern [12].

Um die individuelle Lebensqualität zu erfassen, nennt der Patient seine für die Lebensqualität relevanten Bereiche und deren Bedeutung für seine jeweilige Lebenssituation. Diese Bereiche werden in einer Liste erfasst, in der "*Schedule for the Evaluation of Individual Quality*", kurz: SEIQoL. Daraus weiterentwickelte Instrumente, wie der SEIQoL-DW, enthalten auch die Bewertung und Gewichtung der ausgewählten Lebensbereiche [4].

Diese Instrumente sind zwar schwieriger auszuwerten als standardisierte Fragebögen, sie haben aber eine unmittelbare Relevanz in der klinischen Praxis und bieten eine gute Gesprächsgrundlage für die gemeinsame Definition von Zielen am Lebensende.

Dass die Bewertung der Lebensqualität durch Beobachtung schwierig ist, zeigt eine Studie, bei der die Lebensqualität und verschiedene Symptome und Funktionen durch den Patienten selbst, durch eine Pflegeperson und durch einen Arzt oder eine Ärztin eingeschätzt wurden. Die Lebensqualität wurde vom Patienten besser bewertet als vom Arzt, während sich die Patienten emotional und sozial mehr eingeschränkt gefühlt haben, als Ärzte und Pflegende angenommen haben. Hinsichtlich der körperlichen Symptome war die Einschätzung nicht so unterschiedlich [19].

Forschungsergebnisse und ihre Bedeutung für die klinische Praxis

Aus verschiedenen Untersuchungen geht hervor, dass die Vorstellungen von einem guten Sterben mit folgenden Kategorien verbunden sind [13, 14]:

- Zugang zu Schmerztherapie
- gute Symptomkontrolle
- Selbstbestimmung wahrnehmen können
- sich auf den Tod vorbereiten können
- keine Belastung für nahe stehende Menschen und die Gemeinschaft sein
- Kontinuität und Kompetenz in der Betreuung
- sinnvolle Aufgaben vollenden und Beziehungen festigen
- nicht abhängig sein
- anderen Menschen etwas geben
- als ganzer Mensch wahrgenommen werden
- ein Vermächtnis hinterlassen

Die Behandlung belastender Symptome ist eine Grundbedingung, damit schwerkranke Menschen ihre wichtigsten Ziele und eine zufriedenstellende Lebensqualität erreichen können [3]. Darüber hinaus sind für die Lebensqualität am Lebensende individuelle Kategorien wie das Erleben von Sinn oder Spiritualität von zentraler Bedeutung [9].

Die Lebenserfahrung, die die Krankheit mit sich bringt, kann zu einer Neu-Bewertung der Bedingungen, die für die individuelle Lebensqualität entscheidend sind, führen [15]. Wertvorstellungen können sich in schwerer Krankheit verändern: von selbstbezogenen Werten hin zu selbstlosen Werten.

Enge Korrelationen finden sich zwischen der Lebensqualität und der Fähigkeit zu Anpassung, Neu-Bewertung der Lebenssituation und Neu-Definition der Ziele [3]. Menschen, die dazu in der Lage sind, bewerten ihre eigene Lebensqualität besser als Menschen, die dazu weniger in der Lage sind [4].

Sich selbst als Last für andere zu erleben, beeinträchtigt die Lebensqualität am Lebensende mehr als andere Notlagen [16]. Das Gefühl der Hilflosigkeit und das Erleben, anderen zur Last zu fallen, bringen Menschen in die Situation, Suizid oder Tötung auf Verlangen als einzigen Ausweg zu sehen [17].

Die Möglichkeiten, die es im Aktuspital zur Verbesserung der Lebensqualität gibt, hat Elisabeth Spichiger [18] aufgrund einer interpretierenden phänomenologischen Studie aufgezeigt: es sind unter anderen die Haltung der sorgenden Zuwendung, individuelle Betreuung und Gespräche, persönliche Begegnungen mit Betreuenden, aber auch die praktische Anpassung der konkreten Rahmenbedingungen: etwa die bewusste Gestaltung der Stationsatmosphäre, flexible Besuchszeiten und andere einfache Gestaltungselemente, etwa die Möglichkeit, das Essen gemeinsam mit Angehörigen einnehmen zu können.

Abschließende Bemerkungen

Die Orientierung an der Lebensqualität in der Palliative Care erfordert in Klinik und Forschung das individuelle Erfassen von persönlichen Werten und Wünschen im körperlichen, seelischen, sozialen, kulturellen und spirituellen Bereich der schwerkranken Menschen und ihrer Angehörigen. Die Befindlichkeit eines Menschen am Ende des Lebens anhand eines standardisierten Fragebogens zu erfassen, erweist sich oft als schwierig.

Die körperliche Befindlichkeit bestimmt grundlegend auch am Ende des Lebens die Lebensqualität. Daher ist die hinreichend gute Behandlung von Symptomen eine Voraussetzung, dass Menschen die für ihre individuelle Lebensqualität wichtigen Bereiche wie Sinnerleben, Beziehung zu anderen Menschen und andere wahrnehmen können und darin Unterstützung erfahren.

Mit einfachen offenen Fragen – Was gibt Ihrem Leben Sinn? Wovon erhoffen Sie sich, dass es Ihrem Leben Sinn geben könnte? – lassen sich auch diese Bereiche erfassen; das geteilte Wissen darum und Gespräche darüber können dazu beitragen, Betreuungsziele zu klären und sind auch aus diesem Grund von klinischer Relevanz.

Trotz schwerer Krankheit können Menschen ihre Lebensqualität positiv bewerten. Voraussetzung dafür sind in erster Linie das Gefühl, nicht eine unzumutbare Last für andere Menschen zu sein, sowie die Behandlung körperlicher und psychischer Symptome der Erkrankung, sodass der Mensch am Ende seines Lebens nicht außer sich ist vor Schmerzen, Atemnot oder Angst, sondern bei sich und bei dem sein kann, was für ihn von Bedeutung ist.

Diese existentielle Dimension vermag der Begriff "Lebensqualität" freilich nicht mehr allgemein abzubilden, wie aus dem folgenden Zitat eines Angehörigen über die letzten Lebenswochen seiner Frau hervorgeht: "*Lebensqualität? Lebensqualität hat sie sicher keine mehr gehabt, denn sie war ein Mensch der Bewegung, der sich in der Natur draußen hat bewegen müssen. Aber sie ist noch einmal aufgeblüht in ihrer allerletzten Lebenszeit*" [20].

Zusammenfassung

Die WHO definiert als primäres Ziel der palliativen Geriatrie, im Rahmen eines multidisziplinären zur Verbesserung der individuellen Lebensqualität der von einer lebensbedrohlichen Erkrankung betroffenen Patienten beizutragen [1, 21].

> Es wird allgemein anerkannt, dass körperliche Gesundheit nur eine Dimension bei der Beurteilung der Lebensqualität darstellt. Das Konzept der mit Gesundheit assoziierten Lebensqualität – *Health Related Quality of Life* (HRQoL) – berücksichtigt Gesundheit nicht nur unter dem Aspekt von medizinischen Diagnosen und biologischen Variablen, sondern auch von Lebenszufriedenheit und sozialem sowie emotionalem Wohlbefinden [22].

Wie die Palliativmedizin ist die Geriatrie durch ihren holistischen, multi- und interdisziplinären Zugang zur Lösung gesundheitlicher - inklusive psycho-sozialer - Probleme älterer Patienten charakterisiert. Die gemeinsame Arbeitsgruppe *Palliative Geriatrie* der *Österreichischen Gesellschaft für Gerontologie und Geriatrie* (ÖGGG) und der *Österreichischen Palliativgesellschaft* (OPG) beschreibt 2014 die Palliative Geriatrie als integralen Bestandteil des Wirkens des medizinischen Fachs Geriatrie [23]. Dabei lehnt sie sich an die 2010 im *Journal of the American Geriatric Society* publizierte Definition an [24].

Palliative Geriatrie vereint die Prinzipien und die Praxis von Geriatrie und *Palliative Care* wie es auch die WHO fordert [25]. Sie konzentriert sich auf das spezifisch geriatrische diagnostische Verfahren des umfassenden geriatrischen Assessments, auf darauf basierende therapeutische im multidisziplinären Team, insbesondere auf gute Schmerz- und Symptomkontrolle und die Behandlung somatischer und psychischer Probleme unter Einbeziehung sozialer und spiritueller Aspekte sowie des persönlichen Umfelds. Palliative Geriatrie erkennt die besonderen Charakteristika von Symptom- und Krankheitspräsentation im Alter, die wechselseitige Beeinflussung verschiedener Erkrankungen und die Notwendigkeit einer sicheren Pharmakotherapie vor allem angesichts der im Rahmen der Multimorbidität häufiger vorkommenden Polypharmazie.

Palliative Geriatrie betont die Notwendigkeit eines individualisierten multiprofessionellen und interdisziplinären Zuganges in der Betreuung älterer Patienten sowie ihrer An- und Zugehörigen, die ja auch Adressaten von *Palliative Care* sind, wobei deren Bedürfnisse in den verschiedenen Betreuungssituationen (zu Hause, im Krankenhaus, in einer Pflegeeinrichtung, im Hospiz) Berücksichtigung finden müssen. Besondere Beachtung soll dem Übergang und den Nahtstellen zwischen den verschiedenen Versorgungsstrukturen geschenkt werden.

Aktives Ansprechen und Lösen ethischer Konfliktsituationen und Fragestellungen ist gerade in der Geriatrie unabdingbar. Dazu gehört der Respekt und die Förderung von Autonomie und Selbständigkeit der Patienten, und deren partizipative Beteiligung an sie betreffenden Entscheidungsprozessen. Dies verlangt eine besondere Kompetenz in Umgang und Kommunikation mit den hochbetagten, oftmals erschwert kontaktierbaren oder kognitiv beeinträchtigten Menschen.

Literatur

1. Steffen-Bürgi B. Reflexionen zu ausgewählten Definitionen in der Palliative Care. In: Knipping C (Hrsg.), Lehrbuch Palliative Care, Bern 2006, 30-38.

2. Calman K, zitert nach Michael A. et al., Changes in and correlates of individual quality of life in advanced cancer patients admitted to an academic unit for palliative care. Palliative Medicine 2007;21:199-205.

3. Echteld MA et al. Changes in and correlates of individual quality of life in advanced cancer patients admitted to an academic unit for palliative care. Palliative Medicine 2007;21:199-205.

4. Fegg M, Wasner M et al. Personal Values and Individual Quality of Life in Palliative Care Patients. Journal of Pain and Symptom Management 2005;30:154-159.

5. Breitbart W. Beyond Symptom Control: Psychosocial and existential issues in palliative care. Palliative Medicine 2004;18:303-393.

6. Herschbach P. Das "Zufriedenheitsparadox" in der Lebensqualitätsforschung. Wovon hängt unser Wohlbefinden ab? Psychotherapie Psychosomatik Medizinische Psychologie 2002;52:141-150.

7. Persson C et al. Health related quality of life in significant others of patients dying form lung cancer. Palliative medicine 2008;22:239-247.

8. Higginson I, Carr AJ. Measuring quality of Life, Using Quality of Life Measures in the Clinical Setting. British Medical Journal 2001;322:1297-1300.

9. Kaasa S, Loge JH. Quality of life in palliative care: principles and practice. Palliative Medicine 2003;17:11-20.

10. European Organisation for Research and Treatment of Cancer (EORTC) QLQ-C30

11. Groenvold M et al. EORTC QLQ-C15-PAL: the new standard in the assessment of health-related quality of life in advanced cancer? Letter to the Editor. Palliative Medicine 2006;20:59-61.

12. Lerzynski GA, Allan A, Murray SA. Die Bewertung der palliativmedizinischen Patientenversorgung mithilfe der Palliative Care Outcome Scale (POS) in verschiedenen Versorgungsformen. Zeitschrift für Palliativmedizin 2004;5:19-27.

13. Hanson L., Palliative Care: Innovation in Care at the End of Life, in: North Carolina Medical Journal 65 (2004) 202-208.

14. Feldmann K. Sterben und Tod. Sozialwissenschaftliche Theorien und Forschungsergebnisse. Opladen 1997.

15. Westermann MJ et al., Change in what matters to palliative patients: eliciting information about adaptation with SEIQoL-DW. Palliative Medicine 2007;21:581-586.

16. McPherson CJ et al. Feeling like a burden to others: a systematic review focusing on the end of life. Palliative Medicine 2007;21:115-128.

17. Pessin H et al. Helplessness: An essential component of despair at the end of life. Poster Nr. 175. Palliative Medicine 2008;22:301-603.

18. Spichiger E. Betreuung am Lebensende im Akutspital. In: Knipping C (Hrsg.), Lehrbuch Palliative Care, Bern 2006, 458-464.

19. Kierner KA, Hladschik-Kermer B, Ponocny A, Watzke HH (AUPACS Studiengruppe). Quality of life in Palliative Care patients. Estimation by patients, nurses and physicians. Vortrag in Trondheim anlässlich des EAPC-Research-Forums 2008.

20. Aus einer Angehörigenbefragung an der Hospiz-Palliativstation Innsbruck, nähere Angaben bei der Verfasserin.

21. https://www.who.int/health-topics/palliative-care (Zugriff am 29.05.2021).

22. Wilson IB, Cleary PD. Linking clinical variables with health-related quality of life. A conceptual model of patient outcomes. JAMA. 1995;273:59-65.

23. Frühwald T, Grafinger A, Pleschberger S und die Arbeitsgruppe Palliative Geriatrie der Österreichischen Gesellschaft für Geriatrie und Gerontologie (ÖGGG) und Österreichischen Palliativgesellschaft (OPG)

24. Pautex S, Curiale V, Pfisterer M, Rexach L, Ribbe M, Van Den Noortgate N. A common definition of geriatric palliative medicine. J Am Geriatr Soc. 2010;58(4):790-1.

25. WHO Definition of Palliative Care 2002 (https://www. who.int/health-topics/palliative-care).

Weiterführende Literatur

Breitbart W, Heller KS. Reframing Hope: Meaning-Centered Care for Patients Near the End of Life. Journal of Palliative Medicine 2003;6:979-988.

Higginson I et al. Quality of Life, Oxford 2003.

Jordhoy MS et al., Assessing physical functioning: a systematic review of quality of life measures developed for use in palliative care. Palliative Medicine 2007;21: 673-682.

4.2. Wie Achtsamkeit den Zielen der Palliativmedizin dienen kann

Jedes menschliche Erleben ist das Ergebnis einer automatischen oder bewussten Lenkung der Aufmerksamkeit. Gerade in Todesnähe ist es von entscheidender Bedeutung, womit ich meinen Geist beschäftige. Ist es die unsichere Zukunft, die mir

Angst macht? Ist es die Vergangenheit, in der etwas nicht so war, wie ich es mir gewünscht habe? Macht es mich traurig, Abschied zu nehmen? Krebskranke Menschen berichten von ihrem Weg vom Überleben zum Leben: Wenn es gelingt, sich ganz dem jeweils gegenwärtigen Moment zuzuwenden, hat ihr Leben wieder Qualität. Quälendes rückt in den Hintergrund, wenn es gelingt, den Augenblick ganz wach und bewusst wahrzunehmen, ihn zu genießen oder zu wissen, dass auch schlimme Zeiten vorübergehen, oder wenn man es vermag, aus einer distanziert gelassenen Position allem zuzuschauen, einfach "nur" zu beobachten.

Damit sind zentrale Punkte benannt, wodurch die Praxis der Achtsamkeit Menschen auf ihrem Lebensweg unterstützen kann. In einem Zustand von Achtsamkeit strebt man danach, die Aufmerksamkeit auf das gegenwärtige Erleben zu lenken. Sie kann sich nach innen oder nach außen richten. "Innere Achtsamkeit" ermöglicht es, mit sich in Kontakt zu treten und zu bleiben und dabei sich selbst zu erforschen. Achtsamkeit wurde in der Hakomi-Methode [1] erstmals explizit in eine Psychotherapie integriert. Sie hilft dabei, Einsicht in das Muster der Selbstorganisation zu gewinnen und Bedürfnisse und Grenzen wahrzunehmen. Nach außen gerichtet führt sie dazu, mit der Umwelt in Kontakt zu kommen und zu bleiben und bewirkt somit, über die fünf Sinne "zur Besinnung zu kommen" [2]. Es wird eine Instanz kultiviert und gestärkt: der sogenannte "Innere Beobachter" [1]. Dieser blickt aus einer gewissen Distanz, gelassen und vor allem wohlwollend akzeptierend und ohne zu bewerten auf das Wahrgenommene, ohne es anders haben zu wollen oder etwas verändern zu müssen. Achtsamkeit ist ein Weg der inneren Aussöhnung, vielfach auch mit der spirituellen Dimension, loszulassen und sich in etwas Größeres hinein fallen zu lassen.

In Hinblick auf die Palliativmedizin stellt sich die Frage: Was wünschen sich Sterbende von ihren Begleiterinnen und Begleitern? Welche ihrer Qualitäten, Zustände oder Funktionen sind hilfreich? Elisabeth Kübler-Ross [3] oder Sogyal Rinpoche [4] haben von "bedingungsloser Liebe" als zentraler Qualität in der Sterbebegleitung gesprochen. Ich würde noch "Mitgefühl" und die "Qualität von Präsenz" ergänzen. "Präsenz" meint, gegenwärtig in Kontakt mit sich selbst zu sein, den eigenen Körper zu spüren, aber zugleich auch offen zu bleiben für den Kontakt mit dem Gegenüber [5]. So kann zumindest für ein Stück des Weges Halt geboten, dann aber auch losgelassen werden. Es geht darum, auch in inneren und äußeren (Gefühls-)Stürmen in Kontakt mit der eigenen Mitte und zentriert zu bleiben. Inmitten allen Tuns, wenn das Notwendige getan ist, oder wenn Handeln nicht mehr sinnvoll ist, ermöglicht die Entfaltung dieser Seinsqualität eine andere Art der Begegnung: einfach da zu sein – in einem Zustand von "*loving presence*" [1]. Mir ist kein anderer Übungsweg bekannt, der wie die Achtsamkeitspraxis gerade dies alles schult: den unbewegten, in sich ruhenden Beobachter, Akzeptanz, Präsenz und die Fähigkeit, mit innen und außen in Kontakt zu sein, genauso, wie es ist.

Können Begleitende sich selbst dabei freundlich zuschauen, wie sie zu wissen meinen, was für einen Sterbenden oder Angehörigen gut wäre? Bemerken sie, wie vielfach Hypothesen und eigene Bedürfnisse im Weg stehen, das wahrzunehmen, was im anderen vorgeht, was er oder sie braucht? Achtsamkeit schult diesen "Anfängergeist": Die Welt zu betrachten, als ob sie jeden Augenblick neu erschaffen würde, mit Offenheit und unvoreingenommener, liebevoller Neugier eines Kindes.

Vielleicht ist jetzt ein guter Moment, im Lesen innezuhalten und sich gewahr zu werden, was gegenwärtig in Ihnen und um Sie herum vorgeht. Dass Sie als Leser oder Leserin mit Bewegungen Ihrer Augen oder Ihres Kopfes diesen Zeilen folgen, welche Haltung Ihr Körper einnimmt, wo er den Stuhl oder Boden berührt, wie Sie atmen. Wie Sie einatmen und wieder ausatmen, wie es nach dem Ausatmen einen kleinen Augenblick des Innehaltens und der Stille gibt. Sie können sich einen Atemzug lang Zeit nehmen, das wirklich zu spüren. Oder Sie bemerken, wie Ihre Aufmerksamkeit vom Atmen weggelenkt wird, wie Sie ganz automatisch Gedanken folgen, vielleicht sogar Gedankenketten – ob Sie mit Vergangenem, Zukünftigem oder mit Gegenwärtigem beschäftigt sind. Gibt es Pausen zwischen den Gedanken? Oder ist Ihre Aufmerksamkeit bei äußeren Reizen, beim Sehen oder Hören?

Achtsamkeitspraxis kann helfen, für die Sterbenden besser "da zu sein", aber auch bei geteilter Aufmerksamkeit nicht nur die Patienten und deren Bedürfnisse wahrzunehmen, sondern auch sich selbst nicht zu vergessen, sich an seinen Körper, seine Bedürfnisse und vor allem auch die eigenen

Grenzen zu erinnern. Im Kleinen kann es darum gehen, die eigene Körperhaltung beim Heben oder auch im Sitzen bewusst wahrzunehmen und es sich gegebenenfalls bequemer zu machen, beim Weg von einem Patienten zum nächsten ein paar Schritte bewusst den Boden zu spüren und das Tempo zu bemerken, es vielleicht zu verlangsamen und sich zu "entschleunigen". Sie können das warme Wasser beim Händewaschen spüren oder einen Schluck Kaffee oder Tee ganz bewusst schmecken und ihn ganz auskosten.

Mindfulness-based Stress Reduction [6] wurde ursprünglich zur Bewältigung von chronischer Krankheit und chronischen Schmerzen entwickelt. So kann uns beispielsweise die Angst davor, einmal keine Luft mehr zu bekommen, ebenso wie ein schmerzhafter Körperteil gleichsam "hypnotisieren" [7]. Dies geschieht, indem unsere Aufmerksamkeit fokussiert und stark eingeengt wird. Wir versetzen uns in eine "Problemtrance", über die wir keine Macht zu haben scheinen. "Es" passiert etwas mit uns. Wir werden gleichsam zur Angst oder zum Schmerz, sind mit ihm identifiziert; alles andere ist ausgeblendet, wie nicht mehr vorhanden. Achtsamkeit kann dann auf mehreren Wegen helfen. Im Falle von Angst kann sie uns von der Zukunft in die Gegenwart zurückholen, zum bewussten Spüren, etwa bei jedem Atemzug: "Ich bekomme genug Luft". Beim Erleiden von Schmerz kann die Aufmerksamkeit diesem ganz bewusst zugewandt, zugleich aber Abstand gewonnen werden, indem man eine Beobachterposition einnimmt. Wenn der Fokus der Beobachtung der Veränderung gilt, wird schmerzlich, vielfach aber auch tröstlich evident, dass alles Weltliche Verwandlungsprozessen unterworfen ist, ob wir wollen oder nicht. Die Aufmerksamkeit kann auch bewusst vom Problem weg auf etwas Kraftgebendes gelenkt werden und damit aus der "Problemtrance" in eine "Lösungstrance" [7] führen.

Achtsamkeitspraxis führt zu Disidentifikation. Es kehrt Ruhe in das "innere Stimmengewirr" ein. Es wird nichts abgelehnt. Alles, was im Augenblick wahrnehmbar ist, wird akzeptiert. "Anhaften", "Verlangen" und "Ablehnen" haben ihre Dringlichkeit verloren. "Ich bin nicht das, was ich besitze". Ich kann meinen Körper beobachten. "Was ich beobachten kann, kann nicht ich sein. Ich habe einen Körper, aber ich bin nicht (nur) mein Körper". Ich kann beobachten, wie Gedanken und Gefühle kommen und gehen, sich ständig verändern. "Ich bin nicht meine Gedanken, ich bin nicht meine Gefühle" … "Ich bin das, was übrig bleibt, ein Zentrum reinen Gewahrseins, der unbewegte Zeuge im Auge des Hurrikans, der das alles beobachtet und erkennt". So etwa formuliert es Ken Wilber [8] in der "Zeuge-Übung", bei der er seine sterbende Frau unterstützt. Auf diese Weise unterstützt Achtsamkeit bei einer zentralen Aufgabe im Sterbeprozess – beim Loslassen von all dem, mit dem wir uns identifizieren.

Im Tibetischen Totenbuch [4] mahnt der Sterbebegleiter, sich nicht von den furchterregenden Bildern im dunklen Tunnel abschrecken zu lassen. Sie seien nichts als die eigenen Projektionen. Er erinnert daran, die Aufmerksamkeit dem Licht zuzuwenden, sich auf das reine, weiße Licht hinzubewegen, zu der Erkenntnis der eigenen "wahren Natur". So ist es durch Achtsamkeitspraxis auch möglich, sich schon frühzeitig auf den letzten Übergang in diesem Leben vorzubereiten. Man kann beispielsweise üben, eine Licht-, Christus- oder Buddhafigur zu imaginieren, die Aufmerksamkeit auf Liebe und Mitgefühl [6], auf den Raum oder auf Leere zu fokussieren.

Literatur

1. Weiss H, Johanson G, Monda L. (Hrsg.) Hakomi - Achtsamkeitszentrierte Körperpsychotherapie. Theorie und Praxis. Klett-Cotta, Stuttgart, 2019.

2. Kabat-Zinn J. Stressbewältigung durch die Praxis der Achtsamkeit. Arbor Verlag, Freiamt, 1999.

3. Kübler-Ross E. Leben bis wir Abschied nehmen. Kreuz Verlag, Stuttgart. 2. Auflage, 1980.

4. Sogyal Rinpoche: Das tibetische Buch vom Leben und vom Sterben. Knaur, München, 2020.

5. Stocker C, Willms J, Koster F, van den Brink E. Mitgefühl üben. Das große Praxisbuch "Mindfulness-Based Compassionate Living" (MBCL). Springer, Wiesbaden, 2020.

6. Kabat-Zinn J. Zur Besinnung kommen. Die Weisheit der Sinne und der Sinn der Achtsamkeit in einer aus den Fugen geratenen Welt. Arbor, Freiamt, 2006.

7. Harrer ME. Hypnose und Achtsamkeit. Zwei Schwestern auf dem Tandem. Carl Auer, Heidelberg, 2018.

8. Wilber K. Mut und Gnade. Goldmann, München, 1996:152.

Weiterführende Literatur

Harrer ME. Burnout und Achtsamkeit. Stuttgart, Klett-Cotta, 2013.

Harrer ME, Ebell H (in press): Hypnose und Achtsamkeit in der Psychoonkologie. Heidelberg, Carl Auer, 2021.

Nyanaponika: Geistestraining durch Achtsamkeit. Verlag Beyerlein & Steinschulte, Stammbach, 9. Auflage, 2007.

Thich Nhat Hanh: Das Wunder der Achtsamkeit. Theseus, Berlin, 2009.

Weiss H, Harrer ME, Dietz T. Das Achtsamkeits-Buch. Stuttgart, Klett-Cotta, 2019.

Weiss H, Harrer ME, Dietz T. Das Achtsamkeits-Übungsbuch. Stuttgart, Klett-Cotta, 7. Auflage. 2020.

Weblinks

https://www.achtsamleben.at/ (Homepage des Autors zum Thema Achtsamkeit)

https://www.burnoutundachtsamkeit.at/

https://www.dhamma.org

https://www.hakomi.de/

https://www.mbsr-verband.de

https://plumvillage.org/de/

4.3. Psychologische Aspekte in der Palliativbetreuung von Patienten und Angehörigen

4.3.1. Emotionale Reaktionen des Palliativpatienten

Wenn ein Patient vom Arzt mit einer schwerwiegenden Diagnose wie Carcinom oder häufig umschrieben "Krebs" konfrontiert wird oder wenn es zu weiteren "schlechten Nachrichten" – sprich Krankheitsverschlechterung – kommt, treten beim Patienten verschiedene emotionale Reaktionen in unterschiedlich starker Ausprägung auf.

Zu Beginn kommt es meist zu einem **Schockzustand.** Um sich vor nicht Aushaltbarem zu schützen, treten verschiedene uns angeborene oder auf unserem bisherigen Lebensweg angeeignete Abwehrmechanismen wie Verdrängung, Verleugnung, Projektion u.a. in Kraft.

Ohnmacht, Verzweiflung – das Gefühl, den Boden unter den Füßen zu verlieren, in eine Starre zu verfallen – nicht reagieren zu können sind normale Reaktionen. Solche schwerwiegenden Informationen können das physische und psychische Gleichgewicht beeinträchtigen. Dies sollte den Patienten auch als solches rückgemeldet werden, da sie ansonsten annehmen könnten, es sei mit ihnen "etwas nicht in Ordnung".

Wut, Aggression, Enttäuschung, Angst, Todesangst sind in dieser belastenden Zeit ganz normale Wegbegleiter und können bei vielen Patienten zur Entwicklung von unsagbaren Kräften führen, um den Kampf gegen die Krankheit aufzunehmen. Für Familienmitglieder und das sonstige Betreuernetz sind diese beim Patienten auftretenden Reaktionen schwer aushaltbar. Die Auseinandersetzung mit der eigenen Begrenztheit, sprich Tod und Sterben, und diesbezüglich begleitende Themen können zu sozialem Rückzug und Depressionen führen.

4.3.2. Belastungsbereiche für den Palliativpatienten

Neben den emotionalen Reaktionen, welche beim Patienten auftreten können, kann es auch zu anderen schwerwiegenden Belastungen kommen.

Physische Belastungen

Zu den physischen Belastungen zählen:

- Körperlicher Abbau, Schwäche und Kraftlosigkeit, die mit Symptomen wie Übelkeit, Müdigkeit und Schmerzen einher gehen.
- Die durch die Erkrankung entstandenen Funktionseinschränkungen und Behinderungen.
- Die Beeinträchtigung des äußeren Erscheinungsbildes kann durch die Erkrankung oder durch diverse Behandlungen zu großer Belastung führen.

Psychische Belastungen

Zu den psychischen Belastungen zählen:

- Angst vor einem Rezidiv: "Haben die bisherigen Behandlungen/Therapien angesprochen?"
- Angst vor Zunahme von krankheitsspezifischen Symptomen.
- Die Auseinandersetzung mit den Tabus Tod, Sterben und Trauer werden zu einem existenziellen Thema.
- Angst vor der Einsamkeit und Verlieren der Lebensperspektiven.

- Die Verminderung des Selbstwertgefühles und die Steigerung der Schuld-, Abhängikeitsgefühle und Kontrollverlust werden zur Belastung.
- Nebenwirkungen durch palliative Behandlungen (Chemotherapie, Bestrahlung und Operationen) und diverse notwendige Therapien führen zur Beeinträchtigung des psychischen Wohlbefindens.

Soziale Belastungen

Zu den sozialen Belastungen gehören:

- Rollenveränderungen in der Familie, in Beruf und Gesellschaft.
- Verlust- und Trennungsängste.
- Sozialer Rückzug, Einsamkeit und Isolation.
- Abhängigkeit von den Angehörigen und den Betreuern.
- Belastung für den Patienten durch Angehörige.

Diese Belastungen machen deutlich, mit welchen Problemen der Patient konfrontiert wird. Es soll als normal angesehen werden, dass es bei diesen Verarbeitungsprozessen zu massiven emotionalen Reaktionen kommen kann, wobei für uns als Betreuende zum Selbstschutz zu bedenken ist, dass diese Reaktionen nichts mit uns persönlich zu tun haben.

> "Aggressionen der Patienten auf die Krankheit werden oft zu Aggressionen gegen Betreuer und Familienmitglieder. Dies zu verstehen, richtig zu deuten, muss gelernt sein." [4]

4.3.3. Angehörigenbetreuung

Da eine Palliativbetreuung eine ganzheitliche, interdisziplinäre, allumfassende sein sollte, ist es von Bedeutung, dass nicht nur der Patient, sondern auch die Familienmitglieder bzw. das gesamte soziale Umfeld in den Mittelpunkt gerückt werden müssen.

> "Zudem hat angesichts der außerordentlich hohen Komorbidität psychischer und onkologischer Erkrankungen eine psychosoziale Begleitung von Krebspatienten und deren Angehörigen als unverzichtbarer Bestandteil einer verantwortungsvollen Medizin zu gelten." [4]

In einigen Studien zu diesem Themenkomplex wird aufgezeigt, dass Angehörige eine unabdingbare Ressource in der stationären und der häuslichen Betreuung von Patienten sind. Das heißt, dass es bei *Palliative Care* nicht nur um die Lebensqualität des Sterbenden gehen darf, sondern dass es uns auch ein Anliegen sein muss, auf die Lebensqualität der Angehörigen zu achten.

Lebensqualität ist etwas Individuelles. In der Literatur wird Lebensqualität grundsätzlich als physisches, psychisches und soziales Wohlbefinden beschrieben.

Egal, ob es sich um eine ärztliche, pflegerische, psychologische, ehrenamtliche oder sonstige im interdisziplinären palliativen Konzept vorgesehene Betreuung handelt, ist es Tatsache, dass die Angehörigenbetreuung eine intensive, anspruchsvolle und aufwendige Leistung ist. Alle Betreuer rund um den Schwerkranken, egal, ob im intramuralen oder extramuralen Bereich, werden mit dem Familiensystem des Patienten konfrontiert. Sie müssen sich neben der Tätigkeit in ihrer fachlichen Profession zusätzlich damit auseinandersetzen.

Dies erfordert von den Betreuern persönliche Reife und Stärke, um mit den eigenen Gefühlen adäquat umgehen zu können, und die Fähigkeit, die Arbeit und die eigenen auftretenden Emotionen zu reflektieren.

Wer ist Angehöriger eines Palliativpatienten?

Im Palliativbereich werden als Angehörige nicht nur die unmittelbaren Familienangehörigen, sondern auch Lebensgefährten, Freunde, Nachbarn, welche sich in einer vertrauten und häufig auch verpflichtenden Nähe zum Patienten befinden, bezeichnet.

> "Als Angehörige im Sinne von zum Patienten gehörend gelten all jene, die in irgendeiner Form eine bedeutende oder entscheidende Rolle oder Funktion im Leben des Patienten ausüben, sei dies in verwandtschaftlicher, kollegialer, helfender, begleitender oder verursachender Form." [2]

Was durchleben Angehörige von Schwerkranken?

Wenn eine unheilbare Erkrankung eines Familienmitgliedes auftritt, löst es vorerst Fassungslosigkeit aus. Das ansonsten normal funktionierende Familiensystem wird erschüttert, bricht zusammen und muss neu organisiert werden. Die immer wieder gestellten Fragen "Warum?" "Wieso?" werden diskutiert, Gründe und Zusammenhänge gesucht – und trotzdem muss man erkennen, dass es auf diese Fragen keine Antwort gibt.

Wie beim Patienten kommt es auch bei seinen Angehörigen zu massiven emotionalen Reaktionen und zu psychischen, körperlichen sowie sozialen Belastungen. Eine weitere Erfahrung ist es, sich mit den starken emotionalen Reaktionen anderer auseinandersetzen zu müssen.

Was brauchen Angehörige?

Um eine möglichst angenehme Atmosphäre bei der Betreuung zu erreichen, muss eine vertrauensvolle, wertschätzende Beziehung zwischen dem Patienten, den Angehörigen und den Betreuungspersonen aufgebaut werden. Zum Vorteil aller Beteiligten ist es, wenn im Vorfeld bereits gemeinsame Grundregeln für den Umgang miteinander festgelegt werden. Offene und ehrliche Kommunikation und klare Informationen über den weiteren Krankheits- und Betreuungsverlauf (was noch kommen kann, über Ängste, Bedürfnisse und Wünsche) kann für das gesamte Betreuungsnetz rund um den Palliativpatienten entlastend wirken. Entlastend für die Angehörigen kann es jedoch auch sein, wenn vorausgeplant (*advance care planning*) bzw. geklärt wird, wer bei einer Verschlechterung des Allgemeinzustandes des Patienten informiert werden soll.

Damit sich Angehörige mit ihren Ängsten und Sorgen nicht allein gelassen fühlen, bedarf es geduldig zuhörender Gesprächspartner, welche die Bereitschaft deklarieren, mit ihnen über alles reden zu können. Auch bedarf es der Klärung, wer bei diversen Problemen jederzeit telefonischer Ansprechpartner ist.

Angehörige brauchen neben Lob und Anerkennung für ihre Betreuungsleistung auch soziale, emotionale und spirituelle Unterstützung, und es tut ihnen gut, wenn sie nach eigenen Bedürfnissen und eigenem Befinden befragt werden.

Trotz zeitaufwendiger Betreuung sollten eigene Bedürfnisse und die bisherige Rolle z.B. als Ehepartner, Mutter, Vater, Kind usw. nicht vernachlässigt werden.

Schlussendlich ist es von großer Bedeutung, dass die Privatsphäre in der Familie gewährleistet wird und die letzten Wünsche des Patienten ernst genommen, respektiert und wenn möglich umgesetzt werden.

Angehörige brauchen Wissen über die Symbolsprache

In *Palliativ Care* wird der Blickwinkel bei Kommunikation von Patienten in der Terminalphase auch auf die sogenannte Symbolsprache gerichtet. Sterbende teilen sich über bildliche Symbole, verschlüsselte Ausdrücke, Andeutungen und Gleichnisse ihrem Umfeld mit.

Einige Beispiele

- Raum und Zeit: "meine Uhr geht nicht richtig", "meine Uhr geht viel zu schnell".
- Kofferpacken: "bitte bring meine Wanderschuhe", "brauche meine schöne Hose".
- Verreisen: "darf den Zug nicht versäumen", "muss dringend zum Bahnhof".
- Nach Hause kommen: "habe einen weiten Weg vor mir", "kann die Tür nicht öffnen", "brauche den goldenen Schlüssel".
- Bücher/Briefe: "sind noch nicht alle Seiten beschrieben", "muss noch eine wichtige Botschaft schicken".

Es bedarf viel an Sensibilität, aufmerksamer Haltung, Mut und Kraft und viel, viel Zeit, um mit Sterbenden auf diese Ebene der Kommunikation zu kommen. Wichtig ist es in einem solchen Gespräch auf der Symbolebene zu bleiben und nicht auf die Sachebene zu wechseln, denn dies könnte dazu führen, dass das Gespräch abbricht, weil der Patient sich nicht ernstgenommen fühlt.

Patientenfallbeispiel

Ich bin bei einer älteren, geschwächten Patientin, die von mir schon eine längere Zeit betreut wird, zu einem Gespräch über eine für sie sehr belastende Familiensituation. Die Patientin hat bereits länger schon das dringende Bedürfnis mit ihrem Gatten übers "Sterben" zu reden, dieser verweigert es schon mehrmals vehement: "... dieses Thema wird hier im Raum mit der Schwerkranken nicht angesprochen". Auch diverse Gespräche von Seite des Betreuerteams konnten den Gatten nicht dazu bewegen, sich auf ein solches Gespräch einzulassen.

Die Patientin wirkt auf mich sehr enttäuscht.

Es folgt eine lange Gesprächspause.

Patientin zu mir: “Gehen sie mit mir auf den Berg?”

Wieder lange Gesprächspause ...

“Ja, ich begleite sie.”

Sehr lange Pause ...

“Gehen sie mit mir ganz hinauf?”

Wieder lange Pause.

Mit Kopfschütteln antworte ich: “Nein, ich geh nicht ganz hinauf ... das letzte Stückerl müssen sie alleine gehen.”

Lange, sehr lange Gesprächspause ...

“Danke, dass sie mich begleiten.”

Ich konnte in diesem Gespräch auf der Symbolebene bleiben. Auf der Realitätsebene wusste ich, dass die Patientin keine Chance gehabt hätte, aus dem Bett zukommen. Sie ist am nächsten Tag verstorben.

Beweggründe Angehöriger, Schwerstkranke zu betreuen

- Meist ist es in familiären Beziehungen eine **Selbstverständlichkeit**, dass kranke Menschen von deren Angehörigen betreut werden.
- Wenn Betreuungen aus **moralischer Verpflichtung** als Folge eines **Versprechens** zustande kommen, kann dies für den Patienten sowie den Angehörigen zu ungeahnten Belastungen führen.
- Die Betreuung schwerkranker Menschen ist eine **persönliche Herausforderung.**
- Man lernt neue Dimensionen des Lebens und die **eigenen Belastungsgrenzen** kennen.
- Man wird angeregt, sich mit dem **Lebenssinn** und der eigenen **Sterblichkeit auseinanderzusetzen.**
- Bietet man einem Patienten Hilfe und Unterstützung, kann daraus ein **gesteigertes Selbstwertgefühl** resultieren.
- Besonders zu beachten ist, dass die Betreuung für den Angehörigen **nicht ausschließlich** zum **Lebensinhalt** wird, da dies erste Anzeichen eines Helfersyndroms wären, welches relativ rasch in ein Burnout führen könnte.

Umgang mit Angehörigen nach dem Tod

Aus der Trauerforschung ist bekannt, dass das Gestalten und Erleben des Abschieds vom Verstorbenen positiven Einfluss auf die Trauerarbeit hat. Das bedeutet, dass wir den Angehörigen bewusst das Abschiednehmen vom Verstorbenen ermöglichen und sie auch dazu ermutigen, sie eventuell mit uns bekannten Ritualen dabei unterstützen.

Im palliativen Konzept ist eine Betreuung der Angehörigen über das Versterben des Patienten hinaus vorgesehen. Zu den Hinterbliebenen sollte man Kontakt halten (persönlich oder telefonisch), ihnen Hilfe anbieten und vermitteln, dass wir für sie auch in der Trauerzeit da sind.

Die meisten Palliativeinrichtungen bieten Trauerbegleitung in Form von Einzelgesprächen, Trauercafes oder in Trauergruppen an.

Welche Komponenten beeinflussen die Angehörigenbetreuung?

Konflikte treten häufig auf, nicht weil der Sterbende oder die Angehörigen nicht loslassen können, sondern weil Eifersucht, Familienprobleme, Wut, Hilflosigkeit und Trennungsangst eine große Rolle spielen.

Die Familiengröße und die Art des Familiensystems nehmen Einfluss auf die Betreuung. In vielen Familien herrschen Kommunikationsstörungen, und daraus resultiert, dass über die auftretenden Probleme in der Betreuung nicht offen und ehrlich gesprochen wird.

Der gemeinsame Wissensstand über die Erkrankung des Patienten und die Akzeptanz der Endgültigkeit der Situation sind von Bedeutung, um unrealistischen Vorstellungen bzw. Einstellungen zum Krankheitsgeschehen der Familie entgegen zu wirken.

Ein positiver Faktor für Angehörige ist eine umfassende Information, gemeinsame Organisation der Unterstützungsangebote und, wenn sie aktiv in die Betreuung mit einbezogen werden.

Ängste von Angehörigen

Ängste sind eine große Dimension des menschlichen Daseins, sind oft unmerkliche, oft intensive Begleiter des Lebens. Speziell in einer so schwierigen Lebenslage, in der sich betreuende Angehörige befinden, treten sie vermehrt auf.

Die Konfrontation mit den Tabuthemen Sterben, Tod und Trauer löst allgemein große Ängste aus. Bei Angehörigen kommt es oft zu Schuldgefühlen und Ängsten, dass sie Wesentliches im Leben mit dem Patienten versäumt haben.

Die Ängste vor der Ungewissheit des weiteren Krankheitsverlaufes, vor Veränderungen der Persönlichkeit des Patienten, das Miterleben des körperlichen Verfalls und Sorge, die hohen Erwartungen (teils von anderen) nicht erfüllen zu können, sind für das Familiensystem belastend und können auch zu Spannungen führen.

Eine weitere Angst auslösende Situation ist es, mit den Emotionen des Patienten nicht adäquat umgehen zu können. Bei Betreuenden mit eigenen körperlichen Beschwerden sind die Ängste vor Versagen und teilweiser Hilflosigkeit ein Problem.

Ängste ansprechen

Das Sprechen über die Krankheit, die Behandlung, die ungewohnte Situation im häuslichen Bereich oder in einer patientenversorgenden Institution, die Einbußen und Verluste, das vergangene und zukünftige Leben, Sterben und Tod hat entlastende, Angst mindernde, geradezu befreiende Wirkung.

Viele Ängste und bedrückende Fragen erfordern Gespräche und können dadurch entlastet werden.

Kinder als Angehörige

Die Belastung von Kindern, in deren Familien ein Mitglied unheilbar erkrankt ist, wird oft unterschätzt. Kinder merken, wenn Eltern oder Angehörige etwas bedrückt oder belastet. Aus diesem Grunde sollte man ihnen offen und ehrlich begegnen und veränderte Verhaltensweisen, unter Berücksichtigung von entwicklungspsychologischen Aspekten, erklären.

Kinder brauchen Stabilität, Sicherheit, Geborgenheit und vertrauensvolle Partner, d.h. eine erwachsene Hauptbezugsperson als Begleiter, denen sie ihre Sorgen und Ängste anvertrauen können. Gewohnheiten wie Essenszeiten, Spielzeiten usw. sollten beibehalten werden. Kinder sollten, sofern sie es auch wollen, mitgestalten, mithelfen, und moglichst in alle Bereiche der Betreuung mit einbezogen werden. Mit Kindern sollte rechtzeitig, altersgerecht und verständlich über die Erkrankung, die Sterbephase und den Tod gesprochen werden. Für die Verarbeitung dieser schwierigen Situation ist es von Bedeutung, dass Kinder, vorausgesetzt, sie wollen, bei Besuchen von Schwerkranken, die sich in der letzten Lebensphase befinden, mitgenommen werden, dass man ihnen ermöglicht, sie motiviert und dabei auch unterstützt, sich vom Sterbenden zu verabschieden, solange dieser noch dazu in der Lage ist.

Wenn Kinder am Begräbnis oder an der Verabschiedung teilnehmen, wiederum vorausgesetzt, dass sie dies wollen, hilft es ihnen, die folgende Trauerarbeit leichter zu bewältigen.

Sind Kinder auf Krankheit und Sterben des Familienangehörigen angemessen vorbereitet worden, braucht man keine Befürchtungen zu haben, sie zu überfordern. Großteils scheint es, dass Kinder besondere Fähigkeiten haben, mit solchen Situationen normal umzugehen.

Psychologische Unterstützungsmöglichkeiten für Angehörige

- Emotionale Unterstützung und Entlastung.
- Informationen über Reaktionen im Krankheitsverlauf.
- Förderung der Kommunikation in der Familie.
- Verhalten gegenüber kranken Angehörigen.
- Angehörigen vermitteln, dass Verzweiflung, Ratlosigkeit und Angst normal und natürlich sind.
- Angehörigen vermitteln, dass das natürliche Sterben zum Leben dazu gehört.
- Neue Perspektiven suchen, realistische Hoffnung aufbauen.
- Ängste ansprechen.

Basiskompetenzen für Betreuer von Angehörigen

Der Umgang mit Schwerkranken, Sterbenden und deren Angehörigen erfordert offene und ehrliche Kommunikation, ein erhebliches Maß an Einfühlungsvermögen und einen adäquaten Umgang mit den eigenen Gefühlen und denen der Angehörigen. Dies setzt voraus, dass der Betreuer empathiefähig ist, die Fähigkeit und Geduld hat, zuzuhören, aber auch den Mut und die Kraft aufbringt, zu hinterfragen. Wenn man sich auf die subjektive Wirklichkeit der Angehörigen eingestellt hat, kann man auch gemeinsame Lösungsansätze erarbeiten.

Personen, welche in diesem schwierigen Arbeitsfeld tätig sind, sollten sich mit der eigenen Sterblichkeit intensiv auseinandergesetzt haben und auch die Fähigkeit besitzen, sich selbst und ihre Arbeit zu reflektieren.

Da es bei Betreuungen von Angehörigen oft zu Ausnahmesituationen kommen kann, ist es gut, wenn man Erfahrung hat, wie man Gespräche deeskaliert, wie man sie strukturiert und moderiert.

Literatur

1. Aulbert E, Nauck F, Radbruch L. Lehrbuch der Palliativmedizin, 2007.
2. Fässler-Weibel P. Nahe sein in schwerer Zeit. Zur Begleitung von Angehörigen Sterbender. 2001.
3. Husebö S, Klaschik E. Palliativmedizin, 2003.
4. Meerwein F, Bräutigam W. Einführung in die Psychoonkologie, 2000.
5. Saunders C. Hospiz und Begleitung im Schmerz, 1997.
6. Ulsamer U. Angehörigenbetreuung: der Wunsch nach Information, 2005.
7. http://www.zwai.net/pflege/Intensiv/Journal/Intensivpflege/Angehoerigenbetreuung_-_der_Wunsch_nach_Information/

4.4. Wahrheit(en) am Krankenbett

Die Frage nach der Wahrheit ist nicht nur eine philosophische Herausforderung – im Kontext von Palliativbetreuungen und *end-of-life-Care* ist die Frage nach der Wahrheit eine kommunikative wie organisatorische Aufgabe. An der Wahrheit führt kein Weg vorbei, in jedem Behandlungskontext ist es rechtlich und ethisch verpflichtend den Patienten die Wahrheit mitzuteilen. Den Ärzten obliegt es hier, die **medizinischen Fakten** in der Diagnosestellung zu übermitteln und mittels der **medizinischen Indikation sinnvoll-erreichbare Therapieziele** mit den Patienten bzw. deren Vertreter(n) zu vereinbaren. Insbesondere im palliativen Kontext gilt es dabei, das Behandlungsteam wie auch die Angehörigen einzubeziehen.

Im Folgenden werden drei unterschiedliche Settings angesichts einer lebenslimitierenden Erkrankung unterschieden: Die initiale **Mitteilung der Diagnose**, die **partizipative Therapiezielfindung** im Ganzen der Behandlungs- und Versorgungsprozesse sowie die **Gespräche mit Patienten** und deren Angehörigen über Wünsche und Bedürfnisse angesichts von Sterben und Tod.

In der Deklaration der Menschenrechte ist mit dem Recht auf Autonomie/Selbstbestimmung auch der Anspruch auf Aufklärung bezüglich Diagnosen und Therapieansätzen grundgelegt (***informed consent***). Das Krankenanstalten- und Kuranstaltengesetz (KAKuG) schreibt dies im Hinblick auf Patientenrechte im §5a fort und formuliert, dass "Pfleglinge ihr Recht auf Aufklärung und Information über die Behandlungsmöglichkeiten samt Risken ausüben und sich aktiv an den Entscheidungsprozessen ihren Gesundheitszustand betreffend beteiligen können" (Abs. 2) und "auf Wunsch des Pfleglings ihm oder Vertrauenspersonen medizinische Informationen ... in möglichst verständlicher und schonungsvoller Art gegeben werden" (Abs. 3).

Obwohl es zahlreiche Studien gibt, die belegen, dass der überwiegende Anteil der Tumorpatienten nicht nur Offenheit, sondern vollständige und ehrliche Aufklärung von den behandelnden Ärzten erwarten, tun sich manche Ärzte schwer, diesen Erwartungen in vollem Umfang und vor allem rechtzeitig gerecht zu werden. Es ist jedoch unverzichtbarer Bestandteil jeder Palliativbetreuung, vollumfänglich aufzuklären bzw. informiert zu sein. Eine fortlaufende Kommunikation über Therapieziele und Patientenwünsche und dementsprechende Entscheidung (***shared desicion making process***) sind Teil des Behandlungsprozesses und der bestmöglichen Begleitung/Sorge in *Palliative Care.*

4.4.1. Dimensionen der zu vermittelnden Wahrheit

Die Patienten sind nicht vor der Wahrheit zu schützen. Die Wahrheit ist zumutbar und eröffnet dem Patienten und den Angehörigen angesichts einer lebenslimitierenden Erkrankung einen Gestaltungsraum für die letzte Lebensphase – wenn sie das wollen und können. Auch das interprofessionelle Behandlungsteam profitiert von einer solchen Haltung: Sie können sich auf ihre professionellen Kompetenzen und Expertisen konzentrieren – und erliegen nicht der Versuchung, aus der eigenen Moral heraus für die Patienten eine Entscheidung zu treffen.

In Anlehnung an den Philosophen Jürgen Habermas (Begründer der Diskursethik) ist von drei wesentlichen Dimensionen von Wahrheit am Krankenbett auszugehen und in der Folge auch zu sorgen. Habermas setzt diese drei Dimensionen für einen gelingenden Diskurs/Kommunikation voraus. Der Hinweis auf Diskurs verdeutlicht, dass die Wahrheit am Krankenbett sich nicht allein auf die unmittelbare Arzt-Patienten-Kommunikation konzentrieren sollte: Es braucht auch den fachlichen, interdisziplinären und interprofessionellen Diskurs im Behandlungsteam zur Diagnose- und Indikationsstellung (und im Dialog mit den Patienten) wie auch einen Dialog mit An- und Zugehörigen als familiäres Unterstützungssystem, wenn die Patienten dies wünschen.

So kommt erstens eine **objektive Wahrheit** – Habermas nennt sie die *Welt der Tatsachen* – zum Tragen, die aktuelle Faktenlage, die möglichst transparent und verständlich darzulegen ist. Zweitens fordert Habermas eine **normative Richtigkeit** in Bezug auf die *Welt der sozialen Beziehungen*. Das Zusammenspiel von Sach- und Beziehungsebene ist nicht nur Allgemeinwissen vieler Kommunikationsmodelle, sondern immer schon Grundlage einer Arzt-Patienten-Beziehung: Studien zeigen, dass Patienten die ihnen angebotenen Informationen über Diagnose, Indikation und Prognose nicht hören und nicht verstehen können, wenn auf der Beziehungsebene eine Irritation oder Störung vorhanden ist. In der Praxis ist das oft jene Diagnosemitteilung, die zwar in der Krankenakte gut dokumentiert, von der aber die Patienten überzeugt sind, sie habe nie stattgefunden. Dies hängt wesentlich von der dritten Dimension, der **subjektiven Wahrhaftigkeit** bzw. **Authentizität** oder **Aufrichtigkeit**, ab – Habermas nennt sie die *innere Welt der eigenen Gefühle*. Wenn wir berücksichtigen, dass nur 7 % der Kommunikation über die Worte allein abläuft, Stimme und Ton 38 % und Körpersprache 55 % zur gelingenden Kommunikation ausmachen, dann kann ein mitleidvoller Blick oder eine zögerliche Haltung z.B. eines Mitglieds aus dem Behandlungsteam den Patienten signalisieren – zu Recht oder Unrecht – dass hier nicht die volle Wahrheit im Spiel ist. Habermas wichtiger Hinweis ist konsequent: Als Grundlage für einen gelingenden Diskurs oder Dialog braucht es **Verständlichkeit** in allen drei Dimensionen von Wahrheit; Wahrheit am Krankenbett bezieht sich nie nur auf eine Mitteilung der fachlichen Fakten. Auch die psychosozialen und spirituellen Werte, Ziele und Bedürfnisse der Patienten, aber auch jedes anderen Mitglieds im gesamten Sorgesystem sind zu sehen und angemessen zu berücksichtigen. In diesem Sinne gilt auch die Weisheit: "Es gibt nicht nur eine Wahrheit" oder wie Paul Watzlawick sagte: "Jedes Ding hat drei Seiten – eine, die ich kenne, eine, die Du kennst und eine, die wir beide noch nicht sehen …". Es verdeutlicht, Wahrheit am Krankenbett ist wesentlich eine kommunikative, moderative Aufgabe. Mit dem Vier-Ohren-Modell von F. Schulz von Thun, der gewaltfreien Kommunikation nach M. Rosenberg oder der Themenzentrierten Interaktion nach R. Cohn stehen Tools zur Verfügung, die sich in Kursen gut erlernen lassen.

4.4.2. Settings und Rollenklärung als Teil der Wahrheit

Ärzte tragen die Verantwortung für die objektive Wahrheit der Diagnose bzw. der medizinischen Fachinformationen. Nicht jedem ist es auch gelegen, für die sozialen Beziehungen Sorge zu tragen. Es kann für Ärzte entlastend sein, wenn von ihnen nicht alle Rollen/Funktionen für gelingende Kommunikation gleichzeitig und gleich gut erwartet werden – unbeschadet dessen, dass immer mehr ärztliche Kollegen entsprechend aufmerksam und ausgebildet sind. Die Übermittlung von Diagnosen, die partizipative Therapiezielfindung und Gespräche über Sterbewünsche oder den nahenden Tod sind im interprofessionellen Behandlungsteam zu organisieren. Es ist von Vorteil, wenn verantwortliche Pflegekräfte oder nahe Angehörige beteiligt werden, den Originalton der medizinischen Fachinformation mithören und damit gleichzeitig konkrete Informationen für und über den Pflegeprozess erhalten. Sie können ggf. Reaktionen des Patienten (Verständnis, Irritation, Zweifel, Verzweiflung etc.) mit aufnehmen und dessen Bedürfnisse in der Folge besser berücksichtigen. Eine dritte Rolle kommt in diesem Kommunikationsprozess den psychosozialen Berufen zu: Sie können das Gespräch moderieren und davon ausgehend die Beteiligten unterstützen – auch als Entlastung und Psychohygiene im ganzen Behandlungsteam. Für gelingende Kommunikation und Wahrheit braucht es insbesondere die **Aushandlung über** (eine) **konsensfähige Definition der Ausgangssituation** – hier sind die Patienten einzubeziehen und ihnen ausreichend Mitverantwortung einzuräumen.

Für die Umsetzung einer **empathischen und vertrauensvollen Kommunikation** haben sich kürzlich Uwe Junker und Eberhard A. Lux stark gemacht und auf die hilfreiche Strukturierung für diese schwierigen Gespräche auf das bekannte SPIKES-Modell verwiesen:

- **Situation** (*Setting*): eine wertschätzende, klare Atmosphäre schaffen; nicht im Rahmen einer Visite diese Gespräche planen, Zeit und Ort, Gestaltung des Raums, Vorbereitung der Teilnehmer.
- **Patienten-Vorwissen** (*Perception*): Abholen und Anschließen an den aktuellen Wissensstand – was weiß ein Patient schon über die Erkrankung?
- **Informationsbedarf** (*Invitation*): Einschätzen, ob und wie ein Patient bereit ist, eine wichtige Nachricht aufzunehmen bzw. ein Gespräch zu führen; welche Information wünscht der Patient jetzt und in welcher Detailiertheit? Macht es Sinn, Informationen sequenziert anzubieten, auf mehrere Gespräche aufgeteilt?
- **Kenntnisse** (*Knowledge*): Wissen bzw. Informationen verständlich übermitteln und Fachsprache zu vermeiden; nach einer wichtigen Information eine Pause einlegen, überprüfen, ob die Botschaft verstanden wurde.
- **Exploration der Gefühle** (Emotions): die Gefühlsebene ansprechen, empathisch auf auftretende Gefühle eingehen und diese als Hinweis für Werte und Bedürfnisse zu verstehen suchen; gibt es Zeichen der Abwehr?
- **Strategie** (*Strategy and Summary*): das Gespräch zusammenfassen, eine Rückbestätigung erbitten und das weitere Vorgehen gemeinsam planen; Ausbalancieren der Therapieziele: Medizinisch sinnvoll Erreichbares mit dem Erwünschten und Wertvollen der Patienten.

Junker und Lux machen darauf aufmerksam, dass neben der Wortwahl und einer möglichst störungsfreien Umgebung **Wertschätzung auch in Mimik und Gestik** ausgedrückt werden soll. Hier sind Gesprächspausen und das Aushalten von Stille hilfreich, um tieferliegende Themen wie Ängste oder Sterbewünsche zur Sprache zu bringen – oder auch einander als Gefährten auf diesem Weg wahrzunehmen und zu würdigen.

4.4.3. Stolpersteine für Wahrheiten am Krankenbett

Das bisher Gesagte gilt für jede Diagnosemitteilung und setzt so Menschen- und Patientenrechte um. Im Kontext einer lebenslimitierenden Diagnose, mit der eine Palliativbetreuung beginnt, gewinnt der Faktor Zeit an Gewicht: Je knapper die Zeit, desto wichtiger ist die Vorbereitung der Kommunikation und das Vermeiden der folgenden Stolpersteine.

1. Verkürzen der faktischen Wahrheit und Verlust der Authentizität

Obwohl jüngst eine Studie gezeigt hat, dass ca. 23 % der Patienten es hinnehmen würden, wenn sie nicht alle Informationen und nicht die ganze Wahrheit gesagt bekommen, rechtfertigt dies nicht, im Gespräch am Krankenbett der Wahrheit auszuweichen oder diese zu verkürzen. Dies zieht in der Regel den Verlust der Authentizität und der Glaubwürdigkeit nach sich; es kann zu einem Vertrauensbruch in der Arzt-Patientenbeziehung führen. Authentisch ist allerdings auch, jetzt nur das zu sagen, was gesichert gesagt werden kann. Für die noch offenen Fragen und für noch nicht gesicherte Informationen oder Prognoseperspektiven – auf die Patienten mitunter drängen – ist zeitnah ein nächster Gesprächstermin zu vereinbaren, um so den Gesprächs-, Wissens- und Verarbeitungsprozess am Laufen zu halten.

2. Persönliche Wert- und Moralvorstellungen der Ärzte und im Behandlungsteam

Welche Behandlung für den Patienten Sinn macht, entsteht im Dialog zwischen den möglichen Behandlungsangeboten, den Wert- und Lebensvorstellungen des Patienten und letztlich seiner Entscheidung zu Gunsten eines für ihn sinnvollen Behandlungsvorschlags. Ärzte bzw. das Behandlungsteam sollen vermeiden, dass ihre persönlichen Wert- und Moralvorstellungen dabei ausschlaggebend werden. Selbst bei aller professionellen Haltung und im alltäglichen Umgang mit Krankheit haben die Mitglieder im Behandlungsteam ebenfalls Ängste, die unbewusst durch die Erkrankungen von Patienten ausgelöst werden. Deswegen ist es hilfreich, dass der Patient die Diagnoseinformation selbst bewerten kann, ohne dass von Seiten des Behandlungsteams schon eine Wertung vorgenommen wird.

3. Die vorschnelle Definition von "schlechten" Nachrichten

Im englischen wie im deutschen wird die Frage nach Wahrheit am Krankenbett auch gleichgesetzt mit "*Übermittlung **schlechter Nachrichten**/breaking für bad news*". Diesen Terminus sollten wir aus unserem Sprachg*ebrauch streichen: Es ist eine Diagnose zu überbringen (einfühlsam und dennoch* *deskriptiv), und damit startet mit den Patienten ein gemeinsamer Wissensgenerierungsprozess* (evaluativ). Es geht bei den Wahrheiten am Krankenbett um **wichtige Nachrichten** – die Bewertung ist den Patienten zu überlassen. Viele von ihnen durchleben vor einer Diagnosestellung eine Zeit der Ungewissheit und Verunsicherung – was stimmt in/mit meinem Körper nicht, woher kommen Schmerzen und andere Symptome? Mitunter haben sie eine Ahnung, "es könnte eine Krebserkrankung sein ...". Die Bestätigung durch die Diagnose beendete die Phase der Ungewissheit und startete den Dialog im Behandlungsprozess: "Endlich! – Das war eine wichtige Nachricht, da ich jetzt mein Leben weiterplanen kann."

Startet jedoch das Diagnosegespräch mit der Eröffnung: *"Ich muss Ihnen leider eine schlechte Nachricht überbringen!"* reagieren viele Patienten unbewusst – aufgrund von hirnphysiologischen Voraussetzungen – mit Totstell-, Flucht- oder Kampfreflexen. Die wichtige Sachinformation wird so nicht verstanden und kann nicht bearbeitet werden.

4. Zu enge Verknüpfung von Diagnose und Prognose

Ein letzter Stolperstein ist die zu enge Verbindung von Diagnose und Prognose. Studien zeigen, nicht nur in der letzten Lebensphase, dass trotz der Qualität der verfügbaren Diagnostik die angebotenen Prognosen umso unsicherer sind. Vielleicht ist das ein Reflex: Wenn schon eine schlechte Diagnose, dann wenigstens bei der Prognose noch einen positiven Aspekt? Deswegen ist es hilfreich im ärztlichen Gespräch den Gesprächsprozess nicht nur gut vorzubereiten, sondern auch zu sequenzieren: Im ersten Gespräch wird die aktuelle Diagnose und der Dialog über den möglichen und sinnvollen Behandlungsprozess eröffnet. Eine Information über die mögliche Prognose kann Thema eines zweiten Gesprächs werden – auch wenn viele Patienten darauf drängen.

4.4.4. Kommunikation im interprofessionellen Team

In der Palliativsituation kann das Gespräch mit Patienten und Angehörigen zur wichtigsten "Therapie" werden. Das erfordert ein Höchstmaß an Konzentration, Selbstreflexion und Empathie, aber auch Abstimmung im interprofessionellen Team. Neben medizinischen und pflegerischen Aspekten stehen hier die psychosozialen und spirituellen Bedürfnisse von Patienten im Mittelpunkt. Die verschiedenen Sichtweisen der unterschiedlichen Berufsgruppen und die Kompetenzen der einzelnen Teammitglieder führen zu einem differenzierten Gesamtbild und damit zu einem besseren Verständnis für die Situation der Betroffenen. Zugunsten dieses Gesamtbildes sollte die individuelle Meinung zurücktreten, um Patienten nicht unnötig zu irritieren. Drohen allerdings Teammitglieder ihre Authentizität zu verlieren, kann direkte und offene Kommunikation wieder zu einer gemeinsamen Abstimmung im Team führen. Hier sind kontinuierliche Absprachen hilfreich, um Konflikte unter allen Beteiligten zu vermeiden. Teamsupervisionen oder ethische Fallberatungen können eine wichtige Unterstützung sein.

4.4.5. Gespräche über den Tod und Sterbewünsche

Eine andere große Herausforderung ist: Wie wird in der Palliativversorgung, in der letzten Lebensphase mit Sterbewünschen bzw. Äußerungen von Patienten über den Tod umgegangen? Die aktuelle Diskussion um einen assistierten Suizid bzw. aktive Sterbehilfe ist auch der Tatsache geschuldet, dass Wünsche von Menschen mit lebenslimitierender Erkrankung bzw. im Sterbeprozess nicht ausreichend gehört bzw. nicht entsprechend umgesetzt werden, sei es beim Vermeiden von Krankenhauseinweisungen oder beim Ablehnen von Therapieoptionen. Es sind zwei Verhaltensweisen in der Begleitung schwer erkrankter Menschen zu beobachten: Werden Sterbewünsche geäußert, kann man allzu leicht entweder als suizidal eingestuft oder muss in der akuten Sterbephase um den geeigneten Ort angemessener Versorgung und würdiger Begleitung (Zuhause, im Krankenhaus oder im Hospiz, im Pflegeheim?) ringen. In Gesprächen mit Mitarbeitern, Führungskräften und den Angehörigen lässt sich eine große Unsicherheit im Verständnis über Äußerungen von Patienten wahrnehmen, verbunden mit einer Verunsicherung über einen etwaigen Handlungsbedarf. Nur in wenigen Einrichtungen wird systematisch, mit objektivierbaren Instrumenten und mit einer organisationsethischen Reflexion/Rahmung auf Patientenäußerungen reagiert. Ähnlich wie bei einem fehlenden Patientenwillen, der Über-/bzw.

Unterversorgung zur Folge haben kann, ist davon auszugehen, dass unverstandene/missverstandene Äußerungen über Sterben und Tod falsche bzw. fehlende Reaktionen auf Seiten von Angehörigen, Mitarbeitern und Einrichtungen zur Folge haben.

Eine Kategorisierung von Sterbewünschen kann in explizite (verbale) oder implizite (nonverbale) Wunschäußerungen vorgenommen werden. Zu Beginn stehen die expliziten, verbalen Sterbewünsche. Gudat leitet folgende mögliche Absichten hinter Sterbewünschen aus den Ergebnissen der Studie "*Terminally ill patients' wish to die*" ab – und die im Überblick auch einen fortschreitenden Prozess darstellen:

- **Lebenswunsch** (Betroffene haben Angst vor dem Sterben, wollen darüber sprechen, wollen Zuspruch und Hilfe etc.).
- **Betroffene akzeptieren das Sterben** (haben sich mit dem Thema und ihrer Situation auseinandergesetzt, blicken dem Sterben entgegen).
- **Betroffene wünschen das Sterben** (wollen nicht beschleunigen – blicken dem Sterben entgegen, hoffen, das Sterben kommt rascher, wünschen das Sterben).
- **Betroffene wollen beschleunigen**
  - denken hypothetisch ans Beschleunigen,
  - erwägen Beschleunigung, ist aber (noch) nicht opportun,
  - wollen beschleunigen und es ist auch eine Option für sie.
- **Betroffene wollen das Sterben**
  - expliziter Wunsch,
  - lehnen lebenserhaltende Maßnahmen ab, erwarten dadurch das Sterben,
  - unternehmen aktive Schritte, um das Leben zu beenden.

Zwei weitere Dimensionen sind darüber hinaus von Patienten zu hören und als Wahrheit in begleitenden Gesprächen aufzunehmen:

- **Betroffene blicken vorausschauend auf ihr Sterben** (und äußern Wünsche, Bedürfnisse, Verfügungen, um die Rahmenbedingungen des eigenen Sterbens mitzugestalten.
- **Betroffene kündigen den nahen Tod an** (und beziehen Stellung zum schon begonnenen Sterben – eigentlich die letzte Phase und Dimension).

Auch wenn gesetzliche Rahmenbedingungen es nicht erlauben, jeden dieser Wünsche zu unterstützen bzw. umzusetzen: Diese Wünsche sind als Teil der Wahrheit von Patienten zu hören und zu würdigen. So werden sie als ganze Menschen mit ihrem Leben, ihrer Krankheit und ggf. in ihrem Leiden gesehen und sichtbar.

Literatur

Generalversammlung der UNESCO, Allgemeine Erklärung der Menschenrechte, 1948. Online: https://www.un.org/depts/german/menschenrechte/aemr.pdf (Abruf am 16.06.2021).

Bundesgesetz über Krankenanstalten und Kuranstalten (KAKuG 1957/2021). Online: https://www.ris.bka. gv.at/GeltendeFassung.wxe?Abfrage=Bundesnormen&Gesetzesnummer=10010285 (Abruf am 16.06.2021).

Husebø S. Kommunikation. In: Husebø S, Klaschik (Hrsg.) Palliativmedizin – Grundlagen und Praxis, 4. Aufl. Springer, 2006:150-151.

Hagerty RG et al. Communicating with realism and hope: incurable cancer patients`view on the disclosure of prognosis. J Clin Oncol. 2005;22(6):1278-88.

Mack JW. End-of-life discussions among patients with advanced cancer – a cohort study. Ann Intern Med. 2012; 56(3):204-210.

Habermas J. Theorie des kommunikativen Handelns (Bd. 1): Handlungsrationalität und gesellschaftliche Rationalität. 2. Aufl., Frankfurt am Main: Surkamp, 1982.

Schulz von Thun F. Miteinander reden 1: Störungen und Klärungen. Allgemeine Psychologie der zwischenmenschlichen Kommunikation. Reinbek (bei Hamburg), Rowohlt-TB, 1981, 53. Aufl. 2016. Online unter: https://www.schulz-von-thun.de (Abruf am 16.06.2021).

Rosenberg MB. Gewaltfreie Kommunikation. Eine Sprache des Lebens. Jungferman, 12. Aufl. 2016.

Cohn RC. Von der Psychoanalyse zur themenzentrierten Interaktion. Von der Behandlung einzelner zu einer Pädagogik für alle. Klett-Cotta, 20. Aufl. 2021.

Mehrabian A, Ferris SR. Inference of attitudes from nonverbal communication in two channels. J Consult Clin Psychol. 1967;31(3):248-252.

Junker U, Lux EA. In: Internististische Praxis 2019; 60:319-323.

Buckman RA. Breaking bad news: the S-P-I-K-E-S strategy. Community Oncology. 2005;2:138-142.

Baile W et al. SPIKES – A Six Step Protocol for Delivering Bad News. Application to the Patient with Cancer. Oncologist. 2000;5:302-311.

Böcken J et al. (Hrsg.) Gesundheitsmonitor 2010. Bürgerorientierung im Gesundheitswesen. Verlag Bertelsmann Stiftung, Gütersloh, 2010.

Stiel S, Radbruch L. Prognosestellung bei schwer kranken Menschen. Z Palliativmed. 2014;15:109-121.

Schulz-Colberg A, Knigge C. Wie gehen Pflegende des St. Adolf-Stiftes mit Wünschen von Patienten zu sterben um? Ergebnisse einer Umfrage. Vortrag im Rahmen der Fachtag: Sterbewünsche von Patienten als Herausforderung für Mitarbeitende im Krankenhaus, 2013. Online unter: https://docplayer.org/15997918-Herzlich-willkommen-fachtag-sterbewuensche-von-patienten-als-herausforderung-fuer-mitarbeitende-im-krankenhaus- 21-11-2013.html.

Gudat H. Wege zum Dialog: Lehren aus der Studie "Terminally ill patients‘ wish to die". Online unter: https://docplayer.org/58385380-Themen-sterbewuensche-bei-menschen-mit-fortgeschrittenem-tumorleiden-heike-gudat-25-september-september-2014.html (Abruf am 16.06.2021).

Dinges S. Wahrheit am Krankenbett – eine Teamaufgabe im Behandlungsprozess?! Chirurgie. 2014;14:14-16.

Dinges S. "Lebenssatt oder lebensmüde?" Verstehen, analysieren und bearbeiten der Sterbewünsche von Bewohner*innen in der stationären Altenpflege. In: Stronegger WJ, Attems K (Hrsg.) Altersbilder und Sorgestrukturen gemeinsam neu denken. 3. Goldegger Dialogforum Mensch und Endlichkeit/ Reihe "Bioethik in Wissenschaft und Gesellschaft", Baden-Baden, Nomos 2020:93-124.

4.5. Ethik in der Palliativmedizin

Ethische Prinzipien in der Medizin

Beauchamp und Childress haben 1979 vier relevante ethische Prinzipien definiert, auf die sich traditionell das ärztliche Handeln gründet [1]:

- Gutes tun
- Nicht schaden
- Gerechtigkeit
- Respekt vor Autonomie

Diese ethischen Prinzipien sind grundsätzlich gleichrangig. Moralische Konflikte entstehen dann, wenn mindestens zwei dieser Prinzipien miteinander in Kollision geraten, beispielsweise wenn der Arzt oder die Ärztin beispielsweise abwägen muss, ob der Entscheidung eines Patienten, eine bestimmte Behandlung zu verweigern (Autonomie), deren Verzicht zu einem Nachteil des Patienten, ggf. sogar seinen Tod zur Folge hätte (Schaden), nachgekommen werden sollte oder ob die Behandlung (Gutes tun) gegen den Willen des Patienten (Autonomie) durchzuführen wäre. Dabei kann es vorkommen, dass ein Prinzip über das andere gestellt werden muss, um zu einer Entscheidung zu kommen. Allerdings ist bei allen Entscheidungen grundsätzlich die medizinische Indikation die Prämisse des Handelns. Das bedeutet, dass ein Patient natürlich einen Behandlungswunsch äußern darf, der Arzt diesem aber nicht nachkommen muss, wenn die medizinische Indikation nicht gegeben ist. Heutzutage äußert sich Selbstbestimmung am Lebensende häufig eher als Angst der Menschen vor *zuviel Medizin* und die Fürsorge der Ärzte als Angst vor *zu wenig Medizin.* Sehr oft bewegen sich Ärzte auf einem schmalen Grat, und die moralische Rechtfertigung eventueller Fehlentscheidungen kann dann nur durch ein Handeln "nach bestem Wissen und Gewissen" und höchstmöglicher Transparenz erfolgen. Nicht zuletzt deshalb definierten Beauchamp and Childress später im Verlauf "zentrale Tugenden":

- Mitgefühl
- sorgfältige Wahrnehmung
- Wahrhaftigkeit
- Integrität
- Gewissenhaftigkeit

Entscheidungen am Lebensende orientieren sich nicht mehr nur am Lebenserhalt um jeden Preis, sondern orientieren sich in erster Linie am potentiellen Handlungsergebnis und den Wünschen der Betroffenen. *Kurative* Fürsorge kann so zur *palliativen* Fürsorge werden [2].

Kompetenz in Behandlung und Entscheidung

Analog der WHO-Definition von *Palliative Care* sollen schwerstkranke und sterbende Patienten die bestmögliche und vorausschauende symptomorientierte Behandlung erfahren. Das setzt höchste palliativmedizinische Kompetenz, aber auch ein solides medizinisches und pflegerisches Wissen voraus, um den Patienten einerseits eine optimale symptomorientierte Betreuung zukommen zu lassen, andererseits ihnen aber auch nicht vorschnell die Möglichkeiten einer kausalen Therapie vorzuenthalten. Diese Forderung stellt angesichts des rasanten medizinischen Fortschritts an die Palliativmedizin die höchsten Ansprüche. Gleichzeitig wirft es ein Licht auf das tägliche Dilemma der Entscheidungen am Lebensende eines Menschen hinsichtlich von Therapiebegrenzungen. Zunehmende Therapiemöglichkeiten können es immer schwerer machen, kluge Entscheidungen in dieser Situation zu treffen. Gerade in der Palliativmedizin hat das multi- und interdisziplinäre sorgfältige und gemeinsame Abwägen verschiedenster Argumente bei derartigen Entscheidungen einen hohen Stellenwert. Immer mehr Institutionen gehen auch dazu über, zusätzlich sogenannte Ethikkomitees zu implementieren, die bei sehr komplexen Entscheidungen Empfehlungen aussprechen können. Dennoch ist es natürlich so, dass jegliche Entscheidung immer vom zuständigen Arzt verantwortet werden muss. Dieses muss insbesondere dann klar vermittelt werden, wenn Angehörige in den Entscheidungsprozess miteinbezogen werden.

Autonomie bei schwerstkranken Menschen

Der Begriff der Autonomie gehört inzwischen zu den meistgebrauchten Begriffen in der westlichen Medizin, obgleich diesbezüglich verschiedene Vorstellungen existieren. Autonomie wird oftmals mit Selbstbestimmung gleichgesetzt, was zur Folge hätte, dass eine große Gruppe von Menschen (z.B. Neugeborene, demente und komatöse Patienten), die zeitweise oder dauerhaft über keine oder eingeschränkte Kompetenz zur Selbstbestimmung verfügen, auch keine Autonomie besitzen würde. Aber auch Menschen, die schwerstkrank sind, sind bereits aufgrund ihrer körperlichen und seelischen Belastungen in ihrer Selbstbestimmung eingeschränkt. Autonomie mit Selbstbestimmung gleich zu setzen, bringt die Betreuer dann in ein nicht zu lösendes Dilemma. Als eine Reaktion auf diese Situation wurden Patientenverfügungen eingeführt, die es erlauben, in selbstbestimmten Zeiten Entscheidungen über gewisse Prozeduren zu treffen. Sowohl dieses Verfahren als auch die Ermittlung des mutmaßlichen Patientenwillens durch nahestehende Personen hat sich in der klinischen Praxis oftmals als nicht zufriedenstellend erwiesen. Einige philosophische Richtungen und auch Beauchamp and Childress unterscheiden klar das Prinzip der Autonomie als Eigenschaft des Menschen, welches wie die Würde per se vorhanden ist (und nicht größer oder kleiner werden kann) von der zu erbringenden Leistung der Selbstbestimmung, die Kompetenz und Fähigkeiten voraussetzt. Die Aufgabe der Betreuer ist es dann, in der Situation schwerstkranker Menschen, die *Fähigkeit zur Selbstbestimmung* so gut als möglich zu unterstützen oder wiederherzustellen, sodass Patienten in die Lage versetzt werden, ihre Autonomie zu leben [4]. Konkret bedeutet dies, dass eine bestmögliche Schmerztherapie und Symptomlinderung dem Menschen die Gelegenheit geben soll, sich seiner Wünsche bewusst zu werden und die Artikulation dieser zu ermöglichen. Eine sorgfältige Aufklärung sollte den Menschen mündig zur Entscheidung machen. Den Menschen als autonomes Wesen per se zu betrachten ermöglicht es den Betreuern, Räume für Selbstbestimmung und Verantwortung zu öffnen

Sterbehilfe

☞ auch Kap. 4.6.

Die *European Association for Palliative Care* (EAPC) hat ihre Haltung zu Fragen der Euthanasie, Sterbehilfe und der palliativen (terminalen) Sedierung dargelegt [3].

Die Abgrenzung der palliativen Sedierung zur Sterbehilfe/Euthanasie (*Euthanatos* = der gute Tod) besteht in der **Intention** der behandelnden Ärzte, nicht das Leben zu verkürzen, sondern Leiden zu lindern. In diesem Zusammenhang sei darauf hingewiesen, dass es für die Existenz der sogenannten "indirekten" Sterbehilfe, also dem unbeabsichtigten Tod als unerwünschten Nebeneffekt ("*double effect*") bei einer Schmerztherapie oder Sedierung keine wissenschaftliche Evidenz gibt. Dieser Begriff stammt aus Zeiten, in denen aufgrund von begrenzten galenischen Zubereitungen und geringerer Erfahrungen im Umgang mit Opioiden sowie limitierten Möglichkeiten der Therapie komplexer Schmerzen eine unerwünschte Überdosierung tatsächlich ein klinisches Problem darstellen konnte. Die EAPC nimmt von dem Phänomen der indirekten Sterbehilfe Abstand. Um Unschärfen und potentielle Grenzübertretungen zu vermeiden, sei empfohlen, auf diese Begrifflichkeit in Zukunft generell zu verzichten. Als "**aktive Sterbehilfe**" wird das bewusste und gezielte Beenden eines Lebens auf Wunsch des betreffenden Menschen verstanden. Sie wird nur in wenigen Ländern der Welt unter bestimmten Voraussetzungen nicht strafrechtlich verfolgt. Die Beendigung einer Therapie, mit der das Leben eines Menschen künstlich aufrechterhalten wird und sein potentielles Leiden unnötigerweise verlängert, ist eine humane Entscheidung, wird aber oftmals als "**passive Sterbehilfe**" definiert. Die EAPC verzichtet auf die Unterscheidung "aktiver" und "passiver" Sterbehilfe, da "Sterbehilfe" immer den Tod des Menschen als Ziel hat, wohingegen die Sterbebegleitung das Sterben erleichtern, aber nicht beschleunigen soll [3]. Die beiden Begrifflichkeiten werden derzeit noch im deutschsprachigen Raum in der klinischen Praxis benutzt. Der aus philosophischer und juristischer Sicht nicht gegebene Unterschied zwischen "Tun" (aktiv) und "Unterlassen" (passiv) [4] wird häufig dazu missbraucht, aktive und passive Sterbehilfe in einen fließenden Übergang zu bringen, was aus ethischer Sicht gefährlich ist. Die aktive Sterbehilfe ist stets mit der Intention, einen Menschen zu töten, verbunden.

Viele Palliativmediziner schließen sich heutzutage dem Votum der EAPC und auch des deutschen Ethikrates an, lediglich den Begriff der "aktiven Sterbehilfe" zu benutzen.

Ethische Aspekte der Forschung in der Palliativmedizin

Für die Durchführung von Forschung in der Palliativmedizin gelten grundsätzlich die gleichen Regeln, wie in den sonstigen Bereichen der Medizin. Allerdings ist zu beachten, dass es sich um eine besonders vulnerable und instabile Patientengruppe handelt. Aus Studien ist bekannt, dass auch Patienten, die sich kurz vor ihrem Lebensende befinden, es begrüßen, an Forschungsprojekten teilzunehmen [6]. Oftmals wird dies von Patienten sogar als wertschätzend erlebt. Viele Menschen haben den Wunsch mit den Ergebnissen eines Forschungsprojekts anderen Menschen eventuell helfen zu können. Aufgrund der körperlichen Gebrechen der Patienten oder Herabsetzung ihrer Vigilanz kann es allerdings zu Einschränkungen der Einwilligungsfähigkeit kommen. Das Vorliegen einer Einwilligungserklärung ("*informed consent*") ist ausnahmslos erforderlich, alles andere wäre ein Verstoß gegen die Deklaration von Helsinki [7]. Strategien, adäquate Einwilligungserklärungen zu erhalten und möglichst das soziale Umfeld des Patienten nicht zu belasten, obliegen der Entwicklung in spezialisierten Zentren. Die Ablehnung medizinischen Personals von Forschung im Bereich der Palliativmedizin hat häufig emotionale Ursachen und gründet mehr auf sozialen Tabus und weniger auf moralischen Gründen [8]. Um eine Verbesserung im Bereich der Schmerztherapie, Symptomlinderung, aber auch Erkenntnisse im Bereich der Versorgung zu erlangen, erscheint es im Gegenteil sogar moralisch verpflichtend, Forschungsprojekte in der Palliativmedizin durchzuführen.

Zusammenfassung

- *Gutes tun, nicht schaden, Gerechtigkeit* sowie *Respekt vor Autonomie* sind die vier grundlegenden ethischen Prinzipien in der Medizin.
- Die aktive Sterbehilfe ist das bewusste und gezielte Töten eines Menschen auf dessen ausdrücklichen Wunsch hin.
- Die Abgrenzungen zwischen aktiver Sterbehilfe und palliativer Sedierung sind eindeutig. Auf die Begrifflichkeiten "passive" und "indirekte" Sterbehilfe sollte verzichtet werden!

Literatur

1. Beauchamp TL, Childress JF. Principles of Biomedical Ethics. Oxford University Press, 2008.

2. Erbguth F. Zwischen Selbstbestimmung und Fürsorge. Anästhesist. 2012;1-8.

3. Materstedt LJ et al. Euthanasia and physician-assisted suicide: a view from an EAPC Ethics Task force. Palliat Med. 2003;17:97-101.

4. Beckmann JP. Fragen und Probleme einer medizinischen Ethik. Gruyter Verlag, 1995.

5. Rachels J. Active and passive euthanasia. In: Beauchamp T, Walter L. Contemorary Issues in Bioethics. Wadsworth Pub Com. 1985:439-442.

6. Terry W, Olson LG, Ravenscroft P, Wilss L, Boulton-Lewis G. Hospice patients' views on research in palliative care. Int Med J. 2006;36:406-413.

7. World Medical Organization. Ethical Principles for Medical Research Involving Human Subjects (Declaration of Helsinki). Adopted by 59th WMA General Assembly, Edinburgh, 2008.

8. Fine PG. Maximizing benefits and minimizing risks in palliative care research that involves patients near the end of life. JPSM 2003;25:S53-62.

4.6. Sterbehilfe

4.6.1. Definition

Der Begriff "Sterbehilfe" wird in der heutigen Sprachregelung mit mehreren Bedeutungen verwendet.

Einerseits erfasst er die Sterbebegleitung (Hilfe zum Sterben), andererseits wird darunter auch das Töten oder Sterben lassen eines schwer kranken oder sterbenden Menschen nach Maßgabe seines ausdrücklichen oder mutmaßlichen Willens verstanden (Hilfe zum Sterben). In der Antike stand dafür der Begriff "Euthanasie" ("gutes Sterben"). Aufgrund der Euthanasie-Programme im dritten Reich, die zu Massenmorden führten, wird dieser mehr als belastete Begriff heute nicht mehr verwendet.

4.6.2. Recht auf Leben

Das Recht auf Leben ist in Österreich nach Art. 2 der Europäischen Menschenrechtskonvention abgesichert. Es soll vor einer vorsätzlichen Tötung bewahren.

Der Verfassungsgerichtshof (11.12.2020, G 139/2019), leitet aus dem Recht auf Privatleben (Art. 8 EMRK), dem Recht auf Leben (Art. 2 EMRK) und dem Gleichheitsgrundsatz (Art. 2 StGG und Art. 7 Abs. 1 B-VG) ein Recht auf freie Selbstbestimmung ab.

Dieses Recht auf freie Selbstbestimmung beinhaltet nach Ansicht des VfGH sowohl das Recht auf die Gestaltung des Lebens als auch das Recht auf ein menschenwürdiges Sterben. Das Recht auf freie Selbstbestimmung beinhaltet auch das Recht des Suizidwilligen auf Inanspruchnahme der Hilfe eines Dritten. Der Suizidwillige kann zur tatsächlichen Ausübung seiner selbstbestimmten Entscheidung zur Selbsttötung auf fremde Hilfe angewiesen sein.

Maßgeblich ist jedoch, wie auch bei der Heilbehandlung der Patientenwille die (mangelfreie) Einwilligung.

Aufgrund dieser Überlegungen hat der Verfassungsgerichtshof die Straftat der "Beihilfe zum Selbstmord" im Sinne des § 78 2. Satz StGB als verfassungswidrig aufgehoben.

Die Bestimmung steht nur mehr bis zum 31.12.2021 in Geltung. Einigen sich die nationalen politischen Parteien nicht auf eine Nachfolgebestimmung, so tritt sie *ex lege* außer Kraft. Beihilfe zum Selbstmord wäre straffrei.

4.6.3. Schutz des Lebens durch den Gesetzgeber

Entsprechend seiner aus Art. 2 EMRK (Recht auf Leben) abgeleiteten Verpflichtung schützt der österreichische Gesetzgeber das Leben in mehrfacher Hinsicht.

Einerseits ist dies der Fall durch das Verbot der vorsätzlichen Tötungsdelikte wie Mord (§ 75 StGB), Totschlag (§ 76 StGB), Tötung eines Kindes bei der Geburt (§ 79 StGB), Tötung auf Verlangen (§ 77 StGB) und Mitwirkung am Selbstmord (§ 78 StGB). Aus diesen strafrechtlichen Bestimmungen lässt sich jedoch nicht ableiten, dass nur die Hilfe beim Sterben und nicht auch die Sterbehilfe als Hilfe zum Sterben gesetzlich erlaubt wäre. Vielmehr ist bei der Frage der Zulässigkeit der Sterbehilfe differenziert zu argumentieren.

4.6.4. Aktive Sterbehilfe

Nach geltendem österreichischen Recht ist die aktive Sterbehilfe verboten.

> Darunter ist das aktive Beenden des Lebens durch einen Dritten, der willkürlich eine eigene unnatürliche Todesursache setzt, zu verstehen [Birklbauer in Resch/Wallner, Handbuch des Medizinrechtes (2020), Kap. X, Rz 100].

Der Tod ist in solchen Fällen nicht die natürliche Konsequenz der Krankheit bzw. Verletzung, sondern unmittelbar das Werk eines anderen [Birklbauer, aaO, Rz 100]. Klarstellend ist jedoch auszuführen, dass auch bei dieser Fallgruppe das Einverständnis des Betroffenen vorliegen muss. Ansonsten wäre der Sachverhalt unter den Tatbestand des Mordes zu subsumieren.

Mit der erfolgten Einwilligung kann dagegen Tötung auf Verlangen (§ 77 StGB) als Variante der aktiven Sterbehilfe vorliegen.

Unter die Fälle der aktiven Sterbehilfe zählt wohl auch die Mitwirkung am Selbstmord (§ 78 StGB).

Dieser Tatbestand enthält zwei Alternativen. Einerseits wird der bestraft, der einen anderen dazu verleitet, sich selbst zu töten. Andererseits jener, der bei der Selbsttötung Hilfe leistet. Die Strafbarkeit der zweiten Alternative hat der Verfassungsgerichtshof (☞ oben) in dieser Generalität als verfassungs- und grundrechtswidrig angesehen.

Nicht jede Beihilfe zum Selbstmord darf gerichtlich strafbar sein. Maßgebend ist, wie auch bei der Einwilligung in die Heilbehandlung, die Behandlungshoheit des Einzelnen. Sie umfasst wiederum neben der Ablehnung von lebenserhaltenden oder lebensverlängernden Maßnahmen, insbesondere das Recht auf ein menschenwürdiges Sterben, sowie auch das Recht, hiezu Hilfe Dritter in Anspruch zu nehmen.

Der Verfassungsgerichtshof stellt dabei fest, dass dieses schwierig festzustellen sein kann, ob der Entschluss, seinem Leben ein Ende zu setzen, auf einer freien Selbstbestimmung basiert. Dies darf jedoch nicht als Rechtfertigung dafür genommen werden, durch ein ausnahmsloses Verbot jegliche Hilfeleistung zur Selbsttötung zu untersagen (vgl. G139/2019). Der Gesetzgeber wird daher – sofern er nicht die gänzliche Straflosigkeit der Beihilfe zum Selbstmord eintreten lassen will – Ausnahmen vornehmen. Jedenfalls strafbar bleibt die Verleitung zum Selbstmord, ebenso die Tötung auf Verlangen gemäß § 77 StGB.

4.6.5. Passive Sterbehilfe

> Von passiver Sterbehilfe wird gesprochen, wenn der Sterbeprozess aufgrund des aktuellen gesundheitlichen Zustandes bereits begonnen hat. Der Todeseintritt muss ohne entsprechende medizinische Maßnahmen in absehbarer Zeit folgen.

Das Unterlassen von medizinischen Maßnahmen, welches erst den Sterbeprozess in Gang setzt, fällt nicht unter diesen Begriff. Voraussetzung ist auch, dass eine medizinische Behandlung überhaupt (noch) indiziert ist. Ist das nicht der Fall, besteht keine Behandlungspflicht des Arztes (mehr) und grundsätzlich auch keine Strafbarkeit.

Ist eine medizinische Behandlung jedoch noch indiziert und werden lebenserhaltende Maßnahmen entweder gar nicht erst begonnen oder begonnene Maßnahmen nicht mehr fortgesetzt, so ist bei der Beurteilung der Strafbarkeit der passiven Sterbehilfe der Wille des Patienten zur Vornahme einer Heilbehandlung zu berücksichtigen.

Zwar ist das Rechtsgut Leben nicht disponibel, es kann aber niemand zu einer von ihm nicht gewünschten Heilbehandlung gezwungen werden. Willigt der Patient daher in eine Heilbehandlung nicht ein oder liegt eine verbindliche Patientenverfügung vor, die die erforderlichen lebenserhaltenden Maßnahmen untersagt, so dürfen gegen den Willen des Patienten keine Behandlungsmaßnahmen gesetzt werden.

Das Unterlassen der Behandlungsmaßnahmen kann auch aufgrund des mutmaßlichen Willens des Patienten erfolgen. Der mutmaßliche Patientenwille kann entweder anhand einer beachtlichen Patientenverfügung, aus den Angaben von nahen Angehörigen oder ähnlichem ermittelt werden.

Diesbezüglich betritt man jedoch eine juristische Gratwanderung.

Verstößt das Beginnen lebenserhaltender Maßnahmen oder die Fortsetzung bereits begonnener Maßnahmen gegen den (fiktiven) Willen des Patienten, so entfällt die Strafbarkeit des Unterlassens.

Nach überwiegender Auffassung umfasst die Nichtfortsetzung medizinischer Maßnahmen (Therapierückzug aufgrund geänderter Therapieziele) auch jene Fälle, in denen unter naturalistischen Gesichtspunkten ein aktives Tun gesetzt wird, indem die Beatmungsmaschine abgestellt oder eine PEG-Sonde zur künstlichen Ernährung entfernt wird. Durch dieses aktive Tun wird der bereits begonnene Sterbevorgang nur verkürzt. Der Sterbeprozess resuliert weiterhin aus dem gesundheitlichen Zustand des Patienten (vgl. Birklbauer, aaO Rz 92).

4.6.6. Indirekte Sterbehilfe

Durch den im Jahr 2019 eingeführten § 49a Abs. 1 Ärztegesetz wurde die bisher schon als gerechtfertigt anerkannte indirekte Sterbehilfe gesetzlich verankert.

Der Arzt hat den Sterbenden, die von ihm in Behandlung übernommen wurden, unter Wahrung ihrer Würde beizustehen. § 49a Abs. 2 leg. cit. bestimmt anschließend:

"Im Sinne des Absatz 1 ist es bei Sterbenden insbesondere auch zulässig, im Rahmen palliativmedizinscher Indikationen Maßnahmen zu setzen, deren Nutzen zur Linderung schwerster Schmerzen und Qualen im Verhältnis zum Risiko einer Beschleunigung des Verlustes vitaler Lebensfunktionen überwiegt."

Daher können bei Patienten, die entweder unmittelbar im Sterben liegen, oder von denen anzunehmen ist, dass sie in absehbarer Zeit sterben würden, schmerzlindernde Medikamente verabreicht werden, auch wenn sie den Todeseintritt beschleunigen. Die Medikation darf jedoch nur die zur Schmerzlinderung medizinisch indizierte Dosis beinhalten.

4.6.7. Zusammenfassung

Sterbehilfe ist daher in Österreich nicht generell unzulässig. Es ist jedoch in nächster Zeit zu erwarten, dass die Debatte insbesondere über die Zulässigkeit der Beihilfe zum Selbstmord intensiviert wird. Die Gesetzeslage kann sich daher gerade in diesem Bereich zeitnah ändern.

4.7. Rechtliche Rahmenbedingungen der Palliativmedizin

4.7.1. Einleitung

Für *Palliative Care* gelten dieselben rechtlichen Rahmenbedingungen wie für andere medizinische (pflegerische, therapeutische) Behandlungen. Sie werden durch zwei Konzepte definiert: Indikation und Patientenwille.

4.7.2. Indikation

Jede Behandlung benötigt eine Indikation. Sie ist eine evidenzbasierte Bewertung der Vorteile (Nutzen) und Nachteile (Risiko, Belastung, Schaden) einer Behandlung in Hinblick auf ein bestimmtes Therapieziel für einen konkreten Patienten [1].

In der *Palliative Care* werden Therapieziele geprüft und verfolgt, die zu einer Linderung belastender Symptome führen sollen [2]. Solche palliativen Therapieziele zählen zum ärztlichen und pflegerischen Berufsauftrag (vgl. § 2 Abs. 2 Z 6a ÄrzteG; § 12 Abs. 2 GuKG). Die fachliche Verantwortung besteht erstens darin, zu prüfen, inwieweit ein bestimmtes palliatives Therapieziel angesichts der konkreten Umstände des Patienten realistisch ist.

Die fachliche Verantwortung liegt zweitens in der Beurteilung, mit welchen Behandlungsansätzen dieses Therapieziel erreicht werden kann. Als "indiziert" gelten Behandlungen, deren Vorteile für den konkreten Patienten größer sind als ihre Nachteile. "Nicht indiziert" wären Behandlungen, wenn sie für das Therapieziel des Patienten mehr Nachteile als Vorteile bringen oder es gar konterkarieren. Bei dieser Indikationsstellung hat sich die behandelnde Person an den Standards ihrer Disziplin zu orientieren [3].

Möchte ein Patient ein Therapieziel verfolgen, das außerhalb des Berufsauftrags liegt, muss die behandelnde Person dies ablehnen. Gleiches gilt für Behandlungsansätze, die außerhalb fachlicher Standards liegen.

Ist ein Therapieziel und die darauf gerichtete Behandlung aber fachlich grundsätzlich vertretbar, müssen behandelnde Person und Patient ein Einvernehmen über die weitere Vorgehensweise herstellen.

4.7.3. Patientenwille

Für das Einvernehmen ist der Patientenwille entscheidend. Er hat zwei Seiten:

- Soll ein (palliatives) Therapieziel und eine darauf ausgerichtete (palliative) Behandlung erfolgen, muss der darüber aufgeklärte Patient seine Zustimmung geben.
- Jedes fachlich realistische (palliative) Therapieziel und jede fachlich indizierte (palliative) Behandlung darf vom Patienten abgelehnt werden. Er muss dafür keine allgemein geteilten Gründe angeben. Mit dem Nein des Patienten wird die Pflicht der Behandelnden begrenzt.

4.7.4. Entscheidungsfähiger Patient

Damit eine Zustimmung gültig ist, muss der Patient hierfür entscheidungsfähig sein. Dazu muss er

- die Informationen zu seinem Gesundheitszustand, möglichen Therapiezielen und Behandlungen verstehen können,
- die Vor- und Nachteile seiner Optionen bewerten können und
- sich entsprechend verhalten können (vgl. § 24 Abs. 2 ABGB).

Die Beurteilung, ob die Entscheidungsfähigkeit in der konkreten Situation vorliegt, muss die jeweils behandelnde Person vornehmen.

Gibt es Anzeichen dafür, dass der Patient nicht entscheidungsfähig (aber kommunikationsfähig) ist, haben sich die Behandelnden zu bemühen, ihn in seiner Urteilskraft zu stärken, bevor eine stellvertretende Entscheidung in Erwägung gezogen wird.

Die Unterstützung kann durch Angehörige, andere nahestehende Personen oder Fachleute (z.B. Ethikberatungsdienst) erfolgen (vgl. § 252 Abs. 2 ABGB).

4.7.5. Patientenverfügung

Solange ein Mensch entscheidungsfähig ist, kann er seinen Willen vorab in einer Patientenverfügung festhalten. Mit ihr kann er medizinisch indizierte Maßnahmen ablehnen. Eine gut formulierte Patientenverfügung kann helfen, den Patientenwillen zu ergründen, wenn der Patient selbst nicht mehr kommunikationsfähig ist. Sie ist in der Entscheidungsfindung jedenfalls zu berücksichtigen (vgl. § 8 PatVG). Erfüllt sie die Kriterien einer verbindlichen Patientenverfügung, muss ihr Inhalt unmittelbar respektiert werden (vgl. § 253 Abs. 4 ABGB).

4.7.6. Gesetzliche Vertretung

Ist ein Patient (trotz Unterstützungsbemühung) nicht entscheidungsfähig und gibt es keine Patientenverfügung, die weiterhelfen könnte, muss sein Wille durch einen gesetzlichen Vertreter repräsentiert werden: einen Vorsorgebevollmächtigten oder Erwachsenenvertreter [4, 5].

Der gesetzliche Vertreter hat die Interessen des nicht entscheidungsfähigen Patienten einzubringen. Er wird über die Behandlungsmöglichkeiten aufgeklärt und entscheidet, ob indizierte Behandlungen dem Patientenwillen entsprechen (Zustimmung) oder nicht (Ablehnung). Lässt sich der Patientenwille mit Hilfe des gesetzlichen Vertreters nicht eruieren, gilt im Zweifelsfall, dass der Patient mit einer indizierten Behandlung einverstanden wäre (vgl. § 253 Abs. 1 ABGB).

Gibt der nicht-entscheidungsfähige Patient allerdings zu erkennen, dass er die Behandlung ablehnt (z.B. durch körperliche Abwehr, die nicht bloß reflexhaft oder krankheitsbedingt ist, sondern eine basale Willensäußerung darstellt), so muss die Behandlung vor Durchführung gerichtlich genehmigt werden (vgl. § 254 Abs. 1 ABGB).

Zusammenfassung

- Eine palliative Behandlung muss fachlich indiziert sein und dem Patientenwillen entsprechen, um durchgeführt werden zu dürfen.
- Fällt die Prüfung der Indikation oder des Patientenwillens negativ aus, so ist die Behandlung nicht gerechtfertigt!
- Die Indikationsstellung ist eine primär fachliche Verantwortung.
- Der Patientenwille kann sich unterschiedlich ausdrücken:
  - aktuell (entscheidungsfähiger Patient),
  - vorweggenommen (Patientenverfügung),
  - stellvertretend (Vorsorgebevollmächtigter oder Erwachsenenvertreter).

4.7.7. Konkrete Situationen

Durch das Zusammenspiel von Indikation und Patientenwille können die rechtsethischen Rahmenbedingungen für einige konkrete Situationen der *Palliative Care* besser verstanden werden.

4.7.7.1. Lebenserhaltende Maßnahmen: Verzicht, Begrenzung, Beendigung

Der Verzicht auf eine *noch nicht begonnene* Behandlung ist unter denselben Maßstäben von Indikation und Patientenwille zu beurteilen, wie die Begrenzung und Beendigung einer *schon begonnenen* Behandlung. Dies gilt auch für lebenserhaltende Maßnahmen.

Gibt es von vornherein keine Indikation für eine Maßnahme oder wird sie von vornherein vom Patienten abgelehnt, muss sie unterbleiben (*Verzicht*). Beispiel: Verzicht auf einen Reanimationsversuch aufgrund fehlender Indikation angesichts eines rein palliativen Therapieziels.

Wurde mit einer Behandlung begonnen, weil sie indiziert und vom Patientenwillen (zumindest im Zweifel) getragen war, kann sich eine Änderung durch folgende Faktoren ergeben:

- Es stellt sich heraus, dass eine Intensivierung der Behandlung bei einer allfälligen Verschlechterung des Gesundheitszustands nicht indiziert wäre oder dass die Eskalation vom Patientenwillen nicht mehr getragen wäre. Dann ist es gerechtfertigt, die Behandlung auf bestehendem Intensitätsniveau fortzusetzen, sie aber nicht weiter zu eskalieren (*Begrenzung*). Beispiel: Fortsetzung, aber keine Intensivierung einer Antibiose.

- Es stellt sich heraus, dass die laufende Behandlung auch auf bestehendem Intensitätsniveau nicht mehr indiziert ist oder sie nicht mehr vom Patientenwillen getragen wird. Dann ist sie zu unterlassen (*Beendigung*). Beispiel: Beendigung einer maschinellen Beatmung mit einhergehender Analgosedierung.

4.7.7.2. Symptomlindernde Maßnahmen

Für symptomlindernde Maßnahmen, wie sie für *Palliative Care* typisch sind, gilt: Auch ihr Einsatz benötigt eine Indikationsstellung und die Abklärung des Patientenwillens.

Dabei kann sich herausstellen, dass eine Maßnahmen (z.B. Sedierung) zwar fachlich vertretbar ist (positiv indiziert), der Patient sie aber aufgrund ihrer Nachteile (z.B. Vigilanzminderung) ablehnt, weil er andere Güter als die Symptomlinderung höher bewertet (z.B. Kontaktfähigkeit). Dann gilt die Ablehnung des Patienten bzw. ist mit ihm eine für ihn akzeptable Alternative zu suchen.

Ist die Situation hingegen umgekehrt, sodass der Patient eine intensivere Symptomlinderung wünscht, die Behandelnden aber zweifeln, ob dies rechtlich erlaubt und fachlich vertretbar ist, können sie sich an Folgendem orientieren:

- Rechtlich ist eine Symptomlinderung auch dann zulässig, wenn ihre Vorteile für den Patienten (z.B. Linderung der Atemnot durch Sedierung) wichtiger sind als das Risiko einer Beschleunigung des Sterbeprozesses (z.B. Atemdepression) (vgl. § 49a Abs. 1 ÄrzteG).
- Fachlich ist die Symptomlinderung anerkannt, wenn sie ein entsprechendes palliatives Therapieziel verfolgt und gemäß den fachlichen Standards durchgeführt wird [6].

4.7.7.3. Nahrung und Flüssigkeit

Die Versorgung eines Patienten mit Nahrung und Flüssigkeit zählt zu den allgemeinen Sorgepflichten. Gleichwohl handelt es sich auch bei der selbstständigen oder unterstützten Nahrungs- und Flüssigkeitsaufnahme um ein Recht des Patienten, nicht eine Pflicht. Insofern ist es einer dafür entscheidungsfähigen Person erlaubt, freiwillig und bewusst auf Essen und Trinken zu verzichten, selbst wenn dies mit der Intention geschieht, die Lebenszeit zu verkürzen [7].

Im Kontext von *Palliative Care* ist jedoch häufiger die krankheitsbedingte Reduktion des Ess- und Trinkbedürfnisses, wenn ein Mensch am Lebensende angekommen ist. In dieser Situation entspricht ein Patienten-orientiertes Nahrungs- und Flüssigkeitsangebot, kombiniert mit palliativer Mundpflege (*Comfort Feeding Only*), dem palliativen Therapieziel [8].

In Hinblick auf medizinisch applizierte Nahrung und Flüssigkeit (enterale oder parenterale Zufuhr) gilt das für alle medizinischen Behandlungen Gesagte: Die jeweilige Maßnahme muss ein fachlich vertretbares, realistisch erreichbares Therapieziel verfolgen, für den Patienten mehr Vor- als Nachteile bringen und solcherart vom Patientenwillen (zumindest im Zweifel) mitgetragen werden. Die fachliche Verantwortung liegt also insbesondere darin, die Vor- und Nachteile einer medizinisch applizierten Nahrung und Flüssigkeit dem Entscheidungsträger (Patient, gesetzlicher Vertreter) vor Augen zu führen und von Maßnahmen abzuraten, deren Indikation fragwürdig ist [9].

Wurde eine medizinisch applizierte Nahrung und Flüssigkeit im guten Glauben begonnen und stellt sich anschließend heraus, dass sie nicht mehr indiziert oder nicht mehr vom Patientenwillen getragen ist, muss sie beendet werden [10].

4.7.7.4. Assistierter Suizid, Tötung auf Verlangen

Ein Suizid im rechtsethischen Sinn liegt vor, wenn sich eine dafür entscheidungsfähige Person freiwillig und vorsätzlich selbst tötet, indem sie ihren eigenen Tod unmittelbar verursacht [11]. Nicht darunter fällt: die Ablehnung einer lebenserhaltenden medizinischen Maßnahme; der Verzicht auf Essen und Trinken [7].

Ein assistierter Suizid (Suizidhilfe, Hilfe zur Selbsttötung) bezeichnet folgenden Sachverhalt: Ein Mensch möchte sich selbst töten und dafür die Unterstützung eines anderen Menschen in Anspruch nehmen. Dieser andere Mensch erklärt sich bereit, der sterbewilligen Person zu helfen (z.B. indem er ihr ein Rezept für eine tödlich wirkende Substanz ausstellt). Die sterbewillige Person tötet sich mit dieser Hilfestellung selbst.

Die Hilfe zur Selbsttötung war strafrechtlich verboten (§ 78 StGB aF), bis der Verfassungsgerichtshof (VfGH) dieses Verbot mit Wirkung vom 1.

Jänner 2022 aufhob [12]. Unter welchen Voraussetzungen ein assistierter Suizid ab diesem Zeitpunkt erlaubt sein wird, steht zum Zeitpunkt der Manuskripterstellung dieses Beitrags noch nicht fest. Vom VfGH nicht aufgehoben wurde das Verbot, einen Menschen zum Suizid zu verleiten.

Eine Tötung auf Verlangen (§ 77 StGB) bezeichnet folgenden Sachverhalt [13]: Eine dafür entscheidungsfähige Person fasst freiwillig den Vorsatz, dass sie sterben möchte. Sie verlangt von einer anderen Person ernstlich und eindringlich, sie zu töten. Diese andere Person folgt dem Verlangen der sterbewilligen Person (z.B., indem sie ihr eine tödliche Injektion verabreicht). Nicht darunter fallen der Abbruch einer lebenserhaltenden medizinischen Maßnahme aufgrund fehlender Indikation oder ablehnendem Patientenwillen (☞ weiter oben) und die medizinisch indizierte, fachlich korrekt durchgeführte und vom Patientenwillen getragene symptomlindernde Behandlung, die eine Beschleunigung des Sterbevorgangs in Kauf nimmt (☞ weiter oben).

Die Tötung auf Verlangen ist strafrechtlich verboten.

4.7.8. Zusammenfassung

Verzicht auf, Begrenzung von oder Beendigung von lebenserhaltenden medizinischen Behandlungen ist gerechtfertigt, wenn die Behandlungen nicht (mehr) indiziert sind oder nicht (mehr) vom Patientenwillen mitgetragen werden.

Die Anwendung von medizinisch indizierten, vom Patientenwillen mitgetragenen und fachgerecht durchgeführten symptomlindernden Behandlungen ist zulässig, wenn ihr Nutzen größer ist als das Risiko einer Beschleunigung des Sterbevorgangs.

Die Anwendung medizinisch applizierter Nahrung oder Flüssigkeit benötigt eine Indikation und muss vom Patientenwillen mitgetragen werden.

Das absolute Verbot der Suizidhilfe wurde vom VfGH mit Wirkung vom 01.01.2022 aufgehoben. Die Verleitung zum Suizid bleibt strafbar.

Die Tötung auf Verlangen bleibt strafbar.

Rechtsquellen

ABGB. Allgemeines Bürgerliches Gesetzbuch, JGS 1811/946 i.d.F. BGBl. I 2020/148.

ÄrzteG. Ärztegesetz 1998, BGBl. I 1998/169 i.d.F. BGBl. I 2021/31.

GuKG. Gesundheits- und Krankenpflegegesetz, BGBl. I 1997/108 i.d.F. BGBl. I 2020/23.

PatVG. Patientenverfügungsgesetz, BGBl. I 2006/55 i.d.F. BGBl. I 2019/12.

StGB. Strafgesetzbuch, BGBl. 1974/60 i.d.F. BGBl. I 2020/154 (VfGH).

Literatur

1. Wallner J. Die Indikation: Welche rechtsethische Rolle spielt sie in der klinischen Entscheidungsfindung? Recht Med. 2017;24(3):101-5.

2. DGP. Definitionen zur Hospiz- und Palliativversorgung. Berlin: Deutsche Gesellschaft für Palliativmedizin (DGP), 2016 (zuletzt aktualisiert Oktober 2016, Abruf am 26.05.2021). https://www.dgpalliativmedizin.de/images/DGP_GLOSSAR.pdf.

3. Kopetzki C. Behandlung auf dem "Stand der Wissenschaft". In: Pfeil WJ (Hrsg.) Finanzielle Grenzen des Behandlungsanspruchs. Wien: Manz, 2010:9-47.

4. Barth P, Ganner M (Hrsg.) Handbuch des Erwachsenenschutzrechts. 3. Aufl. Wien, Linde, 2019.

5. Halmich M. Erwachsenenschutzrecht für Gesundheitsberufe: Eigene Behandlungsentscheidungen, Vorsorge, Vertretung. 2. Aufl. Wien, Educa Verlag, 2020.

6. Weixler D, Roider-Schur S, Likar R, et al. Leitlinie zur Palliativen Sedierungstherapie (Langversion): Ergebnisse eines Delphiprozesses der Österreichischen Palliativgesellschaft (OPG). Wien Med Wochenschr. 2017;167(1):31-48.

7. Birklbauer A, Feichtner A, Weixler D. Sterben durch Verzicht auf Nahrung und Flüssigkeit: strafrechtliche Aspekte. Recht Med. 2019;26(1):4-9.

8. Weissenberger-Leduc M, Frühwald T. Zu Fragen der Ernährung am Lebensende — unter besonderer Berücksichtigung ethischer Aspekte. Aktuel Ernahrungsmed. 2013;38(5):353-61.

9. Druml C, Ballmer PE, Druml W, et al. ESPEN Guideline on Ethical Aspects of Artificial Nutrition and Hydration. Clin Nutr. 2016;35(3):545-56.

10. OGH 8.10.2012, 9 Ob 68/11g. Therapierückzug unter Einbeziehung des Sachwalters. RdM 2013/74, EF-Z 2013/3, Zak 2012/762, iFamZ 2013/14, EvBl 2013/60, MedR 2014, 387.

11. Birklbauer A. § 78 StGB: Mitwirkung am Selbstmord. In: Höpfel F, Ratz E (Hrsg.) Wiener Kommentar zum Strafgesetzbuch. 2. Aufl. Wien, Manz, 2019.

12. VfGH 11.12.2020, G 139/2019-71. Tötung auf Verlangen, Suizidbeihilfe. ÖZPR 2021/8 [Halmich], iFamZ 2021/2, RdM 2021/109 [Khakzadeh], RdM 2021/174.

13. Birklbauer A. § 77 StGB: Tötung auf Verlangen. In: Höpfel F, Ratz E, Hrsg. Wiener Kommentar zum Strafgesetzbuch. 2. Aufl. Wien, Manz, 2019.

5. Letzte Lebensphase, Sterben und Trauer

5.1. Ernährung und Flüssigkeitszufuhr bei Karzinompatienten am Lebensende

Die Gewährleistung einer ausreichenden Nahrungsaufnahme und Flüssigkeitszufuhr ist in der medizinischen Betreuung ein Teil der Basisversorgung von Patienten. Gilt dieser Grundsatz jedoch auch für unheilbar kranke Karzinompatienten in der letzten Lebensphase, wenn durch Appetitlosigkeit, Schluckstörungen und andere Begleitsymptome eine adäquate Flüssigkeitsaufnahme und orale Ernährung nicht mehr möglich ist? Bis dato ist wissenschaftlich nicht bewiesen, dass die Kachexie im Rahmen einer progredienten Tumorerkrankung durch künstliche Nahrungszufuhr entscheidend beeinflusst werden kann. Ebenso zeigt sich in verschiedenen Studien, dass eine parenterale Flüssigkeitszufuhr keinen positiven Effekt auf das Überleben von Karzinompatienten in der Endphase der Erkrankung zur Folge hat [1, 2].

Die Flüssigkeits- und Nahrungszufuhr auf artifiziellem Weg (z.B. intravenös oder subkutan, über eine PEG-, Jejunal- oder Magensonde) bedarf einer medizinischen Indikation. Die Entscheidung des Arztes für oder gegen ernährungstherapeutische Maßnahmen und Hydrierung über Infusionen oder Sonden kann nur individuell unter Wahrung der Patientenwünsche und nach Abwägung von eventuellen Vor- oder Nachteilen für den unheilbar Kranken getroffen werden. Die Thematik ist sowohl eine medizinische als auch eine komplexe ethische Herausforderung.

5.1.1. Multifaktorielle Genese der Tumorkachexie

Mangelernährung tritt in allen Stadien einer unheilbaren Tumorerkrankung auf und ist neben dem Schmerz das häufigste Symptom, verbunden mit allgemeiner Schwäche, Schwindel, Müdigkeit und Appetitlosigkeit sowie einem Verlust an Muskelmasse und einer progredienten Gewichtsabnahme, die mit einem geänderten Körpergefühl und ausgeprägter psychischer Belastung einhergeht. Als Folge der Tumorkachexie sind die Aktivitäten des täglichen Lebens stark beeinträchtigt. Immobilität, Wundheilungsstörungen und erhöhte Infektanfälligkeit führen oft zu rezidivierenden, letalen Infektionen.

Das Ausmaß der Tumorkachexie korreliert mit dem Schweregrad der Malignomerkrankung und gilt als wichtiger prognostischer Faktor; etwa 80 % der Patienten mit einer nicht heilbaren Karzinomerkrankung sind davon betroffen [3, 4]. Die Entstehung der Mangelernährung bei Tumorpatienten ist ein komplexes Geschehen, deren Ursachen sich im Wesentlichen durch zwei Faktoren erklären lassen: einerseits werden durch tumorinduzierte Mediatoren (Tumor-Nekrose-Faktor-α, Interleukin-1, Interleukin-6, Interferon-γ, *Insulin-Growth-Factor*) Stoffwechselvorgänge ausgelöst, die mit einer erhöhten Proteolyse und Lipolyse in allen Geweben sowie mit einer Abnahme der Muskelmasse einhergehen, andererseits führen gastrointestinale Funktionsstörungen über Malassimilation und Malresorption zu einer Verschlechterung des Ernährungszustandes [5].

Sekundäre Krankheitsfaktoren wie Schluckstörungen, Appetitlosigkeit, Übelkeit und Erbrechen, ausgelöst durch die Tumorerkrankung per se, durch gastrointestinale Obstruktionen oder durch Tumore im Kopf-Hals-Bereich und im oberen Gastrointestinaltrakt verhindern oft eine adäquate Nahrungsaufnahme, wodurch die katabole Stoffwechsellage aggraviert wird. Ebenso können manche Medikamente, Chemotherapien oder die Spätfolgen einer Strahlentherapie mögliche Faktoren für die Anorexie sein (☞ Abb. 5.1).

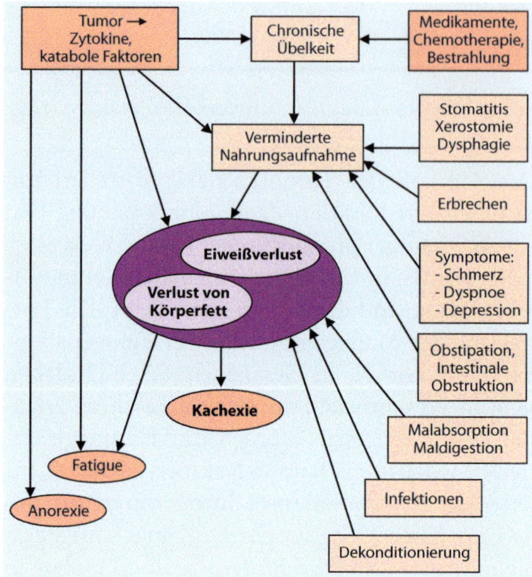

Abb. 5.1: Primäres und sekundäres Anorexie-Kachexie-Syndrom bei Tumorerkrankungen.

Im Rahmen der Tumorkachexie zeigen sich in den Laborparametern meist folgende Veränderungen:

- Erhöhung des C-reaktiven Proteins (CRP) und der Leukozyten sowie
- Abnahme des Serum-Albumins, der Lymphozyten und der Alkalischen Phosphatase.

Ein zentraler Parameter ist das C- reaktive Protein, dessen zunehmender Anstieg mit einer Verschlechterung der Kachexie und der Prognose bei inkurablen Tumoren korreliert [6-8].

Neben der körperlichen Befindlichkeit ist der *Glasgow Prognostic Score* (GPS) ein wichtiger Hinweis auf die Progression von Karzinomerkrankungen in der letzten Lebensphase. Der GPS wird definiert als das Verhältnis des CRP-Wertes zum Serum-Albumin. Steigende CRP-Werte bei gleichzeitiger Abnahme des Serum-Albumins sind mit einer Progression der Tumorerkrankung und einer reduzierten Lebenserwartung bei der Mehrzahl der Karzinomerkrankten verbunden [9-12].

5.1.2. Ernährung in der Endphase einer unheilbaren Tumorerkrankung

In der Palliativmedizin liegt das Ziel der Ernährungstherapie in der Bewahrung oder Verbesserung der Lebensqualität. Essen und Trinken sind wesentliche Aspekte der sozialen Aktivitäten. Appetit und die Fähigkeit zur oralen Nahrungsaufnahme spielen daher neben einer effizienten Schmerzlinderung eine wesentliche Rolle für die Befindlichkeit von Karzinomkranken. Wenn eine orale Nahrungsaufnahme bei Malignompatienten nicht möglich ist, wird meist eine parenterale oder enterale Ernährung eingesetzt. Dies gilt allerdings nur für Kranke, die das finale Stadium noch nicht erreicht haben; bei Patienten in der Endphase einer Tumorerkrankung kann durch ernährungstherapeutische Maßnahmen der Krankheitsverlauf nicht mehr beeinflusst werden, die quälenden Symptome können nur vereinzelt gelindert werden.

Ernährung in der Palliativmedizin
• Abwechslungsreiche und wohlschmeckende Wunschkost, • Berücksichtigung der individuellen Essgewohnheiten, kein fixer Speiseplan, • Häufig kleine Mahlzeiten anbieten, auf ausreichende Trinkmenge achten, • Individuelles Würzen und Aromatisieren der Speisen, • Ansprechendes Servieren und Essen in angenehmer Atmosphäre, • Evtl. Aperitif zur Appetitanregung, • Behandlung von Kau- und Schluckstörungen, • Therapie von Anorexie, Übelkeit und Erbrechen, • Regelmäßige Ernährungsberatung und Motivation, • Schulung der Angehörigen.

Tab. 5.1: Richtlinien zur Ernährung in der Palliativmedizin.

Die Nahrungsaufnahme bei unheilbar kranken Tumorpatienten sollte möglichst oral erfolgen. Eine orale Ernährung ist allerdings nur durch eine individuelle und patientenorientierte Betreuung, verbunden mit dem Einsatz hoher personeller Ressourcen, Erfolg versprechend. Als hilfreich erweist sich in manchen Fällen die Nahrungsaufnahme in Essprotokollen zu dokumentieren; entweder durch den Patienten selbst, durch seine Angehörigen oder durch das betreuende Team, wobei auch Diätassistenten einbezogen werden sollten.

Terminal erkrankte Tumorpatienten haben meist ein reduziertes Hungergefühl, es sollten daher mehrmals täglich kleine Mahlzeiten angeboten, aber nicht aufgedrängt werden. Karzinompatienten am Lebensende können oft nur geringe Mengen an Nahrung zu sich nehmen, wobei es erforderlich ist, die Mahlzeiten der Individualität des Betroffenen anzupassen. Essen in angenehmer Atmosphäre, das Anbieten von Lieblingsspeisen und individuelles Aromatisieren können den Appetit wesentlich steigern. Erfahrungen in Palliativeinrichtungen zeigen, dass das eine oder andere Glas eines Aperitifs oder ein Schluck Wein zu einer Verbesserung des Appetits führen kann (☞ Tab. 5.1).

Es ist es zwingend notwendig, in die ernährungstherapeutische Betreuung von Tumorpatienten die Angehörigen einzubeziehen. Sie fühlen sich oft hilflos und verzweifelt, wenn der Schwerkranke keinen Appetit hat und nichts mehr essen will – "Wir können sie/ihn ja nicht verhungern lassen." Ermutigungen wie "Du musst was essen, sonst geht es dir noch schlechter!" verschlimmern die Situation des Betroffenen und führen zu emotionalem Stress [13, 14]. Es ist wichtig, Angehörige darüber aufzuklären, dass einem Karzinompatienten in einem fortgeschrittenen Krankheitsstadium das Essen nicht aufgedrängt werden soll und eine forcierte Ernährung keine Vorteile hat.

5.1.3. Stellenwert von Nahrungsergänzungsmitteln

Im Handel werden diverse Trinknahrungen mit unterschiedlichen Geschmacksrichtungen und verschiedenen Zusammensetzungen angeboten, entweder als hochkalorische Getränke, als Cremes oder als Pulver zum Auflösen in Wasser. Praktische Erfahrungen in Hospiz- und Palliativeinrichtungen zeigen, dass die meisten Karzinompatienten diese Trinknahrungen gekühlt bevorzugen. In der Praxis hat es sich auch bewährt, flüssige oder breiige, kalorienreiche Lebensmittel zu verwenden, wie Milchprodukte (Joghurt, Kefir, Buttermilch, Milchshakes), Cremesuppen, Pürees, Puddings und Obstmus. Eine Möglichkeit für eine vermehrte Zufuhr von Fetten ist die Zugabe von Pflanzenölen, Butter, Sauerrahm oder Schlagobers zu Speisen, insbesondere zu Saucen [15].

Wissenschaftlich umstritten ist der Nutzen von Nahrungsergänzungsmitteln wie Aminosäuren, L-Carnitin, Kreatin und Omega-3-Fettsäuren, wobei letztere zu unangenehmen Nebenwirkungen (Flatulenz, Übelkeit oder Diarrhoe) führen können. Nach der derzeitigen Datenlage wird auch die Gabe von Vitaminen und Beta-Hydroxy-Beta-Methylbutyrat (HMB), einer Substanz zum Muskelaufbau, bei Tumorkachexie nicht empfohlen [13].

5.1.4. Therapieansätze bei der Kachexie

Neben einer qualifizierten Ernährungsberatung, einer individuellen Kostauswahl und der konsequenten Motivation des Patienten sind vor allem eine effiziente Schmerzlinderung und Symptomkontrolle von großer Bedeutung, um dem Patienten eine Nahrungsaufnahme auf natürlichem Weg zu ermöglichen. Zunächst gilt es zu explorieren, warum der Betroffene an Appetitlosigkeit und Übelkeit leidet. Wie in Abb. 5.2 grafisch dargestellt, können viele, teils reversible und behandelbare Ursachen die Nahrungsaufnahme erschweren.

Die **Mundtrockenheit** ist oft eine unangenehme Nebenwirkung von Medikamenten wie Opioiden, Antidepressiva, Neuroleptika und Diuretika. Diese Xerostomie kann auch durch Fieber, Infektionen oder offene Mundatmung bedingt sein und zu Läsionen in der Mundschleimhaut und zu Dysphagie führen. Eine Linderung der Mundtrockenheit wird durch Befeuchten der Mundschleimhaut mit Flüssigkeiten wie Wasser, Fruchtsäften, Tee, Kaffee, Sekt oder Bier erzielt; andere Möglichkeiten sind Fruchtbonbons, kleine gefrorene Früchte, Kaugummis oder Mundspüllösungen [16].

Bei **Mukositis** empfiehlt sich die Gabe von Mundspülungen mit z.B. Kamillen- oder Salbeiextrakten, aber auch Lokalanästhetika oder systemischen, kurzwirksamen Analgetika vor der Nahrungsaufnahme. Borkige Beläge auf der Mundschleimhaut lassen sich durch Brausetabletten, Butter oder Schlagobers lösen. Zur Therapie von Mundsoor werden Antimykotika als Gel oder Suspension eingesetzt.

Für die Behandlung der **Anorexie** stehen nach dem derzeitigen Stand der Wissenschaft verschiedene Medikamente zur Verfügung. Corticosteroide, die häufig auch einen günstigen Einfluss auf die Stimmungslage des Patienten haben, führen zur Appetitsteigerung, aber nicht zu einer Gewichtszunahme. Als Dosierung werden 4 mg Dexamethason pro Tag empfohlen. Die Dauer der Therapie sollte wegen der zu erwartenden Nebenwirkungen begrenzt sein. Die Progesteron-Analoga Medroxyprogesteron und Megestrolacetat verbessern bei Patienten mit einer fortgeschrittenen Tumorerkrankung den Appetit, darüber hinaus wurde in manchen Studien auch eine Gewichtszunahme nachgewiesen. Als durchschnittliche Tagesdosis werden 200-600 mg empfohlen, wobei allerdings thromboembolische Komplikationen, Ödeme und Hyperglykämien als schwerwiegende Nebenwirkungen zu beachten sind. Einen geringen Appetit steigernden Effekt haben Cannabinoide, die auch antiemetisch und anxiolytisch wirken, die aber nach dem neuesten Stand der Wissenschaft nicht als Mittel der 1. Wahl für die Therapie der Anorexie gelten. Als Nebenwirkungen können Schwindel, Panikattacken oder Tachykardien auftreten. Ein vielversprechender Ansatz zur Therapie der Kachexie bei unheilbar kranken Karzinompatienten ist Anamorelin, ein Ghrelin-Agonist. Ghrelin (Abkürzung für *growth hormone release inducing*) ist ein in der Magenschleimhaut produziertes Peptidhormon, das im Hypophysenvorderlappen Wachstumshormone stimuliert. Erniedrigte Ghrelin-Spiegel verstärken das Hungergefühl. Bisherige Studien mit Anamorelin an Patienten mit fortgeschrittenen Tumorerkrankungen zeigen erstaunliche Ergebnisse hinsichtlich der Reduktion des Gewichtsverlustes und der Verbesserung der Lebensqualität. Das Medikament ist allerdings noch nicht zugelassen [13].

Zur Therapie von Übelkeit und Erbrechen – an diesen Symptomen leiden etwa 40 % der unheilbar kranken Karzinompatienten in den letzten Lebenswochen – stehen verschiedene Medikamentengruppen mit unterschiedlichen Wirkmechanismen zur Verfügung. Mittel der 1. Wahl bei chronischer Übelkeit ist Metoclopramid, als Propulsivum verbessert es die häufig auftretende Magenentleerungsstörung. In der Behandlung der opiatinduzierten Übelkeit ist Haloperidol das potenteste Antiemetikum. Beide Substanzen können bei Bedarf kombiniert werden [13].

Schwierig ist die medikamentöse Behandlung von Übelkeit und Erbrechen durch eine inoperable **gastrointestinale Obstruktion**, hervorgerufen durch Tumorbefall des Mesenteriums, Tumorinfiltration der Darmwand oder Peritonealkarzinose. Bei inkompletter Obstruktion ist Metoclopramid indiziert, das jedoch bei einem kompletten Darmverschluss kontraindiziert ist. Im Fall einer kompletten gastrointestinalen Obstruktion muss die Therapie parenteral erfolgen, entweder mit Haloperidol, 5-HT_3-Antagonisten oder Olanzapin. Zur Reduktion der gastrointestinalen Sekretion kommen Butylscopolamin und Sandostatin-Analoga zur Anwendung [17, 18].

5.1.5. Enterale oder parenterale Ernährung

Jede ernährungstherapeutische Intervention wie das Legen eines peripheren Zugangs oder eines zentralvenösen Katheters, die Implantation eines Porth-Katheters oder eines PICC-Katheters (*Peripherally Inserted Central Line*) wie auch das Setzen einer PEG-Sonde erfordert eine umfassende Aufklärung des Patienten über mögliche Vor- und Nachteile, Risiken und Komplikationen. Nur ein voll und objektiv informierter Patient kann einer künstlichen Ernährungstherapie zustimmen.

Patienten mit Kopf-Hals-Tumoren oder Karzinomen des oberen Gastrointestinaltrakts sind meist auf Grund von Schluckstörungen frühzeitig auf eine ergänzende oder komplett artifizielle Ernährung angewiesen. In der Langzeitanwendung hat die enterale Ernährung über PEG-Sonde gegenüber der parenteralen Ernährung hinsichtlich Komplikationen und Nebenwirkungen deutliche Vorteile. Die enterale Ernährung verhindert die Atrophie der Darmmukosa und eine damit verbundene Translokation von Bakterien und Endotoxinen; die Infektionsrate ist verglichen mit der parenteralen Ernährung deutlich geringer. Im Endstadium einer fortschreitenden Tumorerkrankung ist jedoch eine Indikation für das Setzen einer PEG-Sonde nicht gegeben [19, 20].

Der Einsatz einer passageren parenteralen Ernährung im Rahmen einer palliativen Situation von Karzinompatienten ist indiziert, wenn reversible Faktoren eine Nahrungsaufnahme erschweren oder unmöglich machen, wie z.B. bei vorübergehenden Schluckstörungen durch Veränderungen der Mundschleimhaut (z.B. Mukositis) sowie bei therapeutisch nicht beherrschbaren gastrointestinalen Symptomen wie Übelkeit, Erbrechen, Obstipation, Diarrhoe oder bei intestinaler Obstruktion. Allerdings können bei der Verabreichung einer parenteralen Ernährung schwerwiegende Komplikationen und belastende Nebenwirkungen auftreten: zum einen Paravasate und Thrombosen bei peripher Verabreichung, zum anderen Infektionen und Dislokationen bei Port-Kathetern und zentralvenösen Zugängen [15]. Patienten, die eine parenterale Ernährung erhalten, sind in ihrer Mobilität deutlich eingeschränkt, wodurch die subjektive Lebensqualität beeinträchtigt sein kann.

In der letzten Lebensphase von Tumorpatienten besteht eine katabole Stoffwechsellage, häufig assoziiert mit einem Gewichtsverlust, der auch durch eine hochkalorische Ernährung nicht verhindert werden kann. Eine groß angelegte, retrospektive Studie aus Frankreich – hinsichtlich der Gesundheitsversorgung durchaus vergleichbar mit anderen europäischen Ländern – zeigt, dass Karzinompatienten am Ende ihres Lebens nur sehr selten eine künstliche Ernährung erhalten. In den Jahren 2013-2016 verstarben in öffentlichen und privaten französischen Kliniken etwa 400.000 Tumorpatienten, davon erhielten durchschnittlich nur 5 % eine parenterale oder enterale Ernährung während des letzten Lebensmonats, und knapp 3 % eine künstliche Ernährung während der letzten Lebenswoche, wobei der Anteil der Patienten mit Kopf-Hals-Tumoren und gastrointestinalen Karzinomen durchschnittlich etwas höher lag [21].

Bisherige Metaanalysen zeigen weder einen Überlebensvorteil noch eine Verbesserung der subjektiven Lebensqualität durch eine künstliche Ernährung in der Finalphase einer unheilbaren Karzinomerkrankung [22, 23]. In dieser Situation ist es die Aufgabe des Arztes, die Angehörigen aufzuklären, warum eine "künstliche Ernährung" keine Vorteile für den Betroffenen bringt und das Leben dadurch nicht verlängert werden kann.

5.1.6. Artifizielle Hydrierung in der letzten Lebensphase – sinnvoll oder sinnlos?

Flüssigkeitsverluste durch Erbrechen oder Diarrhöen sind häufige Symptome in der Palliativmedizin, entweder bedingt durch die Karzinomerkrankung selbst oder als Nebenwirkung von Therapien. Ein zusätzlicher Faktor in der Entstehung der Dehydratation im Endstadium einer unheilbaren Malignomerkrankung ist die zunehmende Immobilität mit dem Verlust der Fähigkeit zur selbständigen Flüssigkeitsaufnahme.

Wie die künstliche Ernährung ist auch die Flüssigkeitssubstitution in der letzten Lebensphase ein kontroversiell und emotional diskutiertes Thema in der Medizin. Die Entscheidung für oder gegen eine Hydrierung muss individuell unter Wahrung der Patientenwünsche getroffen werden. Folgende Fragen sind in diesem Zusammenhang zu klären: Wo steht der Patient? Befindet er sich bereits in der Sterbephase oder gibt es andere fassbare Ursachen für die Verschlechterung seines Allgemeinzustandes, die durch Flüssigkeitssubstitution verbessert werden könnten? Welche Wünsche hat der Betroffene? Ist die Flüssigkeitssubstitution Ausdruck von Fürsorge? Leidet der terminale Patient wirklich unter einem Durstgefühl oder vielleicht doch nur unter Mundtrockenheit? Ist eine Dehydratation in der Finalphase vielleicht ein physiologischer Prozess? Wird das Leben oder das Sterben dadurch verlängert? Wird die Hydrierung zur Beruhigung der Angehörigen oder der professionellen Betreuer gegeben?

Vielfach erwarten sich unheilbar kranke Karzinompatienten und ihre Angehörigen von einer künstlichen Flüssigkeitsgabe eine Verbesserung der Lebensqualität, eine Reduktion der Schmerzen und eine bessere Wirkung der Schmerztherapie. Manche von ihnen assoziieren damit auch Hoffnung auf Lebensverlängerung, einige glauben, dass die intravenöse Hydrierung einer künstlichen Ernährung gleichkommt [24].

Ursachen für Dehydrierung

Der Flüssigkeitsmangel bei unheilbar Kranken in der letzten Lebensphase ist meist ein multifaktorielles Geschehen. Patienten mit Schluckstörungen auf Grund einer fortgeschrittenen Tumorerkrankung (Malignome im HNO-Bereich oder GI-Trakt), aber auch im Verlauf einer Amyotrophischen Lateralsklerose neigen zu Exsikkose. Depressive Patienten und geriatrische Patienten leiden meist an mangelndem Durstgefühl und müssen zum Trinken angehalten werden. Begleiterkrankungen wie akute Infektionen, Stoffwechselerkrankungen oder neurologische Krankheiten (z. B. nach Insulten oder Morbus Parkinson) können zur Dehydratation führen.

Oft sind Medikamente Auslöser für einen Volumensverlust, wobei vor allem Laxantien in der Begleitmedikation einer Opioidtherapie eine wichtige Rolle spielen. Ebenso sind Flüssigkeitsverluste durch Erbrechen oder Diarrhöen häufige Symptome in der Palliativmedizin, entweder bedingt durch die Karzinomerkrankung selbst, als Nebenwirkung der Schmerztherapie (morphininduziertes Erbrechen) oder bei gastrointestinalen Obstruktionen. Patienten mit Bewusstseinseintrübungen oder mit deliriantem Zustandsbild sind meist nicht in der Lage, oral ausreichende Flüssigkeitsmengen aufzunehmen. Ein zusätzlicher Faktor in der Entstehung der Dehydratation in der Finalphase einer unheilbaren Malignomerkrankung ist die zunehmende Immobilität mit dem Verlust der Fähigkeit zur selbständigen Flüssigkeitsaufnahme (☞ Tab. 5.2).

Risikofaktoren für Dehydratation bei Tumorpatienten
• Eigenständige Flüssigkeitsaufnahme erschwert oder unmöglich
• Schluckstörungen
• Akute Infektionen
• Medikamente: Diuretika, Laxantien, Sedativa
• Mangelndes Durstgefühl
• Bewusstseinsstörungen
• Flüssigkeitsverluste durch Erbrechen und Diarrhöen
• Diabetes mellitus
• Depression
• Demenz

Tab. 5.2: Wesentliche Risikofaktoren für Dehydratation bei Tumorpatienten.

In der letzten Lebensphase treten Schluckstörungen sehr häufig auf. So hat eine Studie an 164 nicht sedierten Palliativpatienten gezeigt, dass nahezu 80 % der terminal Erkrankten während der letzten drei Lebenstage nicht mehr schlucken können [25].

Meist unspezifische, diagnostische Zeichen sind ein verminderter Hautturgor, trockene Schleimhäute und eine verminderte Füllung der Vv. jugulares. Ein extrazelluläres Volumendefizit manifestiert sich mitunter auch durch Mundtrockenheit, Durstgefühl, Müdigkeit und orthostatische Beschwerden. In der terminalen Krankheitsphase und generell bei älteren Menschen können diese Symptome herabgesetzt sein. Verstärken sich die Hypovolämie und die Störungen der Osmolalität, treten infolge einer diffus beeinträchtigten Zellfunktion im Zentralnervensystem zunehmend Somnolenz und im weiteren Verlauf ein Koma ein. Das Volumendefizit bewirkt auch eine generalisierte Hypoperfusion der Organe und eine Hypoxie im Hirngewebe, die die zentralnervösen Symptome noch verstärken, im Sinne einer Zunahme der Bewusstseinseintrübung. Eine Dehydration geht normalerweise mit einem Anstieg des Plasma-Protein-Spiegels und des Hämatokrits, und in weiterer Folge mit einer Erhöhung der Nierenwerte einher. Diese Parameter sind aber gerade beim Karzinompatienten sehr unspezifisch, da durch die Grunderkrankung ohnehin meist ein Eiweißmangel oder eine chronische Anämie mit niedrigen Hämatokrit-Werten bestehen.

Richtlinien zur Flüssigkeitssubstitution in der letzten Lebensphase

Wenn reversible Ursachen für eine Dehydration gegeben sind, wird eine parenterale oder subkutane Flüssigkeitsgabe befürwortet. Bei Erbrechen, Diarrhoe oder fieberhaften Infekten kann durch eine artifizielle Hydrierung der Flüssigkeitsverlust ausgeglichen werden. Für die Vor- und Nachteile einer Flüssigkeitssubstitution in der letzten Lebensphase existieren nur wenige fundierte Studien. Es gibt Hinweise darauf, dass Myoklonien, Bewusstseinseintrübungen und deliriante Zustände in der Terminalphase positiv beeinflusst werden. Allerdings werden auch zahlreiche Nebenwirkungen einer artifiziellen Hydrierung beschrieben: Zunahme von Ödemen, Pleuraergüssen und Aszites und Verstärkung der Rasselatmung in der Terminalphase [1, 26] (☞ Tab. 5.3+5.4).

Vorteile einer artifiziellen Hydratation in der letzten Lebensphase
• Verhinderung der Dehydration bei Erbrechen, Diarrhoe und Fieber
• Exsikkose führt zu Unruhe, Bewusstseinseintrübung und Muskelkrämpfen
• Kumulation von Medikamenten bei Niereninsuffizienz
• Beruhigung der Angehörigen?
• Verbesserung der Mundtrockenheit?

Tab. 5.3: Mögliche Vorteile einer artifiziellen Hydratation in der letzten Lebensphase.

Argumente gegen künstliche Flüssigkeitsgabe in der letzten Lebensphase
• Atemnot, Verstärkung der Rasselatmung in der Sterbephase
• Zunahme von Ödemen, Pleuraergüssen und Aszites
• Schmerzhafte Punktion
• Einschränkung der Bewegungsfreiheit
• Reduktion der Harnausscheidung → dadurch weniger belastende Pflegemaßnahmen

Tab. 5.4: Argumente gegen eine künstliche Flüssigkeitsgabe in der letzten Lebensphase.

Bis dato liegen wenige wissenschaftlich fundierte Publikationen zur Lebensqualität in der allerletzten Lebensphase vor. In einzelnen kleineren Studien mit Patienten im Finalstadium wurde die Lebensqualität in Abhängigkeit von der Flüssigkeitsgabe exploriert: die Patienten wurden nach der Quantität ihrer Symptome, wie Mundtrockenheit, Durstgefühl, Schwindel und Müdigkeit befragt. Es zeigte sich, dass eine parenterale Flüssigkeitszufuhr keinen Einfluss auf die Quantität dieser Symptome hatte [1]. In einer placebokontrollierten Doppelblindstudie erhielten Karzinompatienten in den letzten Lebenstagen entweder 100 ml NaCl subkutan oder 1.000 ml NaCl subkutan. Es zeigten sich hinsichtlich der subjektiven Lebensqualität und der Lebenserwartung in beiden Patientengruppen keine Unterschiede [2].

Bis zu 88 % der sterbenden Patienten in den Krankenhäusern erhalten eine künstliche Flüssigkeitszufuhr, in Hospiz- und Palliativeinrichtungen hingegen erfolgt eine artifizielle Hydrierung in der Sterbephase äußerst selten [27]. Erfahrungen in der Palliativbetreuung zeigen, dass bei infundierten Patienten in der Finalphase das qualvolle Todesrasseln („*death rattle*") und Flüssigkeitseinlagerungen im Sinne von Ergüssen und Ödemen verstärkt werden. Zu berücksichtigen ist aber, dass eine Dehydratation zur Niereninsuffizienz führen kann, verbunden mit der Gefahr einer Morphin-Intoxikation durch Kumulation von Morphin-6-Glukuronid. Beobachtungen in Hospizen zeigen, dass der Morphinbedarf bei dehydrierten Sterbenden oft abnimmt.

Menschen in der letzten Lebensphase atmen meist durch den offenen Mund, wodurch eine Xerostomie begünstigt wird. Von entscheidender Bedeutung in dieser Situation ist die Linderung des Durstgefühls durch Befeuchten der Mundschleimhaut und der Zunge; tropfenweise Wasser oder Säfte werden von Patienten besser toleriert als künstlicher Speichel. Durch Infusionen kann das Durstgefühl in den letzten Lebenstagen meist nicht gelindert werden, viel wichtiger ist eine effiziente Mundpflege.

Sollte die Entscheidung für eine Hydrierung gegeben sein, werden 500-1.500 ml/d entweder intravenös oder auch subkutan empfohlen. Bei geringer bis mittelschwerer Dehydratation hat eine subkutane Verabreichung gegenüber der parenteralen Infusion deutliche Vorteile. Komplikationen wie Paravasate und Thrombophlebitiden treten häufig bei intravenösen Infusionen auf. Meist besteht bei sterbenden Patienten eine schlechte periphere Venensituation, wodurch das Legen eines peripher-venösen Katheters erschwert ist. Eine einfache Möglichkeit, Flüssigkeit ohne nennenswerte Nebenwirkungen zu substituieren, ist die subkutane Verabreichung, auch Hypodermoklyse genannt. Dazu werden entweder physiologische Kochsalzlösungen oder Ringer-Lösungen verwendet. Mit einer Butterfly-Nadel wird die Infusion in die Subkutis appliziert, bevorzugt im Abdomialbereich, in der Thoraxregion oder an den Oberarmen. Selten auftretende Ödeme an der Einstichstelle sind reversibel und für den Patienten nur wenig belastend. Die subkutanen Infusionen sind einfach in der Anwendung und auch für Palliativpatienten zu Hause geeignet. Mittels einer Hypodermoklyse können allerdings keine kolloidalen und makromolekularen Lösungen verabreicht und auch keine gravierenden Störungen des Elektrolyt-Haushalts ausgeglichen werden [28].

5.1.7. Patientenwille und Einbindung der Angehörigen

In der Palliativbetreuung ist es unbedingt erforderlich, den Patientenwillen bereits rechtzeitig und vorab zu hinterfragen, um im Fall der Mangelernährung oder Dehydrierung in der Terminalphase dem Wunsch des Patienten hinsichtlich einer eventuellen künstlichen Ernährung oder Flüssigkeitssubstitution zu entsprechen. Einige Patienten haben in einer Patientenverfügung vorab festgelegt, welche Behandlungen nicht mehr durchgeführt werden sollen für den Fall, dass sie nicht mehr selbst entscheiden können. In Österreich haben gerade einmal 4,28 % der Bevölkerung eine verbindliche Patientenverfügung. Mit einer Vorsorgevollmacht wird eine vertraute Person ermächtigt, für den Patienten zu entscheiden, falls der Betroffene nicht mehr selbst dazu in der Lage ist. Eine derartige Vorsorgevollmacht haben etwa 4 % der Österreicher abgeschlossen [29, 30]. Falls ein Erwachsenenvertreter (früher Sachwalter) bestellt wurde, ist dieser ein die Entscheidung einzubeziehen. Heute besteht auch die Möglichkeit, einen Erwachsenenvertreter zu wählen, wobei wir hier drei verschiedene Arten unterscheiden: gewählter Erwachsenenvertreter, gesetzlicher Erwachsenenvertreter oder gerichtlicher Erwachsenenvertreter (früher Sachwalter).

Ist der Betroffene nicht mehr befragbar und liegt weder eine Patientenverfügung noch eine Vorsorgevollmacht vor und ist auch kein Erwachsenenvertreter bestellt worden, dann sollte die Familie in die Entscheidungsfindung miteinbezogen werden, um den vermutlichen Willen des Patienten zu explorieren. Im Fall eines Therapieabbruchs in der Sterbephase und des Verzichts auf eine weitere Infusionstherapie und "künstliche Ernährung" ist die Kommunikation mit den Angehörigen ein bedeutender Faktor. Es ist ärztliche Aufgabe, den Angehörigen zu erklären, warum eine Fortsetzung der Ernährung und der Hydrierung in dieser Phase für den Patienten keine Vorteile bringt, und dass in den letzten Stunden vor allem die Schmerzlinderung und die Begleitung des Sterbenden oberste Priorität haben.

5.1.8. Ethische Aspekte

Die Verabreichung einer adäquaten Ernährung und Hydrierung ist Bestandteil der medizinischen Versorgung und Behandlung. Seitens der *Europäischen Gesellschaft für klinische Ernährung* (ESPEN) wurden in einem Konsensus-Papier Leitlinien zu ethischen Fragen hinsichtlich Ernährung und Flüssigkeitsgabe erstellt [31]. Demnach besteht die grundlegende Verpflichtung, Leben durch medizinische Interventionen unter strikter Wahrung der Patientenautonomie zu erhalten. In der Sterbephase hingegen steht die Lebensqualität des Patienten durch Linderung seiner Symptome im Vordergrund. Demnach sollte in der letzten Lebensphase eine künstliche Ernährung oder Flüssigkeitsgabe abgesetzt werden, wenn keine Verbesserung der Symptome erzielt wird.

Die Bioethikkommission, ein Gremium von führenden Wissenschaftlern vornehmlich aus dem Bereich der Medizin, der Rechtswissenschaft, der Theologie und der Philosophie, berät den Österreichischen Bundeskanzler in medizinisch-ethischen Fragestellungen. Zum Thema "Sterben in Würde" hat die Österreichische Bioethikkommission 2015 ausführliche Empfehlungen zu Fragestellungen in der Betreuung von Menschen in der letzten Lebensphase verfasst. Zum einen wird die Wichtigkeit und Notwendigkeit einer qualifizierten palliativen Betreuung hervorgehoben, zum anderen werden Themen wie Therapielimitierung/Therapieabbruch beleuchtet [32].

Hinsichtlich der Fragestellung zu artifizieller Ernährung und Hydrierung hat die Bioethikkommission folgende Empfehlungen festgelegt:

In der terminalen Phase des Lebens und bei begonnenem Sterbeprozess ist eine künstliche Ernährung und Flüssigkeitszufuhr nicht nur ohne Nutzen für den betroffenen Patienten, sondern kann zu einer Verstärkung von leidvollen Symptomen (wie Atemnot und Schmerzen) führen. Aufgrund der Forschungsergebnisse ist daher, auch in der Palliativmedizin, eine künstliche Ernährung und Flüssigkeitsgabe am Lebensende in der Regel nicht indiziert, da sie weder zu einer Lebensverlängerung noch zu einer Symptomlinderung führen. Davon abzugrenzen ist die Gabe von Flüssigkeit und Nahrung bei Patienten, die noch in der Lage sind, zu essen und zu trinken und dies auch wollen, sowie die palliative Symptombehandlung bei Mundtrockenheit [32].

Zusammenfassend lässt sich festhalten, dass *Palliative Care* das Leben bejaht und das Sterben als letztendlich normalen Prozess sieht, den es nicht zu beschleunigen, aber auch nicht zu behindern und zu verzögern gilt. Der Auftrag zur Minderung von Leid ist ein wichtiges Element der Fürsorge am Lebensende.

Die Lebensqualität des Betroffenen ist die oberste Maxime in der Betreuung!

Literatur Kapitel 5.1.1. bis 5.1.8.

1. Good P et al. Medically assisted hydration for adult palliative care patients. Cochrane Database Syst Rev. 2014;(4):CD006273.

2. Bruera E et al. Parenteral hydration in patients with advanced cancer, a multicenter, double-blind, placebo-controlled randomized trial. J Clin Oncol. 2013;31(1): 111-118.

3. Von Haehling S, Anker SD. Prevalence, incidence and clinical impact of cachexia: facts and numbers – update. J Cachexia Sarcopenia Muscle. 2014;5(4):261-263.

4. Anker MS et al. Orphan disease status of cancer cachexia in the USA and the European Union: a systematic review. J Cachexia Sarcopenia Muscle. 2019;10(1):22-34.

5. Aoyagi T.et al. Cancer cachexia, mechanism and treatment, World J Gastrointestinal Oncol. 2015;7(4):17-29.

6. Schwarz S, Prokupchuk D, Esefeld K et al. The clinical picture of cachexia: a mosaic of different parameters (experience of 503 patients). BMC Cancer. 2017;17(1):130.

7. Reid VL, McDonald R, Nwosu AC. et al. A systematically structured review of biomarkers of dying cancer patients in the last months of life: an exploration of biology of dying. PloS One. 2017;12(4):e0175123.

8. Amano K. Clinical implications of C-reactive protein as a prognostic marker in advanced cancer patients in palliative care settings. J Pain Symptom Manage. 2016; 51(5):860-867.

9. Laird BJ et al. Prognostic factors in patients with advanced cancer: A comparison of clinicopathological factors and development of an inflammation-based prognosis system. Clin Cancer Res. 2013;19(19):5456-5464.

10. Nie D et al. A high Glagow prognostic score (GPS) or modified Glasgow prognostic score (mGPS) predicts poor prognosis in gynecologic cancers: a systematic review and meta-analysis. Arch Gynecol Obstet. 2020;301: 1543-1551.

11. Kim SI et al. Diagnostic test accuracy of Glasgow prognostic score as a prognostic factor for renal cell carcinomas: a meta-analysis. Am J Clin Oncol. 2020;43(6): 393-398.

12. Simmons CP et al. Prognosis in advanced lung cancer – a prospective study examining key clinicopathological factors. Lung Cancer. 2015;88(3):304-309.

13. Roeland E et al. Management of cancer cachexia: ASCO guideline. J Clin Oncol. 2020;38(21):2438-2453.

14. Amano K et al. Eating-related distress and need for nutritial support of families of advanced cancer patients: a nationwide survey of bereaved family members. J Cachexia Sarcopenia Muscle. 2016;7:527-534.

15. Arends J. Struggling with nutrition in patients with advanced cancer : nutrition and nourishment-focusing on metabolism and supportive care. Ann Oncol. 2018;29 (Supplement 2): ii27-ii34.

16. Mundpflege in der letzten Lebensphase, Leitlinien der DGP-Sektion Pflege, 2014:6-8. Online unter https://www.dgpalliativmedizin.de/images/stories/Leitlinie_Mundpflege_in_der_letzten_Lebensphase_end.pdf (Abruf am 03.03.2021).

17. Franke AJ et al. Management of malignant bowel obstruction associated with GI cancers. J Oncol Pract. 2017; 13(7):426-434.

18. Bausewein C, Voltz R, Radbruch L, Simon S. Maligne intestinale Obstruktion in Erweiterte S-3-Leitlinie Palliativmedizin für Patienten mit einer nicht heilbaren Krebserkrankung, Kurzversion 2.0, August 2019:116-129. Online unter: https://www.leitlinienprogramm-onkologie.de/fileadmin/user_upload/Downloads/Leitlinien/Palliativmedizin/Version_2/LL_Palliativmedizin_2.0_Kurzversion.pdf (Abruf am 05.03.2021).

19. Seres DS, Valcarcel M, Guillaume A. Advantages of enteral nutrition over parenteral nutriton. Therap Adv Gastroenterol. 2013;6(2):157-167.

20. Chow R. et al. Enteral and parenteral nutrition in cancer patients: a systematic review and meta-analysis. Ann Palliat Med. 2016;5(1):30-41.

21. Baumstarck K et al. Use of artificial nutrition near end of life: results from a French national population-based study of hospitalized cancer patients. Cancer Med. 2020;(9):530-540.

22. Hui D, Dev R, Bruera E. The last days of life: symptom burden and impact on nutrition and hydration in cancer patients. Curr Opin Palliat Care. 2015;9(4):346-354.

23. Child DS, Jatoi A. A hunger for hunger: a review of palliative therapies for cancer-associated anorexia. Ann Palliat Med. 2019;8(1):50-58.

24. Cohen MZ et al. The meaning of parenteral hydration to family caregivers and patients with advanced cancer receiving hosipce care. J Pain Symptom Manage. 2012; 43(5):855-865.

25. Bogaardt H et al. Swallowing problems at the end of palliative phase: incidence and severity in 164 unsedated patients. Dysphagia. 2015;30(2):145-151.

26. Lokker ME et al. Hydration and symptoms in the last days of life. BMJ Support Palliat Care. 2021 Sep;11(3): 335-343.

27. Raijmakers NJH et al. Artificial nutrition and hydration in the last week of life in cancer patients. A systematic literature review of practices and effects. Ann Oncol. 2011;22(7):1478-1486.

28. Caccialanza R et al. Subcutaneous infusion of fluids for hydration and nutrition: a review, Journal of Parenter Enteral Nutr. 2018;42(2):296-307.

29. Die Patientenverfügung. https://www.sozialministerium.at/Themen/Gesundheit/Medizin-und-Gesundheitsberufe/Medizin/Patientenverfuegung.html (Abruf am 08.03. 2021).

30. Prinz D. Vorsorge ist für Österreicher wichtig. 2019 auf https://www.notariatskammer.at/studie-vorsorge-fuer-oesterreicher-ist-wichtig/ (Abruf am 09.03.2021).

31. Druml C et al. ESPEN guideline on ethical aspects of artificial nutrition and hydration. Clin Nutr. 2016;35 (3):545-56.

32. Sterben in Würde, Empfehlungen zur Begleitung und Betreuung von Menschen am Lebensende und damit verbundene Fragestellungen, Bioethikkommission, Bundeskanzleramt, Österreich, 2015. Online unter: https://www.bundeskanzleramt.gv.at/dam/jcr:6d5d655b-e11d-4e65-b6a6-9fd531a033fb/Sterben_in_Wuerde.pdf (Abruf am 04.03.2021).

5.1.9. Spezielle Aspekte der Ernährung

Eine adäquate Ernährungstherapie mit einer bedarfsdeckenden Zufuhr von Nahrung und Flüssigkeit spielt praktisch in allen medizinischen Bereichen eine große Rolle. Menschen mit unheilbaren Erkrankungen weisen spezielle Bedürfnisse auf, für die es einer individuellen Ernährungstherapie bedarf. Die Ziele der Ernährungstherapie richten sich nach der Phase der Erkrankung. Im Vordergrund steht dabei immer der Erhalt bzw. die Steigerung der Lebensqualität und das Wohlbefinden des Patienten. Daten zur Steigerung der Lebensqualität durch eine Ernährungstherapie sind bei Patienten mit fortgeschrittener Tumorerkrankung widersprüchlich [1]. Dennoch zeigt sich, dass eine individuelle Ernährungstherapie parallel zu einer Strahlentherapie die Lebensqualität in der palliativen Situation signifikant verbessern kann [2].

Onkologische Patienten weisen aufgrund ihrer Erkrankung und damit verbundenen Symptomen ein Risiko für eine krankheitsspezifische Mangelernährung auf. Eine Beeinträchtigung der Funktion der Organe im Gastrointestinaltrakt, Obstruktionen im Mund- oder Halsbereich oder die Wirkung des Tumors und der Tumortherapie auf den Appetit können zu einer verminderten Nahrungsaufnahme führen.

Eine krankheitsspezifische Mangelernährung wird durch folgende drei unabhängige Kriterien definiert [3]:

1. *Body-Mass-Index* (BMI) <18,5 kg/m² *oder*
2. unbeabsichtigter Gewichtsverlust >10 % in den letzten 3-6 Monaten *oder*
3. BMI <20 kg/m² und unbeabsichtigter Gewichtsverlust > 5 % in den letzten 3-6 Monaten.

Für Erwachsene ab 65 Jahren werden andere Kriterien für BMI und Gewichtsverlust diskutiert (BMI <20 kg/m², Gewichtsverlust >5 % in 3 Monaten).

Eine verminderte Serumalbuminkonzentration (<30 g/l) sollte bei chirurgischen Patienten zur Feststellung des Vorliegens eines Ernährungsrisikos einbezogen werden.

Häufig kommt es bei einer onkologischen Erkrankung zu Appetitlosigkeit, einem ungewollten Gewichtsverlust, Muskelatrophie, Schwäche und Müdigkeit. Ein gleichzeitiges Vorliegen einer gering- bis mittelgradigen Inflammation wird als Kachexie bezeichnet [4]. Von einer Tumorkachexie sind bis zu 80 % aller Karzinompatienten betroffen, mindestens 20 % der Patienten sterben daran [5].

Es bedarf einer strukturierten Vorgehensweise, eine bestehende Mangelernährung bzw. ein Risiko dafür zu erkennen, um geeignete Maßnahmen ergreifen zu können [6]. Idealerweise erfolgt dies bereits bei Diagnosestellung. Ziel ist es, eine Mangelernährung zu vermeiden bzw. sie adäquat zu therapieren. Die Diagnose und Behandlung einer Mangelernährung ist in letzter Zeit immer mehr in den Fokus der Wissenschaft gerückt. Es wurden dementsprechend wissenschaftliche Leitlinien entwickelt [7].

Eine adäquate Ernährungstherapie spielt auch in der Palliativbehandlung eine wesentliche Rolle. Im Vordergrund stehen immer der Wunsch des Individuums und der Erhalt bzw. die Verbesserung der Lebensqualität. Maßnahmen und Interventionen, die in einer früheren Erkrankungsphase indiziert sind, spielen im späteren Stadium oft nur mehr eine untergeordnete oder gar keine Rolle mehr.

Stufenplan der Ernährungstherapie

Obwohl es keine konkreten Daten zum optimalen Zeitpunkt des Beginns einer Ernährungstherapie gibt, sollte damit begonnen werden, bevor eine Mangelernährung entsteht [6].

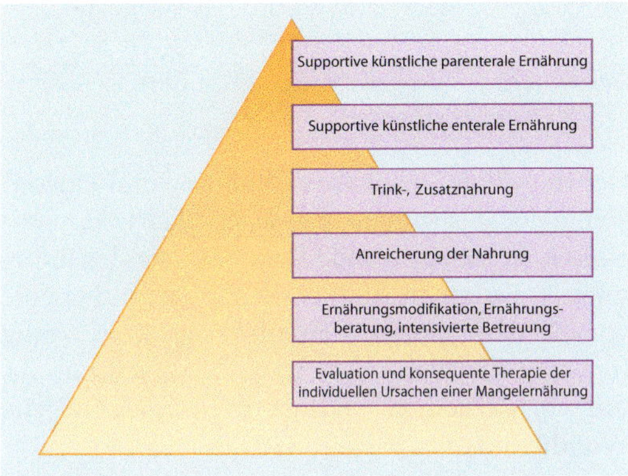

Abb. 5.2: Stufenschema der Ernährung. Modifiziert nach DGE (Deutsche Gesellschaft für Ernährung) [16]

Der Energie- und Nährstoffbedarf wird von Diätologen berechnet, die im Fachbereich Onkologie spezialisiert sind.

Die empfohlene Energiezufuhr liegt bei Bettlägerigen bei 25 kcal/kg Körpergewicht pro Tag, bei Mobilen bei 30 kcal/kg Körpergewicht pro Tag.

Bei den Nährstoffen wird der Hauptfokus auf das Protein gelegt, weil dessen Zufuhr zum Erhalt der Muskelmasse essentiell ist. Der tägliche Proteinbedarf liegt bei 1,2-1,5 g/kg Körpergewicht pro Tag und kann bei chronischer Inflammation auf bis zu 2 g/kg Körpergewicht pro Tag ansteigen. Der Bedarf an Vitaminen und Mineralstoffen entspricht den Empfehlungen der Fachgesellschaften [8]. Eine höhere Dosierung einzelner Vitamine oder Mineralstoffe wird nicht empfohlen, es kann sogar zu negativen Auswirkungen auf den Ausgang einer onkologischen Erkrankung kommen [7].

Solange eine orale Ernährung möglich ist, soll diese auch umgesetzt werden. Vielfach sind Personen unmittelbar nach einer Tumordiagnose noch in einem guten Ernährungszustand. Es gilt hier, diesen so lange wie möglich zu erhalten, wobei empfohlen werden kann, eine ausgewogene Ernährung nach den 10 Regeln der ÖGE (Österreichische Gesellschaft für Ernährung) einzuhalten [9]. Wenn bereits eine verminderte Nahrungsaufnahme beobachtet wird, können Speisen und Getränke mit Zusätzen angereichert werden, um die Energie- und Nährstoffzufuhr zu steigern. Auch der Einsatz von hochkalorischen, eiweißreichen Trinknahrungen (ONS = orale Nahrungssupplementation) kann dazu beitragen, den Bedarf an Energie und Nährstoffen leichter zu decken. Es kann dadurch einem Verlust von Muskelmasse und der damit verbundenen körperlichen Schwäche entgegengewirkt werden. Darüber hinaus ist es dem Patienten möglich, weiterhin am Leben der Gesellschaft teilzunehmen.

Nebenwirkungen einer Chemo- oder Strahlentherapie können zu verändertem Geruchs- oder Geschmackssinn oder auch zu Entzündungen der Mundschleimhaut (Mukositis) bzw. zu Mundtrockenheit (Xerostomie) führen. Es empfehlen sich spezielle Trinknahrungen, um den Ernährungsstatus zu erhalten bzw. zu verbessern. Diese sind in unterschiedlichen Geschmackssorten erhältlich und können auch in gefrorener Form (z.B. als Eiswürfel) angeboten werden, wenn dies zur Linderung der Beschwerden führt.

Ist die Nahrungszufuhr oral länger als 1 Woche nicht oder nur eingeschränkt möglich, sodass weniger als 60 % des Energiebedarfs aufgenommen werden, kann über den enteralen Weg supportiv ernährt werden [6]. Je nach Indikation können verschiedene Sonden zumindest passager zur Steigerung der Nahrungszufuhr zum Einsatz kommen (nasogastral, nasojejunal, PEG, PEJ). Ist eine enterale Ernährung länger als 4 Wochen nötig, wird eine PEG-Sonde der Nasogastralsonde von vielen Patienten bevorzugt [10].

Eine parenterale Ernährung kann zum Einsatz kommen, wenn eine enterale Ernährung nicht möglich und eine Steigerung der Leistungsfähigkeit und Lebensqualität zu erwarten ist. Bei Patienten mit einer Lebenserwartung von unter 2 Monaten überwiegen die Risiken einer parenteralen Ernährung (Katheterinfektionen, Thrombosen, Ödeme oder Pneumothorax) im Vergleich zu ihrem Nutzen. Die Entscheidung für eine heimparenterale Ernährung muss gut überlegt sein und es müssen Parameter wie die Grunderkrankung an sich, das Ziel der Ernährungstherapie und allen voran der Wunsch des Patienten und dessen Bewusstsein für Prognose und Vor- und Nachteile dieser Art der Ernährung berücksichtigt werden [7].

Ernährungstherapie in der terminalen Phase und Sterbephase

Mit Fortschreiten der Erkrankung kommt es zur Verschlechterung des Zustandes des Patienten. Dies ist sowohl für den Patienten als auch deren Angehörige belastend. In dieser letzten Phase des Lebens gilt es, die Sinnhaftigkeit einer supportiven enteralen oder parenteralen Ernährung abzuwägen. Ziel ist es, das Wohlbefinden des Patienten zu steigern, individuelle Entscheidungen zum Wohle des Patienten zu treffen und dessen Wünschen entsprechend zu handeln.

> Voraussetzungen für den Einsatz einer künstlichen Ernährung sind [11]:
> 1. eine klare medizinische Indikation und die Formulierung eines therapeutischen Ziels und
> 2. der Wille des einwilligungsfähigen bzw. urteilsfähigen Patienten bzw. seiner Vertretungsberechtigten.

Jede Art einer unverhältnismäßigen Ernährungstherapie ist zu vermeiden. Eine Lebensverlängerung kann nie als einziges Ziel definiert werden und muss immer im Verhältnis zum Wohlergehen des Patienten betrachtet werden [11]. In der terminalen Phase verliert die Nahrungszufuhr immer mehr an Bedeutung und kann auch als belastend empfunden werden, weil es dadurch zu einer verstärkten Darmsekretion, Übelkeit und Erbrechen kommen kann [12]. Wenn keine Indikation mehr für eine künstliche Ernährung besteht, ist es die Aufgabe des behandelnden Arztes, die Ernährungstherapie zu beenden und seine Entscheidung dem Patienten bzw. dessen Vertretungsberechtigen, Angehörigen und dem behandelnden Team zu kommunizieren [11].

Für den Sterbenden selbst, aber auch für dessen Angehörige kann die Tatsache, nicht mehr essen und trinken zu können, eine Verlusterfahrung sein [13]. Sterbende Menschen haben meist aber auch nicht mehr das Bedürfnis zu essen oder zu trinken. Angehörige fühlen sich oftmals durch die existenzielle Bedrohung des Lebens des Patienten belastet und stehen unter Druck, geeignete Speisen und Getränke zur Verfügung zu stellen [14]. Dieser Druck wird im Extremfall auf den Patienten übertragen und verhindert einen genussvollen und zwanglosen Umgang mit der Nahrungszufuhr. Um die Lebensqualität des Patienten zu steigern, ist ein "Sich-Lösen" von alten Essgewohnheiten und Mengenvorstellungen hilfreich.

> Cicely Saunders' (1918-2005) Aussage bringt die Situation auf den Punkt: "Die Patienten sterben nicht, weil sie nicht essen, sondern sie essen nicht, weil sie sterben".

Der freiwillige Verzicht auf Nahrung und Flüssigkeit in der Sterbephase ist eine rechtlich und medizinisch zu akzeptierende Entscheidung des informierten Patienten. Sterbenskranke Menschen, die vor die Wahl gestellt werden, vermindern häufig freiwillig die Nahrungs- und Flüssigkeitszufuhr, um ein Leiden zu verhindern und das eigene Wohlbefinden zu steigern [15].

Eine parenterale Flüssigkeitsgabe mindert nicht zwangsläufig das Durstgefühl des Patienten [17]. Mundtrockenheit und Durst können als Nebenwirkung der Therapie auftreten und sollen bevorzugt durch Befeuchtung der Lippen und eine wiederholte, minimale Flüssigkeitsgabe gelindert werden.

Die optimale palliative Behandlung gelingt im multiprofessionellen Team. Die frühzeitige Erkennung einer Mangelernährung kann Spätfolgen einer solchen vermeiden. Ziel der Zusammenarbeit der unterschiedlichen Berufsgruppen ist die Verbesserung der Lebensqualität. Hier besteht jedoch noch weiterer Forschungsbedarf [6]. Die Einbeziehung von Ernährungsfachkräften in die Versorgung von Schwerstkranken, Sterbenden und ihren Angehörigen ist von großer Wichtigkeit [18].

Literatur Kapitel 5.1.9.

1. Bozetti F. Is there a place for nutrition in palliative care? Support Care Cancer. 2020;28:4069-4075.

2. Ravasco P et al. Impact of nutrition on outcome: a prospective randomized controlled trial in Patients with head and neck cancer undergoing radiotherapy. Head Neck. 2005;27:659-668.

3. Valentini et al. Leitlinie der deutschen Gesellschaft für Ernährungsmedizin (DGEM). DGEM Terminologie in der klinischen Ernährung. Aktuel Ernahrungsmed. 2013;38:97-111.

4. Fearon K, Strasser F, Anker SD et al. Definition and classification of cancer cachexia: an international consensus. Lancet Oncol. 2011;12:489-495.

5. Ryan AM et al. Cancer-associated malnutrition, cachexia and sarcopenia: the skeleton in the hostpital closet 40 years later. Proc Nutr Soc. 2016;75:199-211.

6. Schütte K, Middelberg-Bisping K, Schulz C. Nutrition and gastroenterological support in end of life care. Best Pract Res Clin Gastroenterol. 2020;48-49:101692.

7. Arends J et al. ESPEN guidelines on nutrition in cancer patients. Clin Nutr. 2017;36:11-48.

8. Biesalski HK, Bischoff S, Pirlich M, Weiman A. Ernährungsmedizin. Nach dem Curriculum Ernährungsmedizin der Bundesärztekammer. 5. Auflage, Thieme Stuttgart, 2020:748.

9. Österreichische Gesellschaft für Ernährung, 2017 (Zugriff am 30.04.2021).

10. Bozetti F. Nutritional support in patients with oesophageal cancer. Support Care Canc. 2010;18(Suppl 2): S41-50.

11. Druml C et al. ESPEN guideline on ethical aspects of artificial nutrition and hydration. Clin Nutr. 2016;35: 545-556.

12. Hauner H, Martignoni M. Manual Ernährung in der Onkologie. Tumorzentrum München. 1. Auflage, München, 2018.

13. Schmid U. Essen und Trinken. In: Kränzle S, Schmid U, Seeger C. Palliative Care. Handbuch für Pflege und Begleitung. 4. Auflage, Springer, Berlin, 2011:232-238.

14. Oberholzer R, Strasser F. Ernährungsprobleme. In: Aulbert E, Nauck F, Radbruch L. Lehrbuch der Palliativmedizin. 3. Auflage, Schattauer, Stuttgart, 2012:301-322.

15. Winter SM. Terminal nutrition: framing the debate for the withdrawal of nutritional support in terminally ill patients. Am J Med. 2000;109:723-6.

16. S3-Leitlinie: Klinische Ernährung in der Onkologie. Deutsche Gesellschaft für Ernährungsmedizin, 2015. Online unter: http://www.awmf.org/uploads/tx_szleitlinien/073- 006l_S3_Klin_Ern %C3 %A4hrung_in_der_Onkologie_2015-10.pdf.

17. Bruera E, MacDonald N. To hydrate or not to hydrate: how should it be? J Clin Oncol. 2003;21:84s-5s; discussion 86s.

18. Deutsche Gesellschaft für Palliativmedizin, 2018 (Zugriff am 07.05.2021).

5.2. Palliative Sedierungstherapie

5.2.1. Definition

Palliative Sedierungstherapie (PST) ist der Einsatz sedierend wirkender Medikamente mit dem Ziel, durch eine Bewusstseinsminderung unerträgliches Leiden bei sonst therapierefraktären Symptomen zu lindern [1].

Bei adäquater Expertise in *Palliative Care*, ausreichenden Ressourcen und größtem Engagement des Betreuungsteam kann eine hinreichende Kontrolle quälender physischer Symptome und psychoexistenziellen Leidens bei 93-98 % der Patienten erzielt werden. Das bedeutet daher, dass in Einzelfällen eine suffiziente Symptomkontrolle herausfordernd sein kann.

Als *therapierefraktär* werden Symptome bezeichnet, wenn mögliche Behandlungen nicht erfolgreich waren oder durch Teamkonsens auf der Grundlage wiederholter und aufmerksamer Beurteilung erfahrener Experten eingeschätzt werden kann, dass keine andere Methode im Rahmen der zeitlichen Rahmenbedingungen zur Linderung zur Verfügung steht bzw. aus einem möglichen Vorgehen dem Patienten kein günstiges Nutzen-Schadens-Verhältnis erwächst [2]. Quälende Symptome stehen zueinander in komplexer Interrelation. Psychoexistenzielles Leiden wird einerseits als implizierter Schritt in der Lebensvollendung angesehen, andererseits kann seine Intensität das Maß des Tragbaren überschreiten und eine therapeutische Intervention erfordern. Für wen etwas untragbar wird, wird mitunter in der emotional geführten Diskussion um die Notwendigkeit von Interventionen augenscheinlich. Eine problematische Situation liegt vor, wenn ein Patient seine Bedürfnisse nicht mehr verbal kommunizieren kann und An- oder Zugehörige bzw. Betreuende ein Eingreifen reklamieren. Kulturelle Faktoren, philosophische Positionen und religiöse Haltungen (was/wie ist ein gutes Sterben?) sind signifikante Einflussfaktoren im engagierten Diskurs um medikamentöse Maßnahmen, die auf das menschliche Bewusstsein wirken. Das wache, kritische Bewusstsein wird in unserer Gesellschaft mit Individualität, Wert und Autonomie verknüpft.

5.2.2. Ethischer Diskurs

Wer das Recht hat, Entscheidungen zu treffen, ist abhängig von der Rechtskultur einer Gesellschaft. Die österreichische Rechtskultur räumt der selbstkompetenten Entscheidung des dispositionsfähigen Individuums diese Macht ein. Das Prinzip der Autonomie spiegelt den Respekt vor der Freiheit des anderen wieder. Die Voraussetzungen für selbstkompetentes Entscheiden sind die Möglichkeit, Informationen zu erhalten und zu verarbeiten, die Möglichkeit zu wählen und die Möglichkeit, Wünsche zu äußern.

Problematische Umstände liegen vor, wenn ein Individuum durch Beschränkungen nicht in der Lage ist, seine Möglichkeiten zu erkennen oder wenn ihm die Betreuungseinrichtung diese Möglichkeiten vorenthält. Individuelle Einschränkungen betreffen Erkrankungen und Leidenszustände (z.B. Delir, schwere Depression). Ein Betreuungssystem kann einem Sterbenden auch dadurch die Möglichkeit verwehren, zu wählen, indem es ihm Informationen vorenthält oder zu spät erteilt. Wird der Entscheidungsprozess verzögert aufgenommen, nimmt die Wahrscheinlichkeit zu, dass der Patient nicht mehr im Sinne eines informed consent seine Zustimmung erteilen kann (*consentire* = eines Sinnes sein). Für den Fall, dass ein irreversibler Zustand eingetreten ist, in der die Person seinen Willen nicht mehr äußern kann, sind der hinterlassene (Patientenverfügung, Vorsorgedialog, Vorsorgevollmacht) oder der mutmaßliche Patientenwille (Ziel: im besten Interesse/zum Wohle des Betroffenen handeln) für Entscheidungen maßgeblich, sofern nicht ein Gericht einen Interessensvertreter eingesetzt hat. Unter der Bedingung, dass sowohl die Voraussetzungen in der Indikationsstellung nach einem Entscheidungsfindungsprozess, als auch die Rahmenbedingen für die Durchführung erfüllt sind (☞ unten), ist palliative Sedierung ethisch gerechtfertigt. Die zugrunde liegenden ethischen Prinzipien sind das Prinzip der Autonomie und der Proportionalität.

Das Prinzip der Proportionalität fordert eine angemessene Balance zwischen nützlichen und schädlichen Effekten einer Handlung (d.h. in Bezug auf eine palliative Sedierung bedeutet das, dass die wahrscheinlichen Vorteile mögliche Nachteile im aktuellen, individuellen und konkreten Kontext überwiegen). Das Prinzip des *double-effect* wird als Rechtfertigung herangezogen, um die moralische Wertigkeit der palliativen Sedierungstherapie zu erklären: Diese Regel trifft eine moralische Unterscheidung zwischen einer (guten) Absicht und möglichen schädlichen, jedoch nicht beabsichtigte Folge dieser Absicht.

Wesentlich für die moralische Bewertung einer Handlung ist die Absicht (Intention), unter der sie begonnen wird, die Art und Weise (Mittel), wie sie durchgeführt wird und die Wirkung (Effekt), die sie zu erreichen trachtet. Intention, Mittel und Effekt der Palliativen Sedierungstherapie unterscheiden sich klar zur Euthanasie.

Bei der palliativen Sedierungstherapie wird ein Medikament gewählt, das durch das Vorhandensein eines Antagonisten potenziell reversibel wirkt. Es wird die niedrigste Dosis gewählt, die wirksam ist, um Leiden durch Bewusstseinsdämpfung zu kontrollieren (durch Zuführen der Substanz in kleinen Schritten = Titration zum Effekt bzw. durch subkutane Gabe). Die Reversibilität des Verfahrens zeigt sich auch in der Durchführung, wenn z.B. eine intermittierende (z.B. nächtliche) Verabreichung gewählt wird. Die *Ethics Task Force* der *European Association for Palliative Care* (EAPC) unterscheidet klar zwischen Palliativer Sedierungstherapie und Euthanasie [3]. Das Verfahren ist in 83 % der Anwendungen effektiv im Sinne der Absicht, bei 20 % treten zum Teil schwerwiegende unerwünschte Wirkungen (Aspiration, Atemdepression) auf, für wenige (ca. 4 %) hat die Anwendung einer Palliativen Sedierungstherapie die Folge, dass der Tod durch das Verfahren früher eintritt [12]. Eine retrospektive Studie von Schur et al. an österreichischen Palliativeinrichtungen, die 2.414 Patienten einschloss, zeigte, dass palliativ sedierte Patienten im Vergleich zu nicht palliativ sedierten Patienten kein signifikant unterschiedliches Überleben hatten. Daraus lässt sich schließen, dass eine palliative Sedierung das Leben der Betroffenen nicht verkürzt [14]. Dass eine palliative Sedierung den Tod nicht beschleunigt, belegt auch ein *Cochrane Review* [15].

Wann immer ein medizinisches Verfahren mit dem menschlichen Bewusstsein interagiert, werden individuelle philosophische, moralische, kulturelle, aber auch allgemein ethische und historische Bezüge hergestellt. Dogmatik, sei sie kulturellen oder religiösen Wesens, bzw. tabuisierte Inhalte verschleiern einen rational nachvollziehbaren Diskurs. Palliative Sedierungstherapie erfordert definierte Rahmenbedingungen, einen adäquaten Entscheidungsprozess und daher ein hohes Ausmaß an kommunikativer Leistung. Konflikte mit Rechtssystemen, Angehörigen und innerhalb des Betreuungsteams sind bei ungenügenden Prozessen absehbar. Teamkonflikte sind zu erwarten, wenn eine Gruppe etwas entscheidet (Ärzte), was die andere Gruppe auszuführen/zu erleben hat (Pflegende).

5.2.3. Medikamente zur palliativen Sedierungstherapie

Benzodiazepine (plus Antipsychotika)

Das "ideale Sedativum" ist inexistent. Benzodiazepine erfüllen die besten Voraussetzungen, sind relativ sicher (hohe therapeutische Breite und relativ geringe Toxizität), antagonisierbar, wirken angstlösend, entspannend, antikonvulsiv, zentral skelettmuskelrelaxierend und schlafanstoßend. Benzodiazepine mit kurzer Halbwertszeit sollen für die palliative Sedierungstherapie bevorzugt werden.

> Das wasserlösliche Midazolam (Dormicum®) ist das am häufigsten angewandte Sedativum [4]. Midazolam kann auf allen denkbaren Wegen verabreicht werden (intramuskulär, intravenös, oral, rektal, subkutan, transmukosal). Es wird empfohlen, mit der geringsten Dosis zu beginnen, mit der das Therapieziel zu erreichen ist (niedrigster Sedierungseffekt, der zur Linderung der Symptome führt).

Die Dosen liegen zwischen 0,4 mg/h bis 10 mg/h. Die Resorption aus einem subkutanen Depot erfolgt mit 96 % (bei Gesunden) nahezu vollständig, daher ist der Umrechnungsquotient beim Wechsel von subkutaner auf intravenöse Zufuhr (oder umgekehrt) 1:1. Eine Steigerung der Zufuhrrate bei intravenöser Verabreichung ist frühestens nach fünf Minuten sinnvoll, bei subkutaner Verabreichung nach 15 Minuten. Bestehen keine Einwände, ist eine Anwendung als *Patient-Controlled-Sedation* (PCS, analog zur *Patient-Controlled Analgesia*, PCA) zu begrüßen, da damit die größte Sicherheit durch eine adäquate, bedarfsorientierte Steuerung besteht. Eine Zubereitung von Midazolam mit Opioiden in einer Mischspritze ist aus toxikologischen Gründen abzulehnen, da die Indikationen für die Anwendungen unterschiedlich sind und die kombinierte Anwendung von Opioiden und Midazolam aufgrund einer unterschiedlichen Pharmakokinetik zu unabwägbaren Effekten führt. Opioide und Benzodiazepine haben hinsichtlich sedierender Effekte synergistische Wirkungen.

> Die gefährlichste Komplikation durch Midazolam ist der Atemstillstand, der ausgelöst wird, wenn eine zu hohe Dosis rasch anflutet, wenn Angst und Stress der letzte Trigger des Atemantriebs sind oder wenn Midazolam mit anderen atemdepressiven Substanzen kombiniert wird.

Als unerwünschte Wirkungen von Midazolam bei subkutaner Anwendung können Hautirritationen und brennende Schmerzen an der Injektionsstelle auftreten. Ebenso wurden Übelkeit, Schluckauf, Kopfschmerzen und Schwindel beobachtet. Paradoxe Wirkungen sind bei Menschen über 65 Jahren, bei Kindern und bei anamnestischen Hinweisen auf eine Persönlichkeit mit schwieriger Impulskontrolle und Enthemmungszuständen (z.B. durch Alkohol etc.) immer wieder zu sehen und liegen häufig in einer inadäquat hohen Dosis, die zur Enthemmung führt. Es treten Zustände von Unruhe, Agitation bis hin zum Delir mit einer Gefährdung der Patientensicherheit auf. Differentialtherapeutisch kann sich bei Vorliegen eines Verdachts die Verabreichung des Benzodiazepinantagonisten Flumazenil (Anexate®) in einer Dosis von 0,2 mg bewähren [5]. Nach 24 Stunden kontinuierlicher Zufuhr von Midazolam ist eine verlängerte Wirkdauer zu erwarten, ab 48-72 Stunden ist der Aufwachzeitpunkt nicht mehr vorhersehbar. Gleichzeitig entwickelt sich dosisabhängig innerhalb von Stunden bis Tagen eine Toleranz gegen das Medikament. Das Titrieren der optimalen Dosis für ein definiertes Sedierungsziel kann in einem solchen Fall durch schrittweise Reduktion der Dosis oder durch einen täglichen Aufwachversuch erreicht werden, um einen Überhang von Sedativa zu vermeiden. Eine diskontinuierliche Zufuhr ist auch aus diesem Grund sinnvoll, z.B. im Sinne einer ausschließlich nächtlichen Sedierung.

Eines der Hauptprobleme der Benzodiazepine im Allgemeinen und rasch anflutender Substanzen wie Midazolam ist das **Phänomen der anterograden Amnesie**: Der Sedierte kann wach und kontaktfähig erscheinen, kann jedoch die sensorischen Informationen nicht prozessieren und erinnert sich nicht an die Zeitperiode, in der die Substanz zugeführt worden ist. Diese Unterbrechung der subjektiven Zeitkontinuität verwirrt, verunsichert und hat im Beziehungskontext einschneidende Bedeutung. Kontakte, Besuche, kommunizierte Inhalte sind häufig nicht erinnerlich. Die anterograde Amnesie tritt bei Midazolam regelhaft auf. Als Konsequenz wird empfohlen, Patienten und Angehörige darüber zu informieren und im Falle einer beabsichtigten tiefen kontinuierlichen Sedierung ein Abschiedsritual vor Beginn der Sedierung zu ermöglichen. Unter einer adäquat gesteuerten Palliativen Sedierungstherapie auch in den letzten 48 Stunden des Lebens kann bei zwei Drittel der Patienten eine orale Aufnahme von Flüssigkeit bzw. bei 10 von 80 sogar eine enterale Ernährung möglich bleiben. Die Fähigkeit zur verbalen Kommunikation blieb, wie Studien zeigten, bei der Hälfte der Patienten erhalten [6]. In den angloamerikanischen Ländern wird im Kontext der *Palliative Care* auch häufig Lorazepam (Temesta®, Tavor®) verwendet. Lorazepam kann auch oral und in niedriger Dosis als Tagesanxiolytikum verabreicht werden (0,5-1 mg bis 4x tgl.), es ist auch in einer transmukosal wirksamen Zubereitung verfügbar (Temesta-expidet® 1 mg und 2,5 mg). Für die palliative Sedierungstherapie werden 0,5-2 mg alle 4-6 Stunden transmukosal oder intravenös empfohlen. Grundsätzlich ist der oralen bzw. transmukosalen Anwendung der Vorzug zu geben, eine nächtliche parenterale Sedierung ist mit Lorazepam 2 mg zu beginnen (subkutan oder in 100 ml NaCl 0,9 % i.v.). Tritt nach 30 Minuten nicht der erwünschte Erfolg ein, kann die Dosis wiederholt werden. Intravenöses Lorazepam beginnt nach fünf Minuten zu wirken, erreicht aber erst nach 15-30 Minuten ein Wirkmaximum. Für eine kontinuierliche Sedierung in der Intensivmedizin liegt der Dosierungsbereich bei 0,01-0,1 mg/kg/h – es ist mit der geringsten wirksamen Dosis zu beginnen.

Ist durch Benzodiazepine alleine kein ausreichender Effekt zu erzielen (z.B. wenn 10 mg Midazolam pro Stunde nicht zu einem sinnvollen Sedierungseffekt führen), erscheint am ehesten eine zusätzliche Gabe von schlafanstoßenden Antipsychotika sinnvoll. Levomepromazin (Neurocil®) in Dosen von 5-15 mg per os oder subkutan bzw. von 12,5 25 mg 3x tgl. intramuskulär wird empfohlen. Stark schlafanstoßend und gering antipsychotisch wirkt Prothipendyl (Dominal®). Es liegt in 40 mg-Ampullen vor, die Tagesdosen liegen zwischen 240 und 600 mg.

Das Narkosemittel Propofol hat zwar eine sehr günstige Steuerbarkeit, jedoch eine sehr geringe therapeutische Breite (cave: Apnoe!). Seine Anwendung sollte auf Intensivstationen und Anwender mit Kompetenz in der Atemwegssicherung beschränkt bleiben.

Barbiturate sind für eine Palliative Sedierung ungeeignet, das Benzodiazepin Diazepam ist wegen seiner langen Halbwertszeit nicht adäquat.

5.2.4. Indikationen für eine palliative Sedierungstherapie

Unbeherrschbare Atemnot und unkontrollierbare Schmerzen sind die am häufigsten genannten physischen Symptome [7], weitere Indikationen für eine PST sind unbeherrschbare Blutungen und gastrointestinale Syndrome [6]. Es wurde beobachtet, dass die palliative Sedierung für den Indikationsbereich "psychoexistenzielles Leiden" in einem Beobachtungszeitraum von sieben Jahren von 7 % auf 19 % zugenommen hat und dass diese Maßnahme der Symptomkontrolle von etwa einem Drittel der Patienten gefordert wird [6]. Morita et al. konnten nachweisen, dass der psychosoziale Support bei dieser Indikationsstellung in vielen Fällen nicht existent war und auch die spirituelle Unterstützung unzureichend war [8].

Es ist bekannt, dass ein erheblicher Teil der sterbenden Tumorpatienten an einer Depression leidet und nur ein geringer Anteil davon durch geeignete Untersuchungen fachärztlich diagnostiziert werden [9] bzw. ein noch kleinerer Anteil behandelt wird. Delire sind in 14-60 % die Indikation für eine Palliative Sedierung – ein konzeptueller Missstand. Fainsinger et al. evaluierten und behandelten die zugrundeliegenden Ursachen von kognitiven Störungen und Agitation und konnten durch eine akkurate Opioid- und Flüssigkeitstherapie die Indikation für Palliative Sedierung auf 3 % reduzieren [10]. Auch wenn man alle nicht-medizinischen Argumente unberücksichtigt lässt, dürfte eine Indikation für Palliative Sedierung aufgrund psychoexistenziellen Leidens nur in Ausnahmefällen – Morita schätzt in 1 % – erforderlich sein [8]. Es sei daher naheliegend, eine palliative Sedierung bei dieser Indikation nur in spezialisierten *Palliative Care*-Einrichtungen durchzuführen [8].

5.2.5. Betreuungsprobleme durch palliative Sedierung

Sedierte Menschen sind in ihren kommunikativen Möglichkeiten beschränkt. Äußerungen des Willens oder von Diskomfort können häufig nicht artikuliert werden. An- und Zugehörige sind durch die Wahrnehmung einer veränderten sozialen Interaktion verunsichert, sie brauchen Kontinuität in der Kommunikation. Patienten zeigen unter der Einwirkung von Sedativa eine reduzierte Spontanmotorik: Auf gute Lagerung und Lagewechsel ist in Abstimmung mit den Pflegezielen in der Sterbephase Rücksicht zu nehmen. Besonderes Augenmerk ist auf die Ausscheidungen, auf den Schutz der Augen (evtl. unvollständiger Lidschluss) und auf die Mundpflege (Atmung mit offenem Mund) zu lenken. Die Abwehrreflexe werden durch eine Sedierung reduziert. Eine Atemdepression, erkennbar durch einen Abfall der Atemfrequenz unter acht Atemzügen pro Minute oder signifikantes Absinken des Blutdrucks auf unter 60 mm Hg systolisch, kommt etwa bei 4 % der palliativ Sedierten vor [12]. Es ist sinnvoll, antizipatorisch einen Plan für das etwaige Auftreten von Regurgitation oder Erbrechen – vor allem bei gastrointestinaler Obstruktion – zu treffen. Solche Überlegungen sollten auch angestellt werden, wenn die Wahrscheinlichkeit von Blutungen besteht, welche die Atemwege betreffen können (Tumore von Gesicht, Hals, Atemwegen, Speiseröhre). Fachinformation, Zeitressourcen, Teamkonferenzen und die Klärung von Werthaltungen der Betreuenden werden als Möglichkeiten angesehen, mit Konfliktsituationen konstruktiv umzugehen. Häufig bestehen verschiedene Bedürfnisse und Wünsche von Patienten und ihren An- und Zugehörigen, wenn es um eine Palliative Sedierung geht. Daher ist es auch in diesem Kontext sinnvoll, die Fragen der *end-of-life-Care* frühzeitig anzusprechen (ab dem Zeitpunkt, an dem feststeht, dass eine Krankheit unheilbar ist). Ein Konsens ist kein isoliertes Ereignis, sondern Teil eines kontinuierlichen Dialogs.

5.2.6. Assessment der Sedierungseffekte, Ziele, Monitoring

Die Intensität von Sedierungseffekten ist individuell und nicht vorhersehbar. Bei kontinuierlicher Zufuhr von Midazolam tritt der Effekt im Mittel nach 60 Minuten auf, etwa die Hälfte der Patienten erwacht unbeabsichtigt aus tiefen Sedierungszuständen [12]. Sedierung ist ein kontinuierlicher, stufenloser Prozess, konsensual werden jedoch vier Stadien festgelegt [5]:

1. Anxiolyse
2. Leichte Sedierung (*light sedation, conscious sedation*, verbale Kommunikation möglich)
3. Tiefe Sedierung (verbale Kommunikation nicht mehr möglich)
4. Narkose (bzw. Koma: Patient reagiert auch auf stärkste Reize nicht).

Zur Einschätzung von Sedierungseffekten werden beobachterorientierte Methoden empfohlen (*Agitation Distress Scale, Communication Capacity Scale, Critical Care Pain Observation Tool, Ramsay-Score, Richmond Agitation-Sedation-Scale, Riker Sedation-Agitation Scale*). Andere Beobachtungen (Reaktion auf Veränderungen der Umgebung, der Körperposition, auf Angehörige etc.) werden in die Einschätzung der Sedierungsqualität miteinbezogen. Als Ziel sollte jene minimale Trübung des Bewusstseins erreicht werden, bei der die Äußerung des sedierten Menschen im Hinblick auf sein unkontrollierbares Symptom als "deutlich besser" interpretiert wird (= Prinzip der Proportionalität). Ein verbales Feedback des Betroffenen ist ideal. Wenn die verbale Kommunikationsfähigkeit über weite Zeiträume erhalten bleibt, spricht man von leichter Sedierung (*mild sedation, conscious sedation*). Zeigt sich jedoch in der Gesamtschau, dass eine Sedierung tendenziell tiefer wird oder nicht mehr angemessen ist, weil der Sterbevorgang fortschreitet, sollte die Sedativazufuhr reduziert oder beendet werden.

5.2.7. Zusammenfassung

Die palliative Sedierungstherapie mit Midazolam ist ein ethisch gerechtfertigtes Verfahren der Symptomkontrolle bei therapierefraktären Symptomen. Sie gehört nicht zum "*standard of care*", sie ist allen anderen Maßnahmen der *Palliative Care* subsidiär. Die Entscheidungen dazu müssen Einzelfallentscheidungen sein. Palliativmediziner sollen in einen multiprofessionellen und interdisziplinären Ansatz einbezogen werden. Die palliative Sedierungstherapie für psychoexistenzielle Leiden wird unter Experten kontroversiell diskutiert. Entsprechende Bedingungen sind einzuhalten (ausreichender psychosozialer und spiritueller Support, psychiatrisch-fachärztliche Untersuchung und Behandlung). Delir und Depression sind am Ende des Lebens häufig, werden jedoch selten richtig erkannt und entsprechend behandelt. Opioide sind keine geeigneten Substanzen zur Sedierung am Lebensende. Intermittierende Verfahrensweisen und die Erhaltung der Kommunikationsfähigkeit der Patienten werden empfohlen. Die Implementierung von Leitlinien wird von Fachgesellschaften und Instituten nahegelegt, um ein potenziell gefahrvolles Verfahren in einen gerechten und sicheren Rahmen zu setzen und um Missbrauch zu verhindern [1, 2, 4, 13,16]. Hier sei auch auf die S3-Leitlinie Palliativmedizin verwiesen. Sie wurde für Betreuende von Patienten, die an einer nicht heilbaren Krebserkrankung leiden, als wissenschaftlich fundierte, praxisorientierte Handlungsempfehlung entwickelt. In dieser Leitlinie werden wissenschaftsbasierte Empfehlungen zur Symptomenkontrolle und Versorgungsfragen im Bereich der *Palliative Care* abgegeben und die aktuelle Evidenz beschrieben. Derzeit stehen eine Kurz- und Langfassung zum Download zur Verfügung (https://www.awmf.org/leitlinien/detail/ll/128-001OL.html). Werthaltungen und Philosophien um das Sterben sollen transparent sein, wenn eine Maßnahme gewählt wird, welche das Bewusstsein eines Menschen am Ende seines Lebens beeinflusst. Eine "*double awareness*" im Sinne eines Gleichgewichtes zwischen dem Bewusstsein des nahenden Todes und einer Verpflichtung dem Leben eines Menschen gegenüber, scheint erforderlich. *Palliative Care* ist eine Kultur der Entscheidungsfindung.

Literatur

1. Müller-Busch HC, Radbruch L, Strasser F, Voltz R, Empfehlungen zur Palliativen Sedierung: Arbeitsergebnisse einer internationalen Expertengruppe, DMW. 2006;131:4848,2733-2736.

2. Cherny NI, ESMO Guidelines Working Group. ESMO Clinical Practice Guidelines for the management of refractory symptoms at the end of life and the use of palliative sedation. Ann Oncol. 2014;25Suppl 3:iii143-152.

3. Materstvedt LJ, Clark D, Ellershaw J et al. Euthanasia and Physician-assisted Suicide: a View from an EAPC Ethics Task Force. Palliat Med. 2003;17:97-101.

4. Cowan JD, Palmer TW. Practical Guide to Palliative Sedation. Curr Oncol Rep. 2002;4(3):242-9.

5. Weixler D, Paulitsch K. Praxis der Sedierung. Facultas-WUV, Wien, 2003.

6. Müller-Busch C, Andres I, Jehser T. Sedation in Palliative Care – a Critical Analysis of 7 years Experience. BMC Palliat Care. 2003;13;2(1):2.

7. Morita T. Differences in Physician Reported Practice in Palliative Sedation Therapy; Support Care Cancer. 2004;12:584-592.

8. Morita T. Palliative Sedation to relieve Psychoexistential Suffering of Terminally ill Cancer Patients. J Pain Symptome Manag. 2004;28(5):445-450.

9. Breitbart B, Rosenfeld BD. Physician-assisted Suicide: The Influence of Psychosocial Issues. Cancer Control. 1999;6(2):146-161.

10. Fainsinger RL, Tapper M, Bruera E. A Perspective on the Management of Delirium in Terminally Ill Patients on a Palliative Care Unit. J Palliat Care. 1993;9:4-8.

11. http://www.eapcnet.org/forum/ (Abruf am 08.08.2008)

12. Morita T, Chinone Y, Ikenaga M et al. Efficacy and safety of palliative sedation therapy: a multi center, prospective, observational study conducted on specialized palliative care units in Japn. J Pain Symptome Manag. 2005;30:320-8.

13. European Association for Palliative Care (EAPC): Leitlinie für den Einsatz sedierender Maßnahmen in der Palliativversorgung. Original von Cherny N, Radbruch L(EAPC recommended framework for the use of sedation in Palliative Care. Pall Med. 2009;23(7):581-559. Übersetzt von Alt-Epping B, Sitte T, Nauck F, Radbruch L in: Schmerz. 2010(24):342-354.

14. Schur S, Weixler D, Gabl C, Kreye G, Likar R, Masel EK et al. Sedation at the end of life - a nation-wide study in palliative care units in Austria. BMC Palliat Care. 2016;15:50.

15. Beller EM, van Driel ML, McGregor L, Truong S, Mitchell G. Palliative pharmacological sedation for terminally ill adults. Cochrane Database Syst Rev. 2015; 1:CD010206.

16. Weixler D, Roider-Schur S, Likar R, Bozzaro C, Daniczek T, Feichtner A, Gabl C, Hammerl-Ferrari B, Kletecka-Pulker M, Körtner UH, Kössler H, Meran JG, Miksovsky A, Pusswald B, Wienerroither T, Watzke H. [Austrian guideline for palliative sedation therapy (long version) : Results of a Delphi process of the Austrian Palliative Society (OPG)]. Wien Med Wochenschr. 2017;167(1-2):31-48.

5.3. Letzte Wünsche von Palliativpatienten

5.3.1. Was wünschen sich Menschen am Lebensende

Wenn wir Menschen auf dem letzten Stück ihres Lebensweges begleiten, dann treffen wir sie in verschiedenen Phasen des Hoffens, der Verzweiflung, des Ankämpfens gegen die Krankheit, des Verdrängens, aber auch des stillen Akzeptierens ihres bald bevorstehenden Lebensendes an. Manchmal ist es möglich, mit dem Kranken über seine intimen Ängste, Hoffnungen und Wünsche zu sprechen, manchmal ist gerade nicht der richtige Zeitpunkt, manchmal öffnet sich uns dieses Fenster nie. Hilfreich scheint immer die Frage nach den wichtigen Dingen früherer, gesunder Tage: Wenn Sie traurig oder verzweifelt waren, was hat Ihnen früher geholfen? Was haben Sie immer gerne gemacht? Was hat Ihnen gut getan? Was war früher für Sie wichtig? Gibt es etwas, das Sie bedrückt, das Sie gerne noch lösen würden?

Viele Menschen erzählen, dass sie alles geregelt haben, dass sie die Kinder auf dem richtigen Weg und den Lebenspartner versorgt wissen, dass sie (oft kurz vor der Diagnosestellung – "Als ob ich's gewusst hätte") das Haus überschrieben haben, den Vorsitz im Verein übergeben haben, beim Notar gewesen sind. Meist werden Todkranke von ihrer Familie begleitet, sind sehr schwach und müde und möchten nichts mehr, außer noch ein wenig von den Angehörigen umsorgt zu sein, Abschied zu nehmen, und ihr "Da-Sein" zu genießen. Manche wünschen sich überhaupt nur, bald sterben zu dürfen. Der bevorstehende Tod wird als Erlösung empfunden. Sehr oft ist das Erfüllen letzter Wünsche wichtig für die Betroffenen und auch ihre Angehörigen, vor allem für deren Zeit nach dem Tod des Patienten. Die Angehörigen müssen weiterleben, alleine, mit dem Verlust, mit der Trauer, mit den Schwierigkeiten des neuen Alltags und mit den Erinnerungen. Meist sind die Anliegen von Patienten in der letzten Lebensphase alltäglich und erscheinen uns geradezu banal, manchmal allerdings auch außergewöhnlich. Oft handelt es sich um dieselben Wünsche wie von gesunden Menschen auch, für deren Erfüllung jedoch weniger Zeit gegeben ist und deren Durchführung durch abnehmende Ressourcen erschwert sein kann.

Die nachstehenden Geschichten wurden von den Autorinnen im Rahmen der Betreuung ihrer Patienten selbst erlebt.

Der letzte Geburtstag

Eine alte Bäuerin lebte auf dem Hof, der bereits an den Sohn und dessen Frau übergeben war. Ihre anderen sieben Kinder wohnten alle ganz in der Nähe. Da sie wegen ihrer weit fortgeschrittenen Tumorerkrankung eine sehr intensive Betreuung benötigte, wurde sie durch die Hauskrankenpflege, das Palliativteam, den Hausarzt und Hospizmitarbeiter betreut. Alle ihre Kinder waren berufstätig, halfen in der Pflege mit, wurden aber durch die mobilen Dienste entlastet, sodass sie bei ihren Besuchen Zeit für lange Gespräche mit ihrer Mutter hatten. Die Patientin wusste, dass sie bald sterben würde, wollte aber noch ihren Geburtstag erleben: "Geburtstag feiern will ich noch!".

Am Geburtstagsnachmittag nahmen sich alle Kinder frei, saßen um das Bett der Mutter, tranken Sekt und aßen Kuchen und erklärten übereinstimmend, noch nie so intensiv das Beisammensein genossen zu haben und so fröhlich gefeiert zu haben. Wenige Tage danach starb die alte Frau.

Versöhnung am Lebensende

Ein Patient wurde in ein Hospiz gebracht: ein alter Mann mit ruhigem, strengen Gesicht, mit einer scharfen Adlernase und sorgfältig gekämmtem schlohweißen Haar. Er hatte die letzten Jahre alleine zu Hause gelebt und sich nun zum Sterben selbst ins Hospiz eingewiesen.

Er lag auf dem Rücken im Bett, erklärte, dass alles geregelt sei, und dass er keinerlei Beschwerden habe. Er wünsche vollkommen in Ruhe gelassen zu werden und prophezeite, dass er in spätestens drei Tagen gestorben sein werde. Die Pflegepersonen und die Stationsärztin, die mehrmals täglich zu ihm ins Zimmer gingen, um ihn nach seinem Befinden und seinen Wünschen zu fragen, kamen recht betreten wieder: Er hatte sie höflich, aber bestimmt hinauskomplimentiert.

Dann kam seine einzige Tochter zu Besuch. Die Tochter konfrontierte die Mitarbeiter mit Vorwürfen "Mein Vater leidet, sehen Sie das denn nicht? Mein Gott, mein Vater hat Schmerzen, so tun Sie doch etwas! Aber Sie können ihn doch nicht einfach so liegen lassen und nichts tun!" In mehreren Gesprächen mit der Stationsärztin sagte der Patient eindeutig: "Ich habe keine Schmerzen, ich will nichts essen, ich brauche nichts – nur meine Ruhe, danke." Als das so der Tochter mitgeteilt wurde, setzte sie ihre Vorhaltungen fort bis zu dem Zeitpunkt, als die Stationsschwester mit der Tochter gemeinsam ins Zimmer ging: Der alte Herr sah seine Tochter, drehte sich zur Wand und war zu keinem einzigen Wort mehr zu bewegen. Jetzt erzählte uns die Tochter, dass sie seit zehn Jahren mit dem Vater nach einem schlimmen Streit keinen Kontakt mehr hatte und erst jetzt zufällig von seinem Zustand erfahren hätte. Die Spannung zwischen beiden war spürbar, Versuche zu einem gemeinsamen Gespräch scheiterten.

Am Nachmittag glaubte eine Mitarbeiterin der Station in einer Pause, alleine im großen Patientenwohnzimmer zu sein und spielte vorsichtig auf dem Flügel, den das Hospiz vor wenigen Wochen geschenkt bekommen hatte, ein paar Takte aus Liszts Liebestraum. "Das hat mein Vater auch immer gespielt" meinte die Tochter, die zu Besuch war, "zusammen mit seinem Freund, einem Konzertpianisten hat er auch oft vierhändig gespielt." "Ja, könnte es ihm denn Freude machen, noch einmal seinen Freund spielen zu hören?" "Ja, das könnte es." Die Tochter begann fieberhaft zu telefonieren.

Am nächsten Vormittag gab es ein traumhaftes Klavierkonzert im Hospiz. Der alte Mann wurde ins Wohnzimmer gefahren, hörte kurz zu und bedeutete mit einem Wink der Hand, wieder in sein Zimmer zurück zu wollen. Es wäre ihm zu laut. Aber seine Zimmertür blieb offen und er lag mit offenen Augen auf dem Rücken. Als nach dem Konzert seine Tochter an sein Bett trat, schaute er sie an. Er sprach nicht, aber er drehte sich auch nicht weg. Am Nachmittag dieses dritten Tages verstarb er.

Noch ein wenig Luxus

Eine ältere Patientin mit metastasiertem Kolonkarzinom befand sich schon mehrere Tage in einer Hospizstation. Frau S. war verwitwet, ihre Nichte war ihre einzige Angehörige, wohnte einige hundert Kilometer entfernt und kam daher selten zu Besuch. Gegenüber einer Mitarbeiterin äußerte Frau Anna S. im Rahmen eines Gesprächs den Wunsch, für sich noch einmal Schmuck kaufen zu wollen. Sie war in ihrem Leben immer gut gekleidet und legte Wert auf ein gepflegtes Äußeres und Pretiosen. Der Weg zum Juwelier war ihr zu diesem Zeitpunkt nicht mehr möglich, da sie wegen ihrer Tumorerkrankung kaum mehr das Bett verlassen konnte. Die Mitarbeiter erkundigten sich nach Adresse und Telefonnummer ihres Juweliers und baten ihn, die Patientin im Hospiz zu besuchen. Tags darauf kam er mit einer Kollektion von diversen Schmuckstücken. Frau S. entschied sich für ein Collier und Armband mit Smaragden und freute sich unendlich über ihren Kauf. Stolz trug sie Kette und Armband mit den funkelnden Steinen Tag und Nacht.

Einige Tage später kam ihre Nichte mit deren Ehemann zu Besuch. Die Patientin nahm die neu erworbene Kette und das Armband ab und schenkte beides ihrer Nichte. Tags darauf verstarb Frau S. ruhig und friedlich im Beisein einer Pflegeperson.

Hochzeit im Hospiz

Herr Günther P., 46 Jahre alt, war stationär in einem Hospiz untergebracht. Er litt an einem weit fortgeschrittenen Bronchuskarzinom. Der Patient war geschieden und hatte einen 15-jährigen Sohn. Anfangs erhielt er auf seinen ausdrücklichen Wunsch hin eine parenterale Ernährung über Port-a-Cath, da er kaum feste Nahrung zu sich nehmen konnte und an einer ausgeprägten Tumorkachexie litt. Da er sich dadurch subjektiv nicht besser fühlte, äußerte der Patient nach wenigen Tagen von sich aus den Wunsch, die parenterale Ernährung einzustellen.

Seit der Aufnahme in das Hospiz wurde der Patient täglich für mehrere Stunden von seiner geschiedenen Gattin besucht, manchmal kam auch sein Sohn, der noch zur Schule ging, zu Besuch. Beide kümmerten sich sehr liebevoll um Herrn P., der zu diesem Zeitpunkt schon sehr geschwächt war. Bei einem dieser Besuche bat Herr P. die diensthabenden Pflegepersonen, einen Standesbeamten zu organisieren, da er seine geschiedene Frau noch einmal heiraten wolle.

Zwei Tage später kam der Standesbeamte in das Hospiz. Im Zimmer des Patienten fand die Trauung statt, als Trauzeugen fungierten eine Ärztin und eine Pflegerin der Station. In einer kurzen, aber rührenden Zeremonie wurde der letzte Wunsch von Herrn P. erfüllt. Zur Feier gab es Sekt und Kuchen. Gemeinsam verbrachten sie die Hochzeitsnacht im Hospiz. Herr P. verstarb einige Tage später in den Armen seiner Ehefrau.

Abschied von den Angehörigen

Viele Menschen in Todesnähe wünschen sich eine Begleitung durch ihnen nahestehende Menschen. So auch Frau S., die aus Serbien stammend mit ihrem Mann, ihrem 14-jährigen Sohn, ihrer Schwester und ihrem Bruder in Wien lebte. Mit ihrer ganzen Kraft kämpfte sie gegen ihre Erkrankung; sie fühlte sich viel zu jung, um zu sterben. Frau S. war gerade einmal 37 Jahre alt und litt an einem metastasierten, weit fortgeschrittenen Ovarialkarzinom. Sie wurde fast rund um die Uhr von ihrer Familie im Krankenhaus begleitet. Nach vielen Chemo- und Strahlentherapien, die die Krankheit nur marginal beeinflussen konnten, war Frau S. am Ende ihres Lebens angekommen.

Einen dringenden Wunsch hatte sie noch: Frau S. wollte unbedingt noch ihre 19-jährige Tochter sehen. Diese lebte allerdings in der Nähe von Belgrad, gemeinsam mit ihrem Mann und ihrem ein Jahr alten Kind, und hatte kein Visum für Österreich. Das Palliativteam setzte sich mit dem Außenministerium und der Österreichischen Botschaft in Belgrad in Verbindung. So gelang es, innerhalb von 24 Stunden ein Visum zur Einreise nach Österreich für die in Serbien lebende Familie auszustellen. Nach einer 13-stündigen Busreise kam die Tochter mit ihrer Familie am späten Vormittag in Wien an und besuchte sogleich ihre Mutter im Spital, die schon sehnsüchtig gewartet hatte. Die ganze Familie war um das Bett der Todkranken versammelt und begleitete Frau S. in ihren letzten Stunden. Am Abend desselben Tages verstarb die Patientin ruhig und schmerzfrei im Beisein ihrer Lieben. Spät – aber nicht zu spät – konnte der Wunsch von Frau S. erfüllt werden.

Kinder, die zurückbleiben

Die letzte Zeit im Leben ist oft geprägt von Verabschieden, Aussöhnen und Regelung von persönlichen Dingen. So auch bei Frau Gertrude K. Sie war seit etwas länger als einem Jahr an einem Hirntumor erkrankt. Wegen zunehmender Schmerzen und Hirndruckzeichen wurde sie stationär an einer Palliativstation betreut. Sie wusste, dass es bald mit ihr zu Ende gehen würde. Ihre große Sorge galt ihren beiden Kindern. Die Tochter war bereits erwachsen und stand auf eigenen Beinen, der Sohn jedoch war erst 16 Jahre alt, die Patientin selbst war geschieden und hatte keinen Kontakt zu ihrem geschiedenen Gatten. Während ihrer langen und oftmaligen Spitalsaufenthalte kümmerte sich der Vater von Frau K. aufopfernd um seinen Enkelsohn Bernhard. Der Wunsch von Bernhard und seiner Mutter war, dass er nach ihrem Tod bei seinem Großvater wohnen könne.

Mit einem Notar, der an die Palliativstation kam, besprach die Familie Details zur Regelung des Sorgerechts. Das zuständige Gericht hat dann in weiterer Folge den Wünschen der Patientin und ihres Sohnes entsprochen, das Sorgerecht wurde vorab dem Großvater zugesprochen. Befreit von ihrer größten Sorge konnte Frau K. ihre letzte Lebensphase zu Hause verbringen, wo sie von ihren Kindern, ihrem Vater und Mobilen Diensten bestens betreut wurde.

Abschied von einem treuen Begleiter

Manche unheilbar kranke Menschen möchten sich am Ende ihres Lebens nicht nur von ihren Angehörigen, sondern auch von ihren geliebten Tieren verabschieden. Was in der Betreuung zu Hause problemlos möglich ist, kann in einem stationären Hospiz oder an einer Palliativstation zu einer Herausforderung werden. Wenn entsprechende hygienische Maßnahmen beachtet werden, ist es kein Problem, dass Hund oder Katze zu den Betroffenen auf die Station gebracht werden. Anders verhält es sich aber, wenn der treue Begleiter ein Pferd ist. So geschehen an einer Palliativstation in einem Schwerpunktkrankenhaus am Stadtrand von Wien.

Doris war 27 Jahre jung und litt an einem weit fortgeschrittenen, unheilbaren Glioblastom. Zum Zeitpunkt der Aufnahme an die Palliativstation war sie schon sehr schwach und bettlägerig, jedoch bewusstseinsklar und orientiert. Täglich wurde sie von ihrer Mutter und ihrer Großmutter besucht. Die Patientin war vor ihrer Erkrankung eine begeisterte Reiterin gewesen, ihr vierbeiniger Liebling Hektor, ein brauner Wallach, befand sich in einem Pferdestall in der Nähe von Wien. Eines Tages äußerte Doris mehrmals den Wunsch, dass sie ihr Pferd noch einmal sehen wolle. Das Team der Palliativstation besprach sich mit den Angehörigen, auch diese versicherten, dass Hektor für Doris ihr "Ein und Alles" wäre. Da die Patientin für einen einstündigen Transport zum Pferdestall in einem zu reduzierten Allgemeinzustand war, wurde seitens der Betreuenden überlegt, das Pferd ins Krankenhausareal transportieren zu lassen.

Die Palliativstation befand sich in einem der Dutzenden Pavillons des Krankenhauses, wobei die Pavillons in einem weitläufigen Parkareal mit vielen Grünflächen lagen. Das Team erhielt von der Direktion des Krankenhauses eine Genehmigung für die Beförderung des Pferds in die Nähe der Station, die Technische Direktion erklärte sich bereit, entsprechende Absperrungen einzurichten und die Angehörigen organisierten Hektors Transport vom Stall ins Krankenhaus.

Alles war vorbereitet, um Doris ihren letzten Wunsch zu erfüllen. Am Abend vor der geplanten letzten Begegnung mit ihrem Pferd, teilte sie uns mit, dass Hektor nicht kommen solle. Sie "möchte ihn so in Erinnerung behalten, wie ich ihn zuletzt gesehen habe". Ihre Mutter stellte Blumen und ein Foto von Hektor auf den Nachttisch neben ihrem Bett, Doris schlief entspannt ein. Wenige Tage später verstarb die Patientin an der Palliativstation. Diese wahre Begebenheit macht deutlich, dass durch gute Kommunikation und enge Kooperation zwischen dem Palliativteam und den Angehörigen auch außergewöhnliche Wünsche am Lebensende erfüllt werden können.

Einzelne Wünsche bleiben unerfüllt

Nicht immer gelingt es, letzte Wünsche zu erfüllen. Das größte Anliegen von Frau Gabriele B. war es, sich von ihren Kindern zu verabschieden. Frau B. war seit mehreren Jahren an einem Mammakarzinom erkrankt. In den letzten Monaten traten zusätzlich Knochen-, Leber-, Lungen- und Hirnmetastasen auf. Immer wieder war sie wegen Strahlen- und Chemotherapien stationär aufgenommen. Während ihres letzten Aufenthalts an einer onkologischen Abteilung äußerte sie gegenüber dem Palliativteam den dringenden Wunsch, nochmals ihre Kinder zu sehen. Frau B. war mit einem alkoholkranken Mann verheiratet gewesen, mit dem sie fünf Kinder hatte. Im Zuge ihrer Scheidung wurden die damals minderjährigen Kinder bei Pflegefamilien untergebracht. Viele Jahre bestand zu den zwei Söhnen und den drei Töchtern kein Kontakt. Frau B. hatte ihr Leben, wie sie sagt, "wieder in den Griff" bekommen und lebte seit einiger Zeit mit einem neuen Lebensgefährten zusammen, der jedoch von ihren Kindern aus erster Ehe nichts wissen wollte.

Nach intensiven Recherchen des Palliativteams gelang es, einen Sohn der Patientin ausfindig zu machen, die Töchter lebten wohl nach Eheschließung unter anderen Namen und konnten daher nicht gefunden werden. Dieser Sohn von Frau B. meinte allerdings, er hätte eine so schreckliche Kindheit erlebt, und er wüsste nicht, ob er seine leibliche Mutter noch einmal sehen wolle, und weiter: "Ich werde mir das noch überlegen und mit meiner Freundin besprechen." Frau B. wurde über dieses Telefonat mit ihrem Sohn möglichst schonungsvoll informiert. Wenige Tage später konnte sie nach Schmerzeinstellung in ihre Wohnung entlassen werden, wo sie von ihrem Lebensgefährten, sozialen Diensten und einem mobilen Palliativteam bis zuletzt betreut wurde. Ihr Sohn hatte sich leider nicht mehr bei ihr gemeldet.

Der Mut, sich Sexualität zu wünschen

Frau Marica Q. befand sich seit wenigen Wochen in einem Hospiz, um dort ihre letzte Lebensphase zu verbringen. Sie war 49 Jahre alt, verheiratet, Mutter von vier Kindern und sprach nur gebrochen Deutsch – sie stammte aus Bosnien. Frau Q. litt an einem progredienten, metastasierten Ovarialkarzinom. Eine Versorgung zu Hause war wegen der beengten Wohnverhältnisse, ihrer kleinen Kinder – sie wurden von ihrer Schwester versorgt – und der Berufstätigkeit ihres Ehemannes nicht möglich. Ihr Mann kam allerdings jeden Tag abends nach seiner Arbeit zu Besuch und kümmerte sich sehr um seine schwerkranke Frau.

Frau Q. wurde zunehmend schwächer, konnte kaum noch aufstehen und musste vom Pflegepersonal im Bett gewaschen werden. Zu einer der Pflegerinnen fasste sie besonderes Vertrauen und erzählte ihr von ihrer Ehe, dem Heranwachsen ihrer Kinder und ihrer ehemaligen Heimat. Eines Tages zog sie diese Schwester zu sich heran und flüsterte ihr in gebrochenem Deutsch ins Ohr, dass sie wüsste, dass sie bald sterben werde und dass sie noch einen Wunsch hätte, nämlich nochmals mit ihrem Mann eine Nacht zu verbringen. Da Frau Q. in einem 3-Bett-Zimmer untergebracht war, wurde tags darauf an der Station ein Einbettzimmer organisiert, damit die Patientin mit ihrem Mann die Nacht alleine sein konnte.

Einmal noch ins Theater

Maria W. war wegen eines weit fortgeschrittenen Mammakarzinoms in einem Hospiz aufgenommen worden. Aufgrund der ausgeprägten Knochenmetastasen war sie nur mit dem Rollstuhl mobil und wegen der damit verbundenen starken Schmerzen auf eine PCA-Schmerzpumpe angewiesen. Frau W. war eine sehr belesene und kulturell interessierte Dame, 59 Jahre alt und alleinstehend. Bei jedem Konzert und jeder Lesung an der Station saß sie ganz vorne in der ersten Reihe und hörte begeistert zu. Ihre große Liebe galt jedoch dem Theater. Es war eine glückliche Fügung, dass ein ehrenamtlicher Mitarbeiter des Hospizes als Regisseur eines renommierten Wiener Theaters arbeitete. Rasch waren Eintrittskarten, ein Behindertentransport und ehrenamtliche Mitarbeiter zur Begleitung organisiert. Am Programm stand "Einen Jux will er sich machen" von Johann Nestroy. Trotz ihrer zunehmenden Schwäche blieb Frau W. bis zum Schluss und genoss diesen Abend in ihrem Lieblingstheater. Wenige Wochen später verstarb die Patientin im Hospiz.

Eine letzte Reise

Das Palliativteam betreute Herrn H. an der Urologischen Abteilung. Er war gerade 62 Jahre alt geworden und war seit längerem an einem fortgeschrittenen Prostatakarzinom erkrankt. Diesmal wurde er wieder einmal in das Krankenhaus aufgenommen, da er wegen der kürzlich aufgetretenen Knochenmetastasen unter quälenden Schmerzen litt. Das Palliativteam besuchte ihn mehrmals, um eine entsprechende analgetische Therapie zu etablieren. In ausführlichen Gesprächen wurden auch seine persönliche Situation und seine Vorstellungen zur weiteren Betreuung erörtert. Im Rahmen eines Besuches – die Schmerzen waren mittlerweile gut eingestellt – meinte Herr H.: "... jetzt geht es mir mit den Schmerzen wieder besser, ich weiß, dass ich nicht mehr gesund werde, aber einen Wunsch hätte ich noch: Ich möchte einmal noch mit meiner Frau nach Paris fahren. Wissen Sie, dorthin hatten wir unsere Hochzeitsreise gemacht. Glauben Sie, dass das gehen würde, wenn ich immer wieder Schmerzen bekomme und mich durch die Krankheit schwach fühle?" Herr H. war mit einem Gehstock noch einigermaßen mobil, klagte jedoch über Schwindel und zunehmende Schwäche auf Grund der bestehenden Tumorkachexie. Das Palliativteam vereinbarte ein neuerliches Gespräch gemeinsam mit der Ehefrau von Herrn H., in dem alle Eventualitäten einer Flugreise nach Paris besprochen wurden. Die Schmerzeinstellung erfolgte mittels eines transdermalen Systems unter Verordnung einer entsprechenden Bedarfs- und Begleitmedikation. Der Reise nach Paris stand nichts mehr im Wege.

Die Geschichte dieses Patienten zeigt deutlich, dass es rechtzeitiger und mitunter auch ausführlicher Gespräche bedarf, damit es gelingt, dass letzte Wünsche unheilbar kranker Menschen in Erfüllung gehen.

Alles ist möglich

Kathi war eine junge Frau mit 31 Jahren im Endstadium ihrer Krebserkrankung – sie war an einem progredienten Ovarialkarzinom erkrankt – und wurde zu Hause von den Angehörigen und einem mobilen Palliativteam betreut. Sie litt an ausgeprägter Tumorkachexie und Aszites. Kathi war so schwach, dass sie im Bett gepflegt werden musste. Wegen ihrer starken Schmerzen war sie auf eine PCA-Pumpe angewiesen.

Im Rahmen einer Visite durch die Palliativärztin äußerte sie im Beisein ihres Lebensgefährten ihren letzten Wunsch: "Eine Bergtour, wir waren beide Bergfexe, ich möchte noch einmal meinen Lieblingsgipfel sehen." Andreas, ihr Lebensgefährte, hatte bereits ein rucksackähnliches Tragegestell mit Haltegriffen für Kathi gebaut, darauf einen Sitz mit Hüftgurt und Gurten für Bauch und Oberschenkel. Seit Monaten hatte er bereits mit seinem Transportgerät trainiert und Freunde organisiert, die die Bergtour begleiten und einen Akia mittragen würden. Die Palliativärztin war verunsichert: Wie sollte das bei dem schlechten Allgemeinzustand der Patientin funktionieren? Wie soll sie solange sitzen können, wo sie doch eigentlich sehr schwach und bettlägerig ist? Was passiert, wenn Schmerzen oder Atemnot auftreten? Alle Fragen und eventuell erforderliche Maßnahmen wurden im Detail besprochen. Auf die Frage der Ärztin: "Was ist, wenn Kathi während der Tour verstirbt?" lächelten beide und sagten: "Einen schöneren Tod als in den Bergen kann man sich nicht wünschen."

Die Bergtour fand im Sommer statt, jedoch herrschte Tage davor schlechtes Wetter. Das ursprüngliche Ziel – der Johannisberg im Gebiet des Großglockners – musste wegen Neuschnees geändert werden, man entschied sich für den Großen Bärenkopf mit einer Höhe von 3.396 Metern. Kurz vor dem Aufbruch besserte sich die Wettersituation und bei strahlend blauem Himmel stapfte die Gruppe anfangs über Schotter und später durch dünnen Neuschnee Richtung Gipfel. Zur kurzen Rast setzte sich Andreas auf einen hohen Felsbrocken, und es bedurfte der Anstrengung von zwei kräftigen Männern, Kathi von ihrem Sitz herunterzuheben. Sie war glücklich und strahlte. Ein kurzes Stück unterhalb des Gipfels war es jedoch für Kathi genug, sie hatte alles genossen und spürte unendliche Müdigkeit. Die Freunde verpackten sie warm im Akia und führten sie über die Schneefelder zur Hütte. Die Palliativärztin erkundigte sich am Mobiltelefon der Patientin, ob alles in Ordnung wäre und wann sie zur täglichen Visite kommen solle. Darauf Kathi: "Jetzt gehen wir sicher nicht nach Hause, es geht mir gut, es ist wunderschön, wir übernachten auf der Hütte, bitte kommen Sie erst morgen zu mir."

Kathi war am nächsten Tag ruhig und glücklich darüber, dass alles so gut verlaufen war. Sie konnte in weiterer Folge das Bett nicht mehr verlassen. Zwei Wochen später starb sie. Andreas war glücklich, dass er ihr diesen Wunsch noch hatte erfüllen können, haderte jedoch ein wenig mit dem Schicksal, dass er den Gipfel mit ihr nicht erreicht hatte. Doch für Kathi war es das wichtigste Bergerlebnis in ihrem so kurzen Leben.

Diese Geschichten verdeutlichen sehr anschaulich, was alles möglich ist, wenn Angehörige und das Betreuungsteam eng kooperieren, sodass nahezu jede Herausforderung zu bewältigen ist. Die hier geschilderten Erlebnisse um Anliegen und Wünsche von Menschen in der letzten Lebensphase sind authentisch und zeigen deutlich, wie wichtig es für die in der Palliativbetreuung Tätigen ist, sich mit der persönlichen Lage des Patienten und seiner familiären Situation auseinanderzusetzen. Die Erfüllung letzter Wünsche gelingt oft jedoch nur, wenn Patienten und ihre Angehörigen über Ausmaß und Prognose einer tödlichen Erkrankung aufgeklärt sind und offen über ihre persönliche Situation mit dem Betreuungsteam sprechen können.

5.3.2. Lebensqualität ist auch das Erfüllen letzter Wünsche

Im Gegensatz zu vielen anderen Disziplinen der Medizin, bei denen das vorrangige Ziel die Lebensverlängerung ist, steht in der Palliativmedizin die Lebensqualität im Vordergrund. Dies kommt auch in der allgemein gültigen Definition der Weltgesundheitsorganisation (WHO) zum Ausdruck, in der es heißt: Palliativmedizin/*Palliative Care* ist ein Ansatz zur Verbesserung der Lebensqualität von Patienten und ihren Familien, die mit Problemen konfrontiert sind, welche mit einer lebensbedrohlichen Erkrankung einhergehen. Dies geschieht durch Vorbeugen und Lindern von Leiden, durch frühzeitige Erkennung, sorgfältige Einschätzung und Behandlung von Schmerzen sowie anderen Problemen körperlicher, psychosozialer und spiritueller Art. Die Lebensqualität und die Steigerung derselben ist also der primäre Fokus der Bemühungen im alltäglichen Arbeiten. Die Lebenszeit dieser Menschen ist sehr begrenzt und da die letzten Monate, Wochen und Tage im Leben eines Menschen eine sehr kostbare, wertvolle Zeit sind, sollen diese Menschen und ihre Angehörigen diese Zeit mit der bestmöglichen Lebensqualität erleben können.

In der Fachliteratur wurde und wird die Lebensqualität gleichgesetzt mit Schmerzlinderung, Beachten der psychosozialen Aspekte, der Möglichkeit zu Hause zu versterben, dem Erhalt der Autonomie, der körperlichen Aktivität und der Funktionsfähigkeit, sowie einer ausreichenden Ernährung. Weitere Kriterien sind die Anwendung von Behandlungsmethoden mit dem Ziel der Verbesserung der Lebensqualität, die Anwendung von komplementären Therapieformen sowie eine individuelle Kommunikation mit dem Patienten und seinen Angehörigen. Und Lebensqualität ist auch die Erfüllung von individuellen Wünschen, von "Herzenswünschen". Exemplarisch für die Erfüllung von "Herzenswünschen" sollen diese zwei nachfolgenden Patientenwünsche stehen.

Lesen im Manuskript

Über das Mobile Palliativteam kam eine 89-jährige Patientin an unsere Station, nachdem extramural durch eine bildgebende Diagnostik, veranlasst durch den Hausarzt, ein weit fortgeschrittenes tumoröses Geschehen, vermutlich ausgehend vom kleinen Becken, festgestellt wurde. Die Patientin selbst lehnte weitere chirurgische Eingriffe und internistisch-onkologische Behandlungen ab und kam nunmehr zur Symptomenkontrolle an die Palliativstation. Zum Zeitpunkt der Aufnahme war die Patientin sehr müde und geschwächt. Zu Hause sei sie, nach Angaben der Angehörigen, auch sehr unruhig gewesen, möglicherweise waren Schmerzen die Ursache dafür, denn nach Einleitung einer transdermalen Schmerztherapie konnte diese Unruhe verringert werden. Anfangs klagte die Patientin über Müdigkeit, nach entsprechender Adaptierung der analgetischen Behandlung war die Patientin besser ansprechbar bei gleichzeitig guter Schmerzeinstellung. Während dieser Zeit konnte man bei der täglichen Visite eine bewusstseinsklare, kognitiv intakte und weise Frau kennenlernen, die täglich in einem von ihrer 92-jährigen Schwester verfassten Manuskript las, das sich inhaltlich mit ihrer beider Jugend in der Zeit um den zweiten Weltkrieg auseinandersetzte und vor der Veröffentlichung stand. Ihr sehnlichster Wunsch war es, dieses Manuskript noch vor ihrem Ableben trotz ihrer allgemeinen Schwäche zu Ende lesen zu können. Sie äußerte dem Team gegenüber die Bitte, da sie sich bei uns so gut aufgehoben fühlte, auf der Palliativstation ihr Leben "aushauchen" zu dürfen, wie sie es formulierte. Unter dem klinischen Bild eines rasch zunehmenden Ikterus und der damit verbundenen zunehmenden Schwäche und Hilfsbedürftigkeit konnte sie ihr Ziel dennoch erreichen. Bis kurz vor ihrem Tod blieb die Patientin gut ansprechbar und drückte immer wieder ihre Dankbarkeit aus, hier bei uns sterben zu dürfen. Sie hätte dieses Ziel vermutlich nicht erreicht, wenn wir sie in dieser Lebensphase in eine Pflegeeinrichtung entlassen hätten, eine häusliche Betreuungsmöglichkeit war nicht gegeben. Es wäre gegen den Willen der Patientin und gegen den Willen ihrer Angehörigen gewesen, sie in eine Pflegeinstitution zu transferieren. Wir hätten sie dadurch einem menschlich nicht vertretbaren Druck ausgesetzt. Ihre Aufenthaltsdauer wäre kürzer gewesen, aber wir hätten zur Entmenschlichung der Palliativstation und des gesamten Klinikums beigetragen. Und möglicherweise wäre die Patientin bei einer weiteren Verschlechterung im Pflegeheim wieder dem Krankenhaus zur Aufnahme vorgestellt worden, entweder direkt oder noch schlimmer über die Zentrale Notaufnahme. All dies ist unserer Patientin auf Grund des speziellen Betreuungsangebotes an einer Palliativstation erspart geblieben. Die Geschichte dieser Patientin zeigt nachdrücklich, wie wichtig eine aus unserer Sicht ganz selbstverständliche, menschliche und mitfühlende Betreuung sowohl von Schwerkranken und Sterbenden als auch von ihren Hinterbliebenen ist. Alles andere als die Ermöglichung des letzten Wunsches dieser Patientin wäre Ausdruck einer Verrohung in der Haltung gegenüber Menschen am Lebensende gewesen.

Treffen mit dem Motorradfahrerclub

Einen ganz anderen Wunsch hatte ein 71-jähriger Patient mit einem operierten Darmkrebs und bereits vorhandenen Metastasen im Bauchraum. Der Patient litt vor allem unter zunehmender Schwäche, Inappetenz, Übelkeit und immer wieder auftretenden Blutzuckerentgleisungen als Folge der Operation, aber auch auf Grund der sehr unregelmäßigen Nahrungsaufnahme. Der Patient wollte immer wieder nach Hause entlassen werden, allein sein körperlicher Zustand setzte ihm immer wieder Grenzen. Obwohl wir ihm es ermöglichen wollten, für einige Stunden oder für einen Tag nach Hause entlassen zu werden, spürte der Patient selbst, dass dieser Wunsch wegen seines schlechten Allgemeinzustandes nicht erfüllt werden konnte. Im Rahmen des Kennenlernens des Patienten stellte sich heraus, dass er ein leidenschaftlicher Motorradfahrer war, der auch einem Club angehörte. Zur Zeit seines stationären Aufenthaltes fand ein großes Treffen dieser Bikergemeinde statt. Sein sehnlichster Wunsch war es, mit seinen Clubkollegen an diesem Treffen teilzunehmen. Gesagt, getan: Mit vereinten Kräften unseres Teams der Palliativstation wurde ein Rettungstransport liegend mit Begleitung zu diesem ungefähr 35 Kilometer von unserem Krankenhaus gelegenen Treffen organisiert. Er selbst wollte unbedingt mit entsprechender Kleidung (Motorradjacke, -hose und -stiefel) daran teilnehmen. Der Krankentransport durfte mit ihm direkt zum Standort seines Clubs vorfahren, wo bereits seine Clubkollegen auf ihn warteten. "Jetzt bin ich zu Hause", sagte er, als er von der Liege in den mitgebrachten Rollstuhl mobilisiert wurde. Unter Aufbietung all seiner Kräfte verbrachte er zwei Stunden bei diesem Treffen mit seiner Gruppe. Dann sagte er selbst, dass er wieder zurück wolle und bedankte sich für einen der schönsten Tage seines Lebens. Zwei Tage später verstarb der Patient auf unserer Palliativstation. Es war an einem frühen Nachmittag; gerade, als das Treffen der Bikergemeinde beendet war. Seine Clubkollegen wurden vom Ableben informiert und drehten noch eine Ehrenrunde mit ihren Motorrädern für ihren verstorbenen Freund. Die Erfüllung derartiger Wünsche kann wohl nur mit vereinten Kräften und durch großes Engagement realisiert werden.

Es ließen sich noch viele weitere Beispiele ähnlicher Art schildern. Jeder, der auf einer Palliativstation arbeitet, erfährt im täglichen Alltag, dass der Begriff Lebensqualität für jeden einzelnen Patienten eine individuell unterschiedliche Bedeutung hat. Durch das Zugehen auf den Patienten und das Erkennen seiner Bedürfnisse, erleben wir in diesem Bereich Tätige immer wieder, dass sich Sterbenskranke manchmal sogar „wohl und geborgen“ fühlen. Und dieses “sich wohlfühlen” hängt sicher auch mit der Erfüllung von “Herzenswünschen” zusammen.

5.4. Seelsorge aus persönlicher Sicht – *Spiritual Care*

Was wir heute als palliativmedizinische Betreuung kennen, begann in den frühen sechziger Jahren mit dem Konzept von “*Total Pain*” von Cicely Saunders. Die Begründerin des modernen Hospizwesens war überzeugt, dass es gerade am Ende des Lebens die Verbundenheit mit dem transzendenten Selbst ist, die den Sinn des eigenen Lebens und Sterbens erfahren lässt.

5.4.1. *Total Pain*

Durch das Konzept von “*Total Pain*” traten neben den körperlichen Symptomen und Schmerzen, die erstmals in der Geschichte mit modernen Schmerzmitteln behandelt werden konnten, noch weitere Dimensionen des erkrankten Menschen in den Fokus der Medizin. Der Patient sollte nach der Vorstellung von Saunders mehr ganzheitlich, d.h. neben dem körperlichen auch mit seinem mentalen, emotionalen, sozialen und spirituellen Erleben betrachtet werden.

Wird “*Total Pain*” nicht direkt übersetzt, sondern wie es oft im Englischen und ganz im Sinne von Saunders benutzt wird, hieße es “die gänzliche Not”, oder um es mit dem alten deutschen Wort zu sagen, die “ganze Pein”. Die gänzliche Not bezieht sich im Erleben auf alle Aspekte des Personseins in der individuellen und einzigartigen Welt, der Rolle und Zugehörigkeit, des Transpersonalen und der transzendenten Sinnerfahrung.

Leider hat sich im Sinne der herkömmlichen Biomedizin der Begriff “Schmerz” durchgesetzt und damit die Konzentration auf den messbaren und pharmakologisch behandelbaren körperlichen oder psychischen Schmerz. Auch die auf den körperlichen Schmerz bezogenen emotionalen, sozialen und spirituell-existentiellen Aspekte werden vor dem Hintergrund einer pharmakologischen Medizin weitgehend diagnostizier- und behandelbar. Wird der Mensch jedoch nicht in seiner gänzlichen Not wahrgenommen, kann durch eine medizinische Intervention, so richtig sie auch sein mag, das Leiden noch vergrößert werden.

Ziel des Konzeptes von “*Total Pain*” ist es, weg von einer üblichen Diagnosesteuerung zu einer personenbezogenen Problem- und Ressourcenorientierung zu kommen. Der Patient ist Experte seiner Erlebniswelt und muss zu seinem Erleben seiner gänzlichen Not befragt werden. Er ist als selbst handelndes Subjekt zu betrachten und nicht als Objekt einer Behandlung. Der angestrebte medizinische Paradigmenwechsel, wie ihn Cicely Saunders anstrebte, konnte weitgehend nur in der modernen Hospizbegleitung umgesetzt werden.

Es geht um die Not eines Menschen, wie sie in seiner einzigartig gewordenen und nun als endend erlebten Welt zum Ausdruck kommt. Diese gänzliche Not sollte, auch im allgemein-medizinischen Bereich, wie durch einen wärmenden und umsorgenden Mantel gehalten und begleitet werden.

5.4.2. *Palliative Care*

Der Begriff “*Palliative Care*” wurde von Dr. Balfour Mount in Montreal, Kanada eingeführt, als medizinische Antwort auf die gänzliche Not eines Menschen angesichts einer lebensverkürzenden Erkrankung. Alle wesentlichen Erlebensbereiche des Menschen sollen in das medizinische Begleiten der gänzlichen Not einbezogen werden. Dabei gehe es nicht allein um bestimmte Techniken oder Methoden zur Stabilisierung eines Krankheitsgeschehens und seiner Symptomkontrolle. Es geht darum, den Erkrankten(!) in seinen Möglichkeiten und seiner Endlichkeit wahrzunehmen und ihn zu unterstützen, abschiedlich und sich verabschiedend leben zu können. In dieser Weise wird *Palliative Car*e zu einer Beziehungsmedizin und auch zu einer spirituellen Begleitung.

Spirituelle Begleitung wurde schließlich als vierte Säule einer somatischen, psychischen und sozial ausgerichteten ganzheitlichen palliativen Begleitung schwerkranker und sterbender Menschen von der WHO als Standard von *Palliative Care* festgelegt. Unheilbar Kranke müssen in ihrer psychosozialen und spirituellen Gesamtheit gesehen werden.

Doch auch die palliative Versorgung tut sich immer noch schwer, die strukturelle Trennung von Krankheit und dem kranken Menschen aufzuheben. Die Deutungsebene, wie der Patient seine gänzliche Not wahrnimmt und seine Welt im Erkranktsein und Sterben exploriert, kommt zu kurz.

Selbst in einem biopsychosozialen medizinischen Modell nehmen die unterschiedlichen Disziplinen meist nur die eine, ihnen selbst relevante Dimension oder Not des erkrankten, sterbenden Menschen wahr, um diese zu behandeln. Durch die fortschreitende Spezialisierung der Medizin und die Differenzierung des Lebens und Sterbens in Phasen, die folglich mit fachspezifischen Aufgabenzuweisungen verbunden sind, wurde das Sterben pathologisiert und professionalisiert. Das Sterben dauert immer länger und damit auch das Leiden an der gänzlichen Not.

Für Cicely Saunders und ihrem "*Total Pain*"-Ansatz war klar, dass der Mensch und auch seine ganzheitliche palliative Begleitung am Lebensende nicht in einzelne Bereiche des Erlebens und Erleidens eingeteilt sein sollten, um von den betreffenden Disziplinen begleitet zu werden. Meines Erachtens bedeutet ein medizinischer Paradigmenwechsel auch eine notwendige Öffnung für komplementär-medizinische Ansätze wie z.B. Akkupunktur, Homöopathie, TCM und Reiki sowie nicht zuletzt für die Musik.

5.4.3. Die Ummantelung der gänzlichen Not

Der Patient soll umfassend begleitet, seine Symptome gelindert und erträglich gemacht werden, damit er bis zuletzt möglichst in Frieden leben kann. Die Verbesserung der Lebensqualität ist der Grundgedanke der Hospizbewegung und auch von *Palliative Care.* Doch der erkrankte und sterbende Mensch ist immer ein einzigartiges, komplexes menschliches Wesen und ein Individuum mit einer einzigartigen und unermesslich weiten Lebenswelt. Diese subjektiv physische, geistige, emotionale, spirituelle und soziale Welt ist unermesslich groß und zumeist für die Betreuung und auch für den Betroffenen selbst nur bedingt zugänglich, einsichtig und bewusst erlebbar. Es braucht große Offenheit und ebenso Empathie, jene Türen zu entdecken, die sich in der Begegnung und im Ausdruck hier und dort einmal zu dieser einzigartigen-geheimnisvollen inneren Welt öffnen.

Jeder in der palliativen Betreuung Tätige sollte selbst in allen Dimensionen des menschlichen Erlebens zum Mantel (lat. *pallium*) werden, damit die gänzliche Not gelindert und die geheime innere Welt zum Teil auch geheilt werden kann. Heil werden, das ist der Sinn des Daseins, auch am Ende des Lebens. Heil werden in dem Sinne, dass ein Mensch sich zu lösen vermag, von dem, was ihn gefangen hält. Diese transzendente und umfassende Dimension des Menschseins wird von der WHO in der Definition bzw. in den Standards für *Palliative Care* mit die "spirituelle Dimension" bezeichnet (https://www.who.int/health-topics/palliative-care). Daraus entstand der Begriff *Spiritual Care.*

5.4.4. *Spiritual Care*

Es ist immer wieder zu betonen, dass *Spiritual Care* ein Begriff ist, der in einem medizinischen Umfeld entstanden ist, um die ganzheitliche Sorge für den Menschen in seiner gänzlichen Lebenswelt und mit seinem gänzlichen Leiden anzusprechen. Der historisch im englischen Sprachraum geprägte Spiritualitätsbegriff "Spirit", wie er in *Spiritual Care* zum Ausdruck kommt, bezeichnet den ganzheitlichen Wesensausdruck des Menschen, seine gänzliche Lebenswelt und wie diese zum Ausdruck kommt. Spiritualität ist das, was die Identität und das Wesen des Menschen ausmacht und wie sich diese in seinem Leben und im Leiden ausdrückt.

Eine der Definitionen für *Spiritual Care* im englischen Sprachraum ist:

"*That care which recognises and responds to the needs of the human spirit when faced with trauma, ill health or sadness and can include the need for meaning, for self-worth, to express oneself, for faith support, perhaps for rites or prayer or sacrament, or simply for a sensitive listener. Spiritual care begins with encouraging human contact in compassionate relationship and moves in whatever direction need requires*".

Eine weitere Definition lautet:

"*Spirituality enables us to not only connect and relate to other people, but also experience some 'higher' or 'other' state relating to humanity and the rest of the world. It is what gives our life, as an individual, meaning and purpose. It involves needs of reassurance, comfort, peace, happiness, dealing with guilt and forgiveness, listening and being listened to, feeling valued and having self-esteem.*".

Spiritual Care spricht darum eine universelle Dimension des "Menschseins" an, die weit über das Religiöse und die Frömmigkeit als innere religiöse Einstellung und Prägung hinausgeht. Als menschliches Bewusstseinsphänomen ist Spiritualität nicht wirklich fassbar und entzieht sich jeglicher Definition. Spiritualität im Sinne von *Spiritual Care* ist nur persönlich erfahrbar. Es wird eng verbunden mit dem, was mit "bedingungsloser Liebe und Geborgenheit" ausgedrückt und erlebt werden kann. Es ist das, was einem Menschen Sinn und Würde verleiht, was sich in seinen Werten und Haltungen ausdrückt. Es zeigt sich in der Verbundenheit, in der Hoffnung und im Vertrauen darauf, was dem Menschen Halt gibt und als das, was als Grundlage seiner Resilienz bezeichnet werden mag.

Im deutschen Sprachraum geht der heutige Gebrauch von "Spiritualität" dagegen auf die Übersetzung des französischen monastischen *Spiritualité* zurück und wird als die Beziehung zum Transzendenten, zu Gott erlebt. Es mag dieser christlichen Sozialisation geschuldet sein, dass *Spiritual Care* sich aus der Nähe und Umklammerung des Religiös-Spirituellen sowie der kirchlichen Seelsorge nicht lösen konnte.

Spiritual Care, als wesentlicher Ausdruck von *Palliative Care*, fasst beide Ansätze mit dem Begriff Verbundenheit zusammen; als eine Verbundenheit mit sich selbst und der eigenen Identität, mit anderen und der Umwelt sowie auch mit dem Transzendenten. Es ist eine Verbundenheit, die jene definierten Bereiche der palliativen Betreuung wahrnimmt und auch transzendiert. *Spiritual Care* ist daher nicht ein Teilaspekt der palliativen Betreuung, sondern dessen zentraler holistischer Ansatz, eine spirituelle Grundhaltung von *Palliative Care*. *Spiritual Care* schließt die höheren seelischen bzw. spirituellen Bewusstseinsbereiche, die hinter der persönlichen Welt des Menschen wirken und den Menschen mit allem und allen transzendierend verbinden, mit ein. *Spiritual Care* ist letztlich der von Cicely Saunders erhoffte Paradigmenwechsel, auch in der Medizin, wenn sie von einer Begleitung der gänzlichen Not, von "*Total Pain*", spricht.

So ist *Spiritual Care* keine eigenständige Disziplin innerhalb von *Palliative Care*. Wenn *Palliative Care* die gänzliche Not in den verschiedenen Dimensionen des Menschseins im Blick hat, so ist *Spiritual Care* die Grundhaltung, die Art und Weise, mit der das multidisziplinäre Palliativteam die Ummantelung der verschiedenen Dimensionen des Menschseins und des Erlebens vollzieht. Jede Begegnung mit dem Patienten, ganz gleich von welcher Person in der Betreuung, soll in dieser Grundhaltung geschehen und gleichzeitig dazu dienen, die unterschiedlich wahrgenommenen Aspekte der einzigartigen Welt dieses Menschen und wie sie sich gegenwärtig zeigt, im Team zu kommunizieren. Daraus folgen dann die weiteren Schritte zur ganzheitlichen palliativen Umsorgung und Begleitung, sowie bei sehr spezifischen Anliegen des Patienten eine Vermittlung an weitere Fachkräfte, die den Patienten im Sinne von *Spiritual Care* begleiten.

Diese (spirituelle) Grundhaltung ist getragen von einem Bewusstsein, dass es einen größeren Horizont gibt, in dem das Leben immer schon stattgefunden und in dem die einzigartige Welt eines Menschen sich bisher entfaltet hat, in der er gegenwärtig lebt und in die er dann einmal hineinstirbt.

Die verschiedenen Dimensionen des Menschseins, wie sie von der WHO für *Palliativ Care* definiert wurden, dürfen daher nicht voneinander getrennt betrachtet werden. Alle Disziplinen und Fachkräfte sollen stets das gesamte Bild vor Augen haben und in allen Begegnungen die gänzliche Not ansprechen. *Spiritual Care* bedeutet letztlich, für die Begegnung mit dem heiligen Raum der einzigartigen und geheimen Welt eines Menschen offen zu sein. Dieses wiederum setzt voraus, dass sich jedes Teammitglied der palliativen Betreuung mit dieser Grundhaltung vertraut macht. Da diese sehr eng mit dem eigenen Bewusstsein für die eigene Ganzheitlichkeit und Verbundenheit mit allem Sein verwoben ist, verlangt es von allen Beteiligten eine eigene, engagierte spirituelle Praxis; wohl auch eine spirituelle Praxis, die in der Gestaltung der Palliativstation und in der täglichen Routine zum Ausdruck kommt.

5.4.5. *Spiritual Care* im Rahmen von *Palliative Care*

Um den "belastenden Beschwerden körperlicher, psychosozialer und spiritueller Art" (Definition der WHO) zu begegnen, gilt es in dieser ganzheitlichen Haltung von *Palliative Care*, auch eine spirituelle Anamnese zu erstellen. In Deutschland und in der Schweiz setzt sich weitgehend das SPIR-Modell von Prof. Frick des *Institutes Spiritual Care* der Universitätsklinik München durch.

Das Akronym **SPIR** dient dazu, sich die vier Schritte in einem klinischen Interview zur Erhebung einer "spirituellen Anamnese" zu vergegenwärtigen:

- Spirituelle und Glaubensüberzeugungen
- Platz und Einfluss, den diese Überzeugungen im Leben des Patienten einnehmen
- Integration in eine spirituelle, religiöse, kirchliche Gemeinschaft/Gruppe
- Rolle des Arztes: Wie soll der Arzt mit spirituellen Erwartungen und Problemen des Patienten umgehen?

Es gibt jedoch international weitere Evaluationsinstrumente, die mit den Akronymen STIW (Schweiz), HOPE, FAITH, FACT, FICA etc. bezeichnet werden. Auffallend ist die Konzentration auf religiöse- und Glaubensvorstellungen und die Frage zum Eingebundensein in eine religiöse Gemeinschaft. Nur ein Instrument der spirituellen Anamnese (SPIRIT) beleuchtet über die Fragen des SPIR hinaus auch noch Fragen zum Sterben. Es ist meines Erachtens unablässig, die Fragen zur Terminalen Phase und die Gedanken des Patienten über Lebensende, Sterben und Tod von Anfang an einzubeziehen, wie ich es in der nachfolgenden Ausführung näher beleuchten werde. Das Thema der Endlichkeit und des Sterbens ist Dreh- und Angelpunkt jeder Spiritualität, besonders in *Spiritual Care* der Palliativbetreuung.

Unter anderem durch die Arbeiten von Dr. Gian Borasio und Prof. Dr. Frick wurde *Spiritual Care* zu einem allgemein-medizinischen Konzept, besonders jedoch für die ganzheitliche und multidisziplinäre Begleitung am Lebensende im Rahmen von *Palliative Care*. Die Medizin stellte sich erstmals der Ganzheitlichkeit des Menschen und dem "guten Sterben". *Spiritual Care* hat sich im medizinischen Kontext und zunächst unabhängig von den institutionalisierten Religionen und Kirchen entwickelt. Hospiz und *Palliative Care* haben damit die kirchliche Aufgabe, das menschliche Sterben zu begleiten, abgelöst.

Dennoch ist die Medizin in Österreich durch die christliche Sozialisation stark geprägt. *Spiritual Care* wird in Österreich immer noch weitgehend nicht als Grundhaltung des gesamten *Palliative Care*-Teams gesehen, geschweige denn allgemein im klinischen Bereich wahrgenommen, sondern weiterhin als Aufgabe der konfessionellen bzw. religiösen Krankenhausseelsorge betrachtet. Die konfessionelle Krankenhausseelsorge sieht *Spiritual Care* weitgehend als ihren ureigenen Aufgabenbereich.

Spiritual Care und kirchliche Seelsorge sind jedoch grundsätzlich zu unterscheiden. Wenn die WHO in den Standards zu *Palliative Care* von der Begleitung der "spirituellen Bedürfnisse" spricht, ist damit keinesfalls die Begleitung ausschließlich für religiöse Bedürfnisse durch eine religiöse oder konfessionelle Seelsorge gemeint.

5.4.6. *Spiritual Care* und klinische Seelsorge

Klinische Seelsorge ist nur ein Bestandteil des professionellen Palliativteams und auch nur ein Aspekt der Begleitung im Sinne von *Spiritual Care*. Klinische Seelsorge wird dann hinzugezogen, wenn spezifische religiöse Bedürfnisse seitens des Patienten erkannt werden, sei es zu Themen wie Schuld und Vergebung, Gebet, Krankensalbung, Umgang mit einengenden Gottesbildern, auch Trauer- und Sterbebegleitung, vor allem, wenn die betroffene Person eine konfessionelle oder religiöse Sozialisierung erkennen lässt. Zumeist ist diese Seelsorge von bestätigendem und Halt gebenden Charakter und drückt sich in Gesprächen, in vertrauten Gebeten und sakramentalem Handeln aus. Sehr oft werden auch für Patienten und seine Angehörigen gut bekannte und vertraute kirchliche Personen (z.B. Heimatpfarrer) hinzugezogen.

Klinische Seelsorge im Sinne von *Spiritual Care* ist dann zumeist auch zuständig für alle Anliegen der höheren bzw. seelisch-spirituellen Bewusstseinsbereiche, ganz unabhängig von der religiösen oder konfessionellen Prägung. Hier geht es in erster Linie um das achtsame Wahrnehmen von dem, was ist und weiterführend um die Los-Lösung von allem, was gefangen nimmt und bindet. Doch was bedeutet eine spirituell-seelsorgliche Begleitung im Sinne von *Spiritual Care*?

5.4.7. *Spiritual Care* als Grundhaltung

In seiner allerschönsten Form, als holistischer Ansatz, ist *Spiritual Care* ein Begleiten in Bewusstheit und in der Verbundenheit mit allem und dem All-Einen, dem Höheren Selbst (im Sinne von C.G. Jung, als Selbst bezeichnet, ☞ /journalpsyche.org/jungian-model-psyche/).

In dieser Weise ist *Spiritual Care* ein Weg als ein achtsames Wahrnehmen und Würdigen von dem, was ist, damit ein Mensch sich schließlich versöhnt und dankbar lösen kann. Die Aufgabe in der palliativen Begleitung ist daher am Anfang der Begleitung zunächst eine erforschende. Welche Potenziale sind in der weiten Welt des Patienten gegenwärtig vorhanden? Was gibt Halt in der Haltlosigkeit? Manchmal kann auch erforscht werden, was bisher Halt und Geborgenheit gegeben hat, um dann zu spüren, was im Jetzt noch passt und zu tragen vermag. Was gilt es zu sehen und wahrzunehmen, zu würdigen? Aber auch, was ist da, was bindet und gefangen hält? Was ist noch zu lösen und loszulassen? Was ist zu vergeben?

Wodurch entsteht die gänzliche Not und wie zeigt sie sich? Spätestens in der Mitte des Lebens, durch körperliche Beschwerden und besonders durch eine lebensbedrohende Erkrankung, erfährt ein Mensch die Angst, zu sterben, alles zu verlieren, was er meint zu haben, zu besitzen oder zu sein. Diese Angst wird meistens verdrängt und die Not, die sich in vielfältiger Weise zeigt, wird nicht bewusst wahrgenommen.

Die Potentiale eines Patienten, wie er Halt und Kontrolle, Sinn und Bestätigung im Leben erfährt, können jedoch nur ganz anfänglich im Mittelpunkt einer palliativen Betreuung stehen. Es darf nicht nur bei einem Ummanteln des Ist-Zustandes bleiben. Stabilisierende Maßnahmen sollen nicht allein dazu dienen, die Lebensqualität zu verbessern und so das Leben (und damit das Leiden) zu verlängern, sondern stets eine Möglichkeit sein, bewusst Abschied zu nehmen und sich von allem, was ist, zu lösen.

Die Potentiale des Menschen für das, was Halt gibt, sollen in der letzten Lebensphase nur noch dazu dienen, um alles, was ein Mensch sein Leben nennt, dankbar anzuerkennen, zu würdigen und zu verabschieden. Für Menschen in der letzten Lebensphase, die durch eine palliative Betreuung begleitet werden, ist dies ein guter Weg für ein abschiedliches Leben und ein gelöstes Sterben. Sterben im weitesten Sinn ist daher ein Lösungsprozess, der im mittleren Lebensalter beginnt, vor allem aber zu Beginn einer Diagnose einer potentiell todbringenden Erkrankung. Dieser ständige Loslösungsprozess ist eine wesentliche Aufgabe des Menschseins und gilt als spiritueller Weg schlechthin.

Auch wenn die möglichst lange Erhaltung einer subjektiv guten Lebensqualität das Ziel der palliativen Versorgung ist, so bedeutet *Spiritual Care*, einen Menschen so zu begleiten, dass er die kostbare Zeit nutzen kann, um das, was war und was ist, dankbar zu würdigen, zu trauern und sich schließlich gut von allem lösen zu können. Das betrifft im Wesentlichen die körperlichen Funktionen, Aktivitäten und Fähigkeiten, Selbständigkeit und Anteilnahme, die Erinnerungen und alles der erlebten Vergangenheit, die Träume und Beziehungen. Schließlich geht es auch darum, sich von allen Glaubenssätzen zu lösen, von Werten und davon, woran ein Mensch sich mental noch festzuhalten sucht; ja, auch von den letzten kirchlichen Ritualen und der Hand, die noch begleiten möchte. Vielfach ist diese Hand eher das hilflose Nicht-Loslassen-Können, die Angst vor dem Verlassenwerden und dem Abschied-Nehmen-Müssen der Angehörigen. Das Sterben ist immer ein Sich-Lösen, von allem, was sich mit dem Körperlichsein in einem dualen Welterleben verbunden hat. Jedes noch so gut gemeinte Haltgeben wird zu einem weiteren ängstlichen Binden und Festhalten, das ein gelöstes Sterben erschwert.

Denn der Mensch ist mehr als sein Körper und sein Denken in einer dual erlebten Welt. Dieses kommt z.B. in der Disidentifikation der Psychosynthese von Assagnioli gut zum Ausdruck:

> *"Ich habe einen Körper, aber ich bin*
> *nicht mein Körper.*
> *Ich habe Gefühle, aber ich bin*
> *nicht meine Gefühle.*
> *Ich habe Wünsche, aber ich bin*
> *nicht meine Wünsche.*
> *Ich habe einen Geist, aber ich bin*
> *nicht mein Geist.*
> *Ich bin ein Zentrum reiner Bewusstheit."*

Es ist die erworbene Ego-Identität, die eine Angst vor ihrer eigenen Auslöschung bewirkt – die Angst, zu sterben und nicht mehr zu sein. Daher kommt der Wunsch, alles festzuhalten und sich mit dem Leben in seinem Gewordensein ständig bestätigend zu identifizieren. Der Mensch findet vordergründig darin Sinn und Halt für sein Leben.

Doch dieses Anhaften und Festhalten nimmt gefangen und bewirkt Leiden. Spirituelle Begleitung ist eine Wegbegleitung zu mehr Bewusstheit, dass der Mensch mehr ist, als ein biologischer Körper und sein Denken und er letztlich im Sterben auch nichts verliert. In Wahrheit wird er im Sterben frei von dem Leben in der Dualität dieser weltlichen Wirklichkeit. Genaugenommen erleiden wir ein Leben in der Dualität. Und Erlösung von allem Leiden und von der gänzlichen Not wäre die Aufhebung dieses Getrenntseins in eine Verbundenheit hinein, ins All-Eine, ins Selbst. Erst der Tod hebt das Getrenntsein in der Dualität einer Ego-Identität auf.

5.4.8. Spirituelle Seelsorge

Die Wegbegleitung einer spirituellen Seelsorge im Sinne von *Spiritual Care* geschieht in einer dreifachen Weise: das Sich-Öffnen für das Höhere Selbst (das Göttliche, das All-Eine ...), ein achtsames Wahrnehmen von dem, was ist und ein Sich-Lösen von der Identifikation. Es geschieht eine Transformation hin zum und ins Selbst.

Sich-öffnen
Sich-lösen Wahrnehmen
Sich-öffnen für das Selbst

Seelisch-spirituelle Begleitung geschieht im Bewusstsein, dass jeder Mensch sich in dem Strom des ihn immer umgebenden Selbst bewegt. Er kommt aus diesem großen Ganzen des Selbst, lebt darin und stirbt darin bzw. hinein. Im Tod ist die Dualität des zeitlich-körperlichen Daseins wieder ganz im All-Einen des Selbst aufgehoben. Das Ziel des Lebens besteht nicht darin, etwas erreichen zu wollen, sondern im Strom des Selbst wirklich zu leben, selbst davon ein Ausdruck zu sein, um darin dankbar alles auch wieder hinein zu entlassen. Diese Demut und das Bewusstheit entstehen nur in einer Akzeptanz der Endlichkeit und des Todes der Ego-Identität. Das Sterben wird als Teil des Lebens wahrgenommen. Der Weg dazu ist ein Einüben und eine Praxis, abschiedlich und gelassen zu leben, sich auf das, was ist, einzulassen und darin wahrzunehmen, wie das Selbst darin zum Ausdruck kommt und trägt.

Dieser systemisch-spirituelle Ansatz von *Spiritual Care* geht daher weit über die konfessionelle und religiöse Seelsorge hinaus. Auch wenn heute immer weniger Patienten eine bewusste spirituelle Praxis leben, so ist jeder Mensch doch spirituell und zumeist offen für die transformierende Erfahrung des bewussten Atmens, der Dankbarkeit, der Gelassenheit, der Vergebung und des Segnens.

Spirituelle Seelsorge wird sich vor und in der Begegnung mit einem Patienten selber mit dem All-Einen, dem Selbst verbinden. Dies geschieht z.B. durch bewusstes Atmen und mich mit meinem Herzen verbinden, indem ich mich bewusst in die Verbundenheit des Selbst hineinstelle oder mit der bewussten Herzöffnung. Das Selbst ist immer mit dem Herzen verbunden – nicht mit dem Denken (Ego-Identität). Ganz praktisch mag es so aussehen, dass ich mich bewusst hinstelle, beispielsweise wie in einer systemisch-spirituellen Aufstellung, einen Schritt in die Verbundenheit des Selbst hinein mache. Oder indem ich eine Hand aufs Herz lege und sage: "Ich öffne mein Herz... für diesen Menschen... für diese Begegnung..."-

Achtsames Wahrnehmen, was ist

Die achtsame Wahrnehmung exploriert die gegenwärtige, gewordene Welt des Patienten. Dieses geschieht in dem empathischen und wertschätzenden Bewusstsein, dass die Welt dieses Menschen einzigartig und einmalig und er in seinem wahren Wesen unvergänglich ist. Das Wahrnehmen geschieht in dem Vertrauen, dass sich alles in einem tieferen Sinn heimlich entfaltet, auch wenn ich oder der Patient selbst es nicht zu sehen vermag.

Achtsames Wahrnehmen bleibt im Hier und Jetzt und in der Gegenwärtigkeit des Selbst. Spirituelle Seelsorge spürt auf der Deutungsebene auf, was hinter den Geschichten (des Denkens) liegt. Achtsames Wahrnehmen ermöglicht, sozusagen mit den Augen des Patienten, dessen eigene Welt zu betrachten, mit dessen Ohren in seiner Welt zu hören und mit dessen Sinnen der Wahrnehmung seine Welt zu erleben. Dadurch ermöglicht die spirituelle Begleitung auch dem Patienten selbst die Exploration seiner eigenen Welt.

Es ist nicht Aufgabe der spirituellen Seelsorge, etwas bewusst verändern oder gar heilen zu wollen, da dieses unbedingte Wollen schon eine Barriere oder eine Verstrickung darstellen kann und darin beide gefangen nimmt. Die Begegnung ist frei von Anspruch und Ziel. In solch einer freien und achtsam-wahrnehmenden Begegnung mag der Patient selbst seine Welt neu wahrnehmen und entdecken.

Alle Fragen der spirituellen Begleitung dienen dabei allein dem achtsamen Wahrnehmen und Spüren. Wie-Fragen erweisen sich dabei als besonders hilfreich; im Gegensatz dazu ist eine Warum-Frage stets hinderlich und zu vermeiden. Es geht nicht darum, verstehen zu müssen oder zu wollen, nicht um eine Diagnose oder Interpretation, sondern um ein achtsames Da-Sein in der Verbundenheit der gegenwärtigen Welt eines Menschen, wie sie sich im Hier und Jetzt des Selbst darstellt. Jedes achtsame Wahrnehmen lebt aus dem Sich-Öffnen für diese Verbundenheit mit dem All-Einen und dem Selbst, in dem ich immer bin und in der der Patient selbst auch immer ist. Das Selbst ermöglicht ein Wahrnehmen, das alles Wissen und Erfahrung transzendiert.

In der Verbundenheit mit dem Selbst bin ich empfänglich für das, was geschehen soll und im Fluss des großen Ganzen wahr werden will. Geschieht dieses, so mag sich auch ein Bewusstsein im Erleben des Patienten entfalten, wo und wie er in seiner Welt entweder frei und gehalten oder gefangen und unfrei ist, was seine "gänzliche Not" und sein Leiden bewirkt. Er spürt, was sich zwischen seinem Ich und dem Selbst, auch wenn er dafür keine Sprache hat, gestellt hat, sodass er sein wahres Wesen nicht wirklich spüren und dieses in ihm nicht lebendig zum Ausdruck kommen kann. Es ist das Selbst, das in diesem vorläufigen Wahrnehmen des inneren Gefangenseins und des Unfreiseins eine Möglichkeit zur Lösung und befreienden Veränderung bietet.

Sich-Lösen

Spirituelle Seelsorge begleitet dieses Gefangensein, das sich beim Patienten als Empfinden von Schuld, Angst, Verletzung, Hass und Groll, im Verhaftetsein von Unerledigtem und im sorgenvollen Denken zeigen mag. Schon durch das achtsame Wahrnehmen, durch das Suchen und Finden des Patienten von eigenen Worten und im sprachlichen Ausdruck von dem, was war und sich jetzt zeigt, geschieht eine Würdigung und Wertschätzung, eröffnet sich darin ein Sinn und wird eine Lösung erfahren.

Durch behutsam eingeführte Angebote wie Meditation und Phantasiereisen, durch meditatives Atmen von Dankbarkeit, in ritualisierten Übungen wie z.B. im segnenden Vergeben, kann ein Sich-Lösen geschehen. Es ist dabei wichtig, darauf zu achten, dass alle Angebote stets diesen lösenden und befreienden Charakter haben. Es geht nicht um ein erneutes und Identifikation stiftendes Festhalten oder vermeintlich haltgebendes Rückbinden, wie es in den Riten der Religion (lat. *religare*; zurückbinden, festhalten) oftmals auch noch im Prozess des Sterbens zum Ausdruck kommt. Darüber hinaus ist zu bedenken, dass dieses Sich-Lösen nicht erzwungen und gewollt induziert werden kann. Es geschieht im Selbst, in der Gegenwärtigkeit des All-Einen, wenn der Mensch sich dem öffnet, wenn ich mich dem als Begleiter zur Verfügung stelle.

In diesem befreienden Loslösen kann dann eine Verbundenheit mit dem All-Einen, dem Selbst, erlebt werden, wenn es auch meist nur ansatzweise gedanklich begriffen und verstanden wird. In dieser erlebten Verbundenheit sind wieder ein ganz neues achtsames Wahrnehmen und ein weiteres Sich-Lösen möglich.

5.4.9. Spirituelle Sterbebegleitung

Ein "gutes" Sterben ist in diesem Sinne ein gelöstes Sterben. Alles, was ein Mensch in seinem Leben an Identität Stiftendem getan und erlebt, gelernt und übernommen hat, seine Rollen und Beziehungen, muss er schließlich loslassen. Je eher ein Mensch, in Demut und Dankbarkeit, das Gewordene betrachten und würdigen kann, sich darin als gesegnet erfahren vermag, um es dann nicht mehr ängstlich festzuhalten, zu umklammern und anzuhaften, desto mehr kann er frei und losgelöst abschiedlich leben und schließlich gelöst sterben.

Ein spirituelles Bewusstsein ermöglicht das Freiwerden von ängstlichem Festhalten am irdischen, körperlichen Leben in der Dualität. In der Verbundenheit mit dem All-Einen, dem Selbst, kann ich nichts verlieren. Das hat nichts mit einer Lebens- oder Körperverachtung zu tun. Vielmehr entsteht eine noch intensivere achtsame Haltung, ein Bewusstsein für die Einmaligkeit und Einzigartigkeit des Seins, die sich in einer tiefen Dankbarkeit und Demut ausdrückt, frei von Angst. Ich brauch mich nicht mehr ängstlich an das "Leben bis zuletzt" zu klammern, sondern vermag mich in einem bewussten Erleben des Geschenkcharakters meines Seins, dem Selbst und All-Einen gelöst anvertrauen. Diese Erfahrung einem Patienten im Leben und Sterben ansatzweise zu ermöglichen, ist *Spiritual Care*.

"endlich
bist du eins
eins mit dem Wind
Lachen und Weinen
eins mit dem Tanz
umarmende Nacht
eins mit dem Du
endlich lebst du jetzt
eins nur zu sein
endlich unendlich
zu sein"

Friedrich van Scharrel

Literatur

Borasio GD. Selbstbestimmt sterben. Verlag C.H. Beck oHG, München, 2014.

Borasio GD. Über das Sterben. Verlag C.H. Beck oHG, München, 2011.

Cardinal C. Lebe und lerne sterben. Patmos Verlag, 2007.

El Souessi K. Die Angst vor dem Tod überwinden. Verlag Via Nova, 2015.

Essen S. Selbstliebe als Lebenskunst. Ein systemisch-spiritueller Übungsweg. Carl-Auer Verlag GmbH, 2016.

Freund L. Das unverwundbare. O.W.Barth Verlag, 2011.

Freund L. Geborgen im Grenzenlosen. O.W.Barth Verlag, 2012.

Frick E, Weber S, Borasio GD. SPIR – Halbstrukturiertes klinisches Interview zur Erhebung einer "spirituellen Anamnese", 2002

https://www.palliativpsychologie.de/wp-content/uploads/SPIR.pdf.

Frick E, Riedner C, Fegg M, Haus S, Borasio GD. A clinical interview assessing cancer patients' spiritual needs and preferences. Eur J Cancer Care (Engl). 2006; 15(3):238-43.

Heller A. Kultur des Sterbens. Bedingungen für das Lebensende gestalten. Lambertus-Verlag, 1994.

Heller B, Heller A. Spiritualität und Spiritual Care. Verlag Hans Huber, 2014.

Levine S. Sein lassen. J. Kamphausen Verlag, 1992.

Levine S. Wege durch den Tod. J. Kamphausen Verlag, 1991.

Longaker C. Dem Tod begegnen und Hoffnung finden. Piper Verlag GmbH, 1997.

Mihm D, Bopp A. Die Sieben Geheimnisse guten Sterbens. Kailash Verlag, 2014.

NHS Education for Scotland: Religion and Belief Matter: An Information Resource for Healthcare Staff, 2007. Online unter https://www.nes.scot.nhs.uk/media/bxoddw5x/religionandbelief.pdf.

NHS Education for Scotland. Spiritual care matters: an introductory resource for all NHS Scotland staff. Edinburgh: NES, 2009.

Neef U, Henkel G. Psychosynthese. Systematisch-integrativ! tredition, 2014.

Perntner G. Spiritualität als Lebenskunst. EHP-Verlag Andreas Kohlhage, 2008.

Raypole C. What's (Unconditional) Love Got To Do With It? Healthline, 2020. Online unter: https://www.healthline.com/health/relationships/unconditional-love.

Renz M. Hinübergehen. Was beim Sterben geschieht. Kreuz Verlag, 2014.

Renz M. Hoffnung und Gnade. Kreuz Verlag, 2014.

Richmond C. Dame Cicely Saunders. BMJ 2005;33: 238.

Stolp H. Die Sterbestunde. Bewusstes Abschiednehmen. Aquamarin Verlag, 2013.

Van Scharrel F. Atmen mit Mantren in mystischer Tradition. Hermagoras, 2019.

Van Scharrel F. Was zärtlich bunt uns verbindet. Gedankenbilder in Zeiten der Trauer. Hermagoras, 2019.

Von Brück M. Vom Sterben. Verlag S.H. Beck oHG, 2020.

Weiher E. Das Geheimnis des Lebens berühren. Spiritualität bei Krankheit, Sterben, Tod. Eine Grammatik für Helfende. W. Kohlhammer, 2009.

Wilber K. Das Atman-Projekt – Streben der Seele nach Einheit. G.P.Probst Verlag GmbH, 2012.

World Health Organisation Palliative Care 2013. Online unter: https://www.uth.edu/dotAsset/c77ad8f1-3f85-4bdd-a883-1f9c61903d3c.pdf

5.5. Spiritualität im Christentum: Wege – Hilfen – Ziele

Interview mit Pater Anton Wanner

Frage: Macht es die Krankensalbung für Todkranke leichter?

Pater Anton Wanner: Das Sakrament der Krankensalbung schenkt dem kranken Menschen Trost und Hoffnung. Damit ist auch die Gnade Gottes verbunden, die in seine Seele hineinstrahlt und ihn verwandelt. Der Mensch wird durch dieses Sakrament aufgefangen und verinnerlicht. Es ist ein aufbauendes Sakrament, das Sakrament der Barmherzigkeit, das jedoch die christliche Bereitschaft beinhaltet bzw. voraussetzt, die Jesus seinen Jüngern mit den Worten: "*Heilt die Kranken, die dort sind,* *und sagt den Leuten: Das Reich Gottes ist euch nahe*" (Lk 10,9) aufgetragen hatte. Somit haben die Krankenhausseelsorger im Priesteramt den göttlichen Auftrag erhalten, den Kranken durch die Spendung des Sakramentes der Krankensalbung, Geborgenheit in Gott und Hoffnung auf Heilung zuzusprechen.

Dieses Sakrament war auch durch den Terminus "Letzte Ölung" belastet, der bis zum Vatikanum II verwendet und dadurch das Sakrament abgewertet wurde. Dieser Terminus verwischte die Sinnhaftigkeit des Sakramentes.

Die Krankensalbung ist nicht nur ein Sakrament für Sterbende, sondern eigentlich für Kranke und erst recht für Schwerkranke. Die Vorbereitung auf dieses Sakrament scheint mir wesentlich. Und hier könnte auch das Seelsorgeteam mit den Verwandten sehr positiv auf den Kranken einwirken. Dabei könnten sich in Güte und Liebe, ohne Zwang, Wege öffnen, die den Kranken zur Bereitschaft für dieses Sakrament verwandeln. Dadurch könnte man auch vermeiden, dass der Priester oft erst im letzten "Moment" zum Sterbenden gerufen wird und nicht selten muss man feststellen, dass ihre Lieben bereits schon in das Schauen Gottes heimgegangen sind. Nur der lebende Mensch kann das Sakrament der Barmherzigkeit empfangen. Wenn die Seele den Körper verlassen hat, erstarren alle Ausdrucksmöglichkeiten.

Frage: Wenn der Tod nur ein anderer Zustand ist, warum fürchten sich alle vor ihn?

Pater Anton Wanner: Ja, der Tod ist für viele Menschen mit Angst und Schrecken verbunden. Religiös fundierte Menschen wissen, dass wir aus der Schöpferliebe Gottes unser Leben empfangen und für dieses Leben Verantwortung zugesprochen bekommen haben. Durch den Missbrauch unserer Freiheit kam es zum Bruch gegenüber Gott und seiner Schöpfung. Mit diesem Schmerz pilgern wir Menschen durch das Dasein unseres Lebens und die Sehnsucht nach dem verlorenen Paradies begleitet uns.

Krankheit bietet dem Menschen die Möglichkeit über sein bisheriges Leben nachzudenken, und in Trauer und seelischem Schmerz erkennt er die Narben seines Seins und "beweint" das Unfertige, die Defizite seiner Lebenshaltung. Solche Belastungen will kein Mensch in die Ewigkeit mittragen. Deshalb entwickelt sich auch die Angst im Menschen vor dem, was kommen wird. Gleichzeitig aber erwärmt ein innerer Friede den kranken Menschen, wenn er die Möglichkeit wahrnimmt, sich wieder neu durch eine tiefe Reue in einer sakramentalen Befreiung mit Gott zu verbinden.

Frage: Was bedeutet der Tod und das Jenseits für Sie?

Pater Anton Wanner: Jeder Mensch kann nur für sich selbst über das Jenseits sprechen. Für mich ist die Erkenntnis, dass es ein Leben nach dem Tod gibt, eindeutig. Jeder Mensch ist neben seiner Körperlichkeit, durch seinen Geist, seine Philosophie, sein Charisma und seine Sprache geprägt, womit er sich anderen Menschen mitteilen kann. In dieser Harmonie wird er von der Liebe Gottes beleuchtet und getragen. So ist der Tod für mich, als gläubiger Mensch, ein Zustand, der die sprachlose Auflösung und Verwandlung in das Sein Gottes beinhaltet.

Frage: Haben Sie Angst vor dem Tod?

Pater Anton Wanner: Es wäre zu simpel, wenn ich diese Frage mit Nein beantworten würde. Die Auseinandersetzung mit dem Tod macht natürlich Angst und bleibt für jeden Menschen das große Fragezeichen. Ihn zu verdrängen ist der falsche Weg. Menschen spüren sehr deutlich, dass ihr Leben zu Ende geht.

Ich zitiere folgendes Beispiel: Ich war auf einer Station zu Besuch und auf dem Gang kamen mir zwei Personen entgegen. Die mich als Priester und Krankenhausseelsorger erkannten. Sie sagten zu mir: "Auf Zimmer 404 liegt unser Vater. Gehen sie dort nicht hinein. Unser Vater will dies sicher nicht und es würde ihn ängstigen, wenn sie kommen."

Ich ging nicht hinein, und zwei…drei Tage später war ich wieder auf dieser Station zu Besuch. Unabsichtlich hatte ich bereits schon die Türe zu diesem "verbotenen" Zimmer geöffnet und wollte schon wieder gehen, da ich mich an das Gespräch mit den Verwandten erinnerte. Da winkte mir der Patient und wünschte, dass ich hereinkomme.

Er sagte: "Gut, dass sie hier sind. Ich weiß, dass ich bald sterben werde. Ich habe keine Kraft mehr." Daraufhin erzählte er mir aus seinem Leben. Er hat quasi eine Lebensbeichte abgelegt. Nach dem Gespräch bedankte sich der Patient sehr herzlich bei mir und bat um meinen Segen. Ein oder zwei Tage später ist er gestorben.

Diese Erfahrung weist darauf hin, dass der Mensch seinen nahen "Heimgang" sehr klar spürt und dass seine Pilgerschaft auf dieser Erde unwiderruflich zu Ende geht. Das gute Zureden von Verwandten. "*Kopf hoch! Es wird schon wieder!*" strahlt keine Sinnhaftigkeit aus und beinhaltet die Ohnmacht der Verwandten.

Frage: Wie stehen Sie zu den technischen Möglichkeiten der Medizin und zur Übertherapie am Lebensende?

Pater Anton Wanner: Natürlich habe ich das auch schon erlebt. Ich denke, jeder Mensch hat das Recht auf ein würdiges Abschiednehmen. Jeder Mensch soll seinen Willen äußern können, er soll sich aber auch rechtzeitig auf eine Situation vorbereiten, wo dies vielleicht nicht mehr möglich ist. Ich denke hier an die Instrumente der Patientenverfügung und des Vorsorgedialoges.

Medizin kann ein Segen aber auch ein Fluch für den Menschen sein. Das Charisma und die Berufung für jeden Arzt kommen von Gott, auch die Technik, die der Mensch über die Jahrhunderte entwickelt hat. Es ist schön, dass das Wissen so stark zugenommen hat und dass es so viele Möglichkeiten der Heilung und Linderung für die Patienten gibt.

Ich denke, man sollte einen Sterbenden nie belügen, weder durch Worte noch durch Taten. Manchmal ist es gut, auch gar nicht zu sprechen: Wenn du keine Worte hast, dann schweige.

Heute ist man aber geneigt, die lebenserhaltenden Möglichkeiten nicht nur auszuschöpfen, sondern, je nach ärztlicher Diagnostik und Einschätzung vielleicht sogar unter gewissen Vorzeichen zu verlängern. Der Arzt steht immer wieder vor der schweren Entscheidung, eine Therapie, die mitunter für den Patienten sehr belastend sein kann, weiterzuführen oder diese einzustellen. Dann müsste der Patient auch über eine weitere palliative Betreuung aufgeklärt werden. Solche Entscheidungen sind auch für den Arzt belastend und können ihm schlaflose Nächte bereiten.

Frage: Gibt es Himmel und Hölle?

Pater Anton Wanner: Ja, diese Frage beinhaltet die christliche Eschatologie: Gericht, Himmel, Hölle. Sie weisen auf ein verantwortungsvolles Leben des Menschen hin. Mit dem Tod wandert der Mensch nicht in das Nichts, sondern er muss Rechenschaft über sein Leben mit den Menschen und gegenüber Gott ablegen. Zu dieser Frage verweise ich auf die allegorischen Figuren von Josef Thaddäus Stammel in Admont. Diese vier sehenswerten Schnitzwerke beinhalten Himmel, Hölle, Gericht und Gewissen. Mit diesen Darstellungen versuchten die Benediktinermönche von Admont, die eschatologische Aussage der Kirche den Betrachtern nahezubringen.

Aber zum Thema: Ich möchte mit einem Beispiel antworten. Vor Jahren besuchte ich einen Krebspatienten. Ich war mit ihm alleine am Balkon seines Zimmers und der Patient erzählte mir, dass er als Reporter sehr oft Rufmord betrieben hätte und erzählte mir seine Geschichte. Er sagte: "*So kann ich nicht sterben. Mich plagt die innere Finsternis! Ich muss ständig an die Worte meiner Mutter denken, die mir sagte: Wie immer dein Leben sein wird, geh nie mit schweren Belastungen ins Jenseits, du wirst dort keine ewige Freude finden.*" Ich sagte ihm, dass eine Entschuldigung bei den Opfern und eine Wiedergutmachung wohl nicht mehr möglich sei. Seine schlaflosen Nächte führten ihn zur Schuldeinsicht und Erkenntnis, die das Gewissen zur tiefen Reue bewegt haben. Die Barmherzigkeit Gottes ist ihm in dieser Stunde seelischer Erneuerung zuteil geworden.

Jeder Mensch trägt viel Belastendes, Problematisches und Negatives aus seiner Vergangenheit mit sich. Eine Rückschau auf das eigene Leben kann zu einer Bejahung des Todes führen, wenn das eigene Tun bejaht wird und wenn der Mensch in dieser Rückschau ruhig verweilen darf.

Am Abend menschlichen Daseins öffnet sich der seelische Speicher und führt den Menschen in das Depot seines Lebens. Bei dieser Betrachtung erkennt er reuig seine Defizite und legt seine Ohnmacht in die barmherzigen Hände Gottes.

Ich darf Sie noch auf etwas aufmerksam machen: In Maria Waidschach/Kärnten kann man ein künstlerisch wertvolles Bild betrachten, das die sieben Hauptsünden des Menschen (Hochmut, Neid, Zorn, Trägheit, Habgier, Völlerei und Wollust) dargestellt.

5.6. Seelsorge und Rituale auf Palliativstationen

5.6.1. Seelsorge

Die seelsorgerliche Betreuung auf Palliativstationen verlangt neben physischer und psychischer Belastbarkeit ein hohes Maß an Einfühlungsvermögen, Teamfähigkeit und Selbstreflexion.

Kommunikationsfähigkeit und das Erlernen von Gesprächsführungstechniken gehören ebenso dazu wie das Wissen um andere Kulturen und Religionen, wie zum Beispiel der Muslime und der Juden, insbesondere deren Umgang mit Sterben und Tod. Kenntnisse über andere christliche Kirchen und die Unterscheidung derer zur eigenen kirchlichen Identität wird vorausgesetzt.

Ein Seelsorger soll auf Palliativstationen in erster Linie nicht Abgesandter seiner Kirche sein, weder vorder- noch hintergründig. Ohne seine eigene Identität zu verleugnen, nimmt ein Seelsorger die spirituellen Bedürfnisse und Ressourcen der Betroffenen, Patienten und deren Angehörige, wahr und sorgt dafür, dass diese auch gelebt werden können. Das kann eine Eucharistie oder Abendmahlsfeier im Kreis der Familie sein, um sich in der christlichen Gemeinschaft eingebunden zu wissen oder aber auch noch einmal den Garten aufzusuchen, um sich in ein Großes und Ganzes eingebunden zu fühlen. Dies sind nur zwei aus einer Fülle von spirituellen Bedürfnissen. Besonders angesichts einer vergleichsweisen, nur noch kurz verbleibenden Lebenszeit gibt es davon viele. Staunen wird man auch über die spirituellen Ressourcen, über die Menschen in dieser Lebensphase verfügen und die es ihnen ermöglichen, etwas friedvoller unsere Zeit zu verlassen bzw. ihre Lieben gehen zu lassen.

Als Teammitglied hat ein Seelsorger auch Einblick in die Krankengeschichte und wird aus ihr nicht nur Grundinformationen beziehen, sondern dort auch Beobachtungen eintragen. Das erfordert ein enormes Feingefühl, damit auf der einen Seite Vertrauen nicht verletzt und auf der anderen Seite wichtige Informationen nicht vorenthalten werden. Die absolute Wahrung des Beichtgeheimnisses versteht sich von selbst.

Um den Aufgaben als Teammitglied gerecht werden zu können, ist nicht nur eine häufige Präsenz, sondern auch die regelmäßige Teilnahme an Teamsitzungen und die Erreichbarkeit zumindest tagsüber sicherzustellen, in vorher vereinbarten Fällen auch nachts. Den spirituellen Bedürfnissen der anderen Teammitglieder darf sich ein Seelsorger nicht verschließen. Bei Festen und Feiern auf der Station, auch nicht-religiösen Inhalts, ist es von Vorteil, wenn er mitwirkt und seine Erfahrung einbringt. So wie alle anderen Teammitglieder muss auch ein Seelsorger die Fähigkeit mitbringen, loszulassen und Aufgaben zu delegieren.

Da in der Krankenhausseelsorge eine gute ökumenische Zusammenarbeit unabdingbar ist, sollte es möglich sein, einen hauptamtlichen Mitarbeiter aus dem Seelsorgeteam des Hauses mit dieser Aufgabe zu betrauen, egal welcher Konfession. Voraussetzungen sind die oben beschriebenen Fähigkeiten. Wichtig ist, dass alle sich mit diesen Aufgaben Betrauten einer klinischen Seelsorge-Ausbildung unterziehen. Diese wird von den christlichen Kirchen seit vielen Jahren angeboten.

5.6.2. Rituale

Ein Ritual ist eine nach vorgegebenen Regeln ablaufende, feierlich-festliche Handlung mit hohem Symbolgehalt und wird häufig von bestimmten Worten und festgelegten Gesten begleitet. Rituale finden wir in allen Gesellschaften und Kulturen unserer Erde, sie sind häufig in der jeweiligen Religion verankert. Rituale geben Ordnung und Sicherheit besonders auch in den Momenten existentieller Bedrohung. Wie eine fixe Struktur des Tagesablaufs für Menschen in Krisen zu einem hilfreichen Gerüst werden können, haben Rituale durch ihre äußere Ordnung in Raum, Zeit und Ablauf eine stabilisierende Funktion. Gerade in Lebenssituationen, die mit starken Emotionen einhergehen, bieten sie den Teilnehmenden einen Rahmen an, innerhalb dessen sie einerseits ihre Gefühle wahrnehmen und erleben können, andererseits nicht in ihnen erstarren. Das rituelle Sprechen von Worten (z.B. Glaubensbekenntnis, Gebete) oder der Vollzug ritueller Handlungen belassen die Betroffenen nicht in stumpfer Passivität, sondern ermöglichen ihnen ein aktives Verhalten zu ihrer – auch oft Sprachlosigkeit erzeugenden – Situation. Manchmal führt gerade diese Stabilisierung durch das Ritual zur Bereitschaft, den weiteren Weg anzunehmen. Dies gilt auch für Menschen, die scheinbar nicht religiös sind. Ich sage ganz bewusst "scheinbar" da ich überzeugt bin, dass es den gänzlich areligiösen Menschen nicht gibt. Nicht nur Theologen, auch viele Anthropologen sagen: "Der Mensch ist im Grunde ein religiöses Wesen!"

Auch wenn die Krankensalbung nicht nur für Menschen in äußerster Lebensgefahr bestimmt ist, ist sie doch jenes Ritual, das im Zusammenhang mit sterbenden Menschen am häufigsten angewendet wird. Im religiösen Kontext war Öl immer das Zeichen für die Anwesenheit Gottes und die Aussöhnung mit ihm. Auch in der Heilkunst hatte Öl eine große Bedeutung bei der Heilung von Wunden und in der Schmerzlinderung. Nicht von ungefähr lautete die babylonische Bezeichnung für den Arzt "Asu", das bedeutet "Ölkundiger".

Von Jesus selbst werden uns keine Krankensalbungen mit Öl überliefert, doch war seine heilende Zuwendung zu Kranken ein wichtiger Teil seines irdischen Wirkens. Doch seine Jünger führten Salbungen mit Öl an kranken Menschen durch; beim "Herrenbruder" Jakobus, auch "Jakobus der Gerechte" genannt – er war nach dem neuesten Stand der Forschung der leibliche Bruder Jesu – finden wir die ersten Anleitungen dazu.

Die Reformatoren lehnten zwar die Zuordnung der Krankensalbung als Sakrament ab, da nur Christus ein Sakrament einsetzen kann. Eine Salbung mit Öl, wenn sie dem Gebet untergeordnet wird, war für sie aber durchaus ein übliches Ritual. Diese ursprüngliche Ablehnung führte aber zu einem Vergessen dieses Ritus in den Kirchen der Reformation. Im letzten Drittel des vorigen Jahrhunderts erkannte eine neue Seelsorgebewegung, in Verbindung mit der psychosomatischen Medizin, die Bedeutung nonverbaler, den ganzen Menschen betreffende Handlung. Seit 1994 gibt es dazu auch praktische Anleitungen für die Durchführung. Da es sich nach reformatorischem Verständnis nicht um ein Sakrament handelt, kann sie nach entsprechender Vorbereitung von jedem Gemeindeglied vorgenommen werden.

Anders verhält es sich beim Heiligen Abendmahl. Dieses wurde von Jesus selbst eingesetzt und ist unmittelbar mit seinem Handeln verbunden.

Die Durchführung der Sakramente obliegt auch in der Lutherischen Kirche den Pfarrern, Diakonen und speziell beauftragten Lektoren. Eine Gabe der Hostie außerhalb eines Gottesdienstes ist nicht möglich, sie muss immer im Rahmen einer eigenen Feier nach einem vorgegebenen Ritus stattfinden. Wie viele Begegnungen mit Kranken und ihren Angehörigen zeigen, ist oft während der Feier des Heiligen Abendmahls die "Heiligkeit des Augenblicks" regelrecht spürbar; ebenso spürbar wie bei Abschiedsritualen am Totenbett. Mit einem Bibelwort beginnen, den Verstorbenen noch einmal in den Kreis der Angehörigen, durch Berührung aufnehmen. Aussprechen, wofür man dankbar ist. Mit einem Gebet den lieben Verstorbenen in die Hand Gottes empfehlen.

Alle Teammitglieder an einer Palliativstation oder im Hospiz sollen die Möglichkeit haben, sich in einem geeigneten Rahmen von Verstorbenen zu verabschieden. Gespräche über den Verstorbenen, Erzählungen von Erinnerungen an den Verstorbenen, gemeinsame Gebete oder eine Vase mit Blumen tragen wesentlich dazu bei, die tägliche Konfrontation mit Tod und Sterben auszuhalten. Eventuell können diese Rituale von entsprechender Musik begleitet sein. Der Kreativität sind hier keine Grenzen gesetzt, von großer Bedeutung ist allerdings der Rahmen für die Verabschiedung. Gerade an Stationen, wo die Mitarbeiter durch die Betreuung unheilbar kranker Menschen besonders belastet sind, muss Raum und Zeit für Rituale und Abschiednehmen gewährleistet sein.

Literatur

1. Les rites de passage (übersetzt von S. Schomburg-Scherff, Frankfurt/Main, 1986).

2. Neues Evangelisches Pastorale, Gütersloh, 2005.

3. Agende III Teil 4-VELKD, 1994.

4. AT: Ex28,41 und Sam9,16.

5. NT: Mk6,7-13 und Jak5,13-15.

5.7. Begegnung mit Abschied, Tod und Trauer in Institutionen

"Der Tod ist gewissermaßen eine Unmöglichkeit, die plötzlich zur Wirklichkeit wird"

Johann Wolfgang von Goethe

Die Themen Krankheit, Sterben und Tod sind Grunderfahrungen des menschlichen Seins. Doch das Erleben dieses Prozesses könnte unterschiedlicher nicht sein.

Eine lebensbedrohliche Erkrankung kann die Stabilität und Funktion eines Familienverbandes und jener der Bezugspersonen deutlich beeinträchtigen. Im Vordergrund steht die Sorge um den Betroffenen und die Betroffene, das Alltagssystem wird beeinträchtigt, es gerät aus dem Gleichgewicht und das aktive Auseinandersetzen mit dem bevorstehenden Abschied, welcher unausweichlich ist, versetzt viele in Angst.

Die Amygdala, als Teil des limbischen Systems im Gehirn, arbeitet in Ausnahmesituationen, welche Angst behaftet sind, auf Hochtouren. Dieser Bereich analysiert speziell Angstreaktionen und folglich kommt es zur Ausschüttung von Adrenalin und Noradrenalin, den sogenannten Stresshormonen. Die An- und Zugehörigen, welche den betroffenen terminal erkrankten Patienten begleiten, sind so einem permanenten Stress ausgesetzt.

So kann es durchaus sein, dass jedes Familienmitglied seine ganz unterschiedliche Umgangsweise mit dem Thema Tod und Trauer entwickelt.

Palliative Care und Palliativpflege bezieht so ihr Handeln aus der Theorie von Friedmann und Köhlen (2010), wonach ein Patient nur dann Ganzheitlich betreut werden kann, wenn er nicht nur als Individuum betrachtet wird. Nein, dieser systemische Ansatz von Friedmann betrachtet die Pflege und die anschließende Aufarbeitung familienorientiert und erkennt die Wichtigkeit der Beziehungen im soziale Umfeld.

Die Frage, die sich stellt ist, was bedeutet Trauer und wie kann eine Institution und im speziellen die Pflegefachkraft diese Trauer bestmöglich unterstützen?

Das Einzige, dem wir alle nicht entgehen können, ist der Tod und sollten wir in all unseren Jahren, Liebe und Zuwendung für Unseresgleichen erfahren dürfen, so ist es unausweichlich, dass jeder von uns eines Tages von einem Verlust eines solchen Menschen betroffen sein wird und wir dann von Trauer begleitet werden, welche sich als Schatten über uns legt. Um so wichtiger ist es, eines Tages die Sonne zurück ins Leben zu holen.

Es zeigt sich, dass sich Trauer in verschiedenen Empfindungen und Verhaltensweisen äußert. So lassen sich körperliche Veränderungen bei Trauernden beobachten, wie zum Beispiel die Psychomotorik betreffend, die zum Beispiel zu Agitiertheit führen kann. Das multiprofessionelle Team einer Institution kann dieser Situation nur mit Ruhe und individueller angepasster Gesprächsführung entgegenwirken.

Emotionale Veränderungen umfassen unterschiedlichste Trauerreaktionen, wie Angst, Wut, Ratlosigkeit oder auch illusionäre Verkennungen in Bezug auf den Verstorbenen. Hier ist das sogenannte Beschwichtigen, wie es in unserer Gesellschaft oft der Fall ist, fehl am Platz. Leider ist Tod und Trauer immer noch ein großes Tabuthema, und so kommt es zu unbeholfenen Versuchen, die Trauernden zu trösten, mit Sätzen wie "Kopf hoch" oder "Die Zeit heilt alle Wunden". Es sind standardisierte Floskeln, die bestimmt jeder von uns bereits angewendet hat. In vielen dieser Aussagen lässt sich die eigene Unsicherheit zum Thema erkennen, es wird versucht, den Betroffenen aufzumuntern, ihm Zuversicht zuzusprechen und Zukunftsperspektiven zu geben. Da niemand sich gerne mit dem Negativen aus dem Leben beschäftigt, gibt es wenig Raum im Alltag, seiner Trauer nachkommen zu können. Da es tabuisiert wird, fehlen oft der mögliche Austausch der Hinterbliebenen mit anderen. Es kann oft tröstlich sein, sein Leid und seinen Schmerz zu teilen. Doch leider ist es in unserer Gesellschaft verankert, dass wir andere nicht mit unseren Ängsten konfrontieren wollen, wir wollen unser Gegenüber nicht überfordern, was leider in weiterer Folge zur Einsamkeit und im speziellen auch zu einer gesellschaftlichen Einsamkeit führen kann. Doch im institutionellen Setting ist es wichtig, der Emotion der Trauernden Raum zu geben.

Aktives, wertfreies Zuhören stehen hier im Vordergrund. Doch auch hier gibt es immer wieder Personengruppen, die im Moment der Trauer einem direkten Gespräch aus dem Weg gehen, um nicht etwa die falschen Worte an die Hinterbliebenen zu richten, umso wichtiger ist die adäquate Schulung und Enttabuisierung des Themas.

Es lassen sich im Trauerprozess auch kognitive Veränderungen erkennen, wie Rückschau, Grübeln oder auch Informationssuche. Es ist obligat, dass die Institution einheitlich auftritt und so fachliche, aber auch sachliche Informationen weitergibt, um Unsicherheiten aus den Weg zu räumen und nicht neue Unsicherheit zu schüren.

Sozial gesehen können hier auch immer wieder Rückzugmomente beobachtet werden und spirituell entstehen häufig Sinnfragen. Glaubensvorstellungen werden hinterfragt.

Hier ist der klare Vorteil der Institution, dass sie Berufsgruppen übergreifend arbeiten kann und eine Pflegefachkraft hier auch auf Seelsorger oder Psychologen zurückgreifen kann.

Doch wesentlich, einen Trauerprozess sozusagen besser durchleben zu können, ist es, die Wichtigkeit des Abschieds zu erkennen. Der Abschiedsmoment der Trauernden, sollte bestmöglich gestaltet werden. Für Angehörige ist der letzte Moment mit ihren Verstorbenen, äußerst emotional behaftet und wird so zu einem unvergesslichen Moment, den sie immer wieder abrufen werden, um in ihrem Trauerprozess voran kommen zu können.

Diese postmortale Phase kann für Angehörige tief erschütternd sein. Sie sehen sich dem unmittelbaren Trennungsschmerz ausgesetzt. Umso essentieller ist es, diesen letzten pflegerischen Prozess mit äußerster Achtsamkeit und Würde zu gestalten.

Auch für die Institution und ihre Mitarbeiter ist dies eine Art des Abschiednehmens und ein Ritual, welches entsteht, um sich selbst auch abgrenzen zu können. Denn die Pflege, im Speziellen eines Palliativteams hört nicht beim letzten Herzschlag des Betroffenen auf, sondern geht noch weit darüber hinaus.

5.7.1. Trauernde Angehörige in der Institution

Wenn ein Mensch stirbt, kommt es zu den unterschiedlichsten Emotionen bei den Hinterbliebenen. In der Arbeit mit Schwerstkranken steht man in direktem Kontakt mit ihnen und ihrem Umfeld. Man kommt in Interaktion, sei es verbal oder nonverbal. Es zeigt sich, das Angehörige oft nicht viel brauchen, um bestmögliche Unterstützung zu erfahren. Wesentlich ist, dass man selbst die Emotion seines Gegenübers erkennt, um dann adäquat darauf reagieren zu können.

Doch um Emotionen erkennen zu können, ist es wesentlich, selbst gut reflektiert zu sein und Gefühlsausdrücke einordnen zu können. Jemand, der mit Trauernden arbeitet, muss sich selbst in seiner Mitte befinden, er muss sich abgrenzen können und doch so viel Empathie besitzen, um den Trauernden in seiner Situation zu entlasten, aber nicht zu belasten.

Denn jede Emotion bedarf eines anderen Handelns. Ist ein Mensch wütend, so braucht er meist Raum und ein Ventil, um sich Luft zu verschaffen. Doch darf dies nicht verallgemeinert werden, denn selbst in einer solchen emotionalen Situation kann es durchaus möglich sein, dass der Betroffene Zuspruch anstatt der Einsamkeit benötigt.

So lässt sich Emotion wie Trauer nicht nur an Tränen erkennen – ganz im Gegenteil. Emotion umfasst ein Vielfaches mehr. Nicht nur Gestik und der Gesichtsausdruck kann viel über die derzeitige Gefühlslage ausdrücken, sondern auch in der Sprache selbst lassen sich Emotionen erkennen. Wie ein Wort ausgesprochen wird, wie zeigt sich der Tonfall der Stimme. Ist er stark und präsent, oder zeigt sich Unsicherheit im Stimmklang?

Fallbeispiel

Herr N. war um die 50 Jahre alt und litt an einem Glioblastoma multiforme. Er wurde auf der Palliativstation im Beisein seiner Gattin aufgenommen. Es zeigten sich bereits deutliche kognitive Einschränkungen, im Handeln, in der Sprache und auch physische Problematiken, wie eine Inkontinenz waren bereits vorhanden.

Frau N. erklärte im Rahmen des Aufnahmegespräches, dass ihr Gatte nun eine 24-Stunden-Betreuung benötige und sie dies bis jetzt in Absprache mit ihrer Tochter alleine bewerkstelligt habe. Herr N. sei nicht mehr in der Lage, seine Situation adäquat einschätzen zu können, er selbst habe den Drang sein Zuhause immer wieder zu verlassen, er selbst war von Beruf Mechaniker und er wolle dem intuitiv noch nachkommen. Diese Situation zeigte eine deutliche Belastungssituation innerfamiliär, weshalb die Aufnahme auf der Palliativstation notwendig war.

Der Zustand von Hr. N. verschlechterte sich in den 3 Wochen seines Aufenthaltes, und er verstarb.

In der Situation des Todes im Beisein seiner Gattin und Tochter entwickelten sich unterschiedlichste Emotionen. So zog sich die Gattin, welche stets offen im Gespräch war, zurück. Sie wirkte introvertiert und ließ die Trauer ganz für sich in ihrem Inneren geschehen. Sie saß neben ihrem Mann, hielt die Hand, welche sie auch anblickte. Die Tochter hingegen, handelte intuitiv, sie öffnete das Fenster, um der Seele das Entweichen zu ermöglichen. Sie stellte das Bett flach und schloss ihrem Vater die Augen und räumte Pflegeutensilien, die in unmittelbarer Nähe standen, weg. Sie handelte, ohne zu wissen warum.

In einem Gespräch einige Zeit nach dem Tod von Herrn N. erklärte die Tochter, sie habe das mit dem Fenster nie gehört oder gelesen. Es war ihr ein Bedürfnis, ihr Innerstes ließ sie all diese Dinge tun. Es war, als würde sie selbst geleitet werden. Nachdem sie all diese Dinge getan hatte, konnte sie ihrer Trauer und ihren Gefühlen nachgeben. Sie begann zu weinen und zu schluchzen. Sie benötigte in dieser Situation eine Person, die sie auffing und so wurde dies auch von der anwesenden Pflegefachkraft übernommen. Sie tröstete die Tochter. Es bedurfte nicht vieler Worte. Es reichte die Umarmung, um ihr die nötige Stabilität in dieser Situation zukommen zu lassen.

Frau N. selbst verabschiedete sich ganz im Stillen von ihrem Gatten. Es wurde nicht gesprochen, doch mittels der Berührung konnte sie ihrer Trauer, den Tod und seine Endgültigkeit begreifen, denn durch die Berührung konnte sie das Unfassbare für sich fassbar machen und einen Abschluss finden, wie auch sie später in einem Gespräch erklärte.

Diese Situation zeigt deutlich, dass jeder Mensch in einer Krisensituation anders handelt. Und Emotionen sich nie verallgemeinern lassen!

Der nächste wichtige Moment für Trauernde ist, dass der Verstorbene würdevoll und mit dem größten Respekt versorgt wird. Denn dieses letzte Bild werden die Trauernden für sich bewahren und sich immer wieder ins Gedächtnis rufen.

Jede Institution entwickelt unterschiedlichste Rituale und Vorgehensweisen, um den letzten Abschied zu gestalten. So erfolgte in dieser Situation das Zurechtmachen des Verstorbenen in ruhiger Atmosphäre. Nachdem die Familie das Zimmer verließ, um durchzuatmen und einige Anrufe zu tätigen, wurde Herr N. für den letzten Abschiedsmoment mit seiner Familie nochmals zurechtgemacht. In diesem Fall wurde er gelagert und ihm wurde frische Kleidung angezogen, ihm wurden Blumen auf seine Brust gelegt und mit Blättern ein Weg symbolisiert, der ihn ins Jenseits führen sollte.

In der unmittelbaren Umgebung wurde alles, was an eine Institution erinnert, so gut es geht, verräumt und persönliche Gegenstände, wie ein Bild der Familie und eine Kette zum Bett gestellt, um einen intimeren Rahmen für die Familie zu schaffen. Vor der Türe wurde ein kleines Tischchen in Position gebracht, auf der sich ein Tuch, eine Kerze und Blumen befanden. Auf einem Ahornblatt wurde der Name, das Geburtsdatum und auch das Sterbedatum verzeichnet. Als die Familie zurückkam, entzündete sie im Beisein der Pflegefachkraft die erste Kerze für ihren Verstorbenen, anschließend betrat sie das Zimmer, um sich ein letztes Mal verabschieden zu können.

Dieser Moment macht deutlich, wie wichtig es ist, Angehörigen einen Raum des Abschiedes zu geben. Sei es im Zimmer selbst, wenn der Verstorbene sich alleine in diesem befindet, oder auf einen anderen Raum der Stille ausweichen zu können. In Institutionen ist dies oft nicht möglich. Der nächste Notfall trifft ein. Es kommt immer wieder zu Überbelegungen der Stationen und somit wartet der nächste Patient bereits auf das Bett. So lässt sich festhalten, dass das Leben dem Tod gegenüber Vorrang hat. Natürlich ist dies keinesfalls sinnvoll, doch grundsätzlich nachvollziehbar.

In einer solchen Situation sehen sich Mitarbeiter in einem direkten Dilemma, einerseits sehen sie sich in der Rolle des Trauerbegleiters, der den Angehörigen und dem Verstorbenen mit Respekt, Achtung und Wertschätzung entgegentreten möchte und ihnen genug Zeit für ihren Abschied einräumen möchte, andererseits bekommen sie Druck vom Betrieb selbst.

Diese Situationen verdeutlichen die Notwendigkeit eines Abschiedsraumes, auf den man ausweichen kann, um dem Tod seinen Platz geben zu können. Angehörige können sich dort in Liebe und Ruhe verabschieden. Es ist auch essentiell, dass sich dieser Ort nicht abseits befindet, in dem die Trauernden das Gefühl bekommen alleine gelassen zu werden. Im bestmöglichen Fall ist der Raum so gewählt, dass Trauernde auf eine Pflegefachkraft zurückgreifen können, damit sie das Gefühl bekommen, dass, selbst wenn ihr Angehöriger verstorben ist, so ist er nicht automatisch aus dem Gedächtnis, sondern hat nur seinen Platz gewechselt. Und sie haben all die Zeit, die sie brauchen um sich individuell und ganz persönlich verabschieden zu können.

Manche Angehörige benötigen für ihren Trauerprozess genau diese optische und taktile Erfahrung für ihren anschließenden Bewältigungsprozess. Oft haben sie auch Angst, den Verstorbenen zu berühren. Umso wesentlicher ist hier wieder die Pflegefachkraft. Indem sie den Verstorbenen mit derselben Selbstverständlichkeit wie vor dem Tod berührt, wagen es anschließend auch Angehörige ihrem eventuellen Bedürfnis nach der letzten Berührung nachzukommen.

All diese Dinge, wie die achtsame Gestaltung des Raumes, des Zurechtmachens des Patienten, dienen nicht nur den Angehörigen, sondern auch der Pflegefachkraft können sie als Abschluss der bestandenen Pflegebeziehung dienen.

Doch was geschieht, wenn ein direkter Abschied nicht möglich ist und ein Abschied aus der Ferne geschehen muss?

Wie erwähnt, ist es von äußerster Wichtigkeit für den nachfolgenden Trauerprozess, sich individuell von dem Verstorbenen verabschieden zu können. Es prägt uns und schafft Erinnerungen, auf die wir auch Jahre später zurückgreifen können, denn diese letzten Momente lassen sich nicht noch einmal wiederholen. Sie sind einmalig und deshalb von so großer Wichtigkeit. Durch das persönliche Verabschieden und die taktile Erfahrung lässt sich das Unfassbare fassbar machen. Ein letzter Kuss, eine letzte Umarmung, eine letzte Berührung der Hand kann eine wichtige Voraussetzung für den Trauerprozess sein. Das Erfahren des Todes mit den Sinnen, kann sehr heilsam für die Seele der Hinterbliebenen sein.

Durch die Covid-19-Pandemie ist dieser äußerst wichtige Prozess vielen verwehrt geblieben. Sie konnten sich nicht persönlich verabschieden. Betroffene erzählen, dass sie in Kenntnis gesetzt wurden, dass ihr Angehöriger sich im Sterbeprozess befindet, sie ihn jedoch nicht mehr besuchen durften. Es gab kaum eine Möglichkeit des Kontaktes. Diese doch sehr emotionalen Geschichten belasteten nicht nur den Sterbenden und seine Angehörigen, nein auch Pflegefachkräfte sahen sich hier mit völlig neuen Herausforderungen konfrontiert.

Es gibt Schilderungen, wonach mittels Smartphones oder auch Tablets versucht wurde, eine Erinnerung zu schaffen. Doch für Hinterbliebene klafft so eine Lücke, die sich nie mehr füllen lässt. Durch den fehlenden Abschied entfällt ein wesentlicher Schritt im Trauerprozess.

Wenn ein Mensch stirbt, so trösten sich Hinterbliebene meist gegenseitig, sie liegen sich in den Armen und unterstützen sich gegenseitig und weinen auch zusammen. Durch diese globale Erfahrung der Pandemie und die daraus resultierenden Kontaktbeschränkungen und ihre Schutzmaßnahmen war dies meist nicht möglich. Auch Bestattungen, wie sie für uns selbstverständlich waren, konnten in dieser Form nicht stattfinden.

Im Bereich der institutionellen Versorgung Sterbender ergaben sich neue große und bedeutsame Verantwortungsbereiche. Da der physische Kontakt zu den Sterbenden nicht möglich war, mussten Pflegefachkräfte und Mediziner regelmäßige Telefongespräche führen, um den Angehörigen Informationen weitergeben zu können, um ihnen das Gefühl zu geben, dass sie bestmöglich im Bilde sind.

Ist der Tod eingetreten, ist es besonders wichtig, den Angehörigen – sofern es gewünscht wird –, die Sterbesituation zu schildern. Dies ist meist ein besonderes Bedürfnis, welches mit vielen Fragen durch die Hinterbliebenen gekennzeichnet ist. So ist es auch wichtig, ihnen zu sagen, wer zum Zeitpunkt des Todes bei ihren Angehörigen war. Es kann für viele Angehörige auch bedeutsam sein, ein Foto ihres Verstorbenen zu bekommen. So wurde speziell in der Covid-19-Pandemie meist ein Foto erstellt und in die Patientenakte beigelegt, sodass man für den Falle, dass der Wunsch der Angehörigen auftrat, darauf zurückgreifen konnte.

Die Pflegefachkräfte wurden hier während dieser doch sehr schweren Zeit sehr kreativ. So wurden Möglichkeiten eines persönlichen Andenkens entwickelt. Nach Absprache mit den Hinterbliebenen wurden zum Beispiel Handabdrücke des Verstorbenen angefertigt oder etwa eine Haarlocke aufbewahrt. Denn es zeigte sich, dass diese Dinge von unschätzbaren Wert sein konnten. Hier zeigt sich wieder, dass Pflegefachkräfte auch in solch schwierigen Zeiten einer Pandemie als Brückenfunktion zwischen Sterbenden und ihren Angehörigen dienen und dies mit besonderer Kreativität und Einfühlungsvermögen ermöglichen versuchen.

"Je schöner und voller die Erinnerung,
desto schwerer ist die Trennung. Aber die
Dankbarkeit verwandelt die Qual der Erinnerung
in eine stille Freude. Man trägt das vergangene
Schöne nicht wie einen Stachel, sondern
wie ein kostbares Geschenk in sich"

Dietrich Bonhoeffer

Literatur

1. Anneser J. Palliativmedizin. Basics. 1. Auflage, München, Urban & Fischer Verlag. 2013.

2. Feichtner A. Palliativpflege in der Praxis. Wissen und Anwendungen. 2. Auflage, Wien, Facultas Universitätsverlag, 2018.

3. Feichtner A, Pusswald B. Angehörige in der Palliative Care. Unterstützung, Begleitung und Beratung. 2. Auflage, Wien, Facultas Universitätsverlag, 2020.

4. Illichmann A. Psychologie für Fachschulen. 2. Auflage, Wien, ÖBV Pädagogischer Verlag GmbH, 2006.

5.8. Sein oder Nichtsein – Lesen vom Sterben

“*Hat schon jemand gesagt, dass der Buchhändler der Hausarzt der Seele ist?*”. Mit Zoé Valdés sei einleitend angedeutet, was Literatur bewirken, ausdrücken kann. Wir finden bei dieser Art von Hausarzt vieles, das unsere Seele berührt und uns gedanklich herausfordern und beschäftigen kann. Worüber schreiben Dichter, Poeten und Schriftsteller? Über das Leben. Über die Liebe. Und letztendlich über das Sterben und den Tod. Wir kennen unzählige literarische Werke, die sich mit diesen Themen auseinandersetzen – einige subjektiv bemerkenswerte Beispiele seien hier angesprochen.

Wahrhaftig sein

Eines der bekanntesten Bücher im Zusammenhang mit Nichtaufklärung und fehlender Wahrhaftigkeit ist *Der Tod des Iwan Iljitsch*. Auf unnachahmliche Weise beschreibt Leo N. Tolstoj das Leiden eines schwerkranken Mannes und die aus Nicht-Kommunikation entstehende große Einsamkeit des Betroffenen. “*Er konnte sich nichts mehr vormachen: etwas Schreckliches, Neues, Bedeutsames, das mit nichts anderem in seinem Leben zu vergleichen war, ging in ihm vor. Und er allein wusste darum; in seiner Umgebung hatten sie nicht begriffen oder wollten es nicht begreifen und waren der Ansicht, dass alles in der Welt jetzt genauso sei wie früher. Das schmerzte Iwan Iljitsch mehr als alles andere.*” [1]. Und weiter: “*Die Hauptqual für Iwan Iljitsch lag in der Lüge, in der von allen anerkannten Lüge, dass er nur krank und nicht ein Sterbender sei, …*” [2].

Gerade dieses nach wie vor im Medizinsystem streitbare – in *Palliative Care* allerdings kompetent und konstruktiv bejahend verwendete – Thema der wahrhaftigen Kommunikation mit schwerkranken Menschen wird in der Weltliteratur häufig dargestellt. Thomas Mann beschreibt in seiner letzten Erzählung *Die Betrogene* sehr berührend, wie eine 50-jährige Frau während einer neu aufflammenden Verliebtheit in einen jüngeren Mann die Zeichen ihrer Erkrankung verdrängt – und der Verdrängung auch nichts entgegengesetzt wird. Der Widerstreit zwischen Hoffnung und Enttäuschung ist nicht nur literarisches Mittel, sondern Realität und Ausdruck der oftmals zu beobachtenden Ambivalenz der betroffenen Menschen. Als “positives” Beispiel der – negativerweise immer noch anzutreffenden – so genannten “barmherzigen Lüge” wird manchmal das Schicksal des deutschen Dichters Theodor Storm genannt. Bei ihm war ein fortgeschrittenes Magenkarzinom festgestellt worden. Nach anfänglicher “*… Eröffnung der Diagnose brach Storm zusammen, war unfähig zu arbeiten …*” [3]. Daraufhin wurde der Befund von mehreren Ärzten “geprüft”. Dieser bestätigte sich – allerdings teilte man dem Patienten Storm nun eine gutartige Diagnose mit. Danach schrieb er seine berühmte Novelle *Der Schimmelreiter*. In seinem Gedicht *Beginn des Endes* finden sich allerdings folgende Sätze: “*Ein Punkt nur ist es, kaum ein Schmerz, / Nur ein Gefühl, empfunden eben; / Und dennoch spricht es stets darein, / Und dennoch stört es dich zu leben. / Wenn du es andern klagen willst, / So kannst du's nicht in Worte fassen. / Du sagst dir selber: »Es ist nichts!« / Und dennoch will es dich nicht lassen. / So seltsam fremd wird dir die Welt, / Und leis verläßt dich alles Hoffen, / Bis du es endlich, endlich weißt, / Dass dich des Todes Pfeil getroffen.*”

Vergleichbar beschreibt Rainer Maria Rilke in seinen *Geschichten vom lieben Gott*, wie bei einem vertrauten Ehepaar eines Tages der Tod vor der Tür steht. “*Sie sprachen nicht miteinander über dieses Ereignis, aber sie öffneten seltener die beiden Tore … Da lebten sie nun freilich viel ärmlicher als vorher*” [5].

Nach dem Stand der Wissenschaft gibt es in unserem Kulturkreis keinen Zweifel, dass eine offene, wahrhaftige Kommunikation mit schwerkranken Menschen *state of the art* ist – entscheidend ist, ***wie*** solche Gespräche geführt werden, d.h. hier ist höchste kommunikative Kompetenz, Empathie und Menschlichkeit gefordert, um diese notwendige Form medizinischer Fertigkeiten wirksam und den Menschen zum Wohle und Nutzen gereichend einzusetzen.

Im Drama *Professor Bernhardi* des Schriftstellers und Arztes Arthur Schnitzler wird auf beklemmende Art und Weise sichtbar, wie durch ärztlich argumentiertes wiederholtes Aufschieben bzw. Vermeiden wesentlicher Gespräche kostbare Lebenszeit der Patientin verloren geht. Eine Vorgangsweise, die teilweise immer noch stattfindet. In humoristischer Paradoxie dazu findet sich in André Hellers Erzählung *Wie ich lernte, bei mir selbst Kind zu sein* der Ausspruch seines Vaters "*Wir wollen zueinander ehrlich sein. Laßt uns also schweigen.*"

Betroffen sein

Palliative Betreuung hat immer direkt mit der Würde der behandelten Menschen zu tun und erfordert die Auseinandersetzung mit ethischen Fragen. Die Frage der Ethik in der Medizin bedingt historisch gesehen auch, sich mit dem Holocaust, der systematischen Ermordung von Millionen Jüdinnen und Juden, auseinanderzusetzen. Unter den unzähligen Opfern des Nationalsozialismus waren auch viele Intellektuelle und viele jüdische SchriftstellerInnen. Als eines der berührendsten literarischen Beispiele zum Thema Tod in diesem Zusammenhang ist das Gedicht *Todesfuge* des jüdischen Dichters Paul Celan zu nennen. Wenn man sein "*wir schaufeln ein Grab in den Lüften da liegt man nicht eng*" und weiter "*... streicht dunkler die Geigen dann steigt ihr als Rauch in die Luft / dann habt ihr ein Grab in den Wolken da liegt man nicht eng*" [6] liest – oder es vielleicht sogar von des Dichters Stimme hört [6]–, dringen Erschrecken, Erschütterung und Erkenntnis bis ins Innerste. Angewandte Literatur, die nicht nur Kunst ist, sondern darüber hinaus auch unsere Haltung anspricht. Und kompetente Palliativbetreuung hängt neben Wissen und Fertigkeiten ganz entscheidend von Haltung ab.

Über die eigene Erkrankung – manchmal bis hin zum Sterben – zu schreiben, entspricht offensichtlich einem Bedürfnis, das viele Menschen in dieser Lebensphase haben. Berühmt wurden Peter Nolls *Diktate über Sterben & Tod.* Der Schweizer Jurist begründete sie mit "*Es soll eine Aufforderung an das Publikum sein, sich mit dem – abgesehen von der Geburt – wichtigsten Ereignis auseinanderzusetzen*" [7]. Noll ist auch ein hervorragendes Beispiel für Selbstbestimmtheit – auch dem medizinischen System gegenüber.

Gegenwärtig sein

Eine wesentliche Frucht jahrelanger palliativmedizinischer Tätigkeit ist das Erkennen der entscheidenden Bedeutung der Gegenwart. Literatur kann diese Erkenntnis fördern und uns helfen, unsere Lebenszeit – das Jetzt - als einzigartig kostbar und wesentlich zu erkennen und zu nützen. Als lesenswertes Vorbild in diesem Zusammenhang ist Seneca zu nennen. In *De brevitate vitae* (Die Kürze des Lebens) finden sich folgende Anregungen: "*Wir haben keine knappe Zeitspanne, wohl aber viel davon vergeudet. Unser Leben ist lang genug und zur Vollendung der größten Taten reichlich bemessen, wenn es im ganzen gut verwendet würde ...*" Und weiter: "*... wir sind nicht arm an Leben, sondern gehen damit verschwenderisch um*" [8]. In wie vielen Gesprächen ist dieser tiefe Schmerz spürbar, wenn Patienten beschreiben, wie lange sie "auf Zukunft" gelebt hätten – in der sie endlich das wirklich Wichtige und Richtige hätten tun wollen. "*Wie spät ist es doch, dann mit dem Leben zu beginnen, wenn man es beenden muss*" [9] schreibt Seneca. "*Alles, was kommen wird, liegt im Ungewissen: jetzt sofort sollst du leben!*" [10].

Endlich sein

"*Ich weiß keine Straße mehr die hinaus führt / ... / komm hilf / ich weiß nicht mehr / was mich befallen wird / in dieser Nacht / ich weiß nicht mehr was Morgen ist / und Abend / ich bin so allein / o Herr und niemand trinkt mein Leiden / keiner steht an meinem Bett / und nimmt die Qual mir ab / ... / o hör mich an / ich will nicht mehr allein die Übelkeit / und diese Welt ertragen / hilf mir / ich bin tot / und wie der Apfel roll ich / in das Tal / und muss ersticken / unterm Holz des Winters / o mein Gott ich weiß nicht mehr / wohin mein Weg mich führt ...*" [11]. In seinem Buch *In hora mortis* (In der Stunde des Todes) schreibt Thomas Bernhard in seiner unvergleichlichen Sprache Gebete, Schreie, Verdichtungen von unglaublicher Intensität – die uns beim Lesen eine Ahnung der Endlichkeit spüren lassen.

Der ungarische Schriftsteller Péter Nádas beschreibt in *Der eigene Tod* seinen Herzinfarkt, an dem er beinahe verstorben wäre. "*Gegen den plötzlichen Herztod hätte ich nichts einzuwenden gehabt, aber es war klar, dass ich die anhaltenden Schmerzen und den sich eindeutig verschlimmernden Luftman-*

gel nicht ohne ärztlichen Beistand würde ertragen können" [12]. Es findet sich hier höchste literarische Qualität gepaart mit feiner Sensibilität, exakter Beobachtungsgabe und Beschreibungsgenauigkeit. "*Es gab in der Luft keine Luft, darin bestand mein Problem. Die Menge der Luft war konstant, und mit dieser Tatsache konnte mein Bewußtsein nichts anfangen.*" [13]

Frage sein

Das emotionale Miterleben literarischer Werke kann Verständnis, Toleranz und Weitblick ermöglichen. Von den Beschreibungen des Empfindens und Denkens, Lebens und Sterbens anderer Menschen können wir lernen und daran wachsen, reifen. Viele Fragen bleiben. Josef Winkler ist vielleicht derjenige zeitgenössische Schriftsteller, der Sterben und Tod am meisten in seinen Werken thematisiert. In seinem Buch *Menschenkind* findet sich der interessante Gedanke "*Der Tod, nur mehr eine Frage der Formulierungskunst?*". Reden wir noch vom Tod – oder umschreiben wir ihn nur noch? Die Realität des Todes beinhaltet den Schmerz und die Trauer. Die Realität der Literatur beschreibt Wege. Und wirft immer wieder Fragen auf. Die Antworten darauf können wir langfristig kennen lernen, verstehen lernen, indem wir "*uns lernend verwandeln*" (Andre Heller).

Die Menge der Literatur zu den Themen Sterben und Tod ist unendlich. So vieles bleibt ungenannt, bleibt Frage. 1972 erregte der Schweizer Schriftsteller Max Frisch mit seinem *Fragebogen* Aufsehen. Eine literarische Gattung, durch die er mit einer großen Anzahl von Fragen wie z.B. "*Wie alt möchten Sie werden?*" oder "*Wenn Sie jemand lieben: warum möchten Sie nicht der überlebende Teil sein, sondern das Leid dem andern überlassen?*" [14] seine Leser zur intensiven Reflexion herausfordert. Diesem literarischen Vorbild folgend fragt später Rolf Dobelli "*Wer bin ich? 777 indiskrete Fragen*". Eine seiner Fragen sei uns allen abschließend gestellt: "*Angenommen, Sie hätten krankheitsbedingt noch genau sechs Monate zu leben, was würden Sie mit Ihrer Zeit anfangen? Angenommen, nach sechs Monaten stellte sich heraus, dass Sie vollkommen geheilt sind. Würden Sie wieder Unergiebigkeiten aller Art akzeptieren, und, falls nicht, warum tun Sie es heute?*" [15].

Literatur

1. Tolstoj LN. Der Tod des Iwan Iljitsch. Frankfurt/Main, 1985:61.
2. Ebd., S. 81
3. Reiter J. Vom Informieren und vom Unwissend-Lassen. In: Arzt und Christ, Heft 4, 1987:178.
4. http://www.balladen.de/web/sites/balladen_gedichte/autoren.php?b05=2&b16=545, 20.5.2021
5. Rilke RM. Geschichten vom lieben Gott. Frankfurt/Main, 1990:111f.
6. Celan P. Ich hörte sagen. Frankfurt/Main, 2001:18f; inklusive CD (gelesen vom Autor).
7. Noll P. Diktate über Sterben & Tod. München, 1987:13.
8. Seneca. De brevitate vitae. Stuttgart 1977:5.
9. Ebd., S. 13
10. Ebd., S. 27
11. Bernhard T. In hora mortis. Frankfurt/Main 1987:13f.
12. Nádas P. Behutsame Ortsbestimmung. Berlin, 2006:47.
13. Ebd., S. 48
14. Frisch M. Fragebogen. Suhrkamp, 1992:93.
15. Dobelli R. Wer bin ich? 777 indiskrete Fragen. Zürich, 2007:28.
16. Hellers A. Wie ich lernte, bei mir selbst Kind zu sein. S. Fischer, Frankfurt a.M., 2008.
17. Winkler J. Menschenkind. Suhrkamp, 1979.

5.9. Was lernen wir aus der Covid-Pandemie für *Palliative Care*?

Die weltweite Corona-Pandemie hatte für die Bevölkerung massive Auswirkungen und war für die Gesundheitssysteme in fast allen Ländern eine große Herausforderung. Monatelange *Lockdowns*, Ausgangsbeschränkungen und strikte Verhaltensregeln hatten schwerwiegende Auswirkungen auf das soziale und wirtschaftliche Leben für uns alle.

Besonders betroffen von den Covid-Maßnahmen waren unheilbar kranke Menschen in den Krankenhäusern. Besuche waren nur auf Palliativstationen erlaubt, hingegen auf allen anderen Spitalsabteilungen nicht gestattet. Dies bedeutete, dass Palliativpatienten in ihrer letzten Lebensphase, die auf anderen Stationen untergebracht waren, sowohl Tumorpatienten als auch Patienten mit Nichttumorerkrankungen, keine Besuche erhalten durften. Ähnlich war die Situation in den Pflegeheimen. In manchen Heimen herrschte Besuchsverbot, in anderen Pflegeeinrichtungen waren Besuche nur durch eine einzelne Person einmal pro Woche für eine Stunde nach negativem Test und unter strenger Einhaltung der Hygienerichtlinien erlaubt. Menschliche Nähe durch An- und Zugehörige war quasi ein Tabu. Soziale Aktivitäten innerhalb der Heime wurden stark eingeschränkt, Ausflüge untersagt. Isolation und Einsamkeit der Bewohner waren die gravierenden Folgen.

Menschen in Todesnähe, die in einem Krankenhaus oder einem Pflegeheim betreut wurden, durften von ihren Angehörigen – außer auf Palliativstationen – nicht begleitet werden. Die in dieser Phase so wichtige gegenseitige Zuwendung und Unterstützung zwischen Patienten und seinen Angehörigen fehlte völlig. Menschliche, psychische, seelische und soziale Aspekte des Lebens und des Sterbens wurden ausgeblendet. Angehörige waren davon zu tiefst betroffen und wurden dadurch auch traumatisiert, wir sprechen hier von *Prolonged Grief Disorder*, also von einer anhaltenden Trauerstörung, weil sie sich nicht verabschieden konnten.

Ein eigenes Beispiel schildert, dass die Würde des Kranken nicht den Covid-19-Verordnungen untergeordnet werden darf. Ein krebskranker alter Mann mit 85 Jahren musste wegen Corona die letzten Stunden seines Lebens in Hektik unter unmenschlichen Bedingungen verbringen. Er wurde von einem Krankenhaus 50 Kilometer weit ins Klinikum überstellt, weil sich die Angehörigen verabschieden wollten, was aufgrund des Besuchsverbots im anderen Krankenhaus nicht möglich war. Als Grund für die Transferierung war auf der Zuweisung angegeben, dass er Fieber hatte. Auf das Ergebnis des PCR-Tests musste der Patient in der Erstversorgung fünf Stunden warten. Der PCR-Test war negativ. Ein Pfleger brachte dann den komplett verunsicherten, alten Mann auf die Palliativstation. Dort verstarb er nach vier Stunden friedlich im Beisein seiner Angehörigen.

Ein aufwendiger Krankentransport, jede Menge Checks und langes Warten, all das wofür? Für die letzten Lebensstunden in Begleitung der Angehörigen? Wie können wir zukünftig im Falle einer Pandemie ein menschenwürdiges Sterben in Krankenhäusern, Pflegeheimen und zu Hause gewährleisten? Wir benötigen ein durchdachtes Gesamtkonzept für die Betreuung von Menschen in palliativen Situationen während einer Pandemie, sowohl in der Akutversorgung als auch in der Langzeitbetreuung [1].

Auch wenn nun die Maßnahmen wieder langsam gelockert wurden und Ausgänge sowie Besuche wieder möglich sind, bestehen immer noch sehr restriktive Vorschriften in Krankenhäusern und Pflegeheimen. Wollen wir Palliativpatienten in Zukunft adäquat psychosozial, biopsychosozial und spirituell betreuen, dann müssen wir vieles überdenken.

Nachfolgend einige Überlegungen zu dieser Problematik: Wir müssen in Zukunft die Betreuung der Palliativpatienten nicht nur auf den Palliativstationen, sondern auch im stationären Krankenhaus- und Hospizbereich, sowie in den Pflegeheimen und zu Hause sicherstellen. Eine umfassende palliative Begleitung muss in diesen Versorgungsstrukturen ermöglicht werden. Menschen am Ende ihres Lebens dürfen nicht mehr isoliert werden. Ebenso darf die Betreuung durch Hospiz- und Palliativteams von Bewohnern und Palliativpatienten in den Heimen nicht verwehrt werden. Erforderlich sind Schulungskonzepte hinsichtlich der Hygienemaßnahmen für das betreuende Personal. Auch die Betreuenden leiden unter ihren Arbeitsbedingungen während einer Pandemie und benötigen Unterstützung. Dafür müssen die entsprechenden strukturellen und personellen Rahmenbedingungen entwickelt werden. Neben ausreichenden personellen Ressourcen sind eine adäquate Bereitstellung von Schutzkleidung, die Schaffung von Rückzugsräumen und die Sicherstellung von genügend Pausen sowie Angebote für eine psychosoziale Begleitung erforderlich.

In den Heimen müssen Isolierzimmer geschaffen werden, damit Menschen, auch wenn sie Covid-positiv sind, dort ihren letzten Lebensweg verbringen können und die Angehörigen die Möglichkeit haben, sich verabschieden. Das Sterben darf nicht abstrahiert und isoliert werden. Wenn für Angehörige eine Verabschiedung nicht möglich ist, führt dies für sie zu einer besonderen seelischen Belastung mit oft weitreichenden Folgen, wie z.B. Depressionen, posttraumatische Belastungsstörungen oder zu einer verlängerten Trauerstörung

(*Prolonged Grief Disorder*). Diese Formen der pathologischen Trauer können isoliert auftreten, überschneiden sich aber häufig in der Symptomatik. Ein Abschiednehmen muss daher für An- und Zugehörige ermöglicht werden.

Palliative Care darf einer Krankheit wie Covid-19 nicht untergeordnet werden, *Palliative Care* ist unentbehrlich für unheilbar kranke Menschen, damit sie bis zuletzt menschenwürdig leben können. Entsprechende Rahmenbedingungen sind erforderlich, damit Schwerkranke und Sterbende, auch während einer Pandemie, umfassend medizinisch, pflegerisch, psychologisch und spirituell begleitet werden können.

Literatur

1. Radbruch L et al. COVID-19 –Behandlungsansätze aus palliativmedizinischer Perspektive. Z Palliativmed. 2020;21:205-219.

6. Anhang

6.1. Charakteristik der Module der spezialisierten Hospiz- und Palliativversorgung

6.1.1. Erwachsene

(Quelle: Broschüre "Abgestufte Hospiz- und Palliativversorgung für Erwachsene")

6.1.1.1. Palliativstation

Definition

Die Palliativstation ist eine eigenständige Station innerhalb von bzw. im Verbund mit einem Akutkrankenhaus, die auf die Versorgung von Palliativpatienten spezialisiert ist.

Eine Palliativstation ist autonom bezüglich der Aufnahme, der Behandlung und der Entlassung von Patienten.

Zielgruppe

Palliativpatienten mit komplexer medizinischer, pflegerischer oder psychosozialer Symptomatik und akutem, hohem Betreuungsaufwand, aufgrund dessen ein Verbleib zuhause oder in einer anderen Einrichtung nicht möglich ist.

Auftrag und Ziel

Ziel der Behandlung und Betreuung ist die bestmögliche Linderung der oft vielfältigen Symptome. Eine Entlassung der Patienten wird angestrebt (nach Hause oder in eine andere adäquate Einrichtung).

Es werden keine kausalen tumorspezifischen Therapien der Grunderkrankung (z.B. palliative Chemotherapie, Transplantationen) durchgeführt.

An- und Zugehörige werden begleitet und nach Möglichkeit in die Betreuung einbezogen.

Zugangskriterien

- Bei Patienten besteht Krankenhausbedürftigkeit.
- Patient bzw. seine Stellvertretung in Gesundheitsangelegenheiten bzw. seine Vertrauensperson stimmen der Aufnahme zu.
- Patient ist weitestgehend über die unheilbare Erkrankung aufgeklärt.
- Patient und An-/Zugehörige sind über die Möglichkeiten und Ziele der Palliativstation informiert

6.1.1.2. Stationäres Hospiz

Definition

Das Stationäre Hospiz ist eine Einrichtung mit einer eigenen Organisationsstruktur, die auf eine längerfristige Betreuung bis zum Tod von Palliativpatienten spezialisiert ist.

Es kann einer stationären Pflegeeinrichtung zugeordnet sein.

Ein stationäres Hospiz agiert autonom bezüglich der Aufnahme, der Behandlung und der Entlassung von Patienten.

Zielgruppe

Palliativpatienten in der letzten Lebenszeit mit komplexer, psychosozialer oder medizinischer Symptomatik und hohem Betreuungsaufwand, bei denen eine Behandlung im Krankenhaus nicht erforderlich und eine Betreuung zuhause oder in einem Pflegeheim nicht möglich ist.

Auftrag und Ziel

Ziele sind die Linderung von Symptomen und die Erreichung eines hohen Maßes an Lebensqualität von Betroffenen bis zum Ableben sowie das Begleiten von An- und Zugehörigen auch über den Tod des Patienten hinaus.

Zugangskriterien

- Patient bzw. dessen Stellvertretung in Gesundheitsangelegenheiten bzw. Vertrauensperson stimmt der Aufnahme zu.
- Patient ist weitestgehend über die unheilbare Erkrankung aufgeklärt.
- Patient und An-/Zugehörige sind über die Möglichkeiten und Ziele des Stationären Hospizes informiert.

6.1.1.3. Tageshospiz

Definition

Das Tageshospiz bietet Palliativpatienten Behandlung, Beratung und Begleitung tagsüber an. Psychosoziale und therapeutische Angebote dienen dazu, den Tag zu gestalten und die Gemeinschaft gleichermaßen Betroffener zu erleben.

Das Tageshospiz ist ein eigenständiges Angebot.

Zielgruppe

Erwachsene Palliativpatienten jeder Altersgruppe, die mobil bzw. transportfähig sind. An-und Zugehörige.

Auftrag und Ziel

Ziele sind

- das Erweitern des Lebensumfeldes, um soziale Isolation zu verhindern,
- Gemeinschaft in einer Gruppe gleichermaßen Betroffener zu ermöglichen,
- die An- und Zugehörigen zu entlasten und
- Krankenhausaufenthalte zu vermeiden.

Zugangskriterien

- Patient stimmt der Betreuung zu.
- Patient ist weitestgehend über die unheilbare Erkrankung aufgeklärt.
- Patient ist transportfähig bzw. mobil.
- Ggf. Bedarf an Maßnahmen, die zuhause nicht durchgeführt werden können, aber keinen stationären Aufenthalt erfordern.

6.1.1.4. Palliativkonsiliardienst

Definition

Der Palliativkonsiliardienst wird von einem multiprofessionell zusammengesetzten Team im Krankenhaus gebildet und unterstützt in erster Linie das betreuende ärztliche Personal und Pflegepersonen in den Stationen und in den Ambulanzen, erst in zweiter Linie wendet er sich an die Patienten und deren An-/Zugehörige. Entscheidungen über die durchzuführenden Maßnahmen und deren Umsetzung obliegen dem betreuenden ärztlichen Personal und den Mitarbeitern.

Der Palliativkonsiliardienst als eigenständiges Angebot ist entweder einer Palliativstation zugeordnet oder bildet eine eigene Organisationseinheit.

Zielgruppe

- Betreuendes Personal von Palliativpatienten aller Stationen und Ambulanzen,
- Palliativpatienten mit komplexer Symptomatik und/oder dem Erfordernis einer speziellen palliativmedizinischen bzw. -pflegerischen Expertise sowie ihre
- An- und Zugehörigen.

Auftrag und Ziel

Auftrag ist es, spezielle palliativmedizinische, -pflegerische, psychosoziale und kommunikative Expertise und Kompetenzen in den Abteilungen und Ambulanzen der Krankenhäuser zur Verfügung zu stellen und Entscheidungsprozesse vor Ort zu unterstützen. In Abstimmung mit den Primärbetreuenden kann der Palliativkonsiliardienst medizinische, pflegerische, therapeutische und/oder soziale Maßnahmen beim Patienten durchführen.

Je nach örtlicher und geographischer Gegebenheit kann der Palliativkonsiliardienst auch in mehreren Krankenhäusern beratend tätig werden.

Zugangskriterien

Anforderung des Palliativkonsiliardienstes durch medizinische und pflegerische Primärbetreuende im Krankenhaus, ggf. auf Wunsch von Patienten bzw. von An-/Zugehörigen.

6.1.1.5. Mobiles Palliativteam

Definition

Das Mobile Palliativteam ist ein multiprofessionell zusammengesetztes Team, das sich in erster Linie an die Betreuenden von Palliativpatienten zuhause oder im Heim wendet. Es berät, leitet an und stellt seine Expertise in Schmerztherapie, Symptomkontrolle, Palliativpflege und psychosozialer Begleitung zur Verfügung. Die Beratung durch das Palliativteam kann auch vom Patienten selbst in Anspruch genommen werden. In Absprache mit den Betreuenden kann auch eine gezielte Einbindung in die Pflege und Betreuung erfolgen.

Das Mobile Palliativteam wird besonders auch an den Übergängen zwischen Krankenhaus und häuslicher Versorgung aktiv.

Zielgruppe

- Professionelle Betreuer und betreuende Dienste vor Ort (zuhause, im Pflegeheim), also insbesondere Hausärzte, Hauskrankenpflege, Pflege- und Betreuungspersonen, mobile Dienste,
- Palliativpatienten und deren An- und Zugehörige.

Auftrag und Ziel

Auftrag ist es, vor Ort spezielle palliativmedizinische und -pflegerische Expertise zur Verfügung zu stellen und Entscheidungsprozesse zu unterstützen. In Absprache mit den Betreuenden kann das Team gegebenenfalls auch medizinische, pflegerische, therapeutische und/oder soziale Maßnahmen beim Patienten durchführen.

Ziel ist es, das Verbleiben des Patienten in der vertrauten Umgebung zu ermöglichen, Krankenhausaufenthalte zu reduzieren sowie den Übergang zwischen stationärer und ambulanter Betreuung zu unterstützen (Brückenfunktion).

Zugangskriterien

Anfrage beim Mobilen Palliativteam durch die Primärbetreuenden vor Ort oder durch Patienten bzw. An-/Zugehörige.

6.1.1.6. Hospizteam

Definition

Das Hospizteam besteht aus qualifizierten ehrenamtlichen Hospizbegleitern und mindestens einer hauptamtlichen koordinierenden Fachkraft. Es bietet Palliativpatienten und deren An- und Zugehörigen mitmenschliche Begleitung und Beratung sowie Trauerbegleitung.

Das Hospizteam kann in allen Versorgungskontexten – Zuhause, Heim, Krankenhaus – tätig sein. Dadurch trägt es bei, Schwierigkeiten an den Versorgungsübergängen auszuräumen und die kontinuierliche Betreuung zu sichern.

Zielgruppe

- Palliativpatienten,
- An- und Zugehörige,
- Trauernde.

Auftrag und Ziel

Das Hospizteam leistet einen wesentlichen Beitrag zur psychosozialen und emotionalen Entlastung von Palliativpatienten, An- und Zugehörigen und betreuenden Berufsgruppen. Ein weiteres Angebot ist die Begleitung Trauernder.

Zugangskriterien

- Wunsch des Palliatipatienten und/oder seiner An- und Zugehörigen oder von Trauernden nach Begleitung,
- Anfrage beim hauptamtlichen Koordinator.

6.1.2. Kinder, Jugendliche und junge Erwachsene

(Quelle: Experten-Konzept "Hospiz- und Palliativversorgung für Kinder, Jugendliche und junge Erwachsene")

6.1.2.1. Mobiles Kinder-Palliativteam

Definition/Einrichtungscharakter

Multiprofessionell zusammengesetztes Team, das die bereits bestehende Basisversorgung in der vertrauten Umgebung ganzheitlich unterstützt und ergänzt. Es wendet sich in erster Linie an die Betreuenden zuhause oder in Betreuungseinrichtungen. Es kann auch auf Anfrage beratend im Krankenhaus tätig werden.

Das Mobile Kinder-Palliativteam unterstützt weiters die Übergänge zwischen Krankenhaus und häuslicher Betreuung.

Zielgruppe

- Professionelle Betreuende,
- Familie,
- An- und Zugehörige,
- Kinder, Jugendliche und junge Erwachsene mit lebensbedrohlichen oder lebenslimitierenden Erkrankungen.

Auftrag und Ziel

Erkennen und Linderung der vielfältigen Symptome und Probleme mit dem Ziel, bestmögliche Lebensqualität der Patienten und deren Umfeld vor Ort zu erreichen.

Tätigwerden

Das Mobile Kinder-Palliativteam wird auf Anfrage oder auf Anforderung tätig:

- primär als Hilfestellung für Betreuer vor Ort in komplexen Betreuungssituationen,
- in der Betreuung von Patienten und An-/Zugehörigen, wenn diese spezieller palliativmedizinischer bzw. -pflegerischer Expertise bedürfen,
- nach Zustimmung des Patienten und/oder der/des Erziehungsberechtigten (entsprechend den gesetzlichen Grundlagen).

Das Tätigwerden erfolgt in Absprache mit den Regelversorgern bzw. den Betroffenen.

6.1.2.2. Kinder-Hospizteam

Definition/Einrichtungscharakter

Qualifizierte ehrenamtliche Kinder-Hospizbegleiter, die von einer hauptamtlichen Fachkraft koordiniert werden. Das Kinder-Hospizteam versteht sich als Teil eines umfassenden Betreuungsnetzwerkes und arbeitet eng mit anderen Fachdiensten in der Hospiz- und Palliativversorgung zusammen.

Das Kinder-Hospizteam kann in allen Versorgungskontexten (Zuhause, im Krankenhaus, im Kinder-Hospiz, in Betreuungseinrichtungen, in Schulen, Kindergärten etc.) tätig sein.

Zielgruppe

- Kinder, Jugendliche und junge Erwachsene mit lebensbedrohlichen oder lebenslimitierenden Erkrankungen,
- Familie der Patienten,
- An- und Zugehörige.

Auftrag und Ziel

Auftrag ist die Begleitung, Entlastung und Unterstützung des erkrankten Kindes/Jugendlichen/jungen Erwachsenen und deren Familie sowie An- und Zugehöriger. Die Kinder-Hospizbegleiter unterstützen die betroffenen Familien in der Bewältigung des Alltags, entlasten die Eltern in der Betreuung des erkrankten Kindes und seiner Geschwister und begleiten die Familie in der Trauer. Ziel ist die Verbesserung der Lebensqualität der gesamten Familie durch individuelle, alters- und entwicklungsadäquate Begleitungen.

Tätigwerden

- Wunsch nach Begleitung bei Patient und Familie, An- und Zugehörigen,
- Anfrage/Anforderung durch die oben genannten oder diverse Betreuungseinrichtungen bei der koordinierenden Fachkraft,
- Zustimmung von Patient und/oder Erziehungsberechtigten (entsprechend den gesetzlichen Grundlagen).

6.1.2.3. Stationäres Kinder-Hospiz

Definition/Einrichtungscharakter

Einrichtung, in der erkrankte Kinder, Jugendliche und junge Erwachsene und/oder ihre Familie und/oder nahen An- und Zugehörigen in der Regel für eine bestimmte Zeit aufgenommen werden. Der Aufenthalt dient der Entlastung und professionellen Unterstützung der Familien.

Stationäre Kinder-Hospize sind auf die besonderen Bedürfnisse und Wünsche von Kindern/Jugendlichen/jungen Erwachsenen mit lebenslimitierenden Erkrankungen und ihren Familien bereits ab Diagnosestellung ausgerichtet. Sie sind aufgrund ihres speziellen Aufgabengebiets eigenständige Einrichtungen.

Zielgruppe

- Kinder, Jugendliche und junge Erwachsene mit lebensbedrohlichen oder lebenslimitierenden Erkrankungen und ihre Familien.

Auftrag und Ziel

Ganzheitliche palliative Betreuung des Patienten und der mitaufgenommenen Personen entsprechend ihren individuellen Bedürfnissen durch palliativmedizinische, palliativ-pflegerische, psychosoziale, therapeutische, pädagogische und spirituelle Angebote. Das Kinder-Hospiz ist auch ein Ort der Begegnung für die Betroffenen.

Ziel ist die Unterstützung des Patienten und die Entlastung des Familiensystems für einen bestimmten Zeitraum.

Aufnahme-/Zugangskriterien

- Bedarf nach ganzheitlicher palliativer Betreuung des Patienten und der mitaufzunehmenden Personen für einen definierten Zeitraum,
- Zustimmung von Patient und/oder Erziehungsberechtigten (entsprechend den gesetzlichen Grundlagen) sowie der weiteren aufzunehmenden Personen.

6.1.2.4. Pädiatrische Palliativbetten

Definition/Einrichtungscharakter

Betten in Abteilungen für Kinder- und Jugendheilkunde, die speziell für Palliativbehandlung ausgestattet sind. Ein speziell qualifiziertes multiprofessionell zusammengesetztes Team kümmert sich in einem ganzheitlichen Ansatz um die Kinder/Jugendlichen/jungen Erwachsenen und deren Familie, An- und Zugehörige.

Zielgruppe

Kinder, Jugendliche und junge Erwachsene mit lebensbedrohlichen oder lebenslimitierenden Erkrankungen und mit komplexer medizinischer, pflegerischer und/oder psychosozialer Symptomatik und akutem hohem Betreuungsaufwand, aufgrund dessen ein Verbleib zuhause oder in einer anderen Einrichtung nicht möglich ist. Die Patienten können gemeinsam mit ihrer Familie aufgenommen werden.

Auftrag und Ziel

Bewältigung von Krankheitskrisen unter Einbeziehung aller sinnvollen diagnostischen und therapeutischen Möglichkeiten sowie die Betreuung von psychosozialen Krisen der Patienten oder deren unmittelbaren Angehörigen.

Ziele sind die Krisenbewältigung und Stabilisierung der Situation sowie die Optimierung der Symptomkontrolle und das Voraussetzung schaffen für eine adäquate Weiterbetreuung.

Aufnahme-/Zugangskriterien

- komplexe medizinische, pflegerische und/oder psychosoziale Problematik bei Patient und/oder Familie,
- extramurale Maßnahmen reichen nicht aus, um diese Problematik zu lösen,
- nach Zustimmung von Patient und/oder Erziehungsberechtigten (entsprechend den gesetzlichen Grundlagen).

Index

Q

R

S

T

U

V

W

Y

Z